KB040239

東洋學術叢書 4

圖說
東洋醫學

山田光胤·代田文彦 著
하야시 浩司 기획·구성
吳淡 譯

논장

『圖說 東洋醫學』을 추천한다

동양의학은 『黃帝內經素問靈樞』와 『傷寒論』을 읽지 않고서는 그 개념을 파악할 수 없다. 그런데 이 책들은 고대 중국어로 쓰여 있기 때문에 한문을 보기만 해도 진절머리가 나는 게 보통이다.

이러한 한방의학의 原典에 관해서 해설한 서적들이 고대에서 현대에 이르기까지 중국이나 일본에서 수많이 간행되었지만 초심자들이 이해하기 쉬운 것은 그리 많지 않다고 생각된다.

이러한 형편에서 山田光胤, 代田文彦 선생이 편찬한 『圖說 東洋醫學』이라는 책이 출판되었다. 난해한 한문을 읽지 않고 그림을 보는 것만으로도 동양의학의 원칙을 어느 정도 이해할 수 있는 편리한 책이 완성된 것이다. 그 내용은 동양의학의 기원부터 설명하기 시작하여, 그 발달 경위를 소개하고, 기초이론인 陰陽五行, 臟腑, 營衛氣血, 經絡·經穴에 대한 해설과 동양적인 진단과 치료에 이르기까지 빠짐없이 설명하고 있다. 그 중에서도 특기할 만한 사항은 漫畵的 圖說을 색도 인쇄로 처리함으로써 흥미를 갖고 즐겁게 이해하면서 공부할 수 있도록 저자가 고심했다는 점이다. 漫畵的이라고는 하지만 주간지에서 보이는 흥미본위의 표현이 아니라 격조 높은 표현이 취해진 것은 동양의학을 위해 경사스러운 일이다. 또한 圖說은 평이한 현대문으로 내용이 충실하게 채워져 있다. 그리고 보다 깊은 탐구를 하려고 하는 독학자들을 위해 참고문헌의 原典이 소개되어 있다.

동양의학의 입문서로서 이러한 기술방식이 취해진 것은 이 책이 처음이다. 골치아픈 이론은 일단 접어두고 한방의 전체적인 시각과 사고방식을 알아보려고 하는 사람은 부디 한번 읽어 둘 것을 추천한다.

일본침구사회 명예회장

木下晴都

이 책을 읽는 분들에게

針灸나 湯液 등의 한방의학을 공부하는 데 가장 중요한 사항은 經穴이나 처방의 명칭을 암기하는 일이 아니라 한방 특유의 기초개념을 이해하고 파악하는 일이다. 바로 이 기초개념에 한방의 사고방식과 어떠한 현상을 설명하는 데 있어서의 약속사항이 많이 포함되어 있기 때문이다.

이 기초개념을 충분히 이해하고 있다면 환자를 대할 때 당황하지 않으며, 또한 항상 전체적인 시각을 갖고 치료의 법칙을 빠뜨림이 없이 임상에 임할 수 있다.

中西合作의 목소리가 높아져 가고 있는 지금 임상과 체험을 통해 한방 기초개념의 근본적인 의미를 이해하는 것이야말로 東西合作의 교량역할을 할 수 있을 것이라고 생각한다.

한방을 배우고 싶은데 어떤 적당한 책이 없느냐는 질문을 많이 받아왔다. 어떠한 분야이든 입문서격의 간단하고 편리한 책이 한두 권은 있게 마련이다. 그런데 한방 관계의 서적은 뛰어난 전문서는 많지만 한방의 기초적인 개념에 대한 내용설명을 담고 있는 입문서는 찾아볼 수가 없다. "적어도 한방을 배우려는 사람은 다이제스트판으로 공부를 시작해서는 안된다. 자세를 곧게 갖추고 『素問』, 『靈樞』, 『本草綱目』, 『傷寒論』, 『金櫃要略』 등등의 고전을 독파해야 한다. 한방을 기술로 배우려고 하는 자세는 한심하기 그지없다"는 식의 분위기가 한방을 연구하는 사람들 사이에 지배적이어서 다이제스트판이 나올 여지가 없었기 때문이다. 그러나 고전을 독파하라고는 하지만 대개가 한문으로 쓰여져 있는 책들이고 그것도 고대의 한문으로 쓰여진 방대한 분량의 책들이어서 초심자들은 속수무책일 뿐이다.

최근에는 중국의 한방분야의 훌륭한 교과서들에 대한 번역이 활발히 이루어져서 한방의학의 기초개념에 대한 파악이 용이하게 되었다. 그러나 그 표현이 한자의 나열식으로 되어 있는 것이 대부분이기 때문에 매우 어렵고, 또 같은 문자이지만 그 표현하는 내용이 일본에서와는 다른 것이 많아서 어디까지 이해했는지를 알 수 없을 정도로 아리송한 이해가 거듭된다. 이러한 상황이 되풀이되는 가운데 한방의학은 더욱 더 모호하게 익혀질 뿐이다.

이러한 사정을 타개하려는 용감한 청년 한 사람이 있었다. 바로 하야시 浩司군이다.

그는 딱딱한 한방의학을 공부하는 과정에서 그가 지닌 특유의 그림 솜씨를 구사하여 난해한 한방 기초의 내용을 그림으로 설명하는 방식의 작업에 착수했다. 이 작업은 그가 한방의학을 취미로 배우려고 했던 풍족한 환경에 있었기 때문에 결행할 수 있었던 쾌거였다. 한방의학을 직업으로 가진 전문가였다면 처음부터 겁이 나서 손도 대지 못했을 것이기 때문이다. 실제의 임상경험을 갖지 못한 갭을 메우기 위해 당초의 기획 때부터 山田光胤 선생에게 상세한 교열을 받았고 중요한 부분은 선생께서 직접 집필을 해 주셨다.

난해한 것이라도 그림으로 표현한 것을 보면 일목요연하여 '백 번 듣는 것보다 한 번 보는 것이 낫다'라는 격언처럼 빨리 이해된다. 또한 이렇게 그림으로 표현해 놓은 것을 보면 한방의학에 대한 개념이 얼마나 막연한 것이었고 지금까지 자신이 얼마나 애매하게 이해해 왔는가가 부끄러워지기도 할 것이다.

圖說이라는 형태를 취함으로써, 내용적으로는 알기 쉬운 그림이 많이 채택되어 어디가 특히 중요한가가 잘 드러나지 않는 부분도 눈에 띄지만 본문과 아울러 읽어서 올바른 이해를 얻기 바란다.

고전에는 異說이 많지만 여기에서는 오늘날 극히 상식적이고 또 많이 이용되고 있는 說을 채택했다. 보다 상세한 것은 전문서적을 참고하기 바란다.

한편 의학 술어는 어감상 일본인들에게는 친숙하지 않지만 일단 그대로 사용했고, 난해한 것, 중요한 것에 관해서는 책의 말미에 '용어 해설'을 덧붙혔다. 아울러 이용하기 바란다.

한 컷의 그림을 만들어 내기 위하여 수많은 서적을 참고로 했다. 이 각각의 그림을 이용하면서 본문에서 일일이 양해를 구하지 않았지만 특히 아래의 책들에 많은 신세를 졌다. 깊이 감사드린다.

『中國 漢方醫學 概論』(南京中醫學院 편저, 中醫概論번역위원회 편역)
『中醫學 基礎』(上海中醫學院 편, 神戶중의학연구소 역, 燎原)
『意釋黃帝內經素問靈樞』(小曾戶丈夫·浜田善利 공저, 築地書館)
『中國 針灸學 概要』(中國 중의연구원 편)
『針灸學 原論』(木下晴都 저, 醫道의 日本社)
『針灸치료의 실제』(代田文誌 저, 創元社)
『한방의학 입문』(秦伯未 저, 創醫會 학술부 역)
『鍼灸讀本』(代田文誌 저, 春陽堂)

이 책이 동양의학 관계 학생의 한방 입문서로서, 혹은 서양의학의 전문분야에서 일하는 사람들이 한방의 아웃트라인을 이해하는 데 입문서로서 도움이 될 수 있었으면 한다.

이 엉뚱한 기획에 출판의 기회를 허락해 준 학연출판사에 충심으로 감사드린다.

1979년 11월

代田文彦

차 례

圖解

머리말

한방의학의 역사

의학의 발전단계

의학발전의 추이

일반적으로 의학은 몇 차례의 발전단계를 거쳐 오늘에 이르렀다고 생각된다. 이 의학발전의 단계를 石原明 박사는 『의학사 개설』에서 다음과 같이 구분하고 있다. (괄호 속의 내용은 필자의 주)

1) 本能的 醫療行爲 (동물은 상처를 입거나 병에 걸리면 본능적으로 자연치료를 촉진하는 행위를 한다. 상처를 크게 입으면 혀로 핥아 출혈을 막고, 고양이는 상한 음식물을 먹어 중독되면 풀을 먹어 토해낸다. 인간도 원시 시대에 가까울수록 이러한 본능이 발달해 있었음에 틀림없다.)

2) 經驗醫術 (자신의 경험을 집적하고 타인의 경험을 모방하여 여러 가지 징후에 대하여 각각의 대응법을 확정해 간다.)

3) 魔法醫術 (인간의 사고행위가 가능하게 되었을 때 인간은 분명히 상처나 질병에 대해서 그 원인과 인과관계를 알려고 했을 것이다. 그리고 그때에는 인간생활을 위협하는 자연현상이나 전염병의 원인 등 인간의 힘이 미치지 않는 것에 대해서는 무언가 위대한 힘에 의한 것이라고 생각하게 되었을 것이다. 그래서 神이나 악마의 존재를 생각하게 되고 그 힘을 빌려 재앙을 쫓아내거나 피하려고 했을 것이다. 그때 본능적으로 또는 경험적으로 의료기술을 가지게 된 사람이나 자기최면 혹은 이른바 신내림의 능력이 있는 사람은, 呪術을 할 수 있는 특수한 기능의 보유자로서 세간에서 일정한 지위를 얻었다. 이러한 사정은 현대에도 일부 종교가들에서 드러나는 사실이다.)

4) 記述醫學 (종래의 경험의술이나 마법의술을 집적, 정리, 체계화하여 이것을 문자로 기록한 단계이다. 물론 문자발명 이후에 이루어지는데 이로써 고대 시대의 의료행위나 의술이 '學'으로서 취급되는 단계에 이르게 된다.)

5) 宗敎的 醫學 (중세 유럽에서는 모든 사회구조가 로마 법왕의 절대적인 권력에 의해 지배되었다. 의학의 세계도 예외는 아니어서 로마카톨릭의 허용없이는 의학의 원리까지도 제창할 수 없었다. 한 예를 들자면 정신병자는 악마 때문이라고 간주되어 감옥에 갇혀사는 생활을 강요받았다. 그 얼마 후인 18세기의 일본에서는 안전율이 높은 쇼크요법, 즉 토해내게 하는 방법이 정신병의 치료에 일찌기 응용되고 있었다. 유럽의 암흑시대는 실로 천 년 이상 계속되었다.

동양에서도 중세에는 불교의 영향이 오랫동안 지속되었는데, 이 영향력은 서양처럼 절대권력자에 의한 압박이 아니라 오히려 민중 속에서 융화된 영향력이었고 의술은 포교의 한 수단이기도 했다. 일본에서도 의학이 들어온 후 의사직은 오랫동안 승려가 겸했다. 그 반영으로 근세까지도 의사가 僧位를 갖거나 승려의 형태를 취하기도 했다.)

6) 科學으로서의 醫學 (선각자는 언제나 자기 자신의 목숨을 바쳐 새시대를 개척해 왔다. 의학의 세계에서도 16세기 르네상스 시대의 선각자들은 생명의 위험을 무릅쓰고 진리를 탐구하고 해부학을 기반으로 하는 서양의학을 수립했다. 이것이 과학적인 의학이었다. 그러나 과학이란 원래 우주의 자연법칙의 발견과 그 이용에 지나지 않는다. 그런데 그 후의 과학적 의학은 미시의 세계만을 추구한 끝에 인간과 동물을 혼동하고 동물

실험의 결과를 그대로 인간에 응용하는 오류를 범하기 시작했다.)

7) 近代醫學 (근대의학은 자연과학을 기반으로 발전하여 인류의 복지에 커다랗게 기여했다. 그런데 그 반면 전단계에서 범한 오류로 인해 커다란 보복을 받아 점차 사회문제를 일으키고 있는 것은 아이러니가 아닐 수 없다.)

각 발전 단계에서의 한방의학의 相違点

그런데 동양, 그 중에서도 특히 고대 중국의 의학 발전과정을 보면 앞에서 설명한 의학의 발전단계와는 무언가 모양새가 다른 점이 많이 있다. 이 차이점을 개괄하여 설명하는 것도 한방의학을 이해하는 데에 중요할 것이다.

本能的 醫療와 魔法醫術　우선 본능적 의료와 경험의술, 마법의술 등의 발전단계 구분이 애매하다.

예를 들면 가장 오래된 本草書(약물에 관한 책)인 『神農本草經』의 저자로 일컬어지는 炎帝 神農氏는 전설상의 제왕의 한 사람인데 『史記』의 神農傳에 의하면 神農은 百草의 맛을 보아 약과 독을 구별하고 때로는 독에 중독되기도 했다고 한다. 그런데 이 시점에서는 이미 약효가 있는 초목은 사전에 어느 정도 분별되고 있었을 것이고 중독은 실험을 거듭하는 가운데 일어나는 일이었을 것이다. 그리고 이러한 행위들은 상당히 본능적인 감에 의존하고 있었음에 틀림없다.

또한 중국 最古의 문헌인 『山海經』에는 질병이나 재난으로부터 피하기 위해 효과가 있다고 믿는 물건을 몸에 두르고 다녔다는 기록이 있다. 大塚敬節 선생은 "약을 內服한다는 말은 몸에 두른다는 의미의 外服에 대한 상대적인 말로 생겨났다"고 주장하고 있기도 하다.

이상과 같은 유사점은 일본 最古의 문헌인 『古事記』에서도 나타난다. 大國主命이 독사의 굴이나 벌집에 들어갔다가 무사히 밖으로 나올 수 있었던 것은 '이무기의 比禮'와 '벌의 比禮'를 몸에 두르고 있었기 때문이라고 하는데 이것도 의술적 주술(혹은 주술적 의술)에 불과하다.

이러한 마법의술과 본능적 의료, 경험의술은 어떤 것이 앞선 것이고 어떤 것이 뒤늦은 것인가를 傳承으로도 확정할 수가 없다.

자연철학에 의해 뒷받침되는 한방의학　서양의학은 자연과학에 의해서 뒷받침되는 의학으로 앞에서 설명한 여섯번째 단계의 의학, 즉 '과학으로서의 의학'이다. 이에 대해서 고대의 중국의학은 네번째 단계인 記述醫學의 단계에서 이미 철학에 의해 뒷받침되고 있다.

그러나 그것은 실험적인 자연과학이 아니라 자연현상에 대한 관찰을 정리하여 얻은 대자연의 법칙이다. 이 대자연의 법칙이 고대 중국에서 발생한 철학(자연철학)으로 고대 중국인은 이것을 인간의 생명현상에도 적용했던 것이다. 즉 중국의 의학이나 이것을 이어받은 한방의학은 자연철학에 의해서 뒷받침되고 있다.

따라서 한방의학은 현대과학(자연과학)에 의해서 근대화되고 있지는 않다. 현대의학적인 병명에 따라 한방 처방을 응용하는 경우도 있지만 그것은 광범위한 한방의학 適應症 중에서 극히 일부에 지나지 않으며 이것은 오히려 현대의학이 한방을 이용한 것이다. 현대에 중국에서 이루어지는 中西醫合作도 결국은 마찬가지이다.

최근에 이루어지고 있는 한방 처방제의 製劑化도 근대과학(혹은 기업)이 한방을 이용한 측면이 크다고 생각된다.

중국의학의 역사

중국의학의 발생과 最古의 문헌

중국의 고대의학이 집적된 것으로서, 현존하는 最古의 고전으로는 『黃帝內經』, 『傷寒雜病論』, 『神農本草經』 등 세 책이 있다. 이 중 『黃帝內經』은 『黃帝內經素問』과 『黃帝內經靈樞』로 전해지고 『傷寒雜病論』은 『傷寒論』과 『金櫃要略』 두 책으로 나누어져 전해지고 있다. 이 세 고전의 성립 연대는 약간의 차이는 있지만 대략 서기와 기원전 전후의 시기로서 이 시기는 중국 고대의학이 기술되고 체계를 갖추는 시기이다.

따라서 의료의 경험이 쌓이기 시작한 시기는 이때보다 수십 년은 거슬러 올라가며 대부분의 학자들은 이 시기를 戰國 시대(기원전 403~221) 무렵으로 고증하고 있다. 아마 중국의 의학은 이 시기에 이미 상당히 높은 수준에 도달해 있었을 것이며 앞서 말한 세 고전의 성립으로 일단의 완성을 보았을 것이다.

중국의학의 흐름

이제부터 문헌에 기초하여 각 시대 중국의학의 흐름을 설명해 보기로 한다.

〈漢 시대〉

각종 의학서가 나오다 우선 『黃帝內經』이 前漢 시대(기원전 202~8)에 저술되었다. 이 책에는 인간의 생리, 해부, 병리 등의 기초의학적 기술과 養生法, 針灸術에 관한 기록이 있다.

이어서 약물학에 관한 책이 저술되었다. 중국에서는 약물학을 본초학이라 부르는데 본초학은 동·식·광물 등에 관한 생태와 약효를 연구한 것으로 현존하는 最古의 본초서인 『神農本草經』은 後漢 시대(서기 25~220)에 쓰여진 것으로 생각된다. 이 책에는 365가지의 약물이 기록되어 있는데 이 약물은 상·중·하 세 가지로 분류되어 있다. 上藥은 120가지로서 命을 보양하며 독이 없어 장기간 복용해도 해가 없는 것이고, 中藥은 120가지로서 性을 보양하며 쓰임새에 따라 無毒일 수도 有毒일 수도 있으므로 신중히 사용해야 하는 것이며, 下藥은 125가지로 병을 치료하며 독이 있으므로 필요할 때만 사용해야 하는 것이다.

그후 後漢의 말기에 長沙에서 太守로 있던 張仲景이 서기 200년경에 『傷寒雜病論』을 저술했다.

『傷寒論』의 성립 『傷寒論』의 서문을 보면 장중경이 이 책을 저술한 목적과 경위를 알 수 있다.

장중경의 가문은 원래 200명이 넘게 살았었는데 建安 元年(서기 196) 이후 10년 동안에 그 중의 2/3가 사망했다. 게다가 사망한 사람 가운데서 傷寒에 걸려 죽은 사람이 10명 중 7명에 이르자 發憤하여 『傷寒雜病論』을 썼다고 한다(傷寒이란 장티푸스나 인플루엔자 등 악성 유행병의 총칭이며 雜病이란 발열을 수반하지 않는 일반적인 만성병의 총칭이다).

이 책을 쓰면서 중경은 "古訓을 구하는 데 최선을 다하고 널리 衆方 수합했다. 그리고 『素問』, 『九卷』, 『八十一難』, 『陰陽大論』, 『胎臚藥室』, 『平脈辨證』을 참고했다"고 기록하고 있다.

그러나 장중경이 참고한 이 책들 중 같은 이름으로 현존하는 것은 『素問』과 『八十一難』, 그리고 『靈樞』일 것으로 추정되는 『九卷』에 지나지 않는다. 또한 서문 자체에도 의문점이 많아서 서문 전체가 장중경의 기록이라고 말하기 어렵다. 그렇지만 이 서문을 통해 『傷寒雜病論』이 태어난 시기의 시대적, 지리적, 사회적 배경을 잘 이해할 수 있다.

『傷寒雜病論』은 그후 傷寒에 관해서 기술한 『傷寒論』과 잡병에 관해서 기재한 『金櫃要略』 두 책으로 나뉘어져 현재까지 전해져 오는데 두 책 모두 주로 약물에 의한 치료를 그 내용으로 하고 있다.

한편 서문은 현존하는 『傷寒論』에 수록되어 있다. 『傷寒論』은 傷寒의 발병에서부터 그 경과에 따라 변화하는 병의 흐름을 다이나미컬하게 서술하고 있고, 그 때마다 변화에 대응하는 치료법이나 치료가 부적절할 때 일어날 수 있는 病狀의 변화와 그것에 대응하는 치료법까지 기술하고 있다.

이처럼 중국의학은 漢 시대에 이미 『黃帝內經』의 침구술을 중심으로 하는 물리요법이나 養生法과 『傷寒論』의 약물요법, 그리고 본초라는 약물학 등으로 일단의 완성을 보았다. 이후 2천 년에 가까운 기간 동안 중국의학은 다소의 변화는 있었지만 기본적으로는 이러한 전통을 계승해 왔다.

〈魏晋 南北朝 시대(서기 220~580년경)**〉**

위진남북조의 약 360년 동안은 異國 문화와의 접촉이 두드러졌던 시기이다. 특히 많은 영향을 미쳤던 것은 불교를 중심으로 하는 인도의 문화였다.

의학의 면에서도 이 시대는 漢代의 遺業을 계승하면서도 인도 불교문화의 영향을 받았던 것으로 생각되며 중국의학 고전의 여기저기서 발견되는 인도와 그밖의 영향은 이 무렵부터 唐 시대에 걸쳐 이루어졌던 것으로 생각된다.

또한 이 시대에는 道教가 널리 퍼져 불로장생술과 관련한 연금술이 발달했고 중국의 의학에도 여러 가지 영향을 미쳤다.

이 시대의 저작으로서는 晋 나라의 王叔和가 저술한 『脈經』, 皇甫謐의 『甲乙經』, 葛洪의 『肘後方』, 齊 나라, 梁 나라의 陶弘景이 저술한 『神農本草經』(最古의 신농본초경) 및 『本草經集註』 등의 명저 외에도 많은 저작이 있다.

〈隋·唐 시대(서기 581~907)〉

漢 나라가 멸망한 후 장기간 계속되었던 전란은 隋 나라의 천하통일에 의한 서기 581년의 건국으로 종지부를 찍었다. 그 隋 나라는 겨우 37년만에 무너졌는데 그 동안에 의학면에서 이루어진 업적으로는 서기 610년에 巢元方이 저술한 『諸病源候論』이 있으며 이 책은 현재까지 전해져 온다. 이 책에서는 諸病 및 諸候에 관해서 病因, 症候, 豫候 등을 서술하고 일부 양생법도 기재되어 있다.

隋 나라 이후에 唐 나라가 건설되어 300년 동안 이어지면서 중국문화는 현란한 꽃을 피웠다. 이 시대의 醫書로서 현존하는 것은 孫思邈의 『千金要方』과 『千金翼方』, 王燾의 『外台秘要』, 본초서로서 高宗의 명령으로 蘇敬 등이 편찬한 『新修本草』 등이 대표적인 것들이다.

『千金』과 『外治』로 약칭되는 앞의 책은 모두 방대한 저작으로 의학 전반에 걸친 醫學全書의 형태를 갖추고 있다.

한편 隋·唐 시대를 통하여 많은 양이 저작된 醫書는 대부분 장기간의 세월을 거치면서 소실되었는데 다행히도 서기 982년에 일본에서 丹波康頼가 저술한 『醫心方』에 많은 서적이 인용되어 있어서 당시의 일반적인 의학의 경향을 알 수가 있다.

〈宋 시대(北宋 서기 960~1127)〉

907년에 唐 나라가 멸망하고 그후 정정이 불안정한 5代를 지나 960년에 宋 나라가 천하를 평정했다. 그 이후 북방의 이민족 국가인 金 나라(1115년에 건국)에 宋 나라가 멸망하여 남으로 쫓겨가 南宋이 될 때까지의 170년간은 국호를 北宋이라 부른다.

이 무렵 중국의 문화는 사상적으로 일대 전기를 맞았다. 즉 宋學이라고 불리는 당시의 학문은 사변적인 이론을 존중했다. 이 경향은 의학에도 영향을 미쳤다.

또한 나라에서 학문과 의학을 장려하여 칙령을 내려 방대한 의학전서인 『太平聖惠方』이나 『開寶本草』와 같은 본초서나 『和劑局方』 등의 처방서를 차례로 편찬하게 했고 또 『素問』, 『傷寒論』, 『金櫃要略』 등 많은 중요 醫書들에 대한 교정작업을 실행하도록 했다. 오늘날 우리들이 이러한 중국의 고전들을 접할 수 있게 된 것은 宋 나라 왕실의 遺業에 도움을 받은 바가 크다.

〈金元 시대(1127~1367)〉

1115년 북방의 이민족은 金 나라를 세우고 1127년에는 北宋을 멸망시켜 宋의 왕실을 남쪽으로 쫓아내고 중국의 지배자가 되었다. 이어서 몽고족이 일어나 金 나라를 멸망시키고(1234년) 국호를 '元'이라 칭하여 중국을 지배했는데 1367년에 明나라가 일어나 한민족이 국토를 되찾았다.

이 金 나라와 元 나라라는 이민족의 지배를 받았던 金元 시대는 특이한 문화가 일어나 의학면에서도 처음으로 혁신이 이루어져서 중국의학에 유파가 나누어지는 현상을 낳았다. 이것을 '金元醫學'이라 부르며 이 유파의 의학은 金元의 四大家인 劉完素, 張從正, 李杲, 朱震亨 등에 의해 이루어졌다.

成無已의 업적 金元의 4대가에 앞서서 하나의 업적을 남긴 이는 성무이이다. 성무이가 저술한 『注解傷寒論』과 『傷寒明理論』은 많은 비판을 받기도 하지만 후에 일본에서의 傷寒論 연구에 커다란 영향을 끼쳤다.

이 책에서 성무이는 陰陽, 五行說로 傷寒論을 해석했다. 그러나 원래 五行說은 중국 고대의 자연철학으로 『黃帝內經』은 이 사상으로 일관하고 있는데, 傷寒論은 구체적인 病症에 대한 관찰기록이며 내용이 완전히 다른 책이기 때문에 성무이의 說은 이른바 空論이 많다. 특히 引經報使의 說은 어떠한 약이 특정한 經絡에 선택적인 효과가 있다는 생각으로 金元醫學에서는 아주 번창했던 사고인데 그 대부분은 근거없는 논리였다.

劉張學派와 그 사람들 劉張派는 劉完素와 그 후계자인 張從正을 중심으로 한 학파로서 宋 시대에 정체했던 의학의 혁신을 지향한 金 시대의 대표적인 학파였다.

유완소(1120~1200)는 이름이 완소, 字는 守眞 호는 河間이었다. 河北의 河間縣 출신으로 그 지명을 따서 호로 삼았는데 이후에는 通玄處士를 호로 삼았다.

宋 시대에 저술된 『和劑局方』에 따라 치료를 행하여 局方派라고 불리는 사람들이 간편하게 처방하는 것의 의학적인 폐해를 보고, 發憤하여 복고주의를 제창했고, 『素問』의 주석서인 『素問玄機原病式』을 저술하여 醫說을 주장했으며, 치료법으로서는 장중경의 방법론을 응용하여 寒涼의 劑를 많이 사용했다. 이것은 질병의 주 원인은 熱에 의한 것이 많기 때문에 火를 억제하기 위해 瀉火劑로서 사용한 것이었다.

이 학파를 방법상의 특징으로 보아서 '寒凉派'라고도 하며 주장상의 특징으로 보아서 '信古派'라고도 부른다.

장종정(1156~1228)은 이름은 종정, 字는 子和, 호는 戴人이었다. 睢州考城(지금은 河南省 歸德府) 사람. 처음에는 유완소의 醫方을 추종하고 『素問』, 『難經』 등을 연구했는데 후에는 스스로 깨우쳐 傷寒論의 방법인 汗·吐·下(發汗·嘔吐·瀉下)의 三法을 실행하여 공격적인 치료법을 사용했다. 특히 病毒의 배출을 꾀하기 위해 下劑를 많이 사용하였기 때문에 그 학파를 '攻下派'라고 한다.

장종정은 일반적으로 그의 字를 따서 자화로 불리우며 그의 저서 10부 중 『儒門事親』은 그가 가장 공을 들인 저작으로 말해진다. 이 책은 이후 일본에서 참고가 되어 吐方이 실행되게 되었다.

李朱學派와 그 사람들 이주학파는 李杲와 그 孫弟子 朱震亨에 의해서 성립한 학파로서 劉張學派에 대한 비판적 입장을 가지면서 발전한, 元 시대를 대표하는 학파이다. 이 학파는 明 시대에 일본에 전해져 일본의 독자적인 의학이 발달하는 기반이 되었다.

이고(1180~1228)는 字가 東垣으로 鎭定(지금은 河北省 正定縣)에서 태어났다.

장종정의 門人이었던 張元素(字는 潔古)의 제자이다. 원소는 運氣說에 따라 "運氣는 해마다 변하므로 古方으로는 현재의 병을 치료할 수 없기 때문에 새로운 시대의 질병에는 새로운 처방을 사용해야 한다"고 제창했다. 이고는 스승의 說에 따라 劉張派의 공격적 치료가 체력을 상하게 하는 폐해가 있음을 비판하고 전신의 체력 증강을 주안점으로 삼아 脾胃를 補하는 데 전념했다. 그것은 五行說에 따라 脾가 土에 속하고 土는 만물의 어머니이므로 이것을 補하는 것이 치료의 근본이라고 주장한 것으로 그는 자기의 說을 해설하여 『脾胃論』(東垣十書 중의 하나)을 저술했다.

이 때문에 이고는 그 치료법의 특징 때문에 '溫補派'라고 불리고 그의 주장에 기초하여 제창한 '補中益氣湯'은 오늘날에도 유명하다.

주진형(1281~1358)은 이름은 진형 字는 元修, 호는 丹溪였다. 婺州 義烏縣(지금은 浙江省 義烏縣) 출신이다.

이고의 문인이었던 羅知悌의 제자로 '補土派'의

심오한 원리를 닦아 劉·張·李 三家의 說을 절충하여 자기의 학설을 크게 세웠다.

丹溪의 說은 질병을 外傷과 內傷으로 나누고 脾胃(오늘날의 소화·흡수에 가까운 개념)가 쇠하면 전신이 병들기 때문에 脾胃를 보하여 元氣를 끌어올리는 것이 병치료의 요결이라고 설명하고 또 陽有餘, 陰不足의 說을 제창하여 陽은 항상 넘치고 陰은 항상 부족하며 氣는 항상 넘치고 血은 항상 부족하다고 설명했다. 또한 陽은 움직이기 쉽고 陰은 부족하기 쉬우며 陰을 항상 촉촉히 적시고 火를 내리게 하는 것을 중요하게 여겨야 한다고 논하여 이 이론에 따라 '滋陰降火湯'을 創製했다. 이 학파는 그 주장에 비추어서 '養陰派'라고 불린다.

金元醫學의 원리

이처럼 金元 시대에는 중국의학이 두 학파로 나누어졌는데 그 의학원리는 모두 陰陽五行說과 五運六氣說을 기초로 하고 있으며 또 臟腑經絡配當 및 引經報使說을 이용했다. 이 說들은 원래『黃帝內經』의 침구요법에 관한 이론들이 성리학의 영향을 받아 더욱 더 사변적으로 된 것들이다.

〈明·淸 시대(1368~1911) 및 그 이후〉

金元 시대에 이어 계속된 明淸 시대의 의학에서는 그다지 커다란 변화가 없었다. 큰 줄기는 金元 시대 의학의 연장이며 그 경향은 중화민국 시대에도 계승되는데 19세기 무렵부터는 서양의학의 영향을 상당히 강하게 받았다.

현재 중화인민공화국에서는 中西合作을 진전시켜 서양의학과 중국의학을 동렬에 나란히 두고 상호 협력에 의해서 새로운 의료 실적을 올리려고 노력하고 있으며 점차 그 성과가 드러나고 있다.

일본 한방의학의 역사

後世方과 後世派

일본은 고대부터 대륙문화의 영향을 받으면서 독자적인 문화를 형성해 왔다. 이 점은 의학면에도 마찬가지였다.

전승 기록에 의하면 3~4세기 무렵부터 먼저 조선반도의 醫術이 전래되기 시작했고, 7세기 초엽부터는 중국대륙과 직접 교류하면서 중국의학이 들어왔다.

이후 16세기 무렵까지는 각 시대의 중국의학을 그대로 모방해 왔다. 그러나 그동안에도 10세기에 丹波康賴가『醫心方』을 편찬했던 것은 앞에서 설명한 바와 같이 커다란 업적이었다.

일본의학이 그동안의 관성에서 벗어나 독자적인 방향을 세우기 시작했던 것은 16세기 이후의 일이었다. 이 작업은 田代三喜(1465~1537)가 明 나라에서 李朱醫學을 들여오면서부터 시작되었다.

田代三喜는 이름은 導道, 자는 祖範이다. 그는 15세에 의학에 뜻을 두고 長享 元年(1487)에 妙心寺派의 승려로 明 나라에 건너가 12년간 그곳에 머무르면서 明 나라에 머물던 일본의 승려 월호와 明 나라 사람 虞天民에게서 의학을 배웠다.

월호에 대해서는 현재 자세히 알려져 있지 않지만 그는 明 나라의 景泰 3년(일본의 享德 元年, 1452년)에『全九集』을, 그리고 景泰 6년에『濟陰方』을 저술하여 醫術로서 이름을 이루었다.

우천민은『醫學正傳』의 저자로서 朱丹溪를 스승으로 모시고 있었지만 장중경, 손사막, 이동원 등의 說을 절충하였다. 三喜의 醫說도 이『醫學正傳』과 큰 차이가 없다고 할 수 있다.

田代三喜는 귀국 후에 그의 醫術을 펼쳤는데 일생 동안 關東에 머무르고 그 이외의 지역으로는 나가지 않았다. 그래서 그의 의학은 세상에 널리 퍼질 수 없었다.

이 三喜의 유업을 계승하여 李朱醫學을 세상에 널리 유포한 사람은 그의 문인이었던 曲直瀨道三(1507~1594)이었다.

曲直瀨道三은 이름이 正盛(혹은 正慶이라고도 전해진다), 字는 一溪로서 京都 사람이다. 10세 때 僧籍에 들어가 22세 때에는 足利學校에 유학했다.

그리고 그때 최신의 醫術을 가지고 활약하던 田代三喜와 만나 그의 문하에 들어가 의학을 배웠다. 그는 三喜 의학의 심오한 원리를 습득하고 天文 14년(1545) 수도에 돌아온 다음에 환속하여 醫業에 전념했다.

道三의 醫業은 성대하여 正親町 천황을 비롯하여 당시의 귀족과 무장 등 유명인의 대부분과 교유가 있었고 또 많은 제자가 몰려들었다. 그 학교를 啓迪院이라고 하며 天正 2년(1574)에는 『啓迪集』 8권을 저술했다. 이 책은 道三이 자기의 경험에 古來의 醫書의 틀을 합하여 集錄한 것으로서 일본의학의 독자적인 진보는 이 책으로부터 시작된다.

道三의 후계자에는 曲直瀨玄朔을 비롯한 뛰어난 인재가 많아서 李朱醫學을 기본으로 한 道三의 의학은 세상에 널리 퍼지게 되었고 이 의학은 '道三流'라 불리었다. 그후 江戶 시대의 중기에 '古方派'가 대두하고부터는 '後世方', '後世派'라고 불리게 되었다.

古方과 古方派

'道三流'는 단순히 李朱醫學을 도입하는 데 그치지 않고 장중경의 藥方도 일부 첨가해서 일본의 실정에 맞도록 변화시켰다. 즉 일본의학에서는 일대 혁신이었다.

그러나 이 학파도 末流에 이르면 金元醫學의 이론에 얽매여 공리공론으로 흐를 뿐만 아니라 치료상에서는 李朱學派의 溫補主義가 무사안일주의로 타락하는 등의 폐해가 드러났다. 古方의 대두는 이러한 의학계의 배경과 당시에 유학 세계에서 일어난 복고사상 등이 결합되어 일으킨 제2차 의학 혁신이었다.

古方의 성립 전야 일본에 장중경의 醫方을 최초로 전한 사람은 明應 年間(1492~1499)에 明 나라에서 유학한 坂淨運이라고 한다. 傷寒論의 치료법인 汗·吐·下(發汗·嘔吐·瀉下)의 방법을 최초로 시행한 사람은 永田德本(1513~1630)이었다. 단 德本의 의학은 傷寒論 그 자체는 아니었다.

古方派의 흐름 古醫學(古方)을 최초로 제창한 사람은 名古屋玄醫(1628~1696)로서 그 제창 시기는 伊藤仁齊가 儒學에서 古學을 제창한 시기와 비슷하다(일설에는 仁齊보다 약 10년 앞섰다고도 한다).

玄醫는 明 나라 喩嘉言의 『傷寒尙論』 등을 읽어 깨우치고, 『素問』, 『難經』을 독파하여 장중경의 의학으로 되돌아갈 것을 제창했다. 그러나 처방을 반드시 傷寒論으로 한정하지는 않았다.

이어서 後藤艮山(1659~1733)이 나와 古醫學을 제창했다. 艮山은 漢·隋·唐 나라의 고전을 존중하고, 宋明 諸家의 諸說을 비판하였으며 "百病은 一氣의 留滯에 의해 생긴다"는 유명한 一氣留滯論을 설파했다.

艮山의 문하에서는 많은 뛰어난 인재들이 배출되었다. 그 중에서도 유명한 사람이 香川修庵과 山脇東洋이다. 香川修庵(1683~1755)은 古醫學의 입장을 아주 강하게 주장했는데 임상보다도 저술에 힘을 쏟아 의학전서의 대작이라 할 수 있는 『一本堂行余醫言』과 그밖의 책을 저술했고, 儒와 醫는 하나임을 주장했다.

山脇東洋(1705~1762)은 조정의 醫官의 家를 계승했는데, 先代까지 이어져 왔던 道三流을 폐하고 後藤艮山의 제자가 되었다. 東洋은 약방에 관해서는 『傷寒論』만이 아니라 『千金』, 『外台』 등을 비롯한 後世方도 참고로 했다. 또한 이른바 奇方도 겸용하여 親試實證을 실행에 옮겼다. 한편 그는 그의 학설 도처에서 과학적 의학에의 지향을 강조했는데 이러한 바탕에서 일본에서는 최초로 인체해부를 실행하기도 했다.

東洋의 문하에서는 뛰어난 후계자가 나왔는데 그 중에서도 永富獨嘯庵(1733~1766)은 유명하다. 그는 『傷寒論』을 대단히 존중하면서 네덜란드 의학에도 관심을 가져서 이른바 漢蘭折衷派로 불리었다. 獨嘯庵의 門人인 小石元俊(1743~1808)은 蘭方(네덜란드 의학)으로 전향하여 유명하게 되었다. 元俊은 享和 元年에 쓴 『背部十對二十穴圖』라는 저서를 남기고 있다. 이 책은 신경병(현재의 신경증)에 대한 침구법을 설명한 책으로서 최근 大塚敬節 선생이 발견하여 세상에 알려지게 된 책이다. 山脇東洋의 "古元의 길을 걷지 않고서 오늘의 術을 취한다"는 정신, 즉 효과가 있는 것은 직접 시험하여 실증한다는 정신은 永富獨嘯庵에게도 계승되었고 나아가서는 小石元俊에게도 영향을 미쳤다고 해야 할 것이다.

한편 後藤艮山보다 약간 늦게 나온 古方家인 竝川天民(1679~1718)은 儒醫併立을 최초로 제창한 사람으로서 그의 문하에서는 걸출한 임상가들이 배출되었다. 그 중의 한 사람인 松原一閑齊는 治術의 명수로서 후에 吉益東洞이 方證相對說을 제창한 것은 一閑齊의 治術에서 힌트를 얻은 것이라 할 수 있다. 단 그는 醫術은 각 사람이 스스로 획득하는 것이라고 하여 저술을 남기지 않았다.

一閑齊의 門人인 吉益東洞(1702~1773)은 특이한 존재로서 극단적인 언행을 많이 하여 당시에도 찬반 양론의 소용돌이를 일으켰는데 그 후의 古方派의 방향이 일본의 한방에 커다란 영향을 주었음은 물론이다. 특히 實證을 중시하여 질병은 見症(실제로 나타나는 증후)에 따라 치료하고, 陰陽·五行·五運六氣의 說은 억측에 바탕을 둔 妄說이라고 배척하여 脈도 짚어보지 않았다. 그리고 만병은 배에 그 뿌리가 있다고 하여 질병을 볼 때는 반드시 배를 살펴야 한다고 하여 腹診을 중시했다.

東洞流의 학파는 복잡한 중국의학을 간략화하여, 객관화가 어려운 脈診을 버리고 알기 쉬운 腹診法을 고안해냈다. 이 점들은 일본인의 성격에도 부합되는 것이어서 東洞流를 중심으로 古方派는 道三流를 누르고 의학계의 주요한 세력이 되었고 이러한 것은 幕府 시대 말엽까지 이어졌다.

한방의 몰락과 부흥 16세기 후반 이후에는 서양의학이 일본에 들어왔다. 당시 일본의 통상 상대는 네덜란드였기 때문에 도입된 의학도 네덜란드 의학이어서 서양의학은 蘭方으로 불려져서 통상의 의학과 구별되었다.

18세기에는 杉田玄白 등이 저술한 『解體新書』(1774)가 간행되어 蘭方은 점차 세력을 얻게 되었고 19세기말 무렵에는 종래의 의학(한방)과 대립하게 되었다. 蘭方이 세력을 얻게 된 원인으로는 해부학이나 종두법의 전래 이외에도 19세기 초엽에 발견된 모르핀을 비롯한 강력한 약물이 일본에 도입되었기 때문일 것이라고 상정하지 않을 수 없다.

명치유신 이후에는 일본 정부의 부국강병책과 이에 따른 서양문화 일변도의 사회풍조 아래에서 의학은 서양의학으로 변하고, 明治 8년 이후에는 한방은 법률상 존속하기 어려운 정황에 내몰리게 되었다.

되돌아 보면 중국에서 전래한 전통의학이 정통의학이었던 시대에는 이것을 方技 또는 方術이라 불렀고 한방이라고 하지 않았다. 서양의학이 전래된 초기에는 이것을 方技와 구분하기 위해 蘭方이라 불렀다. 그러던 것이 점차 서양의학이 세력을 확장해 간 19세기 말 무렵에는 종래의 의학을 한방이라 부르게 되었다. 明治 이후 서양의학이 정통의학의 자리를 차지하게 됨으로써 전통의학에 대하여 한방이라고 부르는 명칭이 정착되었던 것이다.

明治 이후의 의료제도는 의사만이 의료행위를 할 수 있도록 제한했고 또 의사는 서양의학을 배우고 그 시험에 합격한 사람으로 제한했기 때문에, 한방을 아무리 깊이있게 연구하더라도 의사로서 인정하지 않게 되었다. 다만 종래부터 한방을 醫業으로 삼았던 사람들은 그의 代(이후에는 후계자 1代만)에 한해서 '漢方醫'로서 의료행위를 하는 것이 허용되었다. 이 '漢方醫'들이 세월이 지나면서 점차 타계함에 따라 한방의 대부분은 사라져 버렸다.

그러나 서양의학을 배워 의사가 되면 한방 연구를 자유롭게 할 수 있었던 것을 기반으로 미미하나마 한방 부흥의 싹이 돋아났다.

明治 43년 서양의학을 배운 의사 和田啓十郞이 『醫界의 鐵椎』라는 책을 써서 한방의 치료의학으로서의 우수성을 강조했다. 그 제자인 의사 湯本

求眞은 1928년에 『皇漢醫學』 3권을 저술했다. 이 책은 현대문으로 쓰여진 한방의 해설서로서는 최초의 것임과 동시에 한방의학 부흥의 커다란 원동력이 되었다.

昭和 시대의 한방의학 부흥운동은 和田啓十郎을 비롯하여 明治 시대의 대가인 淺田宗伯 및 그밖에 漢方醫의 學統을 계승한 자들의 정열과 노력의 축적으로 실현되었다.

한편 침구요법에 관해서는 失明者 구제를 위해서 침구사라는 업종이 인정되었기 때문에 이 기술은 明治 이후에도 단절되지 않고 오늘에 이르고 있다.

중요 古典의 성립과 傳承

『黃帝內經』(『素問』, 『靈樞』, 『太素』)

『黃帝內經素問』 황제라는 중국의 전설상의 제왕 이름을 제목으로 한 이 책은 아주 고대 시대부터 있었던 것으로 보인다. 이 책의 이름이 중국의 문헌상에서 맨 처음 나타나는 곳은 後漢의 班固가 저술한 『漢書藝文志』이다. 이로써 漢代에는 이 책이 존재하고 있었음을 알 수 있다.

그러나 많은 학자들은 이 책이 黃帝의 저작이라고 믿지 않는다. 그 점을 최초로 지적한 사람은 晋 나라(266~385년경)의 皇甫謐로서 그는 그의 저서 『甲乙經』의 서문에서 "『素問』, 『鍼經』, 『明堂』 三部의 책은 황제의 글이 아니며 戰國 시대에 쓰여진 것도 아니다"라고 기술하고 있다. 그 이후 이 說은 거의 정설로 받아들여지고 있다.

『漢書』에 『黃帝內經』 18권이라고 책 이름이 나와 있는 것에 대해서 반고는 『甲乙經』에서 "『黃帝內經』 18권은 『今鍼經』 9권, 『素問』 9권이 합쳐진 18권이다. 이것이 바로 『內經』이다"라고 말하고 있는데 이 당시부터 『內經』은 『素問』과 『鍼經』으로 나누어지게 된 것으로 보인다. (『隋書』와 『舊唐書』에서는 『素問』 8권이라 하고 『唐書』에는 『素問』 9권으로 되어 있다)

『素問』은 그후 隋 나라의 全元起가 주석을 달아 편찬한 것(『隋書經籍志』와 『唐書藝文志』에 그 책 이름이 나와 있다)을 唐 나라의 王氷이 다시 注解를 붙인 판본이 전해져 온다.

宋 시대에는 仁宗의 칙명에 의해서 林億 등이 이 책을 底本으로 삼아 개정을 했다. 불행히도 宋 시대에 개정한 이 판본은 현재 전해져 오지 않으며 현존하는 最古의 판본은 13세기 말 元 시대에 간행된 12권 본이다. 이후에는 19세기 말 이후에 여러 종의 원본이 간행되어 현재에까지 이르고 있다.

『黃帝內經靈樞』 『靈樞』라는 책 이름은 『隋書經籍志』와 『唐書藝文志』 어디에도 없으며 『甲乙經』의 서문에 『鍼經』 9권이라는 이름이, 그리고 왕빙이 편찬한 『素問』의 서문에 『靈樞』 9권이라는 이름이 나온다. 또한 宋 시대에 임억 등이 교정을 본 『甲乙經』이나 『脈經』의 서문에 『九墟靈樞』라는 이름이 있다. 이것들이 모두 동일한 책으로, 『素問』과 더불어 『內經』을 구성하는 책인가에 대해서 확증은 없지만 宋 시대에 『靈樞』 혹은 그와 유사한 이름의 책이 있었을 것이라는 점은 알 수 있다.

그런데 北宋 시대에 칙명에 의해서 많은 책들이 교정되고 간행되었는데도 『靈樞』에 대해서만 그러한 작업이 이루어지지 않았다. 石原씨는 『醫史學槪說』에서 그 이유는 "完本이 없고 서로 다른 몇 종의 책만 있었기 때문"이라고 말하고 있다. 『四庫全書』에서는 그 당시의 사정을 다음과 같이 말하고 있다. "南宋의 紹興 年間에 史崧이라는 관리가 집에 『靈樞』 9권을 소장하고 있다고 상신하자 秘書省 國子監에서 면밀히 검토한 후 헌상하도록 했다. 이로써 이 책(『靈樞』)이 세상에 나오게 되었는데 高保衡이나 林億 등의 교정을 거치지 않은 것 같다." 또한 "그 책이 혹 僞書일 수도 있지만 그 法則은 옛것을 전하고 있다"고 서술하여 이 책이 과연 『內經』의 일부인가에 대해서는 의심이 가지만 그 내용은 가치가 있는 것임을 인정하고 있다.

현존하는 판본은 元 시대 이후에 간행된 여러 종이 있다. 『素問』이 內經系 의학의 기본원리를 전하고 있는 데 비하여 『靈樞』는 침구술을 기본으로 서술하고 있어서 두 책 모두 중국의학의 원전으로 자리하고 있다.

『黃帝內經太素』　『舊唐書經籍志』와 『唐書藝文志』에 隋 나라의 揚上善이 편찬한 『黃帝內經太素』 30권이라는 책 이름이 있다. 이는 『漢書』에 나오는 『黃帝內經』 20권이 隋 나라를 거쳐 唐 나라에 전해질 때는 『素問』 8권과 『太素』 3권의 두 원본으로 나누어져 있었음을 의미한다. 즉 『太素』는 『黃帝內經』을 전하는 『素問』, 『靈樞』의 異本이다.

이후 『宋史藝文志』에 있는 "『黃帝太素經』 3권 揚上善撰"이라는 내용을 보면 이 책이 宋 시대까지 전해져 왔음을 알 수 있는데 宋 시대 이후 중국에서는 이 책이 소실되어 전해지지 않는다.

그런데 일본에서는 江戶 시대에 醫官이었던 小島學古와 尾張의 淺井正翼에 의해서 京都의 仁和寺에 양상선이 편찬한 『黃帝內經太素』 23권이 전해져 오고 있음이 밝혀져서 세상에 비로소 알려지게 되었다. 이 仁和寺本은 平安 시대의 仁安 年間에 베껴쓴 것이다. 石原씨는 이 책이 양상선이 고종의 칙명에 의해 7세기 무렵에 주석을 붙인 것으로 현존하는 『黃帝內經』 중에서는 가장 오래된 原典이라고 말하고 있다.

이상으로부터 알 수 있듯이 『黃帝內經』은 춘추전국 무렵에 漢民族 문화의 하나로 성립한 醫經이며 그 기반은 중국 고대의 자연철학, 陰陽五行說로 일관하고 있다. 이것이 세상에 전해져 오는 도중 여러 경위에 의해 『素問』, 『靈樞』, 『太素』라는 형태를 취하게 되었고 또 그 사이에 시대마다 여러 문구가 추가되거나 주석이 混入되면서 현재에까지 이르게 된 것이다.

여기에서 주의를 요하는 부분은 漢代에서 晋代에 이르기까지는 『素問』이 9권이었지만 隋代에는 제7권이 소실되어 8권이 되었다는 점이다(『隋書經籍志』). 이 8권에 전원기가 처음으로 주석을 붙였지만 그 책은 지금 전해지지 않는다. 唐 시대에 왕빙이 이것을 개편하고 私見을 덧붙일 때 제7권을 창작하여 다시 9권본이 되었기 때문에 『舊唐書經籍志』에는 『黃帝內經』 8권이라고 되어 있는데도 『(新)唐書藝文志』에는 "全元起注 『黃帝內經素問』 九卷"이라고 쓰여져 있다. 왕빙이 추가한 부분은 이른바 「運氣七編」으로 따로 취급되고 있는데 이후 金元 시대에 생겨난 학파는 이 '運氣說'에 의해 특징을 갖게 되었다.

傷寒雜病論

『傷寒雜病論』은 後漢末에 장중경에 의해서 저술되었는데 이 때는 아마도 책의 형태가 아니라 여기저기 분산되어 있었던 것으로 보인다. 이러한 중경의 舊論들을 100~150년 이후에 모아서 교정하고 편찬한 사람은 西晋(266~385)의 太醫令이었던 名醫 王叔和였다. 그때 왕숙화의 說이나 그의 脈診法이 첨가되어 후세에 전해지게 되었다. 그 때문에 일부 사람들은 왕숙화가 중경의 說을 왜곡했다고 말하지만 왕숙화가 이 책을 교정 편찬하지 않았으면 지금까지 전해져 오지 않았을지도 모른다.

이 『傷寒雜病論』은 傷寒 부분이 특히 중시되어 『傷寒論』으로 독립하여 전해져 오게 되었는데 처음에는 한민족 사이에서는 거의 전해져 오지 않고 揚子江 南岸 지방에서만 유행했었던 것으로 보인다. 孫思邈이 『千金方』을 저술할 때 傷寒에 대해서는 『傷寒論』을 인용하고 싶다는 희망을 나타냈는데 그 때는 이 책을 볼 수가 없어서 『千金方』에서는 "江南의 諸師가 중경의 要方을 감추고 전해주지 않는다"라고 하면서 그 희망을 이룰 수 없음을 드러내고 있다. 그리고 그 이후에 어렵게 그 책을 얻어서 『千金方』의 속편인 『千金翼方』을 저술할 때에는 그것을 인용할 수 있게 되었다.

『傷寒論』은 隋唐 시대 이후에는 책 이름이(아마 내용도 마찬가지일 것이다) 여러 가지로 전해져 온다. 宋시대의 開寶 年間(968~975)에 節度使 高繼沖이 편집한 것을 왕실에 진상했는데 이것은 문맥이 난삽하여 양서라고 할 수 없다. 이 책은 역대의 府庫에 장서로서 전해져 오지만 질병치료에 이용되지 않았고 세간에도 알려지지 않았다고 전해

온다. 그후 仁宗의 칙명으로 임억, 孫奇, 고보형 등의 儒官이 여러 책을 참조하고 교정하여 112가지 처방을 정리했다(宋版『傷寒論』의 서문). 宋版『傷寒論』은 英宗 때에 완성되어 그후 여러 종의 原典이 간행되었지만 그 기본이 되는 것은 이 宋版『傷寒論』이었다. 그밖에 異本으로서는 唐代부터 있었던『金櫃玉函經』이나 일본에서 오래 전부터 전해져 온다는『康平傷寒論』등이 있다.

『金櫃要略』

後漢末에 장중경이 저술한『傷寒雜病論』은 傷寒부분을 기록한『傷寒論』만이 널리 전해져 왔고 잡병에 관해서 기록한 편은 오랫동안 세간에서 찾아볼 수 없었다. 그러다가 宋 시대에 이르러서 중경의『金櫃玉函要略方』3권으로 다시 세간에 나타나게 되었다. 그 시기는『黃帝內經靈樞』의 출현시기보다 빠르며 임억 등의 교정작업도 거칠 수 있었다. 현존하는『金櫃要略』의 서문에는 그 경위가 서술되어 있다. 이 책은 翰林學士였던 왕빙이라는 사람이 일본의 어느 왕궁 도서관에서 발견했다. 그 책을 보면 上卷에서는 傷寒에 대해서 논하고 있고 中卷에서는 잡병(일반적인 만성병)을 그리고 下卷에서는 부인병에 관한 치료에 대해서 서술하고 있다. 그 책 중에서 方과 證이 대응하는 처방약을 환자에게 사용한 결과 뛰어난 효과가 있었다.

그러나 그 책의 내용은 상당히 혼란스러우며 醫書로서 정리되어 있지 않았기 때문에 국가에서 명을 내려 儒臣 임억 등으로 하여금 교정을 덧붙여 간행하게 했다. 이 책을『金櫃方論』이라고 하는데 宋 시대에 간행된 판본은 현존하지 않으며 현존하는 것은 明 시대에 복간된 세 종류의 판본과 또 이 책들을 底本으로 하여 간행된 책들이다.

漢方의 현황

한방의 현황을 설명할 차례인데 이와 관련해서는 우선 昭和 시대의 한방의학 부흥운동의 발자취를 되돌아보고 싶다. 한방의학의 부흥운동은 昭和 시대의 초기부터 여러 방면에서 이루어져 왔지만 그 운동의 진정한 원동력이었고 또 현재까지도 커다란 영향을 미치고 있는 것은 일본한방의학회의 기관지인『漢方과 漢藥』, 그리고 한방의학강좌인 '偕行學苑'이었다.

明治 시대의 한방 존속운동이 실효를 거두지 못하고 한방의학이 세상의 한 구석에 처박힘으로써, 한방은 昭和 시대의 초기까지는 겨우 명맥을 유지해오고 있었고 또 여러 유파는 분열상을 보이고 있었다. 그때 위에서 말한 기관지와 강좌는 한방의학의 부흥을 목표로 하는 청년의사들과 약학자, 침구사들을 결집시켜 한방 여러 분파의 대동단결을 도모했다.

『漢方과 漢藥』은 昭和 9년에 결성된 일본한방의학회가 발행한 한방 전문의 연구잡지로서 동년 5월부터 昭和 19년 8월까지 월간으로 발행되었다. 이 잡지는 근대 한방의학 연구의 효시였을 뿐만 아니라 많은 사람들을 계도하여 한방의학의 연구에 뜻을 두도록 만들었다.

'偕行學苑'은 일본한방의학회에 결집한 일부 연구자들이 한방의학의 보급을 위해 스스로 강사로 나서서 昭和 11년 2월 1일 拓殖大學에서 강좌를 열었던 한방의학 강습회로서, 그 다음해부터는 '척식대학 한방의학강좌'로 바뀌어 昭和 19년까지 총 8회 개설되었고, 제2차 세계대전 후인 昭和 24년에 제9회의 강좌를 끝으로 막을 내렸다. 이 강좌의 강사단과 그 수강 졸업생들이야말로 한방의학의 전통을 지키고, 마침내는 오늘날과 같은 한방의 부흥을 이루어낸 원동력이었다. 이것은 역사를 아는 자라면 의심할 여지가 없는 사실이다.

제2차 세계대전 후『한방과 한약』지는 偕行學苑의 강사단이 결성한 東亞醫學協會(昭和 13년 설립)가 이어받아『漢方의 臨床』이라는 이름으로 昭和 28년부터 발행하여 현재에까지 이르고 있다.

또한 '偕行學苑', '拓殖大學한방의학강좌'의 한방의학강좌는 재단법인 일본한방의학연구소가 다수의 고서 및 문헌과 함께 물려받고 있다.

재단법인 일본한방의학연구소는 昭和 47년에 후생성으로부터 인가받은 법인으로서, 한방의학의 세계에 대해서 국가가 인정한 최초의 법인이다. 그 전신은 昭和 34년에 설립된 '漢方友의 會'이다. 이 會는 의료법인 金櫃會에서 한방치료에 종사하던 의사가 중심이 되어 한방의학강좌의 개최를 목적으로 하여 설립되었다. 즉 昭和 24년에 개강된 제9회 척식대학한방의학강좌 이래로 당분간 중단되었던 한방의학의 강습을 재개할 목적으로 설립된 것이었다. 따라서 그 강사단에는 척식대학 한방의학강좌의 창설자와 그 수강자들이 많이 참가하였다. '漢方友의 會'와 일본한방의학연구소는 昭和 53년까지 연 20회의 강좌를 개설했다.

이러한 한방의학 부흥의 기운은 점차 전국으로 확대되어 현재는 각지에서 한방의학연구소가 생겨나고, 한방의학 강좌가 개설되고 있으며, 전문의사와 약제사의 교육이 이루어지고 있다.

또한 昭和 25년에는 日本東洋醫學會가 설립되었다. 이 會는 한방을 연구하는 의사, 약학자, 문헌학자, 침구전문가 등이 설립한 학회로서 동양의학(한방, 침구 등)에 관한 연구를 발표하는 장이며, 昭和 52년에는 문부성으로부터 사단법인 일본동양의학회로서 인가되었다. 이 학회 또한 한방의학계에 대해서 국가가 인정한 최초의 사단법인이다.

한편 침구의학의 면을 보면 明治 이래로 그 학술의 전통을 지키고 전수해 온 침구사의 단체가 사단법인 日本針灸師會로서 후생성으로부터 인가를 받았고, 그 자매단체인 日本針灸治療學會는 침구의학 연구발표의 장으로서의 대표적인 학회로서 발전하고 있다.

그리고 한방약은 昭和 30년에 엑기스 製劑化가 성공한 후로 한약 처방이 대중들 사이에 보급되었다. 현재는 전국의 대부분의 약국에서 어떠한 형태로든지 한방 製劑를 구비하고 있다. 또한 昭和 52년에는 수십 종의 한방 처방 製劑가 건강보험에 포함되었기 때문에 일반 병원이나 의원에서도 한방약을 투약하는 경우가 점차 늘어가고 있다.

또한 공공시설 중에서도 이미 동양의학(한방, 침구)의 연구를 공공연하게 시작한 곳이 있다. 그 주요한 시설로서는 北里연구소 부속 동양의학종합연구소, 近畿大學 의학부 동양의학연구소, 국립 富山醫科藥科大學 등이 있다.

千葉大學 의학부에서는 昭和 20년대부터 동양의학 自由講座가 개설되어 있었다. 이것은 공개강좌로서 대학의 학생은 물론이고 사회인인 의사와 약제사에게도 한방의학을 교육했었다. 이 또한 한방의학을 오늘날처럼 발전시킨 원동력 중의 하나였다.

昭和 시대의 초기에 정부가 한방의학을, 오늘날의 사람들로서는 생각할 수도 없이 여러 가지로 탄압하는 가운데서도 선배들이 '偕行學苑'을 설립하여 한방의학의 부흥에 떨쳐나선 이래로 그 길은 멀고 험했다. 그 선배들이 현재의 상황을 본다면 아마 감개무량함을 느끼게 될 것이라고 생각한다.

(山田光胤)

한방의학과 서양의학

들어가는 말

'동양의학' 또는 '皇漢醫學' '한방의학' '중국의학'이라는 호칭은 明治 시대에 의료제도가 개편되면서 새로이 도입된 서양의학에 대하여, 그 당시까지 실시되어 오던 湯液(한방약에 의한 약물요법)과 침구요법을 중심으로 한 전통의학의 총칭으로 사용되게 되었다.

이 명칭들은 그 어느 것도 전통의학이 담고 있는 내용을 정확히 표현하고 있지 못하지만 이미 관행이 되어 사용하고 있으므로 여기에서는 그 중에서도 가장 적절하다고 생각되는 '한방의학'이라는 명칭을 사용하기로 한다.

'한방'[1]이라는 말이 주는 느낌은 '중국의 독자적인' 혹은 '漢代와 관련이 깊은'이라는 인상을 강하게 주지만, 중국의 것이라든가 漢 시대에 한정된 것으로 생각할 필요는 없다. 고대 중국의학의 기원에서부터 현대에 이르기까지, 즉 중국에서 다른 나라로 전파되어 독자적으로 소화되고 변천된 것까지를 모두 포함하여 한방이라는 말로 대표하는 것이다.

(참고)

1) 漢方이라는 말의 '方'字는 方劑, 方術 등에서 쓰는 글자로서 神仙의 術, 醫術 등의 의미를 담고 있다. 단지 藥方, 즉 醫術의 藥治療法 분야만을 지칭하는 것으로 간주하지 말기 바란다.

현재의 의료체제 속에서 한방이 주목을 받는 이유

최근에 한방이 특히 주목을 받는 데는 여러 가지의 이유가 있다. 그 가장 중요한 사항 중의 하나는 서양의학이 갖는 약점과 현대사회와의 관련이다. 단적으로 말해서 현대사회에서는 항생물질의 출현으로 세균성 질환이 격감한 반면 內因性 질환은 상대적으로 증가했다. 그리고 이 내인성 질환의 치료와 처치에 관해서는 완벽하지는 않지만 한방쪽이 서양의학 보다도 뛰어나다고 생각한다. 이것이 가장 중요한 이유이다. 바꾸어 말하자면 고대부터 계속 신중하게 다듬어져 온 한방이 내인성 질환을 관리하는 데는 아주 뛰어나 그 실천적인 가치가 높다고 생각하기 때문인 것이다.

한방의학과 서양의학의 비교

한방의 특질에 대해서 大塚敬節은 "동양의학의 특질을 한 마디로 요약하자면 '일종의 치료학'이라고 할 수 있다. 게다가 이 치료학은 功利的이고 實利的인 치료학으로서의 전통 위에 서 있다"[2]라고 말했다.

또한 矢數道明은 양자를 다음과 같이 비교했는데 그 표와 함께 발췌한다.

"서양의학은 확실히 근대과학적인 의학으로서 급속히 발달해 왔지만 동양의학은 대체로 동양의 고대 철학적 색채를 보존하고 있다. 서양의학이 세균에 대해서 아주 세밀하게 분석하고, 국부적인 사항에 대해 면밀한 연구를 행하는 데 비하여 동양의학은 어디까지나 生體를 종합적이고 全機적으로 파악하려고 한다. 서양의학은 외과적 처치가 우수하고 이론에 뛰어나며 예방의학이나 사회의학 분야에서 장족의 발전을 보이고 있음에 비하여, 동양의학은 내과적 치료에 뛰어나고 항상 경험을 중시하며 개인위생에 초점을 맞추어 개인의학으로서 발전을 거듭해 왔다. 나아가서 서양의학이 세균학의 발달에 의해 세균을 대상으로 한 예방에 전념하는 데 비하여 동양의학은 개인의 체질을 개선하여 예방을 도모하는 방법을 채택하고, 전자가 他覺的인 소견을 중시하고 정밀한 검사 데이타를 기초로 하여 병명을 중요시하는 데 비하여 후자는 어디까지나 환자의 자각증상을 중시하고 병이 있는 환자의 병의 상태를 자세히 관찰하여 '證'을 결정하고 그것을 치료에 직결시키는 방법을 채택하고 있다."[3]

동·서양의학의 특질과 장단점

동양의학	서양의학
철학적	과학적
종합적	분석적
全機적	국부적
내과적	외과적
對證적	對症적
경험적	이론적
위생의학	예방의학
개인의학	사회의학
체질예방	세균의학
인체경험	동물실험
액체병리학	세포병리학
자각증 중시	타각증 중시
천연생약	화학약품

위의 인용은 모두 湯液을 주체로 하여 고찰한 것이다. 침구 등의 물리요법을 한방에 포함하여 생각한다면 다소 다른 느낌이 있겠지만 본질적으로는 위에서 말한 대로이다.

그밖에 많은 선각자들이 여러 각도에서 고찰한 바도 있는데, 위와 같은 규정방식이나 사고방식에 대해서 전혀 비판의 소리가 없는 것은 아니다. 이에 대해서 中川米造는『중국의학의 사상적 배경』[4]이라는 책에서 "침구나 한방에 대해서 예찬하는 사람들은 이것들이 비과학적인 것이 아니라 '前科學적인 것'이라고 말하거나, 종합적이고 전체적이므로 분석을 거부하는 것이라고 주장하기도 한다. (中略) 종합적, 전체적이라는 표현은 바꾸어 말하면 비합리주의적이라는 말이 된다. 그러나 중국인의 인식이 비합리적이었는가 그렇지 않은가에 대해서는 상당한 의문이 있다"고 엄밀한 입장의 의견을 개진한다. 또한 "중국의 사상이 합리주의적인 것이라고 말할 수는 없다 하더라도 합리주의적인 요소가 상당히 많이 있음은 의문의 여지가 없다"라고 하면서, 중국 합리주의의 내용은 중국어의 특질과 논리의 연관 속에 있다고 파악한다. 그 근거로서 그는 "논리는 결국 언어에 의한 표현인 이상 당연히 언어가 논리를 규제한다"고 말하고 있다.

그리고 그라네(Marcel Granet)가『詩經』을 분석하여 중국어의 특질과 중국사상의 관계에 대해서 지적한 내용에 대하여 "(그는) 중국인이 마음속에 품고 있는 개념이 매우 구체적이라는 점, 그리고 특수하게 가능한 하나의 국면 하에서 지각된 존재양식을 나타내고 있음에 주의했다. 다른 표현을 빌리자면 '중국인의 정신은 본질적으로 종합적인 작용, 주체적인 직관에 의해서 움직이며 분석이나 분류하지 않고 서술하면서 움직이는 것'이라고 한다"고 하여 진실로 명쾌하고도 본질적인 핵심을 언급하고 있다.

『素問』,『靈樞』를 비롯한 수많은 고전, 그리고 현재 활약하고 있는 선배들의 記載方式에 대하여 주로 서양의학의 입장에 선 사람들로부터 비판이 있는데, 이들은 한방의 특질을 지적한 中川米造나 그라네의 말을 한번 음미해 볼 필요가 있을 것이다.

서양의학의 사고방식

"주지하다시피 자연과학은 경험을 그 사실이 포함하는 가치로부터 抽象하고 그 사이에 있는 일반적인 관계를 법칙으로 定立하는 것을 목적으로 하는 경험과학이다. 이러한 의미에서 물리학이 자연과학의 대표자격이라고 할 수 있는데 의학은 결코 물리학처럼 단순한 자연과학이라고만은 할 수 없다. 왜냐하면 의학은 생명이라는 가치를 最大最高의 중심문제로 하고 있기 때문이다. 물론 의학은 자연과학에 크게 의지하고 있지만 치료나 예방, 위생 등의 실천적인 면에서는 오히려 철학이나 종교, 예술과 중요한 관계를 갖고 있다"[5](和田正系의 「동양의학의 과학적 연구에 관하여」). 이 문제도 아주 중요하다.

지금까지 살펴본 선배들의 글과 같이 東西 양의학이 갖는 특질의 차이 중에서 거론해야 할 사항은 그것들이 입각하고 있는 기반이다. 서양의학은 자연과학 위에 서 있다. 역사적으로 보면 자연과학의 많은 분야에서 지속적으로 이루어져 온 발견이나 발명은 사회에 광명을 가져다 주었다. 이러한 역사의 흐름 속에서는 서양인들이 생각하는 것처럼 의학도 당연히 그 연장선상에 있는 것이라고 하더라도 어쩔 도리는 없다. 자연과학의 힘은 그 정도로 뛰어나다. 서양의 의학자들은 주저하지 않고 자연과학의 방법론을 의학에 적용했다. 그리고 그러한 자세가 의당 올바른 것이라고 생각해 왔고 또 현재도 대다수의 의학자는 그렇게 생각하면서 정력적으로 연구를 거듭하고 있다.

올바른 기초의학 위에 올바른 치료법이 존재한다고 생각하여 해부학을 필두로 하여, 形態學을 근거로 한 병리학, 생리학, 생화학 등의 전문 학문이 분화되었다.

질병을 파악하는 방법에서도 그 분야가 器官, 組織, 細胞로 세분화되어 가고, 그 대상도 광학현미경에서 전자현미경까지 동원되어야 규명 가능한 分子의 차원에까지 이르고 있다. 이처럼 서양의학의 대상은 더욱 더 미세한 곳으로 수렴하고 있다. 결국 서양의학은 국소적으로 세분화해 가는 과정이 거듭되고 그러한 연구가 고도로 진보·발전하게 되면, 그것들을 다시 모음으로써 전체로서의, 인간으로서의 그 무엇, 혹은 '생명의 本態'가 파악될 것이라는 암묵적인 전제 위에 서 있다. 즉 현재 모든 질병의 치료에서 치료효과를 충분히 올리고 있지 못하고 있는 것은 질병의 本態에 대한 추구가 부족하기 때문이며 기초의학의 연구를 더욱 세밀하게 강력히 추진한다면 조만간 그 장애가 극복될 것이라는 발상에서 출발하고 있다. 따라서 눈앞의 환자를 치료하는 것 보다도 일단은 기초적인 연구에 더 큰 비중을 두는 쪽이 보다 본질적이고 중요하며 한 단계 더 높은 차원이라는 가치판단이 생겨나게 된다.

그러한 입장에서는 한방에서처럼 환자의 病狀의 경과와 變轉을 임상적으로 관찰, 파악하고 그 상황에 적절한 치료방법을 정리한다는 방법론이 받아들여지기가 쉽지 않다.

물론 서양의학측에서도 반성이 없는 것은 아니어서 임상의 제일선에서 이와는 다른 견지를 갖고 뛰어난 활약을 하고 있는 사람이 적지않음은 말할 나위도 없다. 나는 결코 이 자연과학에 입각한 의학의 연구를 맹목적으로 부정하지는 않는다. 장래를 위해서는 이러한 연구가 당연히 중요하며 많은 축적이 이루어져야 한다고 생각한다. 그러나 現狀을 보면 자연과학적으로 이루어진 많은 연구가 반드시 치료에서 실천적으로 유력하거나 유효하지는 않다는 인식을 가질 필요가 있는 것이다.

주변과학의 발전과 더불어 의학 분야에서도 현재와 같은 연구의 축적 발전에 의해 2,000년 혹은 10,000년 후에는, 대체적인 해부학적 사실과 생화학적 사실·세포 구성요소의 물리화학적 사실·臟器와 세포의 상관 機能과 病理·分子 차원의 藥理學·감각기관의 전체적인 해명 등등이 밝혀져서, 지금의 나로서는 상상도 할 수 없을 정도로 生體의 生理와 病理 등의 분야가 정비되고 모든 에너지의 조절기술을 쌓아, 눈으로 볼 수 없는 순식간에 치료가 이루어질 수 있을지도 모른다. 그러나 그것은 未來像, 理想像이며 현재 고통을 받고 있는 환자에게 치료적 효과를 발휘할 수는 없는 것이기 때문에 불행히도 진정으로 소용이 없고 가치가 없는 것과 같다고 하겠다. 극단적으로 말하자면 현재의 의학은 자연과학을 구사하여 理想像을 좇아가고 있음에 불과하다고 할 수 있다. 현재 뛰어난 診斷學과, 體裁를 제대로 갖추고 있지 못한 치료학 사이의 갭을 메우는 일은 그 무엇에도 견줄 수 없을 정도로 중요한 일이다.

여기에서 서양의학의 우수한 면을 보지 못한다면 편파적일 것이다. 불완전하기는 하지만 한방의학이 그 발끝도 좇아가지 못하는 분야가 존재하고, 현재 일상적인 의료에서 커다란 힘을 발휘하고 있으며 수많은 귀중한 인명을 구하고 있다. 그것은 세균학의 발전에서 파생하는 항생물질의 이용과 면역학의 발전에 의한 전염병 예방의 덕택이다. 그리고 또 해부학, 세균학 등등 많은 기초의학 분야의 연구발전에 의해 좋지 않은 부분을 제거할 수 있는 외과학의 진보·발전은 어쨌든 特筆되어야 할 것이다.

한방의학의 측면

한방의학에 대해서는 武見太郎이 "의학은 궁극적으로는 治療의 學이라는 것이 한방의학의 根幹이다", "한방의학에서는 診斷과 治療가 一體이다", "한방의학적인 사고방식은 결국 중국의 철학을 근저로 하여 태어났으며 인간파악에 대한 태도가 기본을 이루고 있다."[6]라고 적절히 서술하고 있다.

이상적인 상태를 추구하고 자연과학적으로 꾸준히 노력하는 것도 분명히 필요하지만 의학은 당면한 치료를 주체로 하지 않으면 안된다는 것은 더 말할 나위도 없다.

서양의학은 '치료가 주체'라는 점과 인간을 파악하는 태도, 즉 자연과의 관계 속에서의 인간, 우주의 한 구성원으로서의 인간을 파악하는 점, 이 두 가지를 한방으로부터 시급히 배워야 할 것이라고 생각한다.

한방의학의 특질에 관해서는 아주 많은 것을 언급해야 하지만 지면관계도 있고 또 나 자신의 능력도 보잘것 없으므로 이 측면에 대해서는 大塚敬節이 저술한 『한방의학의 특질』에서 부분적으로 인용하는 것으로 대신하고자 한다.

大塚敬節은 「隨證治療와 病名治療」라는 글에서 백혈병 환자에게 歸脾湯을 사용하여 완쾌하게 한 예를 들고 있다. "내가 귀비탕을 사용한 것은 백혈병이라는 질병에 대해서가 아니었다. 이 부인에게는 귀비탕을 사용하지 않으면 안되는 증상이 있었기 때문이며 백혈병이든 백혈병이 아니든 그러한 것에는 관계없이 귀비탕을 사용한 것이었다.

근대의학에서는 이 환자가 백혈병인가 그렇지 않은가 하는 것이 중대한 문제이지만, 한방의 치료에서는 병명보다도 환자의 증상이 중요하다. 여기에 서양의학과 한방의 차이점이 있다. 나는 여기에서 백혈병이 한방으로 낫게 되었다는 것을 과시하고자 할 생각은 없다." 실로 명언이다. 大塚敬節은 또한 「똑같은 병에도 사람에 따라서 치료법이 달라진다」라든가 「국소적인 질병도 전신의 부조화에서」라는 제목의 글에서 실례를 들어 갈파하고 있다. 아무쪼록 大塚敬節의 글을 읽어 보기를 바란다.

中西合作에 관하여

내 자신의 경험을 말씀드리게 되어 죄송스러운 생각이 든다. 왜냐하면 나는 서양의학의 수련을 받고 종합병원의 내과에서 일을 하고 있으므로 어디까지나 나에게는 서양의학이 주체가 될 수밖에 없기 때문이다. 그러나 한방의 힘에 큰 매력을 갖고 있어서 일상의 임상에서는 한방을 동시에 활용하고 있다. 그 비율은 약 50%씩, 즉 그 어느 쪽에도 치우치지 않는 정도로 활용하고 있다고 생각하는데 실제로는 '결국 효과가 있으면 좋다'는 발상에서 동일한 환자에게 서양의학과 침구·湯液을 함께 사용하기도 하고 서양의학과 침구의 倂用, 서양의학과 탕액의 倂用, 침구 단독 시술, 탕액 단독 사용, 서양의학 단독 사용 등, 환자에 따라, 질병에 따라, 증상에 따라, 病期에 따라 여러 가지로 조합하여 활용하기 때문에 정확한 비율은 나 자신도 측정할 수가 없다.

최근 중국에서 제창하고 있는 中西合作(東西醫學의 결합) 시도에 공감하고 있는데, 실제의 진료에서는 합작이 충분하지는 않지만 그런대로 이루어지고 있는 단계로서 한방은 한방, 서양의학은 서양의학식으로 따로따로 시도하는 장면도 많다. 한 쪽의 사고방식에 대하여 한 쪽의 사고방식이 머리속에서 동결해 버리는 것이다. '치료만 되면 좋다'는 발상에서 이루어지는 이러한 방식의 시도는 살아있는 인간을 진지하게 대하지 못하고 있음을 폭로하고 있다. '두 마리의 토끼를 좇다가 한 마리도 얻지 못한다'는 생각이 엄습하는 때이기도 하다.

한방은 몹시 부어오른 만성 류마티스관절염 환자에게 정성을 들여 침을 놓는 데도 존재하며, 식도암으로 음식물을 위로 보내기 어려운 환자를 위한 처방을 찾아내는 데에도 존재한다. "만성 류마티스 관절염 제4기여서 어떠한 처치를 해도 좋아질 리는 없다. 전신에 암이 퍼져가고 있는 환자에게 음식물 넘기는 것을 조금 좋게 하는 것이 무슨…"이라는 식으로 지나치게 분석적으로 豫後를 냉혹하게 내다보고, 진단이 내려져 버렸기 때문에 좋은 치료법이 없는 현재로서는 어쩔 도리가 없다라고 마음속에서 환자를 방기하는 의학, 어설픈 분별이 가능성 추구의 싹을 잔혹하게 짤라버리는 의학과는 다르다.

어떠한 질병의 일반적인 豫後는 정해져 있다 하더라도 이 개인, 이 목전의 환자는 예외일 수도 있다고, 어디까지나 가능성을 믿고 정성을 들여 치료에 임하는 데에 한방의 면목이 있다고 생각할 수 있다. 현재 나에게 서양의학적 수단이 장벽에 부딪혀 있는 지금 한방이 기세좋게 대두해 오고 있다. 이것은 환자에게만이 아니라 치료자에게도 구세주이며 마음의 지주이다.

맺음말

한방은 경험의학으로 발달해 왔으며 선배들의 수많은 경험이 쌓이고 쌓여 이러한 귀중한 임상실험의 결과 위에서 틀을 갖추게 된 것이므로 치료에서의 효과는 높다.

그러나 그 임상적 사실의 설명, 즉 왜 치료가 되는가에 대한 추구는 이루어지지 않았지만 그것으로 만족해 왔다. 그러한 것에 대한 필요성을 느끼지 못했던 것이다.

서양의학이 자연과학에서 그 실마리를 구하고 분석을 수단으로 하여 환자를 임상적으로 치료함으로써 오히려 질병의 本態解明을 위한 국소적인 관점에서 연구를 해 온 것과는 달리, 한방은 당시(고대중국)의 자연철학에서 그 근거를 구하고 자연과의 조화·순응이라는 형태로 생명을 받아들이고 있기 때문에 현대인에게는 쉽게 받아들여지지 않는 요소를 많이 갖고 있다. 陰陽, 五行 등 현대인에게는 낯선 정리방식이기는 하지만 낯설다는 이유 때문에 가치가 없는 것으로 속단하여 임상적 가치가 높은 귀중한 자산을 내버려서는 안된다.

치료가 된다는 사실은 어디까지나 사실이다.

(代田文彦)

문헌

1) 田中吉左衛門, 『黃帝內經素問解題』, 「漢方과 漢藥」, 1권 1호 62쪽, 1934.
2) 大塚敬節, 「東洋醫學의 治療」, 『東洋醫學 探訪』, 日本評論社 49쪽 1973.
3) 矢數道明, 「明治百年 漢方醫學의 變遷과 그 現況」, 『東洋醫學 探訪』, 日本評論社 15쪽, 1973.
4) 中川米造, 「中國醫學의 思想的 背景」, 『東洋醫學 探訪』, 日本評論社, 386쪽, 1973.
5) 和田正系, 「東洋醫學의 科學的 硏究에 관하여」, 『東洋醫學 探訪』, 日本評論社, 28쪽, 1973.
6) 武見太郎, 「漢方醫學 雜感」, 『東洋醫學 探訪』, 日本評論社, 326쪽, 1973.
7) 大塚敬節, 「隨證治療와 病名治療」, 『漢方의 特質』, 創元社, 78쪽, 1971.

陰陽五行說에 관하여

들어가는 말

한방의 기초이론에서 중핵을 이루고 있는 것은 『素問·靈樞』에서 이미 전개된 바 있는 음양오행설이다. 지금은 음양오행설이라고 한 마디로 부르지만 원래는 음양론과 오행설이 별도로 발생하였다가 하나로 합쳐지게 되었을 것이라고 생각된다.

丸山昌朗은 이에 대해서 "『易經』에서 大成된 음양론과, 『書經』의 「洪範」을 연원으로 하는 오행설을 종합한 자연철학이다"[1]라고 말했고 吉田賢抗은 "戰國 시대 말기에 鄒衍이라는 사람이 나타나, 이 五行을 陰陽消長의 이치와 배합하여, 五行變化의 원동력으로서 陰陽의 二元을 생각해냈고, 五行推移의 說 10余萬言을 만들어 세상을 크게 놀라게 했다"[2]고 정리함으로써 五行이라는 말이 처음 보이는 곳은 「洪範」이지만 추연에 의해 음양론과 합체되기에 이르렀다고 말한다.

그리고 음양오행설의 의의에 관하여 藤堂明保는 "자연의 운행에는 어떠한 '理'가 있을 것이라고 진지하게 생각한 시도이다. 한 마디로 말하자면 현상을 그냥 보아 넘기지 않고, 그 가장 심오한 곳에 '天理人道'라고 해야할 무엇인가가 있을 것이라고 설정하여 놓은 것"[3]이라고 말하고 있다.

요컨대 음양오행설이란 고대의 중국인들이 당시까지 경험해 온 사실을 자연계에서 전개되는 현상에 비추어 정리하고 정돈하고 분류하여, 어떠한 道理를 파악하려고 했던 시도라고 생각할 수 있다. 즉 경험의 통일 혹은 이론화 작업을 자연계의 제현상을 통해서 이루어 보려고 했던 것이라 할 수 있다. 그러면 이제부터 음양론과 오행설 각각에 대해서 살펴보기로 하겠다.

음양론

대립하는 것으로 파악한다.

우리가 陰·陽이라는 두 문자를 접하게 되면 막연하지만 무언가 그 분위기를 이해할 수는 있다. 그리고 '낮이 양이고 밤이 음이며, 明이 양이고 暗이 음, 남자가 양이고 여자가 음'이라고 하면 음양을 좀더 분명히 알 수 있고 나아가 서로 대립하는 것을 음양으로 표현한다는 것도 이해할 수 있다. 이처럼 음양으로 표현할 수 있는 것은 父에 대해서는 母, 前에 대해서는 後, 上과 下, 往과 來, 貴와 賤, 天과 地, 日과 月 등등 수없이 많다.

이것들은 "자연계 및 인간계의 사물을, 그 때와 처지와 위치에 따라 모두 이 음양의 두 가지에 배치한"[4] 것으로 말할 수 있다.

변화하는 것으로 파악한다.

음양은 대립하는 것으로 받아들여질 뿐만 아니라 '변화하는 것'으로 받아들여진다. 음은 언제까지나 음이지 않으며 동시에 양도 언제까지나 양이지는 않다.

"動이 다하여 靜이 되고 靜이 다하여 動이 되며, 動 중에 靜이 있고 靜 중에 動이 있다. 또 剛이 柔가 되며 柔가 剛이 되고 剛 중에 柔가 있으며 柔 중에 剛이 있다.

남자는 여자에 대해서는 양이지만, 부모에 대해서는 그 부모의 자식으로서 음이다. 여자는 음이지만, 그 자식에 대해서는 양이다. 前은 後에 대해서는 양이지만 前의 前에 대해서는 음이다. 동일한 사람이라 하더라도 크게 활동하는 경우에는 양이며 고요한 가운데 독서하거나 사념에 잠길 때는 음이다. 음양은 무한히 변화한다. 이 무한한 변화작용을 설명하는 것이 易의 思想이다."[5)]

"양은 造化가 활동하고 표현하고 분화하고 발전하는 에네르기이다. 그러나 이것(양)에 치우치면, 활동은 피로하고 표현은 빈약하게 되며, 분화는 산만하게 분열하고 발전은 쇠감한다. 이것을 구원하는 것은 음의 에네르기이다. 이것(음)은 順靜, 潛藏(잠복), 통일, 조절하는 작용을 한다. 이 互性이 움직여 비로소 活眞을 얻는다. 만약에 음에 치우치면 위축되고 固執하며, 침체하고 또 쇠감한다. 양자가 서로 조화를 이루어야 비로소 새로운 조화가 이루어질 수 있다. 이것을 '中'이라고 한다. 사물은 모두 양을 향하지만 음을 대비하여 비로소 그 전체성과 영속성을 얻는다. 그러므로 조화를 우리들의 보행에 비유하여 '道'라고 한다면 양은 道의 用이요 음은 道의 體이다."[6)]

丸山昌朗은 "음양론이란 사물의 본질을 변화하는 운동에 귀속하여 形相과 質料의 차이를 量과 場에서 구하는 것이다. 바꾸어 말하자면 형식논리학이 공간계에서 사유하는 데 대하여 음양론은 시간계에서 사유하는 방법이다."[7)]라고 난해하게 풀이하고 있다(여기서 말하는 형식논리학이란 아리스토텔레스의 오르가논에서 유래하는 것을 가리킨다)

요컨대 음양론이란 인간이 살아가면서 관계를 맺는 모든 것, 예를 들면 자연계·사회·인간의 신체 등은 모두 음양이라는 두 가지 개념 요소에 접하며 변화 또는 추이에 따라 운영되고 움직여진다고 파악하고, 그 복잡한 관계 속에는 어떠한 법칙이 있는 것이 아닌가 라는 생각에서 그것을 나타내려고 했던 것이라고 생각한다.

한방에서의 음양론의 운용

음양론은 한방과는 뗄래야 뗄 수 없는 관계에 있다. 그러면 한방에서는 이 음양론을 어떻게 이용하고 또 적용하고 있는가?

병의 상태를 파악하는 것 하나만을 보아도 예외가 아니어서, 무의식 중에서도 음양에 기초한 통찰이 아주 당연하게 이루어질 정도로 한방과 음양은 긴밀한 관계를 갖고 있다. 한방에서는 음양없이는 병의 상태를 올바로 파악할 수가 없는 것이다.

또한 인체의 부위에서부터 장부, 경락 등 각 구조물간의 상관관계, 병리변화, 진단, 치료에 이르기까지의 모든 분야에서 음양은 중요한 역할을 담당하며 음양의 개념 없이는 한방이 올바로 존재할 수도 없다.

질병이나 건강에 대한 사고방식에도 음양은 등장한다. 아래에 그에 관한 예문을 들어보겠다.

"『素問』에서 거론되는 음양은 항상 상대적이다. 음양 그 자체가 상대적일 뿐만 아니라 음양은 易의 八卦처럼 그 각각에 다시 음양을 포함하고 있다. 또한 化學에서 말하는 中性과도 같다. 중성은 산성도 알칼리성도 아니다. 하나의 중성일 뿐이다. 그러나 그 구성에는 산과 알칼리 두 성질을 화합하는 것이 필요하다. 인체는 음양 두 氣의 交錯에 의해서 성립한다. 그러나 구성된 인체는 음도 양도 아니다. 인체의 생활현상도 음양 두 氣가 평형을 이룰 때 비로소 완전하다. 완전한 생활현상에는 陰氣도 없고 陽氣도 없다. 음기가 지나치게 강하거나 양기가 지나치게 강한 것은 생활현상에서의 異常이며 질병이다. (中略)

인체의 생활현상을 크게 나누면 대외적인 것과 대내적인 것으로 구분할 수 있다. 대외적으로는 外衛이며 대내적으로는 內營인데 양자는 그 어느 방면이든 기능에 결함이 있으면 곧바로 다른 쪽에 영향을 미친다. 外를 陽, 內를 陰이라 한다면 음양은 항상 상대적으로 그 기능이 균등한 것이 건강이며 평형을 잃은 것은 병이다."[8)]

이처럼 건강이라든가 질병을 음과 양의 상호관계 속에서 자연스럽게 설명하고 있는 것이다.

구체적인 응용에 대한 상세한 것은 105, 106쪽을 참조하기 바라며 여기서는 최근에 나온 중국의학 서적[9) 10)]에서 음양론을 인체에 적용하는 것의 개략적인 것을 소개한다.

우선 인체의 부위와 조직구조, 기능활동상태 등에 대해서는 표와 같은 구분이 이루어져 있다. 주목해야 할 점은 體表는 양, 體內는 음이지만 같은 體表라 하더라도 體表 각 부위의 관계를 문제로 할 때는 背面(두 팔과 두 다리를 땅에 대고 길 때 태양이 위에서 비추어 빛을 받는 면)은 양이며 腹面(그늘진 부분)은 음이라는 사실이다. 이처럼 음양을 인체에 적용하면서도 '변하하는 것'이라는 태도는 일관되게 유지하고 있다.

인체의 생리기능에 대한 설명과 氣血·臟腑·經絡의 상호관계에 대한 설명에도 昇降·出入이라는 대립개념을 도입하여 昇·出을 양, 降·入을 음으로 하고 체내의 생리활동도 음양의 消長·變化의 과정으로 설명하고 있다. 또한 병리 변화도 음양 失調의 歸着으로 받아들이고 있다. "음이 勝하면 양이 병들고, 양이 勝하면 음이 병든다"는 것이며 음양의 偏勝·偏衰에 의해 병이 생긴다고 한다. 表裏·寒熱·實虛의 개념을 구사하는 八綱理論도 진단에서 뛰어난 힘을 발휘하는 것으로 최근 중국에서 강조되고 있다. 물론 表證·熱證·實證은 양이며 裏證·寒證 虛證은 음이다. 또한 치료에서도 음양은 중요하여 치료에서는 음양의 조화를 이루게 하는 것이 기본원칙이다. 즉 '熱이 있는 데에는 寒, 寒이 있는 데에는 熱'이라는 방침으로 임하는 것이다. 예를 들면 陽偏勝의 熱證을 치료하는 데에는 (苦)寒泄熱의 陰藥을 사용하고 陰偏勝의 寒證의 치료에는 (辛)溫散寒의 陽藥을 이용하는 방식이다.

분류	인체조직구조	기능활동상태	疾病	脈象
陽	上部·體表·背面·六腑·氣·經略(背面·四肢外側)	흥분·亢進	表·熱·實	淨·數·實·洪·大
陰	下部·體內·腹面·五臟·血·經略(腹面·四肢內側)	억제·쇠퇴	裏·寒·虛	沈·遲·虛·細·小

오행설(五行相生相剋說)

고대인은 造化의 氣[11)]를 생각하면서 존재의 대표적인 소재인 木·火·土·金·水를 선택하여, 그것들을 존재하게 하고 또 움직이는 에네르기인 氣, 즉 五氣를 생각하고 그 작용을 고려하여 五行이라 부르고 이것을 깊히 추구했다.

오행에서 가장 중요한 것은 그 相生·相剋관계이다. 木을 태우면 火를 일으키고, 火는 灰·土를 생기게 하며, 土는 금속을 생기게 하고, 금속에서 水가 생겨나며, 水는 木을 성장하게 한다는 의미로서 木生火·火生土·土生金·金生水·水生木으로 순환한다. 이에 반하여 木은 土을 착취하여 生長하기 때문에 木剋土, 또 마찬가지로 土剋水·水剋火·火剋金·金剋木이 된다.

오행설은 인간생활과 어떠한 관련이 있는 현상[12)]과 물질을 木·火·土·金·水라는 다섯 가지의 기본적 성격(요소)으로 분류하여 그 상호관계를 설명하고 해석하려고 하는 방법론이다. (자세한 것은 143~145쪽 참조)

그리고 이것은 중국대륙이 갖는 고유한 풍토에서 생겨난게 된 範疇論이다, 丸山昌郎에 의하면 오행의 行이란 네거리(십자로)를 가리키며 동서남북과 중앙, 즉 四方과 中央이라는 십자형 좌표축의 설정에서 파생한 것이라고 한다.

고대의 중국인은 이 세상 속에서 일어나고 존재하는 모든 것을 오행에 배당하고 세상의 諸事万端을 이것들의 상호관계·상호변화로서 파악하려고 했을 것이다.

당연히 의학분야에서도 장기간에 걸쳐 축적된 의학 체험을 다섯 가지의 요소로 분류함으로써 生體의 구성요소, 생리기능, 병리설명, 진단, 치료, 식물, 환경상황의 파악에 응용해 왔던 것이다. 구체적인 예[13]를 들면 "肝·膽이 좋게 되면 心·小腸이 좋게 된다. 그러므로 脾·胃·肺·大腸·腎·膀胱의 순으로 좋아지고 마침내는 다시 肝·膽이 좋아져 간다."(相生) "역으로 肝·膽을 해치면 脾·胃·腎·膀胱·心·小腸·肺·大腸·肝·膽의 순으로 나빠지게 된다."(相剋)

일상적으로 먹는 음식물은, 색깔별로는 青色의 음식물은 肝·膽에 좋고, 赤色의 음식물은 心·小腸에 좋으며 黃色의 음식물은 脾·胃에 좋고 등등의 식이다. 腎·膀胱이 나빠지면 안색이 검고 탁하며, 肺·大腸이 나빠지면 안색이 淡褐色이 되며, 脾·胃가 나빠지면 안색이 青黃色으로, 肝·膽이 나빠지면 안색이 핼쓱해진다는 식으로 설명하고 있다.

田中吉左衛門은 "오행설은 木·火·土·金·水라는 다섯 가지 事象의 각 두 가지 事象이 반발과 친화의 관계에 있고, 나아가서는 五象 전체로서 끊임없이 상호 순환하는 까닭을 설명하는 일종의 사상체계이다.

친화=木生火, 火生土, 土生金, 金生水, 水生木
반발=木剋土, 土剋水, 水剋火, 火剋金, 金剋木

위에서처럼 반발하는 관계는 剋이라 이름을 붙이고, 친화하는 관계는 生이라 이름을 붙이고 있는 것이 오행설이다. …(중략)… 음양설과 다른 점은 음양설이 단지 두 가지 象의 相對임에 대하여 五象의 순환성 상대이라는 점이다. 순환성 상대이기 때문에 하나의 象에 대하여 生과 剋이라는 두 方面이 있고 또 生과 剋에 능동성과 피동성의 두 方面이 있어서 결국은 네 가지 方面에서 관찰할 수 있게 된다"[14]고 말하고 있다.

음양오행설의 가치

지금까지 음양론과 오행설에 대해서 살펴 보았는데 현대를 살아가는 우리로서는 이 說들을 어떻게 받아들여야 할 것인가? 고대 중국인의 소박한 관찰에서 유래하는 것이기 때문에, 그리고 한방이론의 중핵을 이루는 것이기 때문에 전면적으로 믿어 보아야만 하는 것인가? 그렇지 않으면 오래된 구식의 사고방식으로 치부하여 가치가 없다고 무시해야 할 것인가?

이 문제는 한방의 장래를 의식할 때 아주 중요하다. 모든 것을 다섯 가지의 요소로 분류하여 설명하려는 것이 불합리하다는 점은 누구라도 알 수 있다. 그러나 실제로 환자와 함께 있을 때 참으로 합당하다고 생각되는 바가 많고 오히려 고대인의 慧眼에 경외심을 갖게 되는 때가 많다. 그렇다고 해서 모두가 다 안성마춤으로 잘 되어 있다고 하는 것은 아니며 완전히 엉터리다 라고 생각되는 점도 많다. 따라서 우리로서는 전개되는 개개의 事象과 물체의 취급에 관하여 진정한 의미에서 재검토할 필요가 있을 것이다.

이 재검토 작업에서는 당연히 환자의 관찰을 통한 체득으로 옥석의 분별이 이루어져야 하며, 어느 정도 불편함이 따르겠지만 부대조건이 필요하게 될 것이다. 그러나 그 부대조건은 수학의 영역 규정처럼 몰인정한 숫자로 표현할 수 있는 것이 아니고, 다수의 정보를 단번에 처리하는 데 뛰어난 컴퓨터로 처리할 성질의 것도 아니며, 직관에 가까운 감각적인 것처럼 생각해서도 안된다. 어쩌면 직관이 쇠미해진 현대인이 깊이 파고들 수 없는 영역인지도 모른다.(代田文彦)

문헌

1) 丸山昌朗, 「素問·靈樞에서의 陰陽五行說의 意義」, 「日本東洋醫學會誌」vol.13, No.1, 1956.
2) 吉田賢抗, 『支那思想史概說』, 明治書院, 179쪽, 1943.
3) 藤堂明保, 『中國』, 德間書店, 246쪽, 1971.
4) 5) 高田眞治·後藤基己, 『易經』, 岩波文庫, 40쪽, 1978.
6) 安岡正篤, 『易學入門』, 明德出版社, 35쪽, 1960.
7) 丸山昌朗, 「科學과 陰陽五行說」, 『漢方의 臨床』,

vol. 8, No. 3, 147쪽, 1961.

8) 田中吉左衛門, 「黃帝內經素問解題」, 『漢方과 漢藥』, vol. 1, No. 1, 64쪽, 1934.

9) 南京中醫學院編, 『中國漢方醫學槪論』, 中國漢方醫學槪論刊行會 譯.

10) 上海中醫學院編, 『中醫學 基礎』, 神戶中醫學硏究會 譯, 燎原書店, 1978.

11), 13) 安岡正篤, 『易學入門』, 明德出版社, 38쪽, 39쪽, 1960.

12) 丸山昌朗, 「科學과 陰陽五行說」, 『漢方의 臨床』, vol. 8, No. 5, 281쪽, 1961.

14) 田中吉左衛門, 「黃帝內經素問解題」, 『漢方과 漢藥』, vol. 1, No. 1, 65쪽, 1934.

漢方의 메카니즘

이 그림은 한방의 사고방식에 기초하여 인체 내부에 있는 臟腑와 그 구성물의 기능이나 작용을 종합적으로 나타낸 것이다.

음식물로부터 획득되는 '地의 氣'는 입으로부터 목구멍을 통해 胃로 보내지고, 여기에서 음식물은 숙성되어 小腸으로 보내진다. 胃와 小腸은 인체의 기본적인 營養源인 精微한 물질, 즉 精을 음식물로부터 추출해 낸다. 가스와 변은 大腸으로, 尿는 膀胱으로 보내지고, 精은 脾를 경유하여 그 통제를 받으면서 전신에 보급되어 각각의 활약을 수행한다. 예를 들면 精의 일부는 肺로 가서, 호흡으로 얻어진 '天의 氣'와 合體하여 생명활동의 원천인 眞氣(元氣라고도 한다)가 된다. 또 精의 일부는 營이 되어 脈 속에 들어가 血이 되거나 生殖의 원천인 정액으로 변한다.

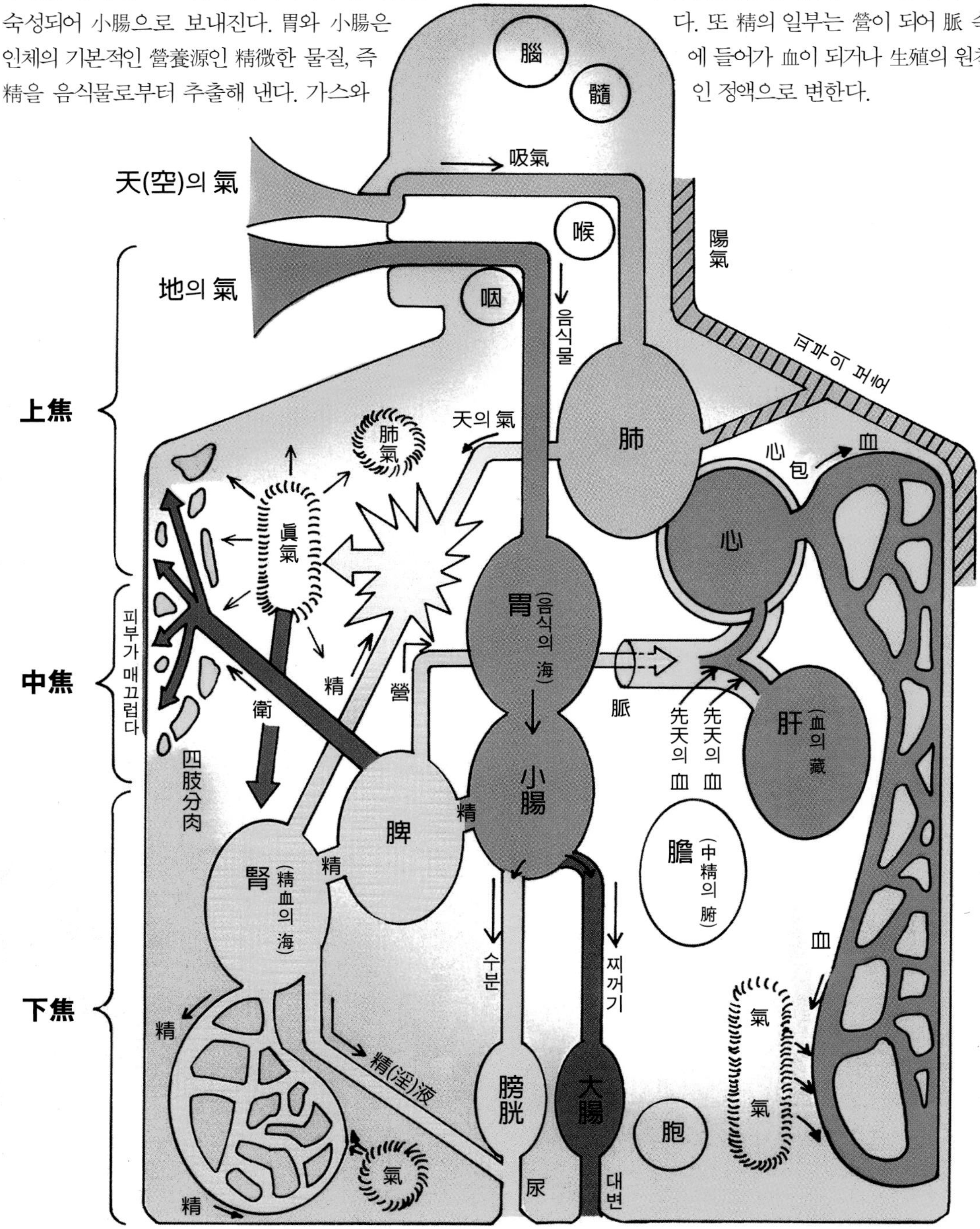

五運行大論의 圖

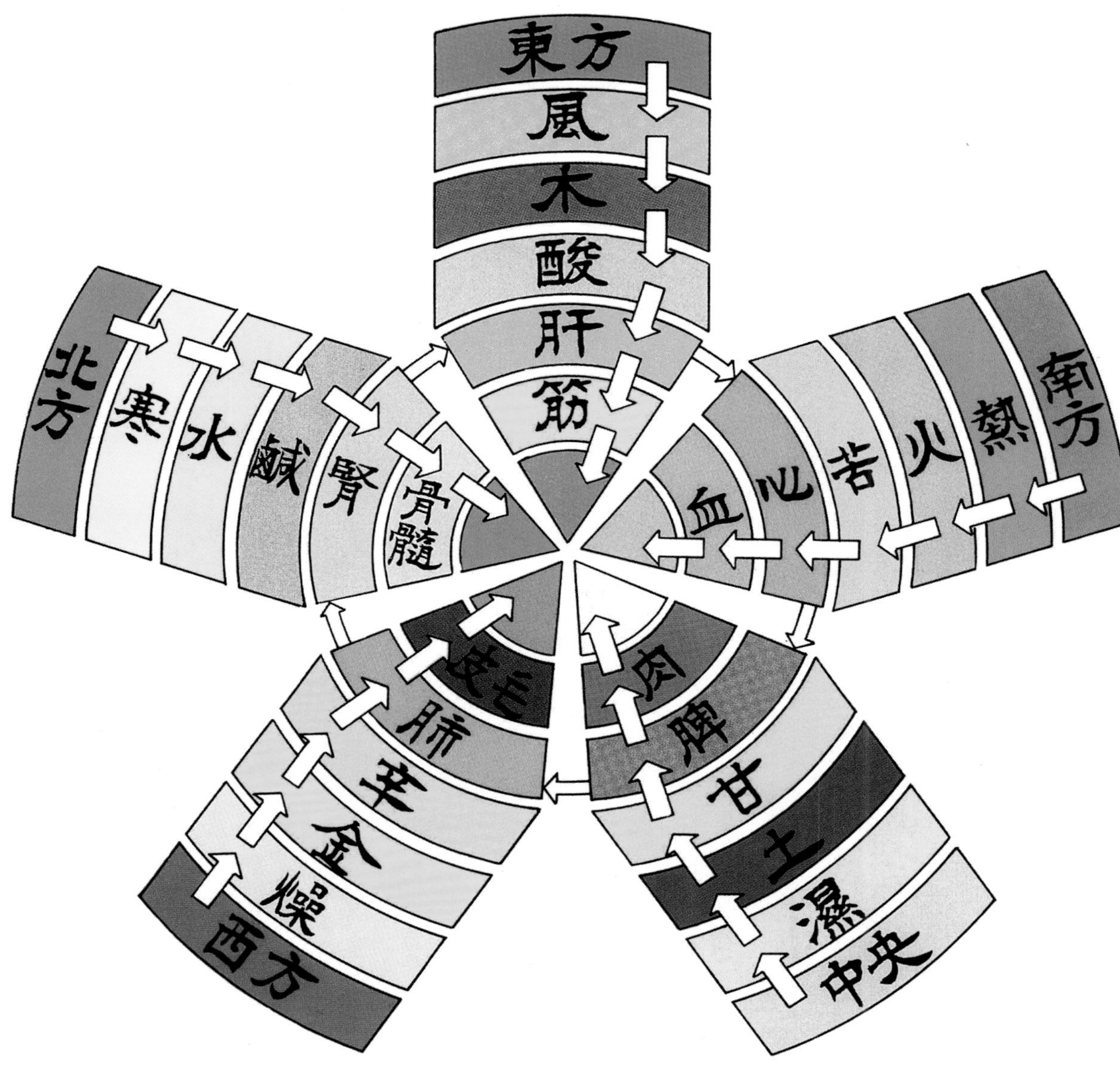

자연계의 만물을 오행이론에 따라 분류하고 그것들의 상관관계를 나타낸 것이 이 五運行大論의 그림이다. 한 예를 들면 다음과 같다.

동방으로부터는 바람이 일고, 바람은 木을 키우며 木은 酸味를 낳는다. 그리고 이 酸味는 五臟 중의 肝에 바로 달려가며 그 肝은 筋(肉)을 만들어 내게 된다. 또한 肝은 連續하여 心에 關連되고 心은 脾, 脾는 肺, 肺는 腎으로 순차적으로 關連되어 간다.

이것을 한방에 응용하여 구체적으로 생각해 보면 肝은 酸味에 의해서 양육되므로 刊이 약해져 있을 때는 酸味가 있는 것을 먹으면 좋게 된다. 나아가서 肝은 전신의 筋(肉)을 主宰하고 있으므로 예를 들어 肝이 약해지게 되면 신체의 힘이 생기지 않게 되는 증상이 나타나게 된다. 또한 肝과 다른 臟腑와의 관계를 보면 肝의 질병이 오랫동안 계속되면 마침내는 心도 병에 걸리게 된다는 것을 나타낸다.

이 그림은 이러한 전체적인 상관관계를 나타내는 것이다.

五行의 相生과 相剋

오행이론에 따라 臟腑를 분류하면 木·火·土·金·水에 따라 臟은 肝·心·脾·肺·腎, 腑는 膽·小腸·胃·大腸·膀胱이 된다. 그리고 각각의 臟腑는 상생, 상극의 관계를 갖고 연속적으로 상호 관련되어 있다.

예를 들면 '肝은 心을 만들고' 등과 같이 시계바늘이 도는 방향으로 차례로 관계하는 것을 相生關係라고 하고, '肺는 肝을 이기고' 등과 같이 원내의 화살표 방향으로 관계하는 것을 相剋關係라고 한다.

또한 臟과 腑도 상호 관련되어 있어서 예를 들면 肝과 膽은 表裏처럼 밀접한 관계에 있다.

이러한 臟腑의 相生關係를 전체적으로 나타낸 것이 이 그림이다.

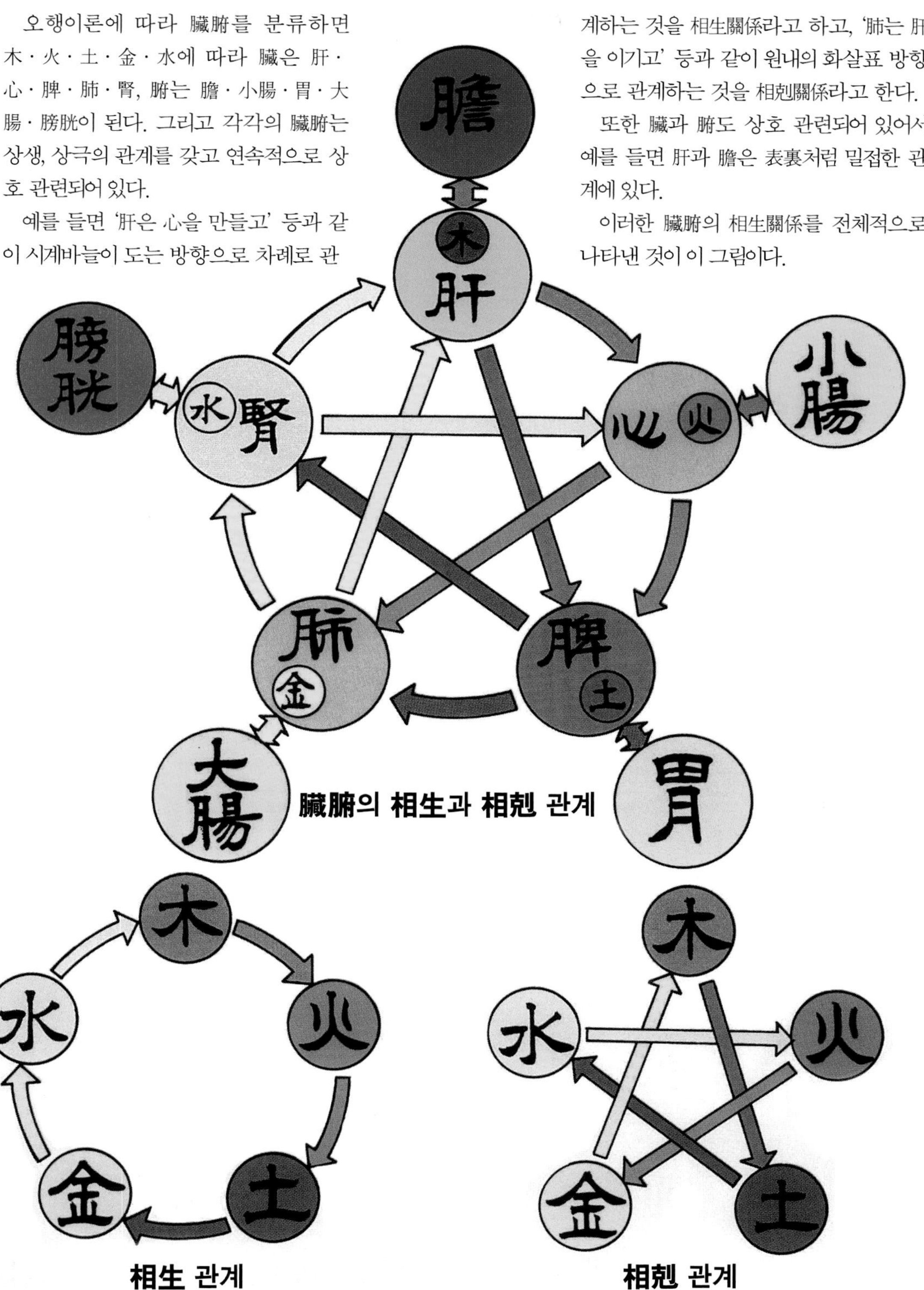

臟腑의 相生과 相剋 관계

相生 관계

相剋 관계

五臟의 色體表(五行의 配當表)

五臟	五腑	五行	五親	五竅	五主	五支	五季	五方	五兄弟	五色	五香	五味	五惡	五志
肝	膽	木性	水子	目	筋	爪	春	東	甲乙	青	臊	酸	風	怒
心	小腸	火性	木子	舌	血脈	毛(面色)	夏	南	丙丁	赤	焦	苦	熱	喜(笑)
脾	胃	土性	火子	口	肌肉	乳(唇)	土用	中央	戊己	黃	香	甘	濕	思(慮)
肺	大腸	金性	土子	鼻	皮	息	秋	西	庚辛	白	腥	辛	燥	悲(憂)
腎	膀胱	水性	金子	耳	骨	髮	冬	北	壬癸	黑	腐	鹹	寒	恐(驚)
・心包(絡)을 더하여 六臟이라고 부르기도 한다	・三焦를 더하여 六腑가 된다 三焦에 대응하는 것은 心包이다	・예를 들면 水瀉(뻘)은 물에 속하기 때문에 腎을 좋게 하는 데에 응용	・相生의 關係. (예) 水의 子는 肝이며 腎과 肝의 相生關係를 나타냄	・五宮의 所屬 눈이 나빠지면 肝을 치료하는 식으로 응용	・五臟으로부터 영양을 보충하는 것 (예) 피부병에서는 肺 大腸을 치료	・五臟의 精氣가 發하는 곳	・계절의 配當 (예) 봄에는 肝을 상하기 쉽다	・方位의 配當	・十干의 配當	・색의 所屬 환자의 피부색을 보아 진단 (예) 청색의 경우는 肝病	・향기의 所屬 환자의 體臭나 口臭 등을 본다	・味覺의 所屬 환자가 즐기는 음식 또는 五臟이 찾는 맛 과식은 害	・五臟이 꺼리는 外氣의 性狀	・감정의 所屬 (예) 怒하는 것은 肝病 격노하면 肝을 상한다
〈出典〉 素問金櫃眞言論篇第4	素問金櫃眞言論篇第4	素問金櫃眞言論篇第4	素問陰陽應象大論篇第5	素問陰陽應象大論篇第5 素問金櫃眞言論篇第4	素問金櫃眞言論篇第4 素問宣明五氣篇第23		素問金櫃眞言論篇第4	素問金櫃眞言論篇第4		素問金櫃眞言論篇第4 靈樞五色篇第49	素問金櫃眞言論篇第4	素問陰陽應象大論篇第5 素問宣明五氣篇第23 靈樞水張篇第57	素問宣明五氣篇第23	素問陰陽應象大論篇第5

만물을 오행이론에 따라 계통적으로 분류하고 인체의 五臟에 歸結시킨 것이 '五臟의 색체표(오행의 配當表)'이다. 이것은 『素問』, 『靈樞』의 要旨를 분류한 것으로 중요하다고 생각되는 항목만을 발췌했다. 이 표를 임상에서 그대로 응용하는 것은 여러 문제가 있을 수 있지만 여기에서 치료상의 示唆를 얻는 바가 많을 것으로 생각된다.

항목						설명	출전
五經	足厥陰	手少陰	足太陰	手太陰	足少陰	·五臟이 속하는 經絡	靈樞五音五味篇第65
五果	李	杏	棗	桃	栗	·五臟의 食用이나 藥用이 되는 과실	靈樞五味篇第56
五菜	韮	薤	葵	葱	藿	·五臟의 食用이나 藥用이 되는 야채	靈樞五味篇第56
五畜	鷄	羊	牛	馬	豕	·五臟의 食用이나 藥用이 되는 동물	素問金櫃眞言論篇第4
五穀	麥	黍	粟	稻	豆	·五臟의 食用이나 藥用이 되는 곡물	素問金櫃眞言論篇第4
成數	八	七	十	九	六	·生數에 地의 數 五를 더하면 成數가 된다	素問金櫃眞言論篇第4
生數	三	二	五	四	一	·五行 발생의 教理原則	
五位	震	離	坤	兌	坎	·八卦(易)의 配當	
五調子	雙調	黃鐘	一越	平調	盤涉	·音律의 전문적인 熟語	素問陰陽應象大論篇第5
五音	角	徵	宮	商	羽	·音階의 전문적인 熟語	素問金櫃眞言論篇第5 素問陰陽應象大論篇第5
五聲	呼	言	歌	哭	呻	·환자가 내는 소리의 所屬	素問陰陽應象大論篇第5
五役	色	臭	味	聲	液	·五臟이 담당하는 역할	難經·40難·49難
五變	握	憂	噦	欬	慄	·五臟의 病變의 發現(증상)	素問陰陽應象大論篇第5
五液	淚	汗	涎	涕	唾	·분비액의 所屬 (예) 肝이 약하면 눈물 침은 脾에서 생겨난다	素問宣明五氣篇第22
五精	魂	神	意智	魄	精志	·정신의 所屬 (예) 腎은 精과 志를 主管한다 神은 心에 속한다	素問宣明五氣篇第22

韓方의 起源과 發達

한방의 치료법은 중국 각지의 풍토적인 특색과 밀접한 관계를 가지면서 발달해 온 것이라 할 수 있다. 이 그림은 각각의 지역과, 음식물, 치료법을 나타낸 것이다.

食物 乳品
治療 灸

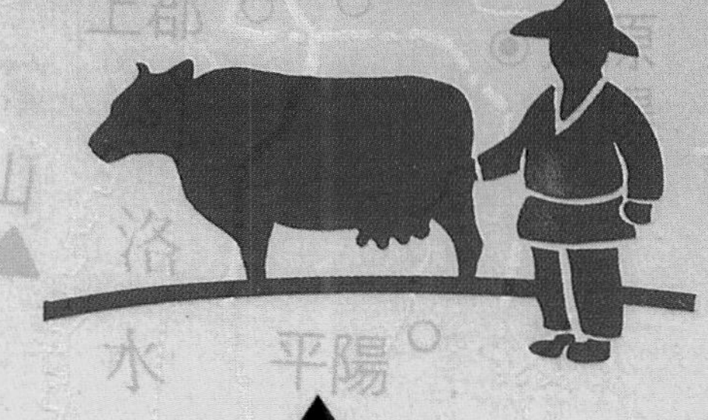

食物 美食
治療 藥草

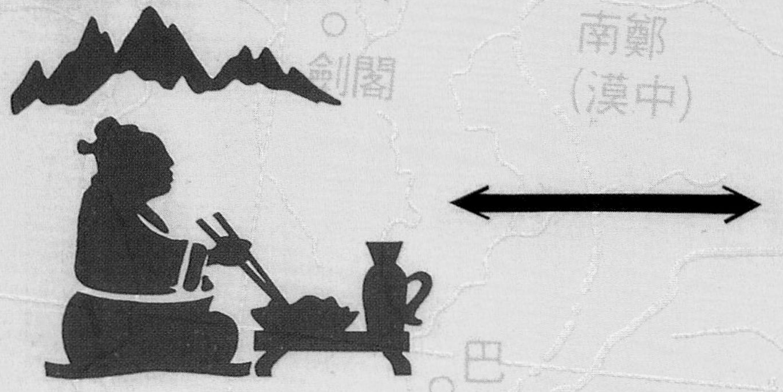

食物 粗食
治療 導引按摩

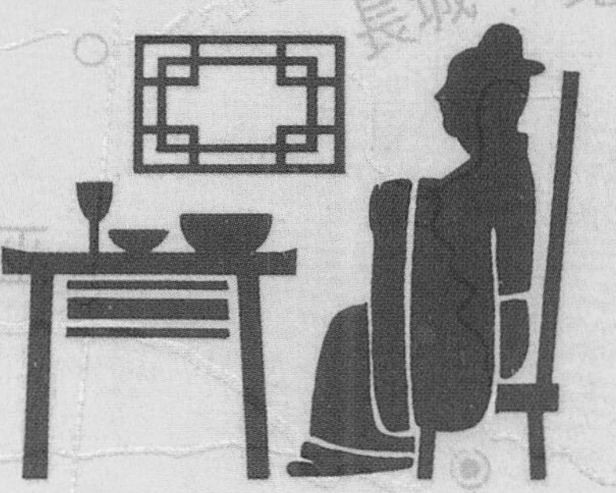

食物 酸味
治療 針

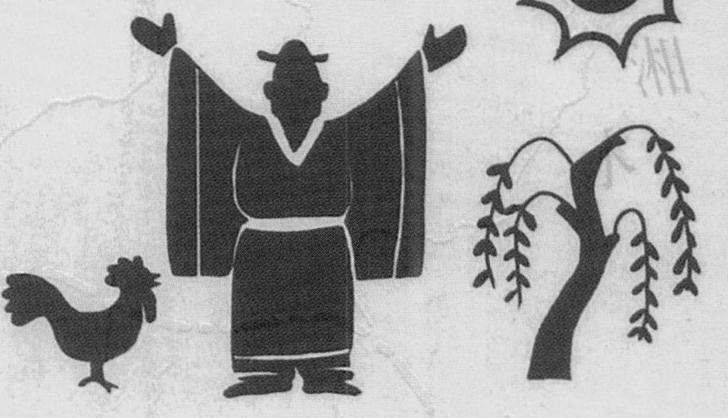

東方域, 天地之所始生也. 魚鹽之地, 海浜傍水, 其民食魚而嗜鹹, 皆安其處, 美其食. 魚者使人熱中, 鹽者勝血. 故其民皆黑色, 疎理, 其病皆爲癰瘍, 其治宜砭石, 故砭石者, 從東方來.

동방지역은 천지가 처음으로 생겨난 곳이다. 魚鹽의(을 생산하는) 땅이며 海浜傍水하고(물에 가까운 곳에서 살고), 그 民은 고기를 먹고 염분(짭짤한 것)을 즐긴다. 모두 그 (사는) 곳에 안주하며 그 食을 즐긴다. 고기는 사람으로 하여금 열을 내게 하고 鹽은 血을 이긴다. 그러므로 그 民은 모두 흑색이며 (피부는) 거칠고 그 병은 모두 악성 종기이다. 그 치료는 의당 砭石으로 한다. 고로 砭石도 역시 동방에서 온 것이다.

※ 砭石 … 돌침을 말하는 것으로 이 돌침으로 환부나 급소를 찔러 치료했다.

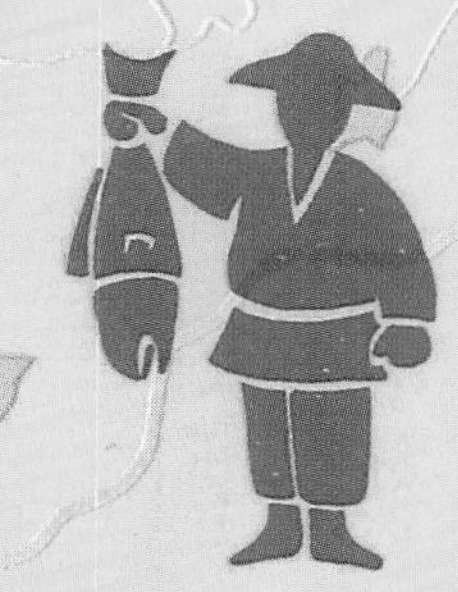

西方者金玉域, 沙石處, 天地之所收引也. 其民陵居而多風, 水土剛强. 其民不衣而褐薦. 其民華食而脂肥. 故邪不能傷其形體, 其病生於內. 其治宜毒藥. 故毒藥者, 亦從西方來.

서방은 금속과 璧玉의 생산지이며 사막과 암석으로 이루어진 곳으로 천지가 收引하는 곳이다. 사람들은 구릉에 살고 바람이 많으며 水土(기후풍토)가 거친 곳이다. 사람들은 絹布나 綿布를 입지 않고 褐依를 입으며 자리를 깔고 지낸다. 華食하여 비대하다. 따라서 外邪가 그 形體를 상하지 못하며 병은 체내에서 생긴다. 그 치료에는 毒藥을 쓴다. 그래서 이 毒藥은 서방으로부터 전래된 것이다.

※ 褐… 거친 모직물　　※ 薦… 풀로 짠 거적, 멍석

※ 華食… 짐승의 고기　※ 毒藥… 湯液

北方者, 天地所閉藏之域也. 其地高陵居, 風寒氷冽, 其民樂野處而乳食藏寒生滿病. 其治宜灸焫, 故灸焫者, 亦從北方來.

북방은 천지가 閉藏하는 지역이다. 지대가 높고 사람들은 구릉에 거주한다. 바람이 매우 차며 사람들은 野處(야외생활)를 즐기고 유제품을 먹으며 寒을 藏하여 만병을 일으킨다. 그 치료는 灸焫에 의존한다. 고로 이 灸焫은 북방에서 전래된 것이다.

南方者, 天地所長養, 陽之所盛處也. 其地下水土弱, 霧露之所聚也. 其民嗜酸而食胕 故其民皆緻理而赤色. 其病攣痹. 其治宜微鍼, 故九鍼者, 亦從南方來.

남방은 천지가 성장, 양육하는 곳으로 陽氣를 일으키는 곳이다. 지대는 낮고 水土(기후풍토)는 약하며 霧露 등의 수분이 모이는 곳이다. 사람들은 신 것을 즐기며 胕를 먹는다. 따라서 사람들은 모두 피부와 살결이 고우며 적색이다. 그 병은 손발이 오그라들고 마비되는 병이다. 그 치료는 微鍼에 의존한다. 고로 九鍼은 또한 남방에서 전래된 것이다.

中央者, 其地平, 以濕. 天地所以生萬物也衆, 其民食雜而不勞. 故其病多痿厥寒熱. 其治宜導引按蹻. 故導引按蹻者. 亦從中央出也.

중앙은 지대가 평평하고 습하다. 천지가 일어 나는 곳이며 만물이 모여드는 곳이기도 하다. 사람들은 잡다한 것을 먹으며, 노동을 하지 않는다. 따라서 그 병은 痿厥寒熱의 類가 많다. 그 치료는 導引按蹻에 의존한다. 고로 導引按蹻는 또한 중앙에서 나오게 되는 것이다. (『素問』「異法方宜論篇」)

人體의 部位名

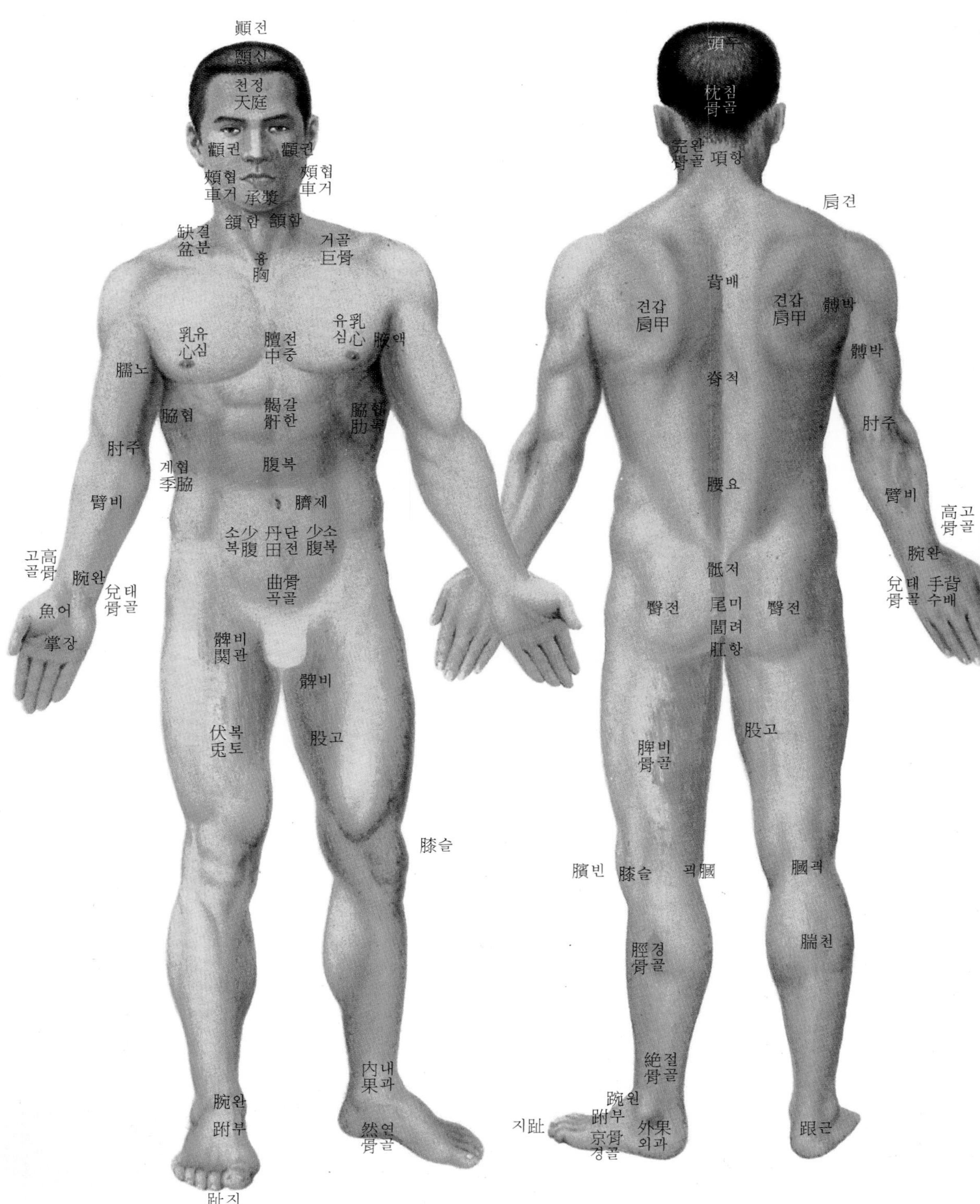
顚전
天庭
천정
顴권
顴권
頰협
車거
頰협
車거
承漿
頷함
頷함
缺결
盆분
거골
巨骨
흉
胸
乳유
心심
膻전
中중
유乳
심心
腋액
臑노
脇협
髑갈
骬한
脇
肋
肘주
계협
季脇
腹복
臂비
臍제
소少
복腹
丹단
田전
少소
腹복
고高
골骨
腕완
兌태
骨골
曲骨
곡골
魚어
掌장
髀비
關관
髀비
伏복
兎토
股고
膝슬
腕완
跗부
內내
果과
然연
骨골
趾지
頭두
枕침
骨골
完완
骨골
項항
肩견
背배
견갑
肩甲
견갑
肩甲
膊박
膊박
脊척
肘주
腰요
臂비
高고
骨골
腕완
骶저
臀전
尾미
閭려
臀전
兌태
骨골
手背
수배
肛항
股고
脾비
骨골
臏빈
膝슬
곽膕
膕곽
脛경
骨골
腨천
絶절
骨골
踠원
跗부
지趾
京骨
경골
外果
외과
跟근

제1장

臟腑의 生理와 病理

인체는 內臟, 四肢, 百骸(百骨), 五官, 皮·毛, 筋·肉, 血·脈 등으로 구성되어 있다.

이 중에서 內臟은 그 성질과 기능에 따라 肝·心·脾·肺·腎의 다섯 개(또는 心包絡을 포함하여 여섯 개)의 臟과 膽·小腸·胃·大腸·膀胱·三焦의 여섯 개 腑로 나누어지고 그밖에 腦·髓·骨·脈·膽·女子包(子宮)는 '奇恒의 腑'에 포함하여 분류한다. 그러나 이 장부들은 서양의학에서 생각하는 것처럼 해부학적으로 실증된 臟器 그 자체가 아니고 오히려 '體內의 장부가 體外에 표현하는 여러 현상(生理, 病理現象)'을 가리키고 있다. 즉 한방의학에서는 장부를 비롯한 신체의 각 부위를 개개의 독립적인 것으로서가 아니라 유기적인 종합체로서 생각하는 것이다.

장부는 독자적인 성질과 기능을 保持하고 있으면서도 그 생리활동이나 병리변화상에서는 상호 밀접하게 관계하면서 기능하고 있다. 예를 들면 臟과 腑는 상호 연결되어 있고, 상호 제약하면서 평형을 유지하며, 나아가서는 하나로 합쳐져서 종합적인 활동을 완성하고 있다. 이러한 종류의 관계는 장부 사이에서만이 아니라 각 장부와 신체의 각 조직, 각 기관, 나아가서는 감정활동 사이에도 존재한다. 또한 그 생리나 병리는 자연환경이나 생활환경 등과도 밀접한 관계가 있어서, 그 영향을 받아 활동하고 변화한다.

인체의 구성과 상호관계

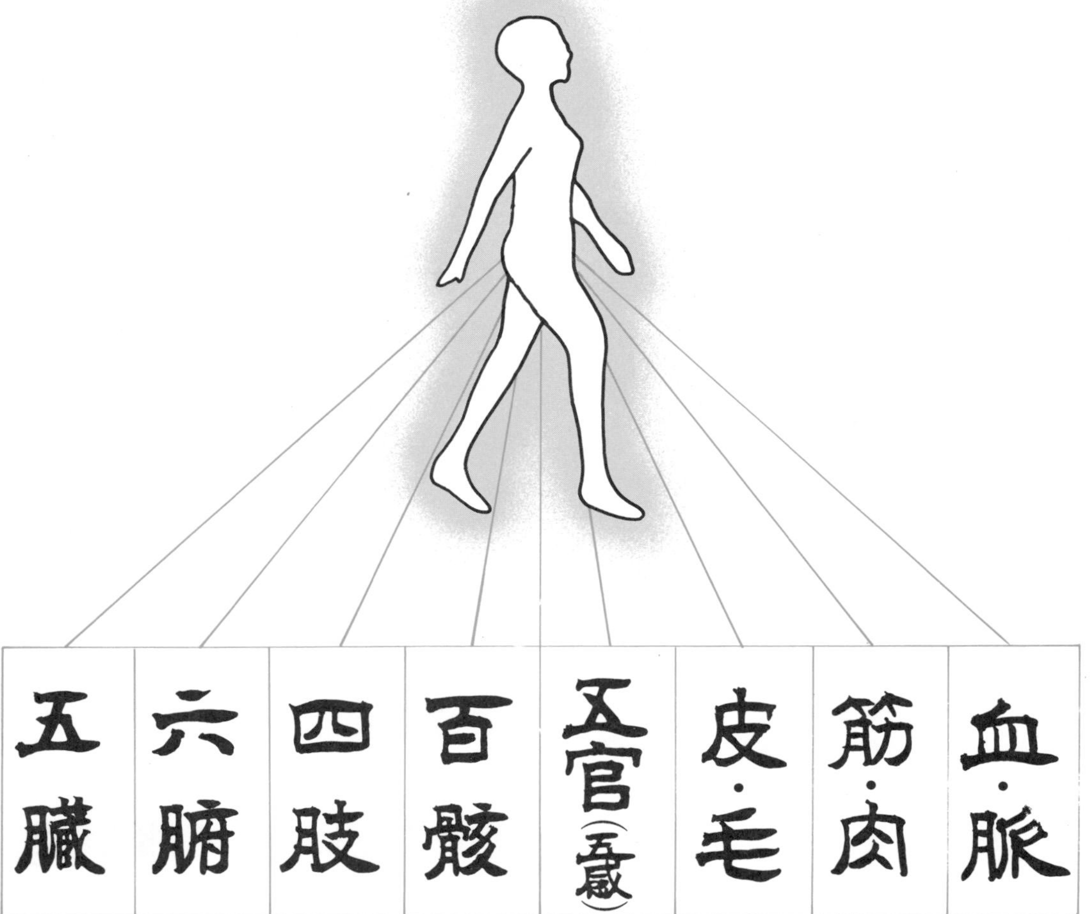

五臟 { 肝 心 (心包絡) 脾 肺 腎 }

六腑 { 膽 小腸 三焦 胃 大腸 膀胱 }

奇恒의 腑 { 膽 腦 髓 骨 脈 女子胞 }

精 神 營 衛

氣 血 津 液

▼ 한방에서의 臟腑 명칭은 한방 독자적인 것으로 서양의학적인 선입관을 가지고 이해할 수는 없다.

漢方의 五臟

西洋醫學의 臟器

● 인체의 구성과 상호관계를 읽기 전에

이 章에서는 우선 각 장부와 장부가, 또 장부와 신체의 각 조직 및 각 기관이 어떻게 상호 유기적으로 결합하고 관계하고 있는가, 그리고 나아가서는 자연환경이나 생활환경과 어떻게 서로 영향을 주고받는가를 해설함과 동시에 편의상 장부의 특질과 기능에 대해서도 개별적으로 설명한다. 또한 장부는 아니지만 인체의 생리활동의 근원을 이루는 '營·衛·氣·血·精·津·液'과 인체의 생명활동의 통일을 主管하는 '神'에 관해서도 언급한다.

●臟腑間의 관계

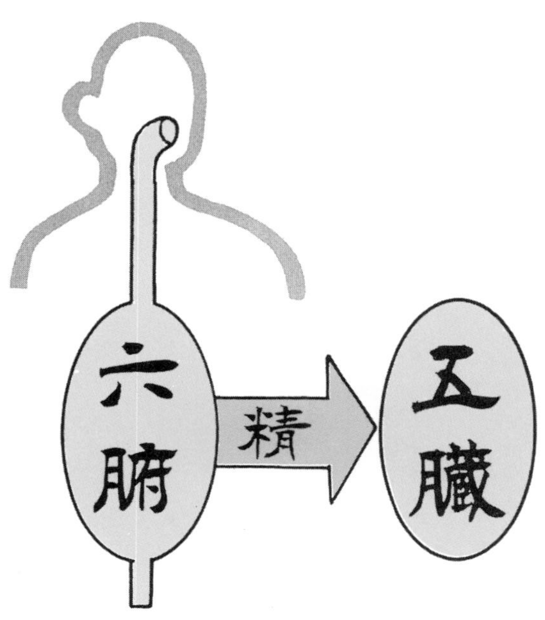

六 腑	五 臟
음식물을 소화 운반한다.	六腑의 기능에 의해 만들어진 精을 저장한다.

▲이 그림은 六腑가 음식물을 이동시키고 변화시키는 기능을 하는 데 대하여, 五臟은 六腑에서 받은 精을 '저장하여 새나가지 않도록 하는' 기능을 하는 것임을 보여준다.

운반과 저장　臟과 腑는 모두 내장이지만 六腑는 음식물을 운반하고 그 운행과정에서 소화흡수와 淸濁의 선별을 맡는 臟器이며(이 운반기능으로부터 腑를 '轉化의 腑'라고 부르기도 한다), 五臟은 六腑의 작용으로 생겨난 영양물질(精)을 저장하는 臟器이다.

『素問』의 「五臟別論篇」에서는 이 관계를 "六腑는 이전의 기관으로부터 보내져 온 것을 변화시켜 다음 기관으로 전송하는 것으로서 한곳에 저장하지 않는다. 충실한 것이기는 하지만 그대로 고여있지 않다. 한편 五臟은 精氣를 저장했다가 흘려보내는 곳으로 항상 가득 차 있지만 胃나 腸처럼 음식물의 濁氣를 가득 채우고 있지는 않다. 즉 腑는 實하지만 가득 차지는 않으며 腸은 가득 차지만 實하지 않다"고 설명하여 臟과 腑의 차이를 설명하고 있다. (『素問』, 「五臟別論篇」)

생성과 제약　五臟은 서로 생성하고 제약하는 관계에 있다. 즉 肝은 筋을, 筋은 心을, 心은 血을, 血은 脾를, 脾는 肉을, 骨은 肝을 각각 만들어내는 것처럼 臟은 그 관장하는 기관을 통하여 밀접하게 연결되어 상호 원조하고 있다(相生의 관계). 그러나 腎은 心의 主이고, 心은 肺의 主이며, 肺는 肝의 主이고, 肝은 脾의 主이며, 脾는 腎의 主인 것처럼 五臟은 상호 제약하고 있다(相主 또는 相剋의 관계).

이처럼 臟과 臟은 서로 생성·원조함과 동시에 서로 제약하여 평형과 협조상태를 유지하고 있다. 그리고 이 五臟의 생성관계는 예를 들면 心의 이상은 血에 나타나고 血의 이상은 脾의 증상이 되어 나타나는 것처럼 순환한다.
(『素問』, 「陰陽應象大論篇」)

表裏의 관계　臟과 腑는 十二經脈의 連系를 통하여 表裏의 관계를 이루고 있다. 즉 心과 小腸, 肺와 大腸, 肝과 膽, 脾와 胃, 腎과 膀胱, 心包絡과 三焦는 바로 表裏와 같이 밀접한 관계에 있어서 각각을 떼어서 생각할 수가 없다. 이 관계를 한방의학에서는 장부의 '表裏關係'라고 부른다.

이 表裏관계를 예를 들어 보면 腎의 고장은 방광의 病變과 결합되기 쉽고 肺의 이상은 大腸의 이상을 초래하기 쉽게 된다. (『素問』, 「血氣形志篇」)

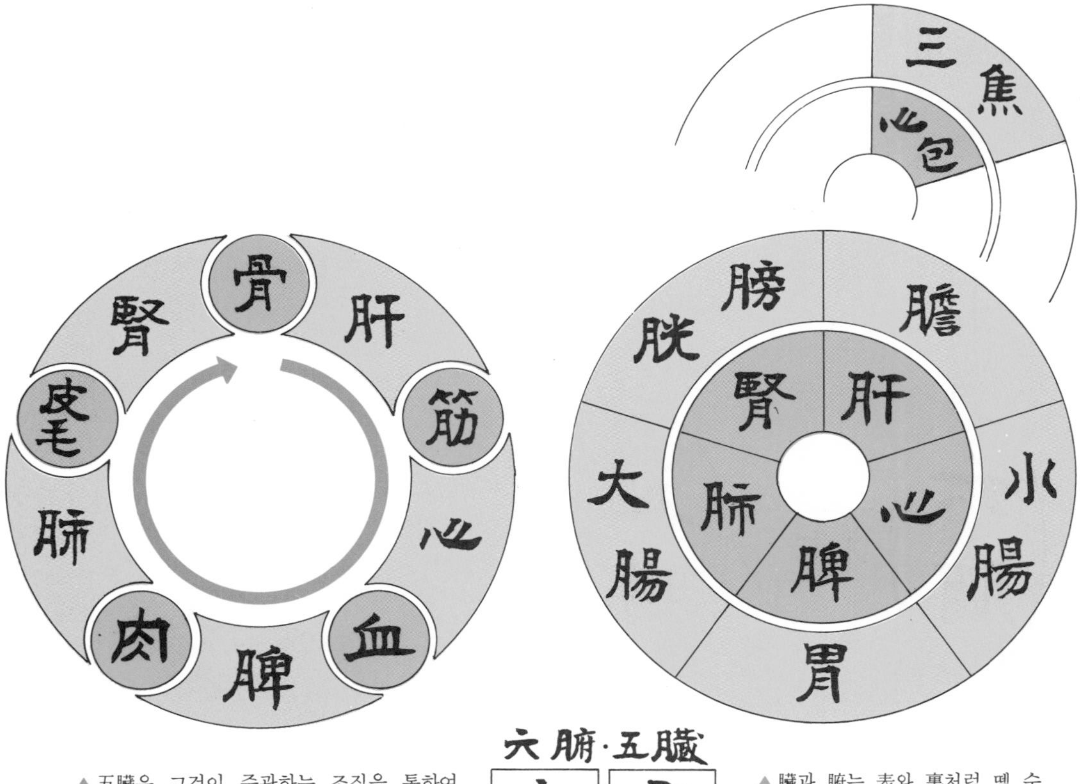

▲五臟은 그것이 주관하는 조직을 통하여 상호 원조한다.

▲臟과 腑는 表와 裏처럼 뗄 수 없는 밀접한 관계에 있다.

●臟腑와 體內外의 관계

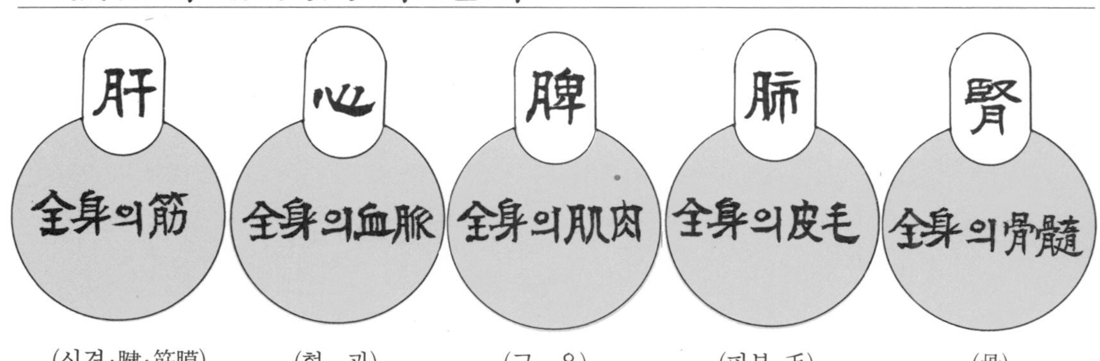

(신경·腱·筋膜) (혈 관) (근 육) (피부·毛) (骨)

五臟과 五主(五體) 五臟에는 각각 그것이 主宰·管理하는 부분이 있다. 즉 肝은 筋(神經, 腱, 筋膜)을, 心은 血脈(血管)을, 脾는 肌肉(筋肉)을, 肺는 皮毛(皮膚)를, 腎은 骨髓를 각각 主宰·管理하고 있다. 이들 관계로부터 神經과 腱에 이상이 있으면 肝의 병을 의심하고, 血管에 이상이 있으면 心의 병을 생각하고, 筋肉에 이상이 있으면 脾의 병을 생각하고, 皮膚와 頭髮에 이상이 있으면 肺의 병을 추측하며, 나아가서 骨에 이상이 있을 때는 腎의 병을 예상할 수 있다.(『素問』, 「宣明五氣篇」)

八 虛

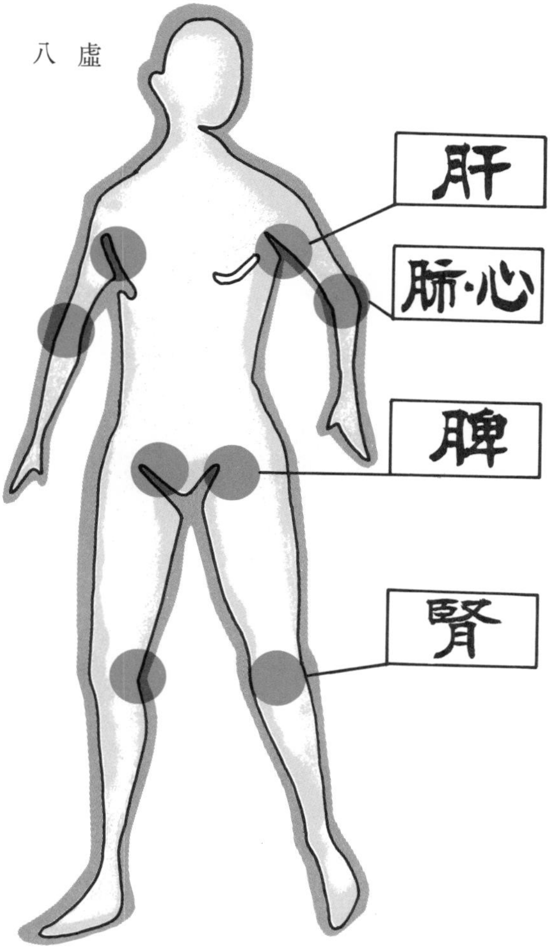

肝
肺·心
脾
腎

五臟과 八虛 五臟의 病變을 보면, 종종 급성 증상을 보이는 부위는 정해져 있다. 그 부위는 여덟 개소이며 이곳들을 八虛라고 한다(虛란 공간을 가리키는 것으로 관절이 있는 곳에 대응하고 있다). 즉 肝에 병이 있을 때는 그 증상이 종종 양겨드랑이에 나타나고, 肺와 心에 병이 있을 때는 양팔꿈치에 나타나며, 脾에 병이 있을 때는 양넓적다리에, 腎에 병이 있을 때는 양오금에 각각 이상이 생긴다.

따라서 이 八虛를 관찰함으로써 五臟의 어디에 病變이 있는가를 역으로 추적할 수가 있다.

(『素問』「太陰陽明論篇」, 『靈樞』「邪客篇」)

五臟과 五官(七孔) 耳·目·口(口唇)·鼻·舌을 五官(感)이라 하고 이것들의 구멍의 합계가 일곱 개이므로 이것을 七孔이라고도 한다. 이 五官은 五臟과 밀접한 관계에 있다. 『素問』의 「陰陽應象大論篇」에서는 "肝은 目에 開孔하고, 心은 舌에 開孔하며, 脾는 口에 開孔하고, 肺는 鼻에 開孔하며, 腎은 耳에 開孔한다"고 설명하고 있다.

이 五臟과 五官의 관계로 인해 肝에 병이 있을 때는 그 증상이 눈에 나타나고, 腎의 병은 귀, 肺의 병은 코, 脾의 병은 입(입술), 心의 병은 혀에 각각 그 증상이 나타난다. 따라서 혀가 이상하게 적색을 띨 때는 心에 열이 있음을 알 수 있는 것처럼, 이 五官의 상태에서 五臟의 어디에 이상이 생겨 있는가를 진단할 수 있다.

(『素問』「陰陽應象大論篇」, 『靈樞』「五閱五使篇」)

七 孔

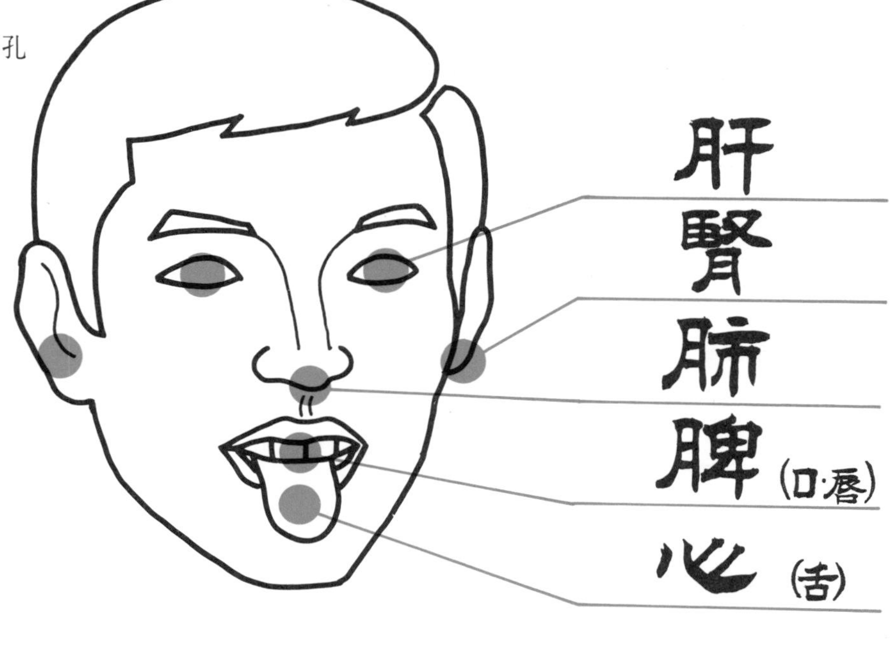

肝
腎
肺
脾(口·唇)
心(舌)

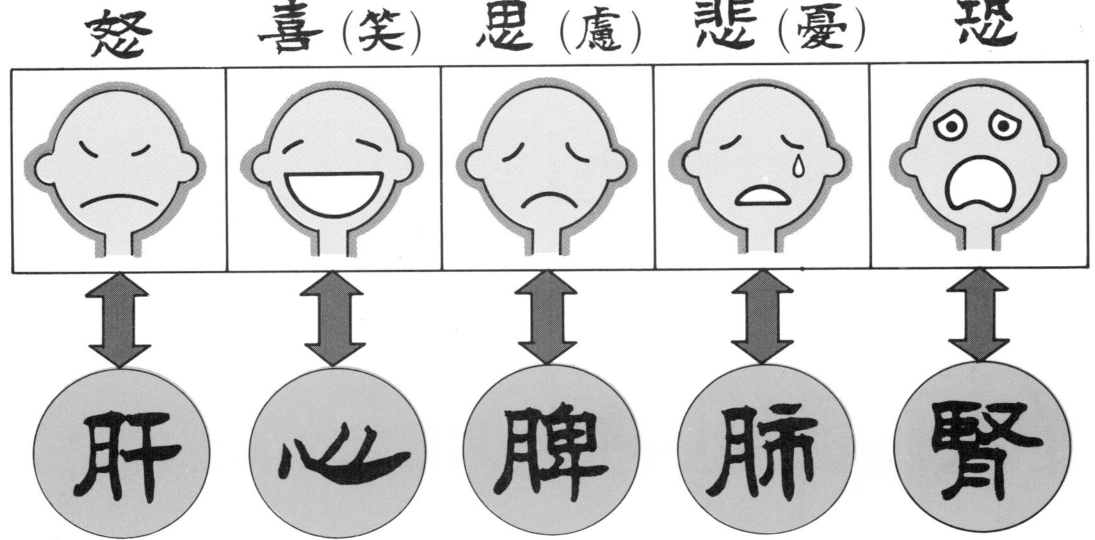

五臟과 五志　怒·喜·思·悲·恐이라는 다섯 가지 종류의 감정 변동을 五志라고 한다. 이 五志는 五臟의 기능·활동과 밀접하게 결합되어 있다. 『素問』의 「陰陽應象大論篇」에서는 "五臟은 五氣를 再生하여 怒·喜·思·悲·恐을 만들어낸다"고 설명하고 있다. 즉 肝은 怒를, 心은 喜를, 脾는 思를, 肺는 悲를, 腎은 恐을 각각 만들어 낸다. 그리고 이 감정들이 격하게 되면 怒는 肝을 상하게 하고, 喜는 心을 상하게 하고, 思는 脾를 상하게 하고, 悲는 肺를 상하게 하고, 恐은 腎을 상하게 하는 것처럼 五臟을 상하게 하여 病變을 발생하게 한다. 또한 역으로 肝(氣)이 쇠약하면 怒가 없어지게 되고, 氣가 약한 상태가 발생한다. (『素問』「陰陽應象大論篇」)

五臟과 五色　五色이란 青·赤·黃·白·黑의 다섯 가지 색을 말하며 五臟의 病變은 이 五色의 변화로 이어져 피부(특히 안면, 앞이마, 눈까풀, 또는 前腕)에 나타난다. 肝의 병에서는 청색으로, 心의 병에서는 적색으로, 脾의 병에서는 황색으로, 肺의 병에서는 백색으로 그리고 腎의 병에서는 흑색으로 각각 변화한다.

그러나 이 五色은 명확한 원색을 말하는 것이 아니라 건강한 사람 혹은 건강했을 당시와 비교한 상대적인 色調를 말한다. 예를 들면 건강인보다도 무언가 불그스름한 색을 보이는 사람은 心의 병을 고려해 본다는 정도의 것이다. 또한 때에 따라서는 肝의 병에서 백색이 나타나거나 心의 병에서 흑색이 나타나는 경우도 있다.

이 색의 혼란은 五行의 相剋關係로 설명할 수 있는데 45쪽의 그림과 아울러서 생각하면 잘 이해할 수 있다. (『靈樞』「五色篇」)

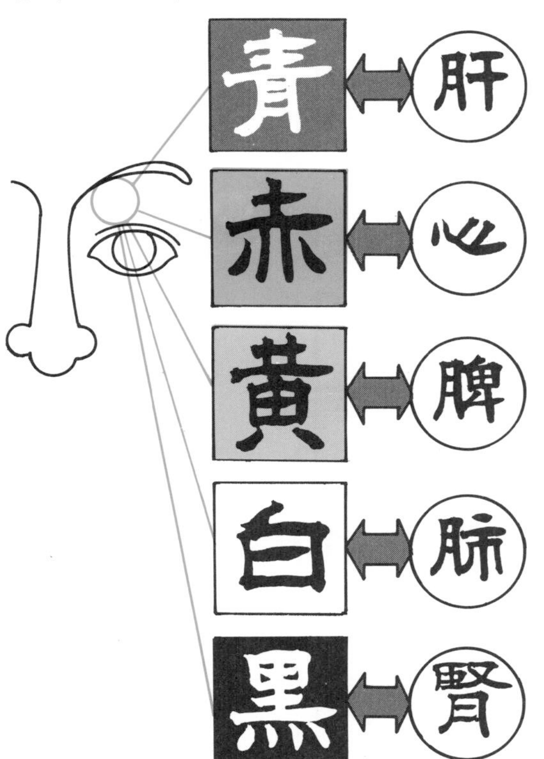

◀ 五臟의 이상은 안면(특히 眼瞼)에 青, 赤, 黃, 白, 黑 등 五色의 변화로 나타난다.

	五 入		五臟이 약할 때는
肝	酸	매실 酸은 肝에 들어간다	酸味는 肝을 榮養한다
心	苦	머위의 새순 苦는 心에 들어간다	苦味는 心을 榮養한다
脾	甘	양과자 甘은 脾에 들어간다	甘味는 脾를 榮養한다
肺	辛	김치 辛은 肺에 들어간다	辛味는 肺를 榮養한다
腎	鹹	젓갈 鹹은 腎에 들어간다	鹹味는 腎을 榮養한다

五臟과 五味　酸·苦·甘·辛·鹹(鹽)의 다섯 가지 맛을 五味라고 한다. 五味에는 그것들이 각각 들어가는 臟이 있으며 거기에 들어가 臟을 保養하는 활동을 한다(五入).

신것　肝에 들어가기 쉬우며 신맛은 간의 쇠약을 구원한다. 그러나 신맛은 筋을 상하게 하기 때문에 筋에 이상이 있는 사람은 신맛을 다량으로 섭취해서는 안된다. 만약 과도하게 섭취하면 筋肉이 위축되고 혀가 변형된다.

쓴것　心에 들어가기 쉬우며 心의 쇠약에는 쓴맛이 아주 적합하다. 그러나 쓴맛은 骨을 상하게 하므로 骨에 이상이 있는 사람은 多食을 피해야 한다. 만약 과도하게 섭취하면 피부가 건조해지고 體毛가 빠진다.

단것　脾에 들어가기 쉬우며 脾가 쇠약할 때에는 단것을 좋아한다. 그러나 단맛은 肉에 악영향을 미치므로 多食은 금물이다. 만약 과식하면 骨이 아프고 두발의 탈모가 생긴다.

매운것　肺에 들어가기 쉽다. 매운맛은 肺의 쇠약에 이용하면 좋지만 氣에 악영향을 주므로 氣의 병이 있는 사람은 多食을 피해야 한다. 만약 과도하게 섭취하면 근육이 굳어지고 손톱이 죽어간다.

짠것　腎에 들어가기 쉬우며 짠맛은 腎의 쇠약에 아주 적합하다. 그러나 짠맛은 血을 상하게 하므로 血에 이상이 있는 사람은 多食을 피해야 한다. 짠것을 다량 섭취하면 血의 이상을 심화하고 脈行이 澁滯하여 안색이 나빠지게 된다.

이상의 관계는 일상의 음식생활에서 五味를 조정하여 五臟의 요구에 적응하게 하는 것을 중요시한 것으로 五味의 偏食은 신체의 조화를 깨트린다는 교훈을 주고 있다.

(『素問』「陰陽應象大論篇」, 『靈樞』「五味篇」)

五 禁	過食하면
酸은 筋에 침투하기 쉬우므로 筋病에는 酸味의 多食을 禁한다	肉이 위축되어 脣이 말려올라간다
苦은 骨에 침투하기 쉬우므로 骨病에는 苦味의 多食을 禁한다	皮가 건조하여 體毛가 빠진다
甘은 肉에 침투하기 쉬우므로 肉病에는 甘味의 多食을 禁한다	骨이 아프며 毛髮이 빠진다
辛은 氣에 강하게 작용하므로 氣病에는 辛味의 多食을 禁한다	筋이 위축되며 爪가 말라간다
鹹은 血에 강하게 작용하므로 血病에는 鹹味의 多食을 禁한다	血은 粘稠하고 脈行이 막혀 顔色이 나쁘게 된다

五臟과 五惡 五臟은 기상이나 사계절의 변화에 적응하고 있다. 『素問』의 「六節臟象論篇」에서는 "肝은 봄에 通하고, 心은 여름에 通하며, 脾는 土氣(長夏)에 通하고, 肺는 가을에 通하고, 腎은 겨울에 通한다"라고 설명하고 있다.

반면에 五臟에는 그것이 각각 싫어하는 기상현상이 있어서 肝은 風을, 心은 暑를, 脾는 濕을, 肺는 燥를, 腎은 寒을 각각 싫어한다(이것을 五惡이라고 한다). 이 五臟과 五惡의 관계는 예를 들어 으스스하거나 다른 사람에 비해 한기를 심하게 느낄 때는 먼저 肺의 병을 생각할 것을 가르쳐주고 반대로 肺의 병이 있을 때는 寒氣를 피할 것을 가르쳐주고 있다.

결국 건강을 지키기 위해서는 기후의 변화에 순응할 필요가 있으며 만약 그 변화에 역행하면 風·寒·署·濕·燥가 五臟을 상하게 하여 病變을 초래하는 원인이 되기도 한다.

(『素問』「六節臟象論篇」,「宣明五氣篇」)

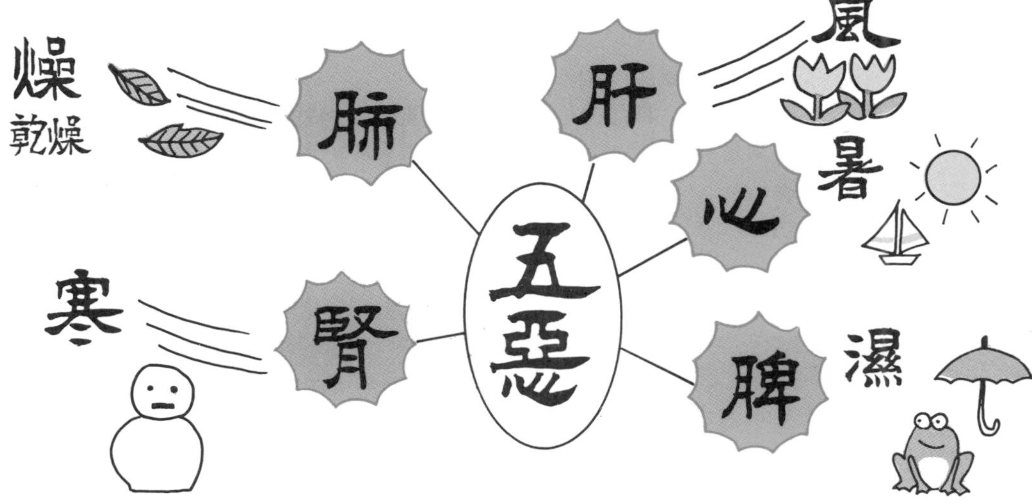

五臟

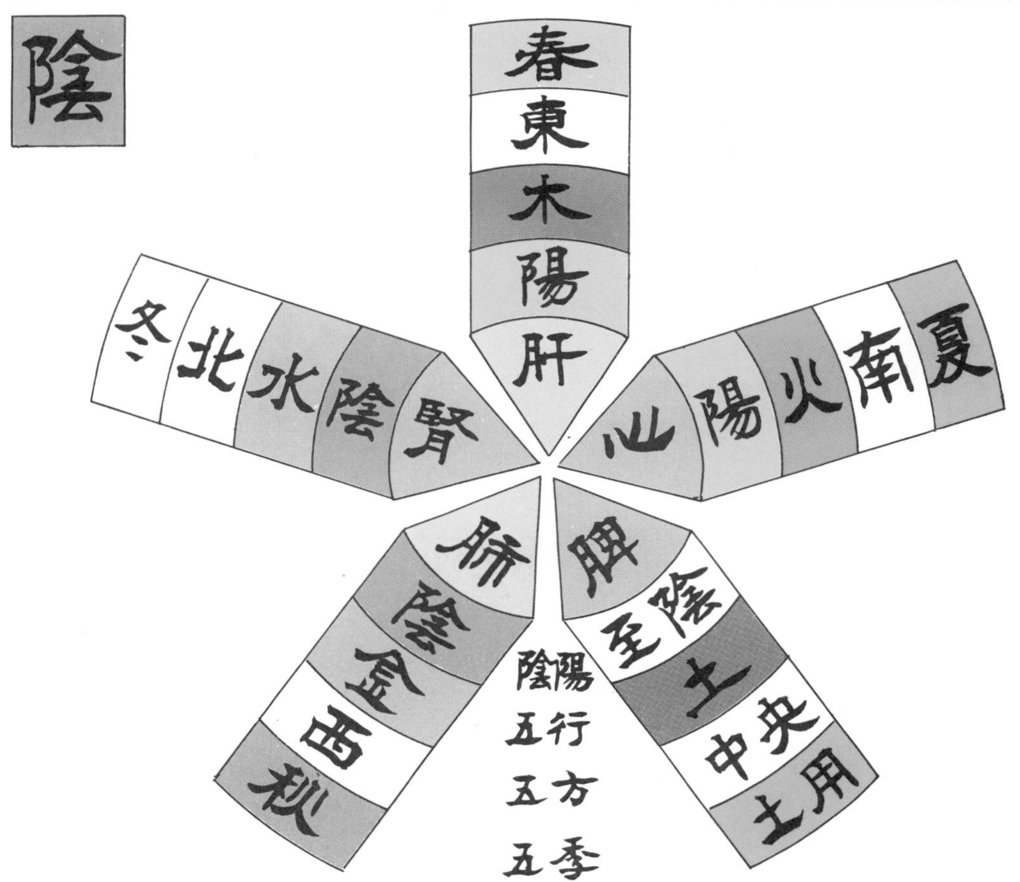

五臟이란 肝·心·脾·肺·腎의 다섯 가지 臟器를 말하는 것으로 음양으로 분류하면 臟은 腑에 대해서 陰이다. 『素問』의 「金櫃眞言論篇」에서는 五臟에 관하여 "肝·心·脾·肺·腎의 五臟은 모두 陰을 이룬다"라고 설명하고 있다. 이 五臟에 心包絡을 더하여 六臟이라고도 하는데, 心包絡은 心의 外衛를 이루고 있기 때문에 일반적으로는 하나의 臟으로 간주하지 않는 것이 보통이다. 또한 이 五臟의 위치관계를 보면 心·肺는 胸腔에 있는 陽中의 臟器로서 음양에 따라 세분하면 心은 양이며 肺는 음이 된다. 肝·脾·腎은 腹腔에 있는 陰中의 臟器로서 음양에 따라 세분하면 肝은 양, 脾는 至陰, 腎은 음이 된다. 이처럼 음양의 분류는 상대적인 시각에 따라 여러 가지로 차이가 생긴다.

한편 五臟을 五行·五方(方位)·五季(季節) 등에 配當하면, 肝은 五行에서는 木, 五方에서는 東, 五季에서는 春이 된다. 心은 五行에서는 火, 五方에서는 南, 五季에서는 夏가 되며, 脾는 五行에서는 土, 五方에서는 中央, 五季에서는 土用이 되고, 肺는 五行에서는 金, 五方에서는 西, 五季에서는 秋가 된다. 나아가서 腎은 五行에서는 水, 五方에서는 北, 五季에서는 冬이 된다. 그리고 心包絡은 五行에서는 相火에 배당된다. 이들 관계는 진료나 치료에 깊은 관련을 갖고 있다. 예를 들어 肝은 木의 성질에 속하기 때문에 그 기능은 봄에 왕성하며 또 봄에는 간의 병이 생기기 쉽다.

이후에서는 각 臟에 대해서 나누어 설명한다.

(『素問』「金櫃眞言論篇」, 『靈樞』「順氣一日分爲四時篇」)

●肝

肝은 思惟의 中樞 　肝은 '將軍의 官'이라고 불리우며 外敵(病邪)을 막고 일체의 思慮와 計謀를 주관한다. 즉 肝은 사유활동의 중심이며 사람이 사고·사색활동을 할 수 있는 것은 肝의 덕택이다. 또한 肝의 성질은 剛强하다고 말해지며 '肝玉(배짱)이 있는 사람'이라고 할 때의 '肝玉'은 간을 가리키고 있다. 이 肝에 이상이 생기면(예를 들어 肝氣의 쇠약) 사유활동이 둔화되어 가물가물하고 무기력하게 되는 수가 많다.

(『素問』, 「靈蘭秘典論篇」, 『靈樞』, 師傳篇」)

肝은 血을 저장한다 　肝은 血을 저장하여 몸의 血量을 조절하는 기능을 한다. 『靈樞』의 「本神篇」에서는 이것을 "肝은 血을 저장한다"고 설명하고 있다. 肝은 격노하게 되면 정신상의 자극을 받아 정상적으로 기능하지 못하게 되며 심할 때는 吐血을 불러일으키는 수도 있다. 따라서 격노할 때에 일어난 吐血은 肝에 대한 치료가 중요하다.

(『靈樞』, 「本神篇」)

肝과 筋·爪의 관계 　『素問』의 「陰陽應象大論篇」에서는 肝과 筋의 관계를 "肝은 筋을 만든다"고 하고 또 「五臟生成篇」에서는 "肝의 合은 筋이 된다"고 하여 양자가 밀접한 관계에 있음을 설명하고 있다. 즉 肝은 筋과 그 모든 운동의 통솔자로서 筋骨의 통증, 筋의 경련, 舌卷, 음낭의 수축 등 筋의 모든 증상은 간의 病變으로 나타난다. 또한 肝血이 부족하면 그 증상은 손톱에 나타나 손톱이 무르고 얇게 되며 색이 담백하여 윤기가 없게 된다. 따라서 손톱의 상태로 건강상태가 어떠한가를 알 수 있다. (『素問』 「陰陽應象大論篇」, 「五臟生成篇」)

肝과 눈의 관계 　눈이 만성적으로 흐릿한 증상, 현기증, 양눈의 건조, 야맹증 등 눈에 생기는 이상은 肝과 관계가 있다. 『素問』의 「金櫃眞言論篇」에서는 "肝은 目에 開孔하고"라고 쓰여져 있고 「五臟生成篇」에는 "肝은 血을 받아서 잘 본다"고 설명하고 있다. 따라서 눈에 증상이 있을 때는 肝의 치료를 중시한다. 또한 눈은 五臟六腑와도 각각 연관되어 있는데 肝 이외에는 특히 心·腎과 깊은 관계가 있다. (『素問』 「金櫃眞言論篇」, 「五臟生成篇」)

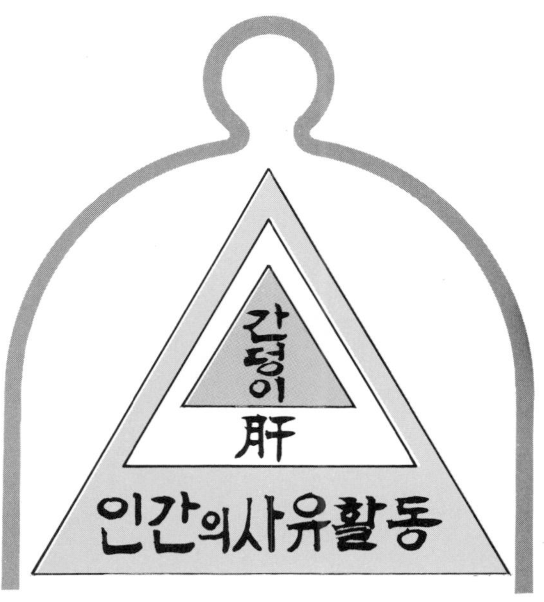

▲肝의 성질은 剛强하며 인간의 思考·思索활동의 중심을 이루는 臟器이다.

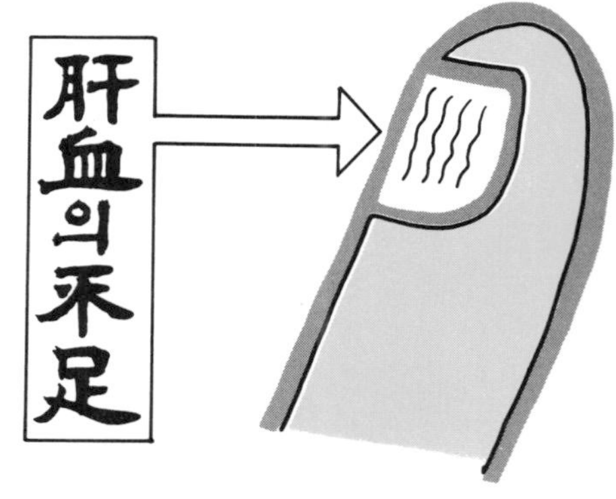

▲肝血의 부족은 손톱의 이상으로 나타난다.

●心

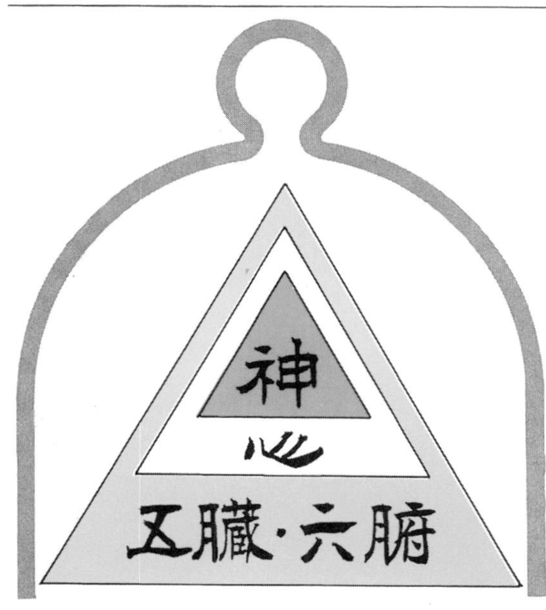

▲ 心은 神을 저장하며 오장육부를 統轄한다

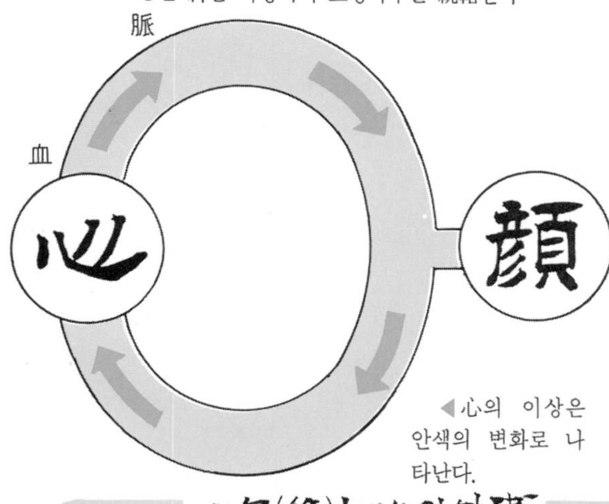

◀心의 이상은 안색의 변화로 나타난다.

心은 神에 通한다　心은 '君主의 官'으로 불린다. 神에 通하는 최고의 지도자로서 총명함과 英知는 여기에서 발현한다. 즉 心은 '精神'의 중추이며 모든 생명활동은 心에 의해 통솔된다. 『素問』의 「宣明五氣篇」에서는 이것을 "心은 神을 간직한다"라고 말하며, 「六節臟象論篇」에서는 "心은 生의 本이며 神이 變하는 곳"이라고 설명하고 있다. 또한 『靈樞』의 「邪客篇」에서는 "心은 오장육부의 大主로서 精神이 존재하는 곳"이라고 말하여 心이 神을 通하여 五臟六腑를 지도하고 생명활동을 主宰하고 있다고 설명한다.

만약 이 心에 病變이 발생하면 動悸(가슴이 두근거림), 공포, 불면, 건망증, 가슴앓이, 譫語(헛소리), 의식불명 등의 증상이 나타나거나 혹은 자주 슬퍼하거나 웃음이 그치지 않는 정신착란 증세가 나타나게 된다. (『素問』「靈蘭秘典論篇」, 「宣明五氣篇」, 「六節臟象論篇」, 『靈樞』「邪客篇」)

心과 血脈의 관계　혈액은 脈 속을 흘러 전신을 순환한다. 이 혈액을 담아 전신을 周流하게 하는 것이 脈이다. 心은 혈액을 순환시키고 脈의 활동을 주관하는 주요한 장기로서 血脈에서 생기는 현상의 대부분은 心과 밀접한 관계가 있다. 이 心과 血脈의 관계는 안색의 변화로 體外에 드러난다. 만약 心과 血脈의 활동이 쇠약하면 혈액의 흐름이 나빠져서 안면이 본래의 색조를 잃고 창백하게 되어 윤기가 없어지게 된다. 또한 心氣가 부족할 때는 안색이 거무스름하거나 青紫色을 띠게 된다. (『素問』「六節臟象論篇」)

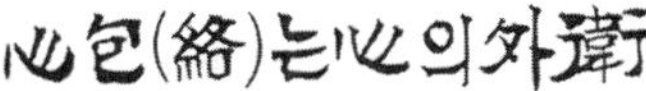

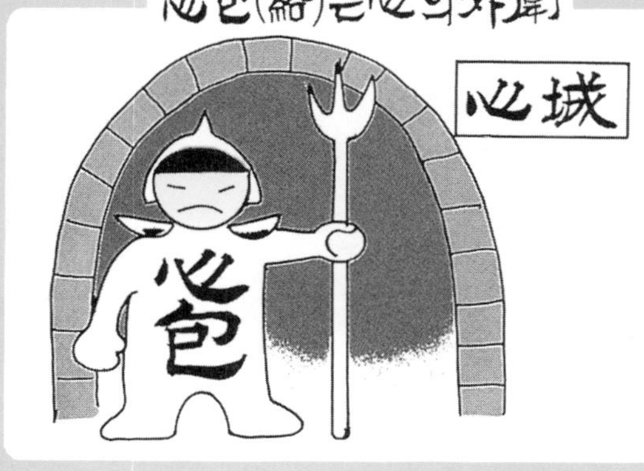

心包絡은 '臣使의 官'이라고 불린다. 군주인 心의 곁에서 내시의 역할을 수행하며 心의 의사를 밖으로 표현한다. 즉 心包絡은 心을 지키는 外衛로서 그 기능이나 病變은 모두 心의 경우와 일치한다.

(『素問』「靈蘭秘典論篇」, 『靈樞』「邪客篇」)

心과 혀의 관계 心과 혀도 밀접하게 관계하고 있다. 『素問』의 「陰陽應象大論篇」에서는 이 관계를 "心은 舌에 開孔한다"라고 설명하고 있다. 이 心에 病變이 있으면 혀는 붉게(혹은 담홍색이거나 그와는 반대로 담백하게) 되고, 꼬부라져서 언어불능의 상태에 빠진다. 또한 心氣의 부족은 味覺의 이상으로 나타나기도 한다. 한편 혀는 心만이 아니라 脾나 胃와도 관련이 깊어서 여러 가지의 이상이 발생한다. (『素問』「陰陽應象大論篇」, 『靈樞』「脈度篇」)

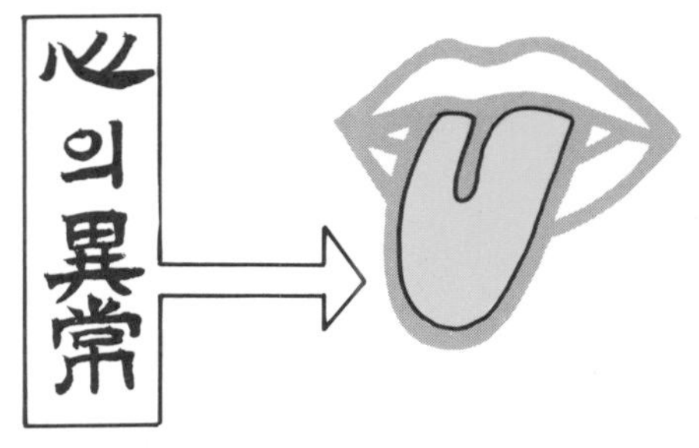

▲心의 病變은 味覺의 변화로 나타난다.

●脾

脾는 運化의 중추 脾(胃, 大腸, 小腸)는 '倉廩의 관'이라 불린다. 음식물(水穀)을 運化하고 그 精微한 물질(精이라는 영양물질)을 추출하여 전신에 운반(輸布)한다. 동시에 脾는 체내의 津液(체액)도 운반한다. 따라서 脾의 기능이 쇠약해지면 食物의 精氣가 전신에 골고루 보급되지 않게 되어 腹部 膨滿, 腹鳴, 설사, 소화불량, 식욕부진 등을 일으킨다. 이로 인해 혈색도 나빠지게 된다. 또한 津液의 정체를 일으켜 浮腫이 생기고 설사나 소변이 잘 나오지 않는 현상이 나타난다.

(『素問』「靈蘭秘典論篇」, 「經脈別論篇」)

脾는 血을 調整한다 脾는 運化의 중추임과 동시에 혈액의 統轄調整 기능도 수행한다. 따라서 脾의 기능에 이상이 생기면 여러 가지 출혈 경향이 나타난다. 예를 들면 만성의 血便, 여성의 경우 만성적인 월경과다나 자궁출혈을 일으킨다.

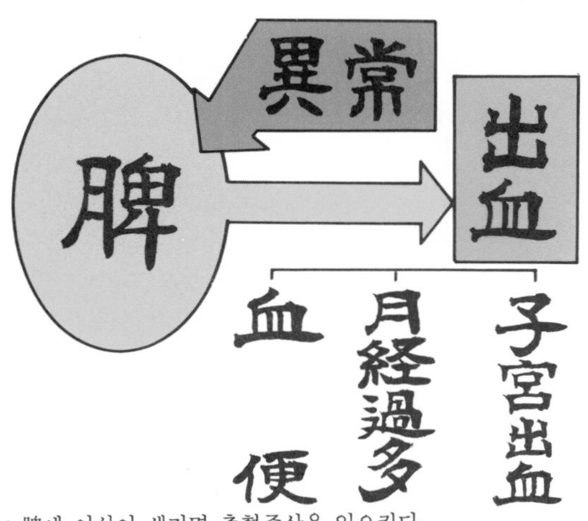

▲脾에 이상이 생기면 출혈증상을 일으킨다.

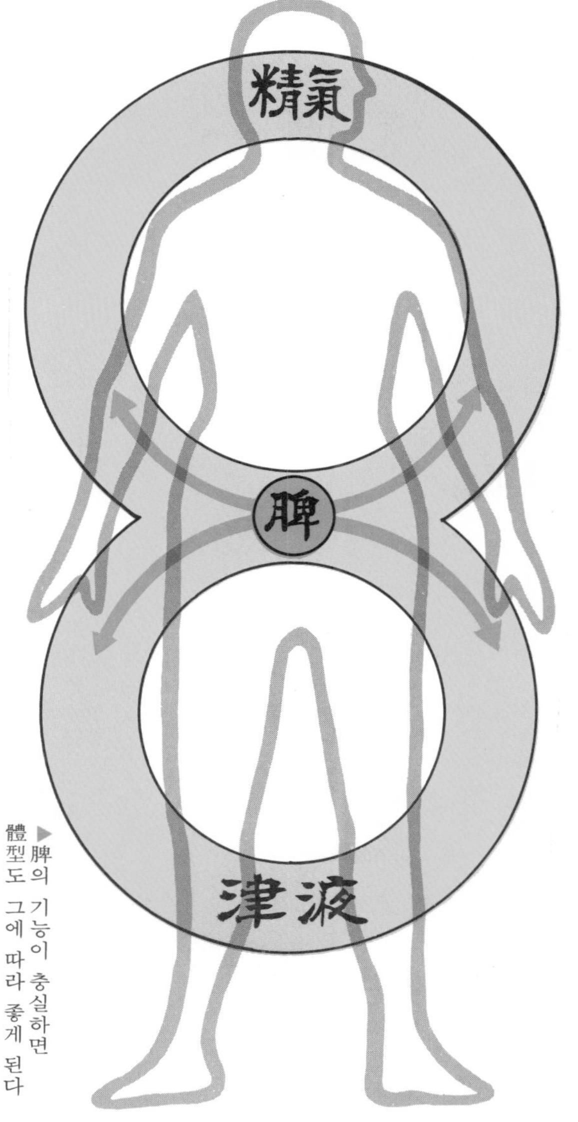

▶脾의 기능이 충실하면 體型도 그에 따라 좋게 된다

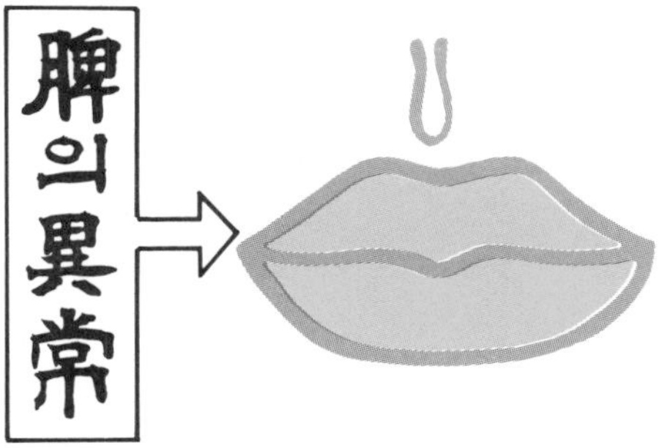

脾의 異常

▲ 脾의 건강상태는 입술에 나타난다. 입술이 생기가 있고 아름다우면 脾는 정상이고, 창백하고 윤기가 없으면 이상이 있음을 나타낸다.

脾와 肌肉·口脣의 관계 脾는 음식물의 精氣(영양물질)을 전신에 수송하며 肌肉은 이 精氣에 의해 생성된다. 『素問』의 「陰陽應象大論篇」에서는 이것을 "脾는 肉을 만든다"라고 설명하고 있다.

따라서 만약 脾의 기능에 이상이 생기면 精氣가 전신에 돌지 않게 되어 肌肉의 영양이 결핍되며 전신이 여위고 사지에 힘이 없게 된다.

또한 『素問』의 「陰陽應象大論篇」에서는 "脾는 口에 開孔한다"라고 하고 있는 것처럼 脾의 건강상태는 입술에 나타나기 쉽다. 脾가 정상이면 입술은 생기가 돌고 아름다우며 광택이 풍부하다. 脾에 이상이 일어나면 입술은 青白色으로 되고 윤기를 잃는다. (『素問』「陰陽應象大論篇」,「五臟生成篇」)

●肺

肺는 氣血을 調整한다. 肺는 '相傳의 官'으로 불리며 君主인 心을 보좌하는 宰相의 역할을 수행하여 인체의 혈액 순환을 조절하고 氣血을 조정하여 五臟의 협조가 잘 이루어지도록 한다. 따라서 혈액 이상에는 肺에 대한 치료가 중요하게 된다. (『素問』「靈蘭秘典論篇」,「經脈別論篇」)

▼ 肺는 心을 보좌하여 혈액의 순환과 氣血의 조정, 五臟의 조화를 도모한다.

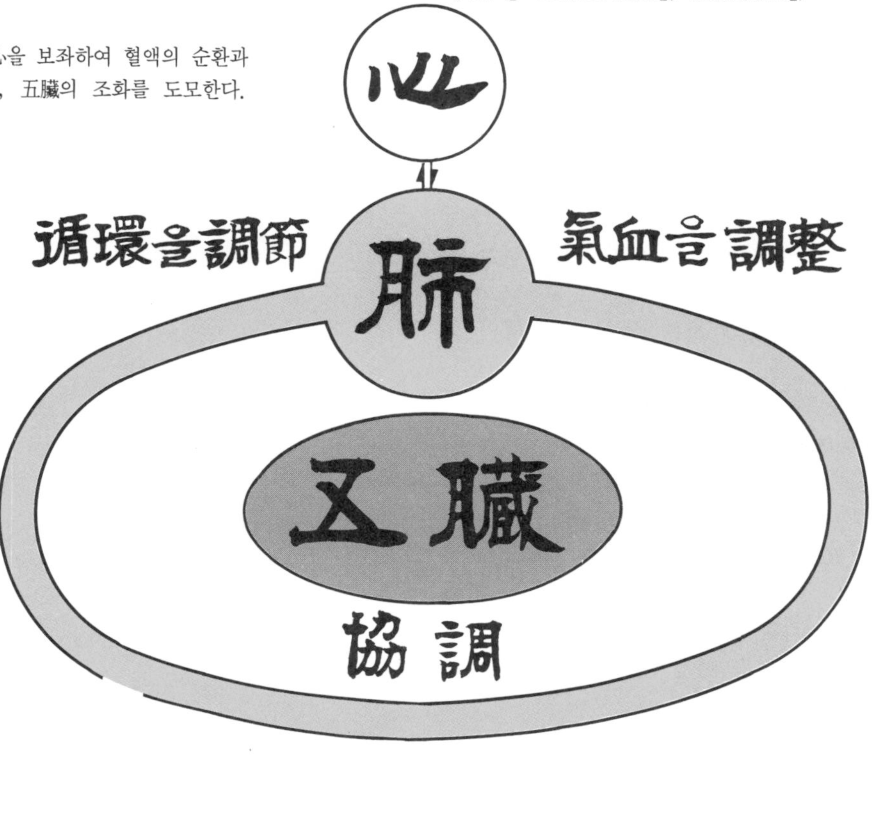

心

循環을 調節

肺

氣血을 調整

五臟

協調

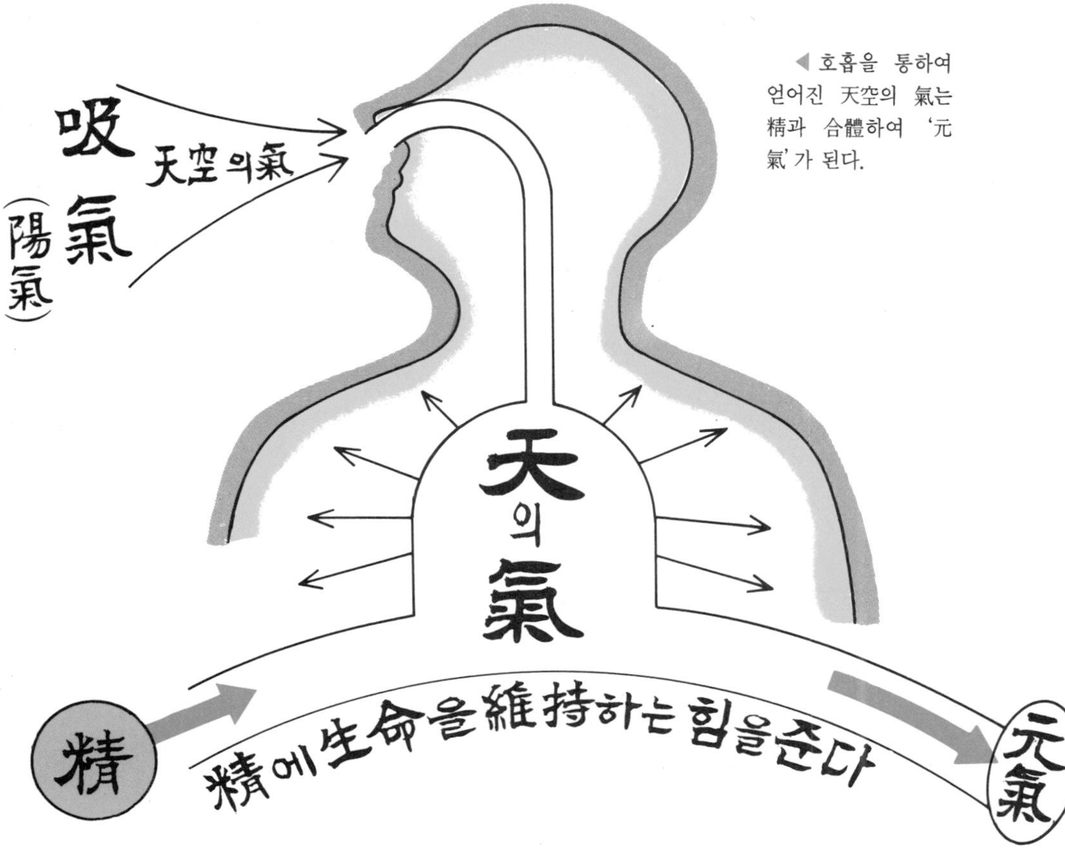

吸氣 (陽氣)
天空의氣
天의氣
精
精에生命을維持하는힘을준다
元氣

◀ 호흡을 통하여 얻어진 天空의 氣는 精과 合體하여 '元氣'가 된다.

肺는 氣를 統轄한다. 肺는 호흡작용으로 '天空의 氣'를 흡입하여 '天의 氣'를 생성하여 전신에 수송한다. 이 天의 氣의 일부는 음식물의 精氣와 合體하여 眞氣(또는 元氣라고도 한다)가 되어 생명 유지 기능을 발휘한다. 『靈樞』의 「刺節眞邪篇」에서는 "眞氣는 天에서 이것을 받아 穀氣(음식물의 精氣)와 함께 身을 채우는 것"이라고 설명하고 있다. 따라서 肺의 이상은 기침이나 호흡곤란 이외에 체력이 떨어져 쉽게 피로감을 느끼는 등의 증상으로도 나타난다.

(『素問』「陰陽應象大論篇」, 『靈樞』「刺節眞邪篇」)

肺와 鼻·咽喉의 관계 코는 '天空의 氣'가 출입하는 문호로서 『素問』의 「陰陽應象大論篇」에서는 "肺는 鼻에 開孔한다"라고 설명하고 있다. 따라서 肺에 病變이 있으면 그 증상은 언제나 코에 나타나며 코막힘이나 후각 이상을 일으킨다. 또한 심한 경우에는 기침이나 호흡곤란도 발생한다. 콧날이 실룩거리는 것은 肺에 이상이 있을 때 나타나는 특징 중의 하나이다.

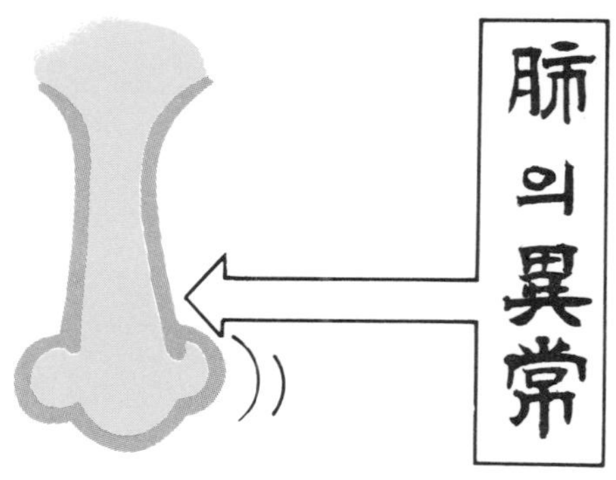

▲肺의 病變은 항상 코의 증상으로 나타난다. 물론 한방에서 말하는 '肺'는 서양의학에서 말하는 '肺'보다 범위가 넓어서 호흡작용 전반을 주관하는 臟器를 말한다.

肺와 皮毛의 관계　肺에 흡입된 '天空의 氣(인체의 활동상에서는 이것을 陽氣라고 한다)'는 전신을 순환하게 되며, 몸 전체를 감싸는 것처럼 분포하여 몸을 보호한다. 이 陽氣는 외계의 기온이나 체온의 변화에 따라 조절작용을 일으켜 추울 때는 위축하여 肌(피부) 조직을 치밀하게 하여 발한을 정지시킨다. 반대로 더울 때는 신장하여 肌 조직을 이완시켜 발한이 이루어지도록 한다. 이 균형이 무너지면 肌는 外邪에 약하게 된다. 감기에 쉽게 걸리는 것은 이 때문이다.

또한 陽氣는 각 장부의 표면을 보호한다. 따라서 肺 기능이 저하하면 陽氣가 부족하여 장부도 그 저항력을 잃고 病邪의 침해를 받기 쉽게 된다. 반대로 肺 기능을 정비하면 몸에 저항력을 기를 수가 있다. '導引의 術'도 이 원칙에서 파생한 것이며, 乾布마찰도 肺와 皮毛의 관계를 응용한 것이다.

(『素問』「五臟生成篇」,「生氣通天論篇」,『靈樞』「經脈篇」)

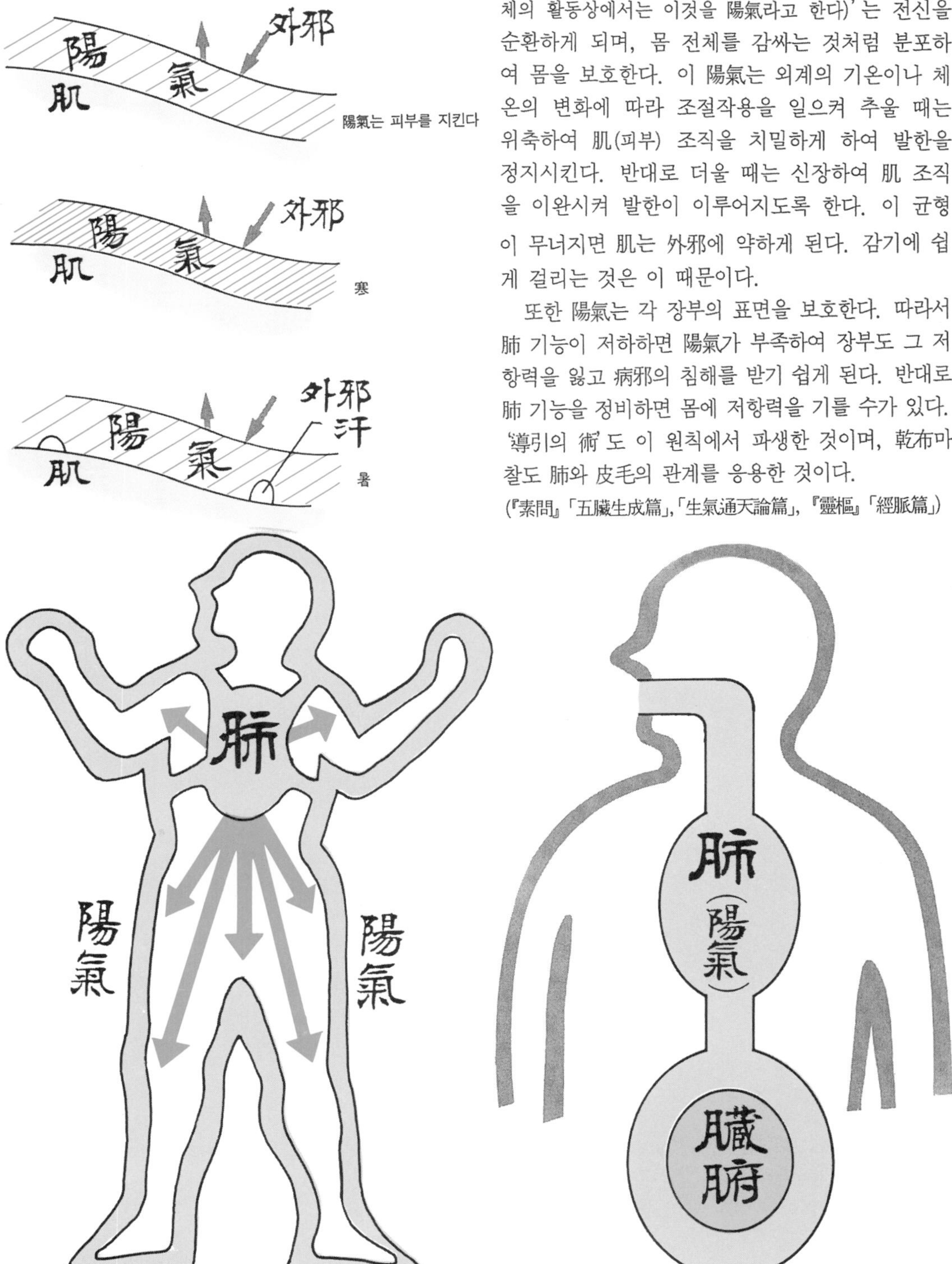

▲肺에서 받아들여진 陽氣는 肌의 표면으로 나와 外邪로부터 신체를 지킨다.

▲肺에서 받아들여진 陽氣는 臟腑를 보호한다.

●腎

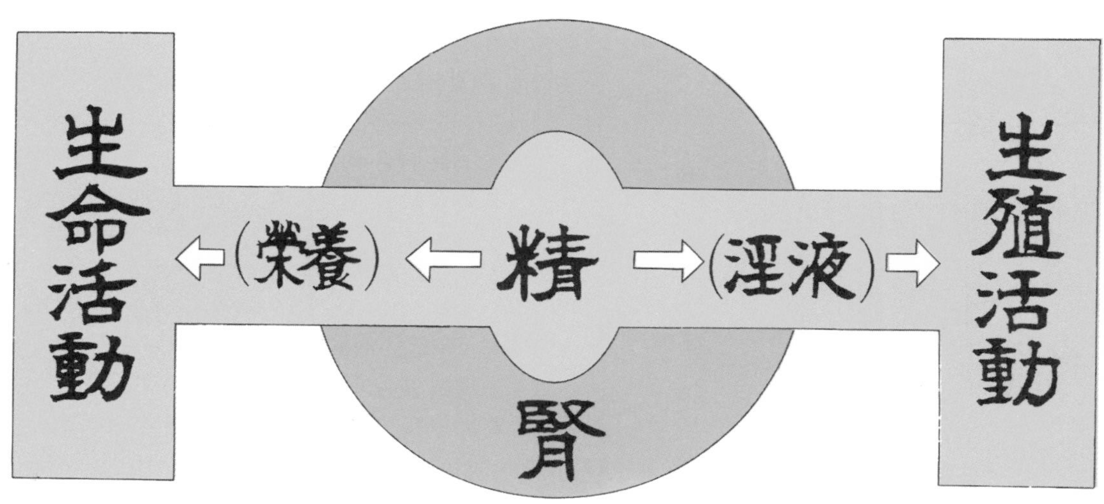

▲腎은 영양물질인 精과 淫液이 되는 精을 저장하여 인체에 생명활동을 부여하거나 生殖활동을 만들어낸다.

腎은 精을 저장한다 腎은 '作强의 官'이라 불린다. 腎은 인체의 생명활동을 유지하는 기본 영양물질인 精을 저장하고 오장육부의 요구에 따라 精을 수시로 공급하여 오장육부가 건전한 활동을 유지하도록 하고 있다. 그리고 전신에 精力(운동능력)을 부여하며 끈기와 根氣를 만들어 낸다.

또한 腎은 生殖用의 精도 저장하고 있다. 生殖用 精은 선천적인 腎氣가 후천적인 五臟의 精氣와 결합하여 생성된 것으로 그 생성과 저장, 수송은 모두 腎이 관리하고 있다. 따라서 만약 腎에 病變이 생기면 遺精, 조루, 정액부족, 성욕감퇴 등의 증상이 나타나게 된다.

(『素問』「靈蘭秘典論篇」,「上古天眞論篇」)

腎氣와 성장·발육의 관계 자식의 腎氣는 부모의 선천적인 精氣를 이어받기 때문에 腎氣는 임신 후에 태아의 성장발육을 촉진하는 기초가 된다. 이 腎氣가 부족하면 여러 가지 장애가 발생한다. 腎氣는 태어날 때부터 부족한 사람도 있지만 후천적인 원인(예를 들면 과도한 성생활 등)에 의해서 일시적으로 腎氣 부족현상이 일어나는 경우도 있다. 그러나 일반적으로 부모로부터 이어받은 腎氣는 생후에는 스스로의 생명활동으로 충실해지며 인간의 生長과 발육을 조정한다.

『素問』의 「上古天眞論篇」에서는 연령에 따른 腎氣의 消長을 다음과 같이 설명하고 있다.

여자의 경우에는

• 7세 때 腎氣의 활동이 활발해지며 이가 다시 돋아나고 머리카락도 길게 된다.

• 14세에는 天癸가 충만하여 任脈과 衝脈(118, 119쪽 참조)의 流通이 증진되며 월경을 시작한다.

• 21세에 체격의 성장이 정점에 도달하고 28세 때에는 筋骨이 충실하여 팽팽하며 모발이 가장 길고 풍부하게 된다.

• 그러나 35세가 되면 陽明經脈의 기능이 쇠퇴하여 백발이 진행되고, 49세에는 任脈이 공허하게 되며 월경이 끝난다.

또한 남자의 경우에는

• 8세 때에 腎氣가 충실하고, 16세 때에는 精

氣가 충만하여 媾合(성교)이 가능하게 되어 자식을 낳을 수 있게 된다.

• 24세가 되면 筋骨이 强壯하게 되고 체격의 성장이 정점에 도달한다.

• 32세 때에는 筋骨이 隆盛하고 肌肉은 힘이 넘치며 신체는 最全盛期를 맞게 된다.

• 40세가 되면 腎氣가 쇠약해지기 시작하고 탈모가 시작된다.

• 48세가 되면 안면이 초췌해지고 56세에는 筋骨동작이 자유롭지 못하게 되며 精氣가 부족하게 되고 腎이 퇴화하여 몸 전체의 疲弊가 극도에 달한다.

• 64세에는 天癸(생식능력)도 다한다.

(『素問』「上古天眞論篇」)

腎은 '命門의 火'의 관리자 腎은 좌우에 두 개가 있으며 우측의 腎을 命門이라고 한다(여기에는 여러 가지 다른 해석이 있다). 命門은 元氣의 근원이며 부모가 물려준 '선천의 기(腎氣)'를 저장하는 곳이기도 하다. 그리고 '命門의 火'는 五臟六腑의 기능·활동과 성장·발육 및 生殖을 위한 에네르기가 된다. 즉 腎은 精을 저장하는 곳이자 腎

▼부모로부터 물려받은 腎氣는 이후에는 자기 자신의 생명활동에 의해서 충실하게 된다.

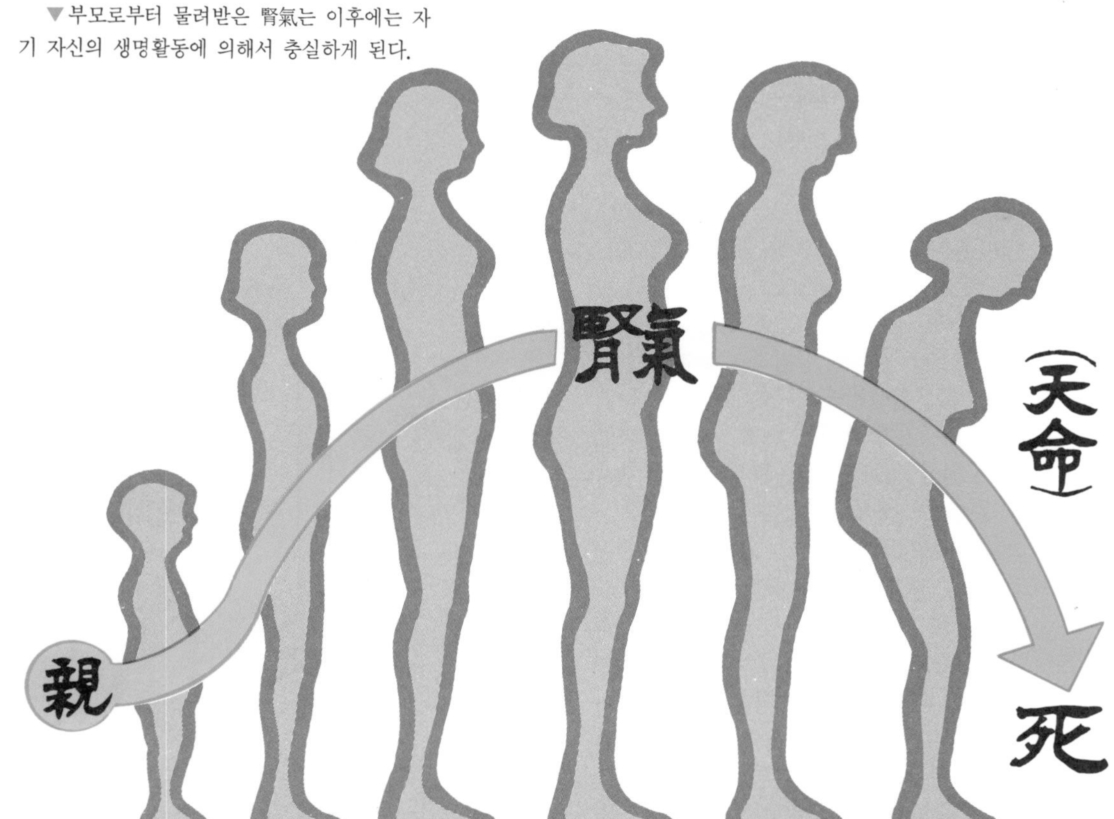

水와 이 '命門의 火'를 主宰·管理하는 臟器이다.
(『難經』「三十六難」, 『景岳全書』)

腎과 骨髓·腦의 관계 腎은 骨과 髓의 성장 발육과 밀접한 관계가 있다. 이 관계를 『素問』의 「陰陽應象大論篇」에서는 "腎은 骨髓를 만들어 낸다"고 설명하고 있다. 즉 腎은 精을 저장하고, 精은 髓를 만들어 내며, 髓가 骨을 보양하는 것이다. 또한 骨의 일종이라고 생각되는 齒·齒髓·齒根(齒肉)과도 밀접한 관계가 있다.

또한 『靈樞』의 「海論篇」에서 "腦는 髓의 海(모이는 곳)"이라고 하고, 『素問』의 「五臟生成篇」에서 "諸髓는 모두 腦에 속한다"라고 하는 것에서도 알 수 있는 것처럼 腎은 腦(髓)와도 깊은 관계에 있다.

이상에서 살펴본 것처럼 腎은 오장육부의 활력의 원천일 뿐만 아니라 骨이나 骨髓 또는 腦의 활동을 주관하고 있다. 따라서 腎氣가 부족하면, 骨髓와 관련해서는 허리가 삐근하거나 골이 아프고 사지에 힘이 없는 증상이 나타난다. 또한 腦와 관련해서는 사고력이 둔화되고 건망증이나 현기증을 호소하며 耳鳴이나 시력저하 현상이 나타난다.
(『素問』「五臟生成篇」,「陰陽應象大論篇」, 『靈樞』「海論篇」)

腎과 귀의 관계 腎은 耳에 開孔하고 있다. 『靈樞』의 「脈度篇」에서는 "腎氣는 耳에 通하고 腎이 和하면 五音을 잘 듣는다"라고 설명하여 腎과 귀가 밀접한 관계에 있음을 설명하고 있다. 이 때문에 腎에 이상이 발생하면 종종 耳鳴 현상이 일어나며 심할 때는 귀가 소리를 들을 수 없게 되는 수도 있다. 노인성 難聽은 腎의 精氣의 衰微 현상이 나타난 것이라고 생각된다. (『靈樞』「脈度篇」)

腎과 二陰(外生殖器와 肛門)과 水分代謝의 관계 腎은 또한 二陰(前陰=外生殖器, 後陰=肛門)에 開孔하고 生殖器나 便·尿의 배설에 관계한다. 腎은 水를 저장하여 전신의 水液代謝를 관리하고, 命門의 火는 이 활동을 도와 전신에 水液을 분포하게 하거나 배설시키는 작용을 한다. 만약 腎에 이상이 생기면 '腎水'와 '命門의 火'가 부족하여, 변비나 뇨량의 감소가 浮腫을 일으키거나 또는 이와는 반대로 水様性의 설사나 尿失禁, 조루, 遺精 등 生殖器의 病變 등을 일으킨다.

(『素問』「陰陽應象大論篇」, 『靈樞』「脈度篇」)

▼腎氣는 髓를 만들어내고 腦를 보양한다. 腦는 사고를 만들어내며 視力과 聽力을 주관한다.

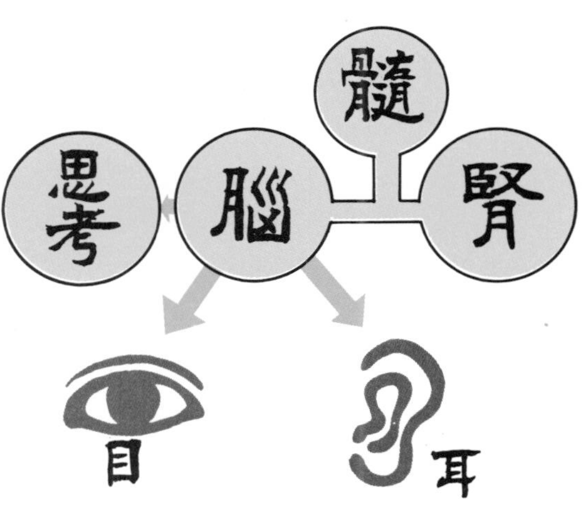

◀ 腎은 耳孔과 二陰으로 열린다.

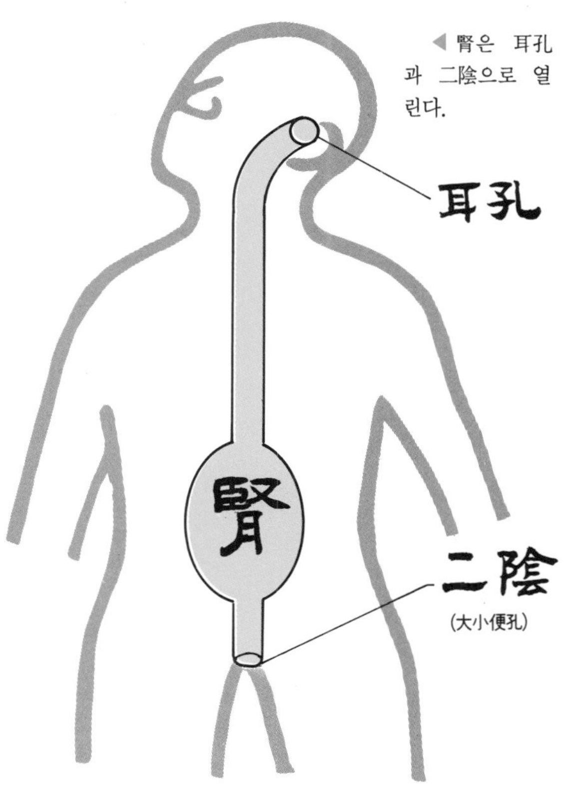

六腑

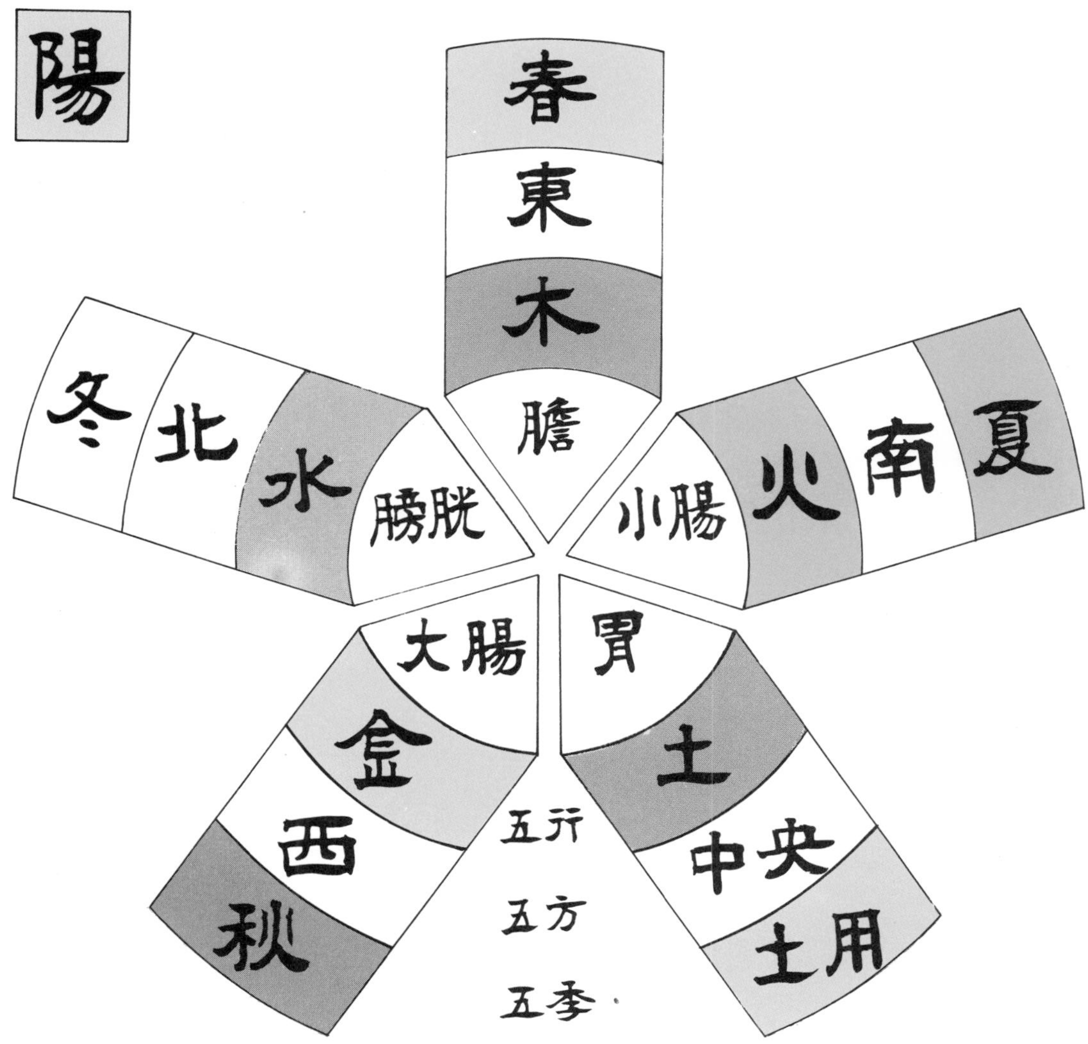

六腑란 膽·小腸·胃·大腸·膀胱·三焦의 여섯 가지 腑를 말한다. 臟이 '陰'이며 '裏'인데 대하여 腑는 '陽'이며 '表'이다. 『素問』의 「金櫃眞言論篇」에서는 이것에 관하여 "膽·小腸·胃·大腸·膀胱·三焦의 六腑는 모두 陽을 이룬다"고 설명하고 있다.

이처럼 臟과 腑는 表裏의 관계에 있으며 상호 깊은 관련성을 갖고 있다. 이 六腑를 五行, 五方, 五季에 配當하면 膽은 오행에서는 木이 되고 오방에서는 東이며 오계에서는 春이 된다. 小腸은 오행에서는 火가 되며 오방에서는 南이고 오계에서는 夏가 된다. 또한 胃는 오행에서는 土가 되며 오방에서는 中央, 오계에서는 土用이 된다. 大腸은 오행에서는 金이 되고 오방에서는 西, 오계에서는 秋가 된다. 그리고 방광은 오행에서는 水가 되고 오방에서는 北, 오계에서는 冬이 된다. 한편 三焦는 心包絡과 마찬가지로 오행에서는 相火로 되어 있다. 이하에서는 각 腑에 대해서 詳述한다.

(『素問』「金櫃眞言論篇」)

●膽

膽은 決斷의 腑　膽은 '中正(不偏不黨하고 공정한) 官'으로 불리며 뛰어난 불편부당한 中正의 판단은 여기에서 내려진다. 『素問』의 「靈蘭秘典論篇」에는 "膽은 中正의 官이며 決斷은 여기에서 나온다"라고 쓰여 있고, 또 「六節臟象論篇」에서는 "十一의 臟, 決斷을 膽에서 取한다"라고 설명하고 있다. 즉 모든 사람의 담력과 식견은 膽에서 생겨나는 것이다.

(『素問』「靈蘭秘典論篇」,「六節臟象論篇」)

膽과 肝의 관계　肝과 膽은 表裏의 관계에 있으며 '謀慮를 主管하는 肝'과 '決斷을 主管하는 膽'은 인간의 心의 基底를 형성하여 모든 행동력의 원천이 된다. 만약 膽이 쇠약하면 결단력, 행동력의 저하를 초래하여 아무리 훌륭한 肝의 謀慮라도 그 실행이 불가능하게 된다.

(이 마음 속까지도 서로 털어놓을 수 있는 정도의 親交를 표현하는 말이 '肝膽相照'이다)

(『素問』「血氣形志篇」)

膽은 淸淨한 液을 저장한다.　膽 이외의 모든 腑는 음식물과 대소변 등의 탁한 것을 저장하거나 수송한다. 그러나 膽은 六腑의 하나이면서도 탁하지 않은 淸淨한 액체(膽汁)를 저장한다. 『張氏類經』에서는 "膽은 中正의 官이며 淸淨한 液을 저장하므로 中精의 腑라고 한다"라고 설명하고 있다.

(『張氏類經』)

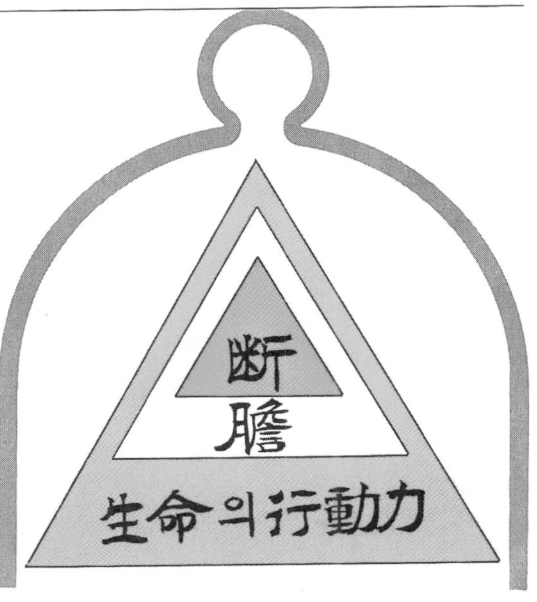

▲ 決斷은 膽에서 생겨나며 인간의 모든 행동력은 膽이 주관한다.

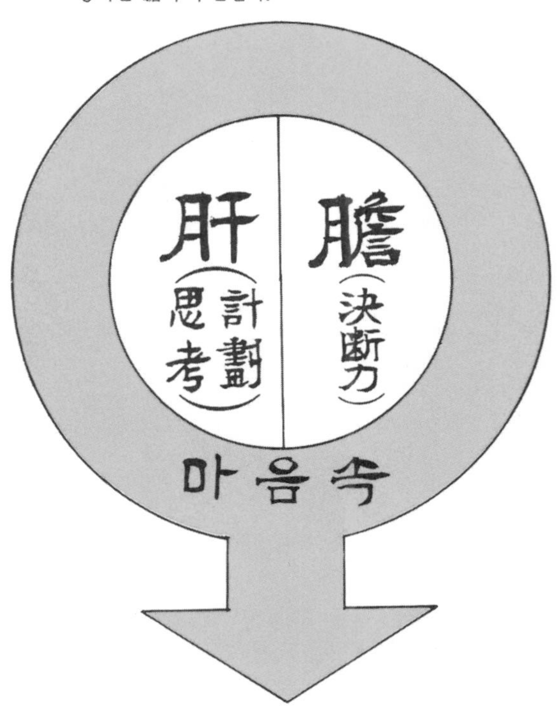

▶ 계획, 사고는 肝이 만들어내며, 그 실행의 결단은 膽이 담당한다.

●小腸

小腸은 熟成한 음식물의 選別所　小腸은 '受盛의 官'이라고 불리며 胃에서 숙성·소화된 음식물을 받아들이고, 그것을 영양분(精 또는 精氣라고 한다)과 殘渣(찌꺼기)로 선별하여 영양분은 脾에 보내고 찌꺼기 중에서 水液은 방광에, 固形物은 大腸에 각각 보내 몸 밖으로 배설하게 한다. 따라서 小腸의 기능 저하는 下痢를 일으키며 尿閉나 血便 등의 증상을 일으킨다. 또한 小腸은 胃에서 보내져 온 음식물이 과다하거나, 양양분을 운반하기 시작하는 脾의 활동이 나빠지면 바로 포화상태에 빠져 결국은 위경련을 초래하고, '腹滿의 證'을 일으킨다. (『素問』「靈蘭秘典論篇」)

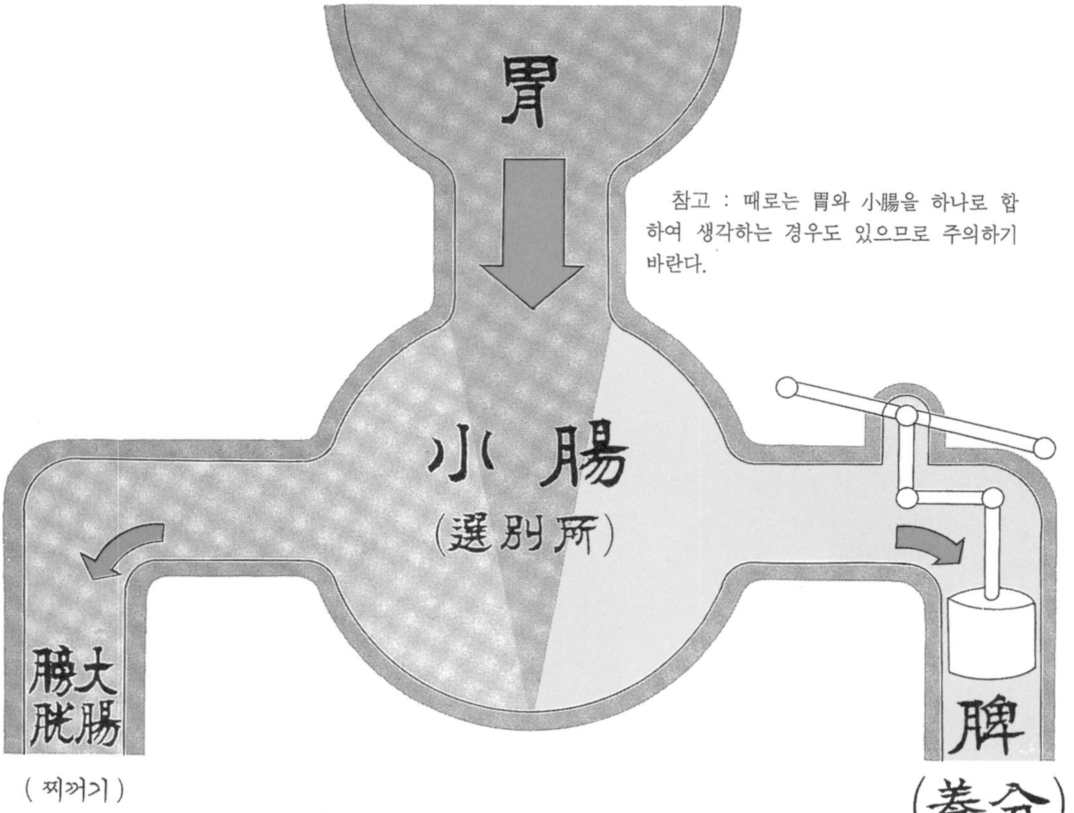

胃

小腸
(選別所)

膀胱 大腸
(찌꺼기)

脾
(養分)

참고 : 때로는 胃와 小腸을 하나로 합하여 생각하는 경우도 있으므로 주의하기 바란다.

▼心熱이 血尿를 수반한다는 것은 心과 小腸이 表裏 관계에 있다는 것으로 설명할 수 있다

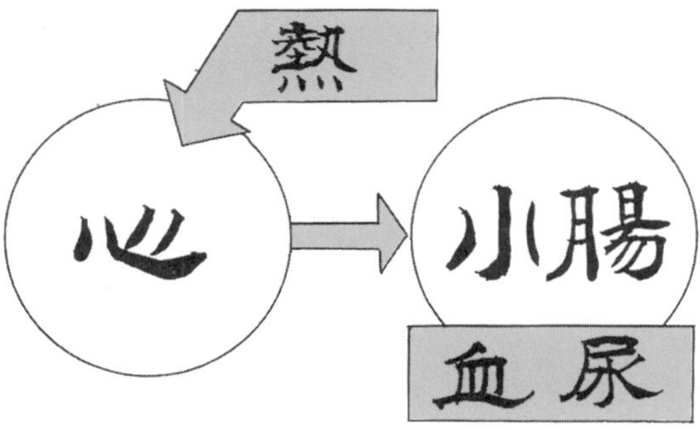

小腸과 心의 관계　心과 小腸은 경맥을 통하여 表裏의 관계를 이룬다. 『靈樞』의 「本輸篇」에는 "心은 小腸에 합쳐진다"라고 쓰여 있어서 이 양자가 상호 관계하고 있음을 설명하고 있다. 예를 들어 만약 心에 열이 있으면 그 증상은 小腸에 나타나 血尿가 생기게 된다.

(『素問』「血氣形志篇」, 『靈樞』「本輸篇」)

●胃

胃는 水穀(음식물)의 海　　胃는 脾와 마찬가지로 '倉廩의 官'이라고 불리며, 음식물을 받아들여(受納) 그것을 소화(熟成)한다. 『靈樞』의 「玉版篇」에서는 "胃는 水穀(음식물)의 海(모이는 곳)"라고 설명하고 있다.

오장육부의 활동원인 水穀의 精氣(영양)는 반드시 胃의 소화작용을 거쳐서 생성된다. 그 때문에 만약 胃의 기능에 이상이 생기면 다른 장부의 활동에 중대한 영향을 미쳐서 질병을 유발한다. (『素問』「靈蘭秘典論篇」, 『靈樞』「玉版篇」, 「五味篇」)

胃와 脾의 관계　　胃와 脾는 表裏의 관계에 있다. 胃는 음식물의 소화를 主管하고 脾는 그 소화된 음식물로부터 精氣를 추출하여 그것을 수송한다. 즉 양자는 상호 의존하면서 동시에 각각의 기능을 완성시키고 있다. 이 밀접한 관계로부터 胃의 病變은 脾에 영향을 주고 반대로 脾의 이상은 胃의 활동을 저해한다. 예를 들면 脾가 수송하지 않으면 胃의 소화작용은 기능하지 못하게 되며 胃가 소화하지 않게 되면 脾의 運化 기능은 불가능하게 된다. (『素問』「血氣形志篇」)

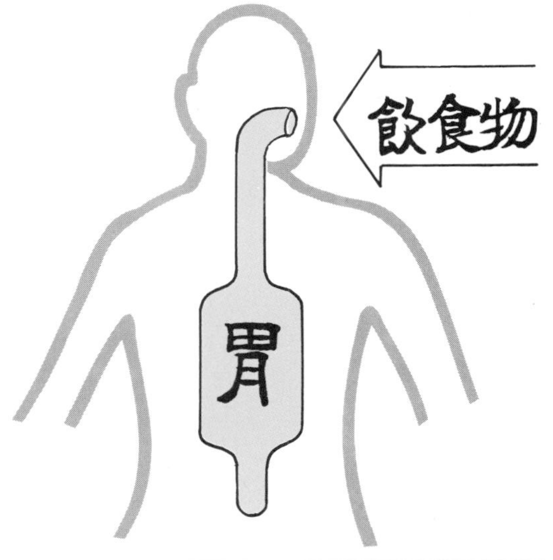

胃 (脾)	腎
水穀의 海	精·血의 海

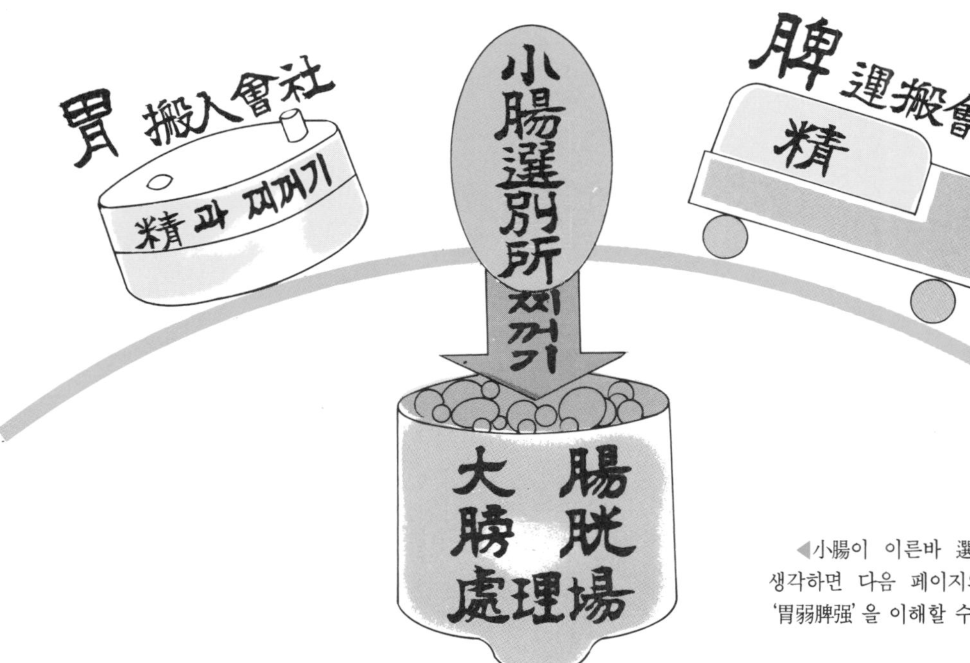

◀小腸이 이른바 選別所라는 것을 생각하면 다음 페이지의 '胃强脾弱', '胃弱脾强'을 이해할 수 있다.

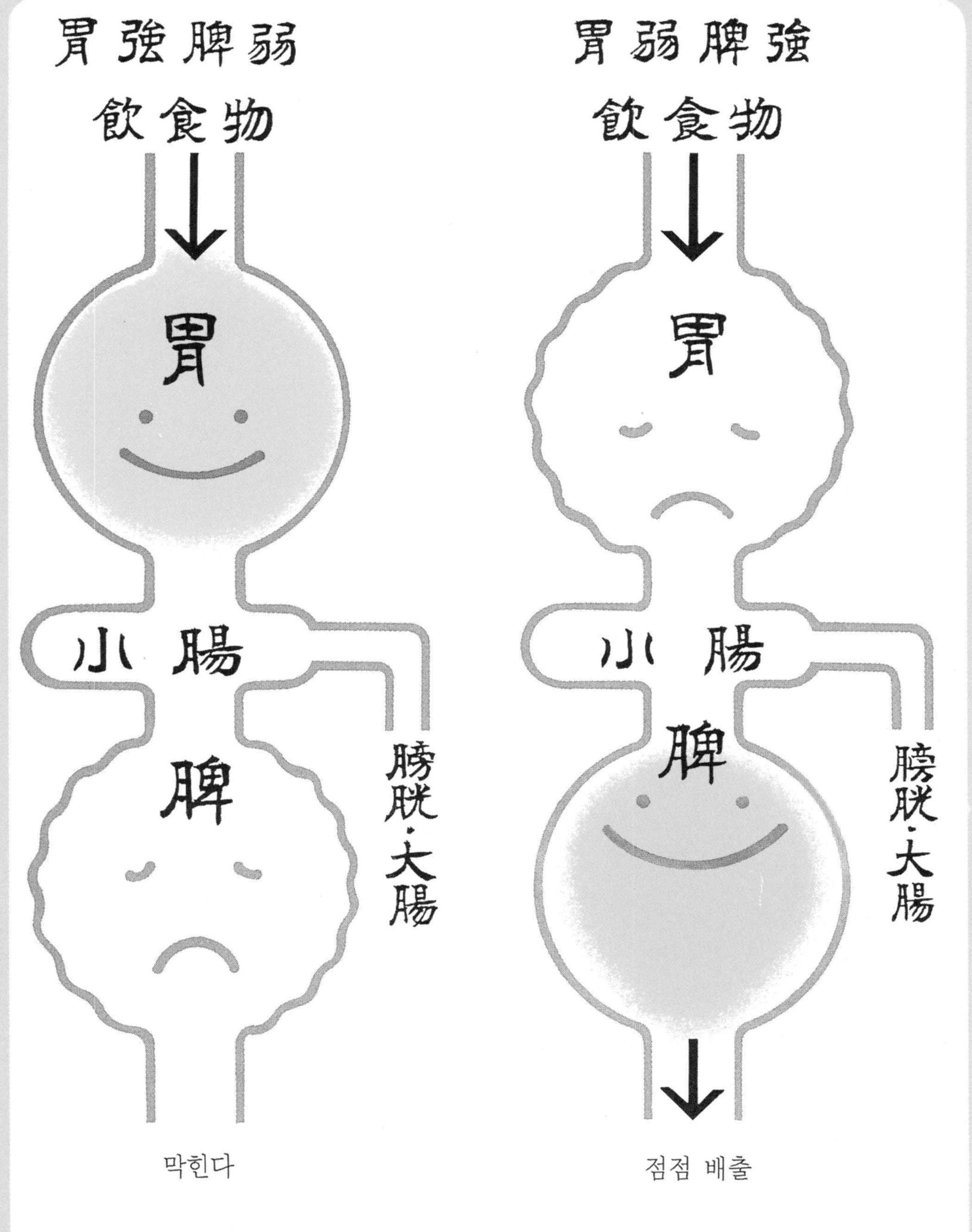

胃强脾弱　胃의 활동은 좋지만 脾의 활동이 나쁘다. 그 때문에 胃에서 보내져 온 것이 정체현상을 일으켜 식욕은 있지만 소화가 잘 되지 않게 된다.

胃弱脾强　胃의 활동이 좋지 않아 음식의 소화는 잘 되지 않는다. 그러나 脾의 활동이 좋지 않으므로 결과적으로 '精'이 부족하게 되고 공복감은 심하게 들지만 식욕이 나지 않는다.

●大腸

大腸은 殘渣를 배설한다 大腸은 '傳導의 官'이라고 불리며 小腸에서 음식물의 찌꺼기를 받아 운반하고 그것을 체외로 배설하는, 소화과정의 마지막을 담당하는 腑이다. 따라서 大腸의 기능 이상은 대변의 閉結, 裏急後重(배가 무지근한 증상)을 동반하는 下痢 등으로 나타난다.

(『素問』「靈蘭秘典論篇」, 『靈樞』「五味篇」)

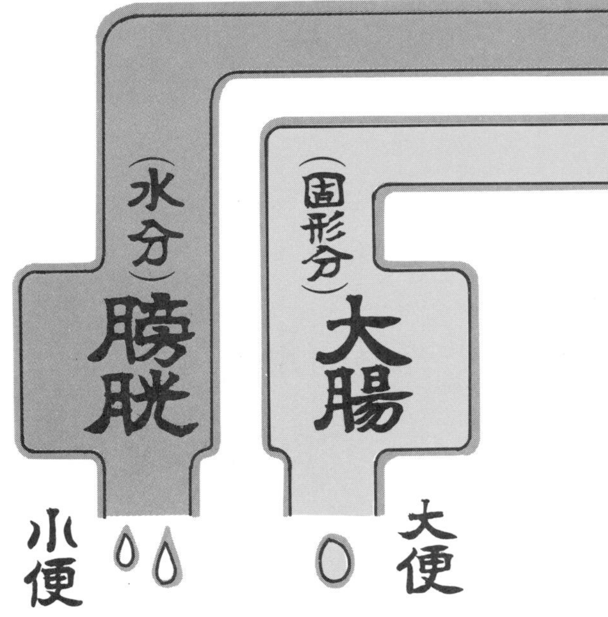

▲ 小腸에서 선별된 음식물의 찌꺼기는 다시 水分과 固形物로 나누어져 固形物은 大腸에서 배설된다.

大腸과 肺의 관계 肺와 大腸은 경맥상 상호 표리관계에 있다. 이 관계를 『靈樞』의 「本輸篇」에서는 "肺는 大腸에 합쳐진다"라고 설명하고 있다. 만약 肺에 病變이 생기면 大腸의 이상을 유발하고 종종 변비나 下痢 등의 증상이 발생한다.

(『素問』「血氣形志篇」, 『靈樞』「本輸篇」)

▼大腸과 肺는 表裏관계에 있다. 肺의 이상은 大腸의 증상으로 나타난다.

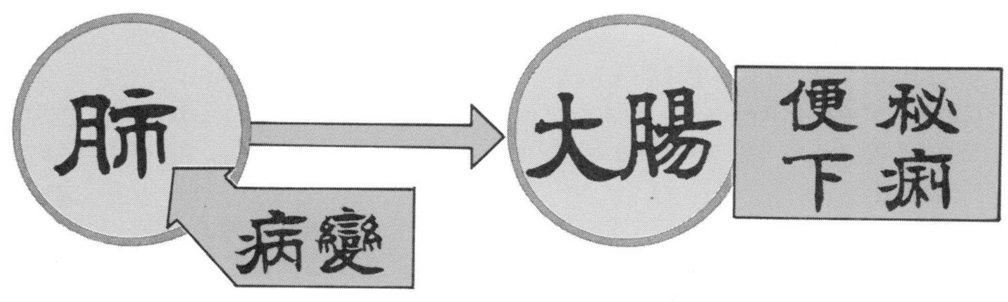

●膀胱

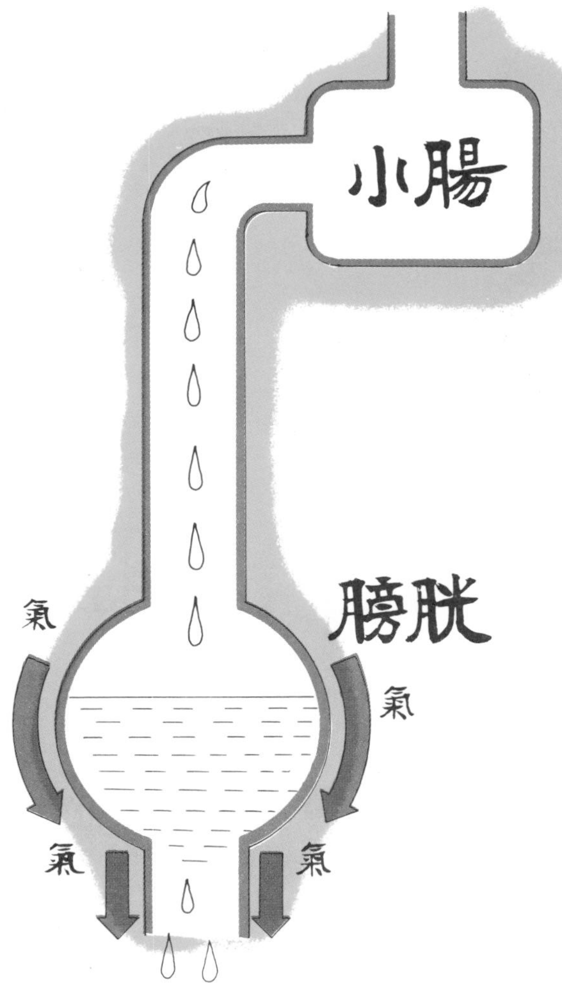

▼膀胱 속의 뇨는 腎氣의 작용으로 배설된다. 腎病이 흔히 尿停滯와 尿失禁을 수반하는 것은 이것으로 설명할 수 있다.

방광은 水液(尿)을 배설한다. 방광은 '州都의 官(지방장관)'이라고 불리며 三焦의 '水의 道'를 거쳐 小腸으로부터 보내져 온 水液을 모아 腎氣의 작용으로 그것을 체외로 배설한다. 『素問』의 「靈蘭秘典論篇」은 "방광은 州都의 官이며 津液을 저장한다"라고 설명하고 있다. 그러나 『素問』에서 말하는 津液은 뇨(소변)을 가리키고 있다. 본래 津液은 胃와 脾가 음식물에서 생성해 내는 것으로 전신에 수송되어 영양을 보급하는 것이다. 그러나 몸이 필요로 하는 津液에는 한도가 있어서 여분의 津液은 땀으로 배설되거나 방광에 보내져 뇨로서 체외로 배설된다. 따라서 津液과 땀, 뇨 사이에는 밀접한 관계가 있다. 예를 들어 배설하는 뇨의 양이 많아지면 체내의 津液이 감소하며 반대로 땀을 많이 흘리거나 심한 吐瀉로 津液을 대량으로 잃게 되면 뇨의 양은 감소하며 심할 때는 뇨가 없어져 나오지 않게 되는 수도 있다. (『素問』「靈蘭秘典論篇」)

방광과 腎의 관계 방광과 腎은 表裏의 관계에 있어서, 방광에 고인 뇨는 腎氣의 작용에 의해서 체외로 배설된다. 『靈樞』의 「本輸篇」에서는 "腎은 방광에 합쳐진다"라고 하여 腎과 방광이 밀접하게 연관되어 있음을 설명하고 있다. 따라서 腎氣가 충분하면 방광은 원활히 기능하지만 부족하면 기능이 저하되어 뇨의 정체, 尿失禁 등을 일으킨다.
(『素問』「血氣形志篇」, 『靈樞』「本輸篇」)

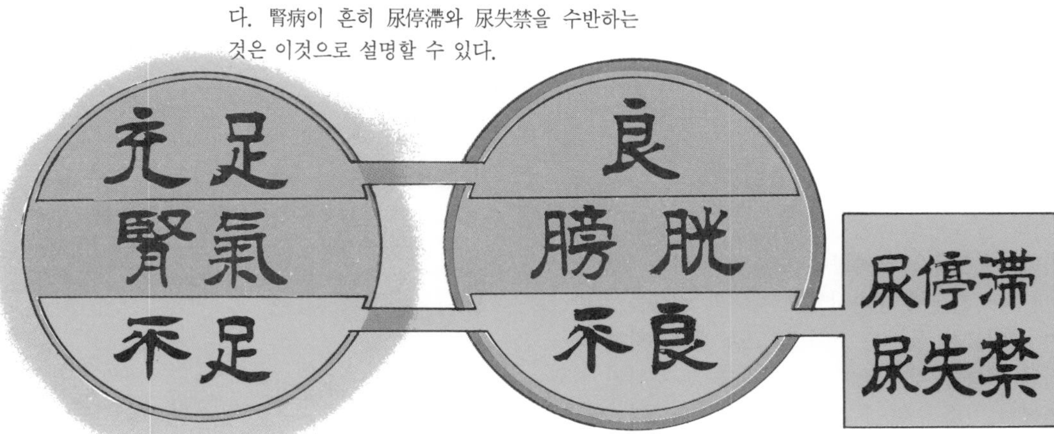

三焦

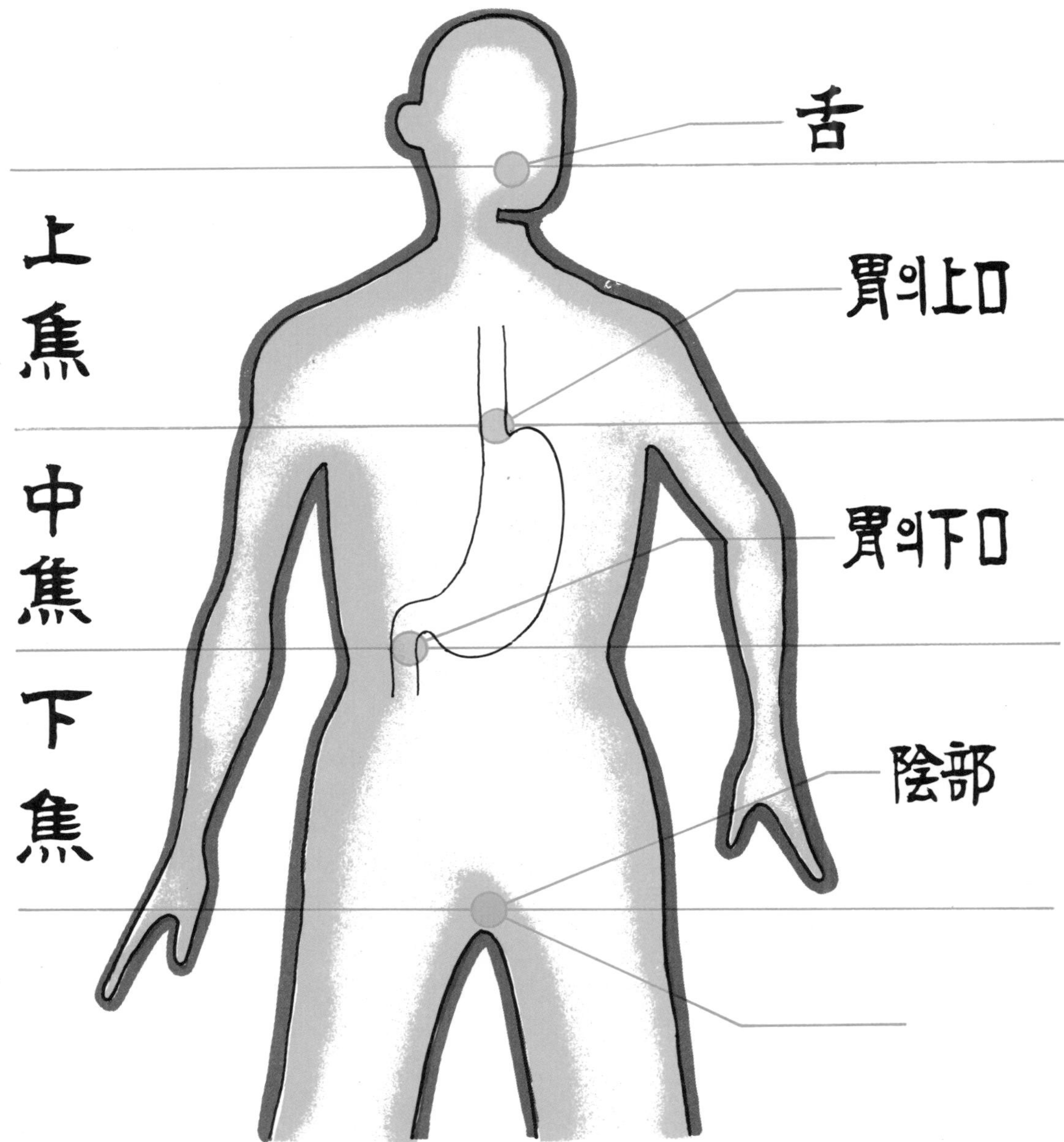

三焦는 氣血, 津液을 전신에 순환시킨다 三焦는 '決瀆의 官(도랑을 파서 물을 흐르게 하는 관리)'으로 불린다. 음식물을 소화하여 그것을 氣血과 津液으로 바꾸어 전신에 순환시키고 체내의 水路를 정비하며 불필요한 물질은 뇨와 변으로 배설시키는 종합적인 기능을 갖는 腑이다. 그리고 그 부위와 기능면에서 上焦·中焦·下焦의 세 개로 구분된다.

▲부위로 구분할 때는 혀에서 胃의 上口까지를 上焦, 胃의 上口에서 胃의 下口까지를 中焦, 胃의 下口에서 陰部까지를 下焦로 한다. 그러나 그것들의 각각의 기능에 대해서 생각할 때는 이 구분이 꼭 적합한 것만은 아니다.

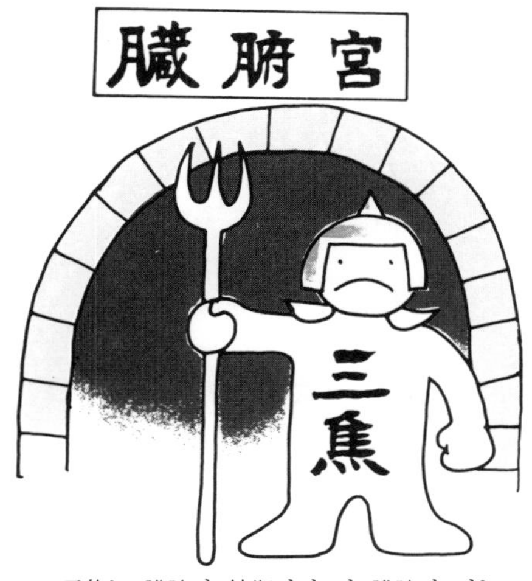

▲三焦는 臟腑의 外衛이며 각 臟腑의 기능을 보좌한다

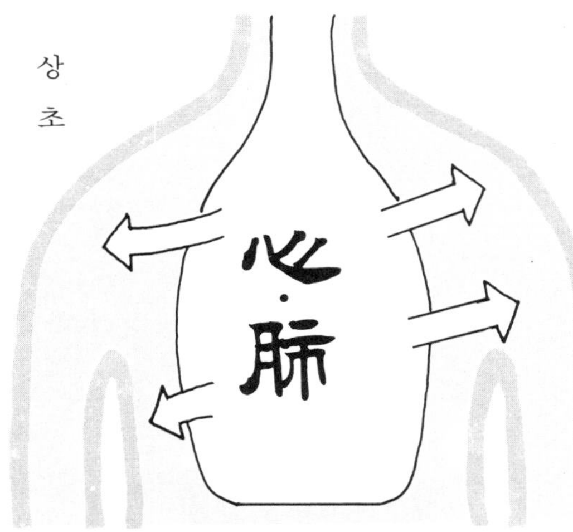

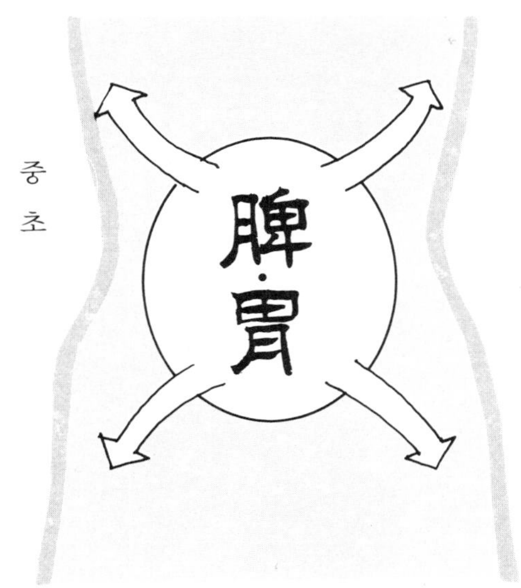

이 三焦에 관해서 『素問』의 「靈蘭秘典論篇」에서는 "三焦는 決瀆의 官으로 각각의 水道에서 나오고 방광에 속한다"라고 설명하고 있고 『難經』의 「三十一難」에는 "三焦는 水穀의 道路이며 氣가 시작하고 끝나는 곳이다"라고 쓰여 있다.

그러나 다른 腑와는 달리 三焦의 실체는 명확한 것이 아니며 三焦에 대해서는 많은 다른 이해 방식과 설명이 있다. 구태여 말하자면 三焦는 臟腑의 外府, 外衛로서 각각이 포함하는 臟이나 腑와 밀접한 관계를 가지면서 그 장부들의 기능을 조정하거나 보좌하는 기능을 갖는 것이라고 할 수 있다. (『素問』「靈蘭秘典論篇」, 『靈樞』「營衛生會篇」, 『難經』「三十一難」)

三焦의 구분과 기능 이하에서는 三焦의 부위상의 구별과 그 기능을 각각 나누어서 설명한다.

• **上焦** 舌下에서 胃의 上口(噴門)까지를 말한다. 胸部와 心, 肺를 포함하며 주로 '天(空)의 氣'를 주관하고 또 호흡운동이나 음식물(水穀)의 受納을 보좌하고 있다. 『難經』의 「三十一難」에서는 "上焦는 胃의 上口에 있으며 거두어 들여 나가지 않게 하는 것을 주관한다"라고 설명하고 있다(거두어 들임은 호흡과 음식의 受納을 말함).

上焦는 '天(空)의 氣'와 '水穀의 氣'를 안개처럼 전신에 순환하게 하고 肌(피부)를 따뜻하게 하며 肉을 충실하게 하고 毛를 윤택하게 한다. 이로써 肌肉은 영양을 받아 外邪로부터 몸을 지키는 기능을 발휘한다(이 기능을 衛氣라고 한다).

따라서 만약 上焦에 이상이 생기면 氣의 운행에 장해가 나타나고 肌肉에 溫氣가 없게 되며, 땀구멍의 개폐가 좋지 않게 되어 오한·전율이나 발한 등의 증상이 일어난다.

(『靈樞』「營衛生會篇」, 「決氣篇」, 『難經』「三十一難」)

• **中焦** 胃의 上口에서 下口(幽門)까지의 부분을 말한다. 上腹部와 胃, 肺를 포함하며 주로 '地의 氣(음식물의 精氣)'를 주관하고 胃와 脾의 소화 및 運化의 기능을 보좌한다. 『難經』의 「三十一難」에서는 이것을 "中焦는 胃의 中脘(배꼽의 위쪽)에 있으며 水穀을 腐熟하는 것(소화)을 주관한다"라고 쓰여 있다. 또한 中焦는 음식물로부터 영양소를 함유한 氣血과 津液을 만들어 내는 기능도 하고 있다. 『靈樞』의 「營衛生會篇」에서는 이것을 "中焦도 胃中에 있으며 찌꺼기를 내고 津液을 蒸

溜하며 그 精微(영양소)를 化하여 上肺脈에 보내 化하여 혈을 이루게 한다"라고 설명하고 「決氣篇」에서도 "中焦는 氣를 받아 汁을 取하며 변화하여 적색으로 된다. 이것을 血이라고 한다"라고 설명하고 있다(汁이란 음식물의 精微한 것, 즉 영양소를 말한다.)

따라서 이 中焦의 기능에 이상이 생기면 소화불량이 일어나고 氣血의 생성기능이 저하된다.

(『靈樞』「營衛生會篇」,「決氣篇」, 『難經』「三十一難」)

• 下焦　胃의 下口에서 陰部까지의 부분을 말한다. 하복부를 비롯한 肝, 腎, 小腸, 大腸, 膀胱 등의 臟腑를 포함하며 주로 水液의 淸濁을 분류하고 뇨나 변의 배설 기능을 행한다. 『難經』의 『三十一難」에서는 이것에 관하여 "下焦는 방광의 上口에 있으며 淸濁의 분별을 주관하고, 밖으로 내보내고 들어오지 못하게 함으로써 傳導하는 것을 주관한다"고 설명하고 있다. 따라서 이 下焦에 질환이 생기면 尿閉, 야뇨증 등이 나타난다. (『靈樞』「營衛生會篇」, 『難經』「三十一難」)

三焦와 心包絡의 관계　三焦와 心包絡은 手의 厥陰經과 小陽經의 두 경맥을 통하여 상호 表裏관계를 이루고 있다. 三焦는 장부의 外衛, 心包絡은 心의 外衛로서 이 양자는 그 기능면에서 밀접하게 연관되어 있다. (『素問』「血氣形志篇」)

하초

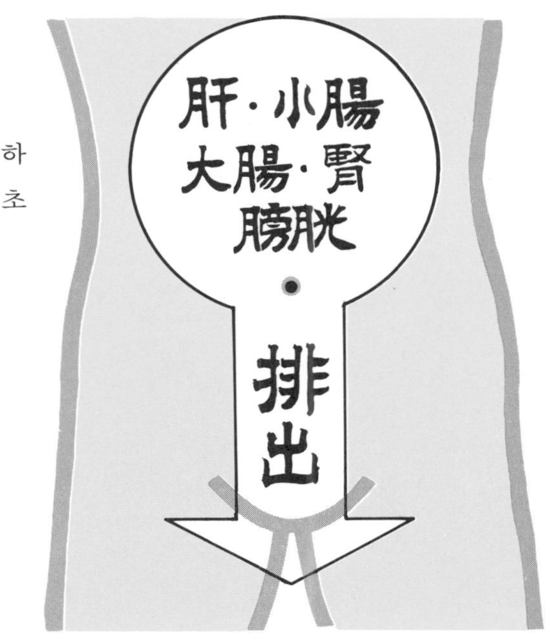

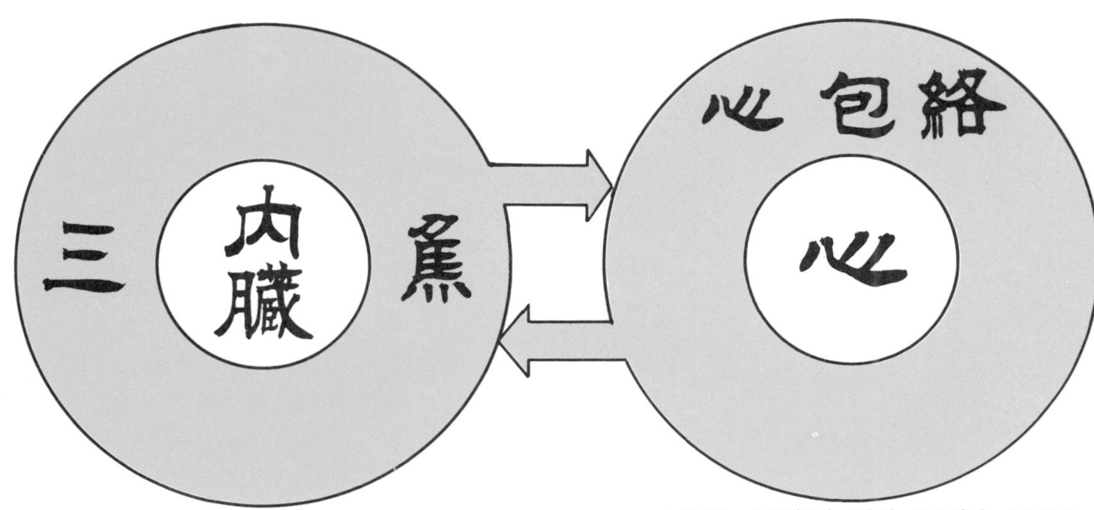

▲三焦는 內臟(臟과 腑)의 外衛이며 心包絡은 心의 外衛이다. 그리고 양자는 表裏관계에 있다. 예를 들어 신경을 사용하면 胃部가 찌르는 듯이 아프거나 흥분하면 心部가 두근거리는 것은 三焦와 心包絡이 각각 그 영향을 미치는 것이라고 생각하면 이해하기 쉽다.

奇恒의 腑

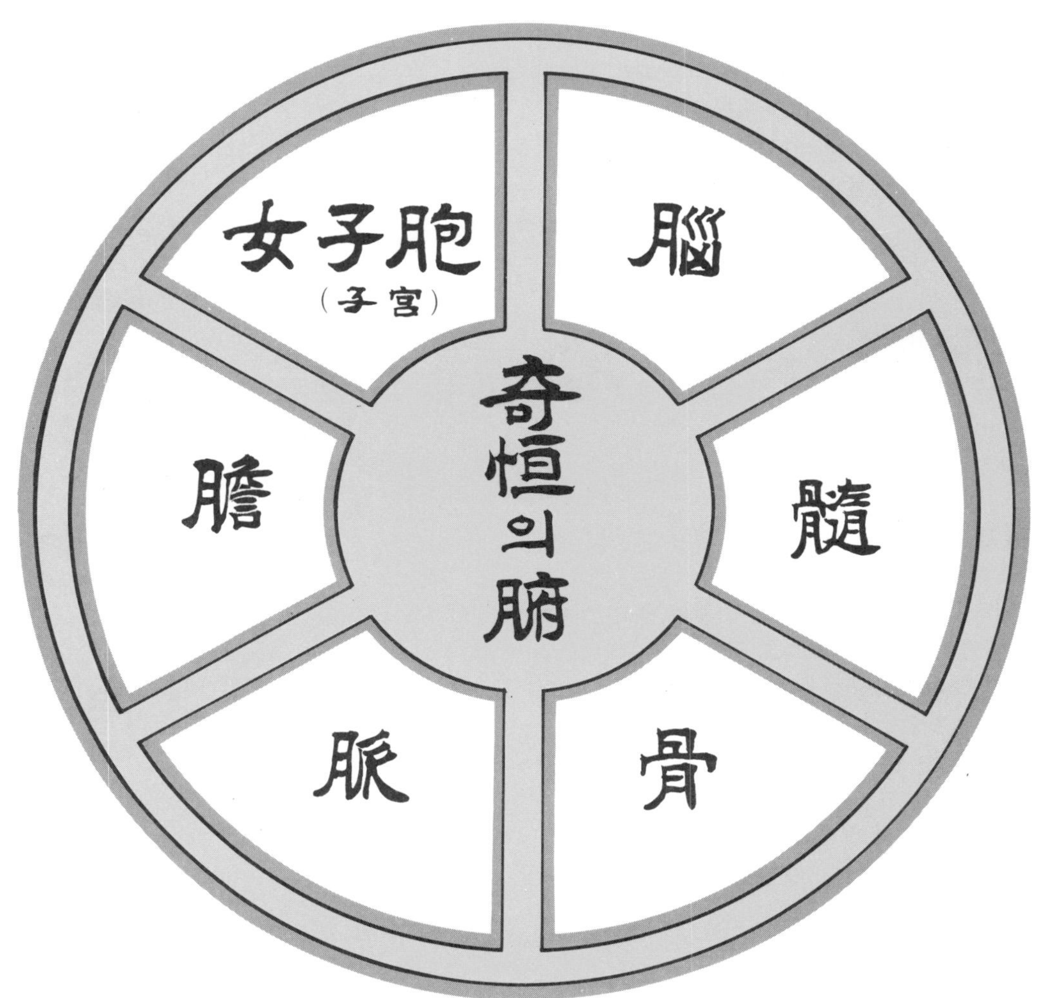

五臟六腑 외에 內臟을 구성하고 있는 것으로 '奇恒의 腑'라고 하는 腦·髓·骨·脈·膽·女子胞(자궁) 등이 있다. 奇恒의 腑는 오장육부에 대하여 '정상적이지 않은 것'으로서 형체는 腑와 유사하지만 기능은 臟과 유사하다. 즉 臟이기도 하고 腑이기도 하며 또 臟도 腑도 아닌 것이다.

『素問』의 「五臟別論篇」에서는 이것을 "腦·髓·骨·脈·膽·女子胞 六者는 地의 氣(음식물의 精)을 받아 발생하며 陰의 精氣를 얻어 同化한 것으로 이러한 점은 大地와 유사하다. 따라서 항상 충실하며 공허하게 되지는 않는다. 그렇다고 해서 五臟과 동렬에 놓아서는 안된다. 결국 腑라고 하게 되는데 예외적인 것이므로 奇恒의 腑라 한다"라고 설명하고 있다.

그러나 이처럼 위의 여섯 가지는 오장육부와는 구별되지만 각각 장부와 상호 관계하고 있으며 그 영향을 강하게 받고 있다.

여기에서는 특히 腦·髓·女子胞에 관해서 중점적으로 설명한다.

●腦와 髓

腦·髓와 腎의 관계　腎의 항목에서도 설명했듯이 腦와 髓는 腎精이 변화한 것이다. 腦와 髓의 정상, 비정상은 腎의 精氣의 상태에 따라 변화한다. 따라서 腦·髓의 衰退나 病變의 치료에는 腎의 精氣를 충실하게 하는 것이 가장 우선적으로 고려된다. (『素問』「陰陽應象大論篇」)

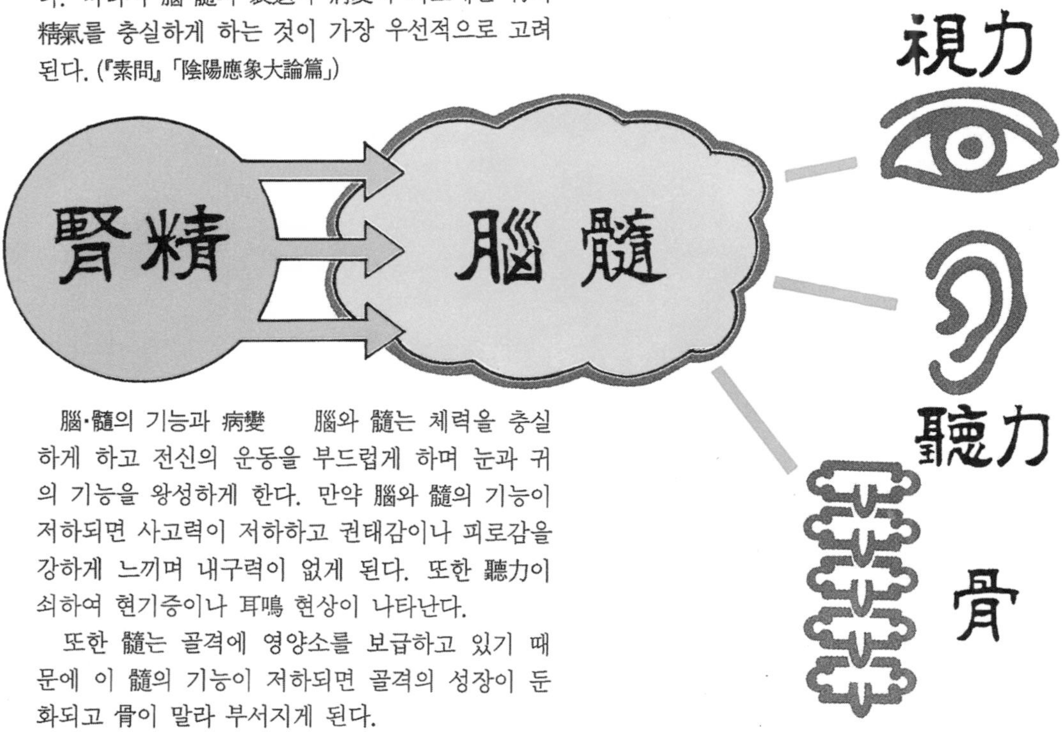

腦·髓의 기능과 病變　腦와 髓는 체력을 충실하게 하고 전신의 운동을 부드럽게 하며 눈과 귀의 기능을 왕성하게 한다. 만약 腦와 髓의 기능이 저하되면 사고력이 저하하고 권태감이나 피로감을 강하게 느끼며 내구력이 없게 된다. 또한 聽力이 쇠하여 현기증이나 耳鳴 현상이 나타난다.

또한 髓는 골격에 영양소를 보급하고 있기 때문에 이 髓의 기능이 저하되면 골격의 성장이 둔화되고 骨이 말라 부서지게 된다.

(『素問』「解精微論篇」, 「痿論篇」, 『靈樞』「海論篇」)

▲ 腦, 髓는 腎精이 변화하여 생긴다. 腦, 髓는 시력과 청력 등을 주관하며 骨의 성장을 촉진한다. 그러나 과도한 성생활은 腎精의 부족을 일으키며 이 경우에는 시력과 청력의 일시적인 저하와 사고력의 저하 현상이 나타난다.

●女子胞

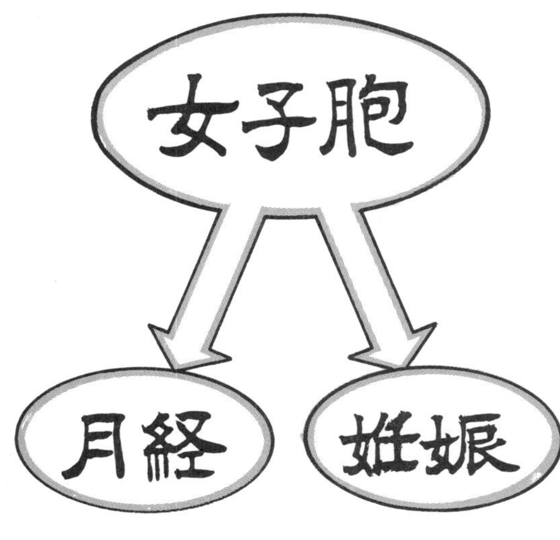

女子胞(胞宮이라고도 한다)는 이른바 자궁으로서 그 기능에는 월경과 임신의 두 가지가 있다.

월경 여자가 성장·발육하여 가면 衝脈이나 任脈(모두 자궁에서 시작되는 經脈) 및 氣·血이 충실하여 월경이 시작되고 수태가 가능하게 된다. 따라서 발육이 불충분하거나 氣血이 부족하게 되면 월경불순, 폐경 등의 증상이 나타난다. 또 자궁은 腎이나 肝과도 관계가 깊어서 그것들의 이상으로부터도 월경불순이 일어난다. 월경은 연령과도 관계가 있어서 49세 전후가 되면 腎氣나 衝脈, 任脈의 기능이 쇠퇴하고 氣·血이 減弱하여 월경은 정지하고 임신이 불가능하게 된다.

임신 女子胞는 임신함과 동시에 태아를 보호 育生하는 중요한 臟器가 된다. 그리고 임신 전까지는 월경을 관리하고 있던 衝脈과 任脈은 수태 후에는 태아에 대한 영양보급을 주관한다. 따라서 임신 중에 이상이 생긴 경우에는 衝脈이나 任脈의 氣血을 충실하게 하여 태아에게 영양을 주도록 치료한다.

▼衝脈이나 任脈, 氣·血이 충실하면 월경이 순조로와져서 임신이 가능하게 된다. 또한 女子包는 肝·腎의 영향을 강하게 받는다. 여기서 任脈의 '任'字는 '姙'과 서로 통하는 것이다.

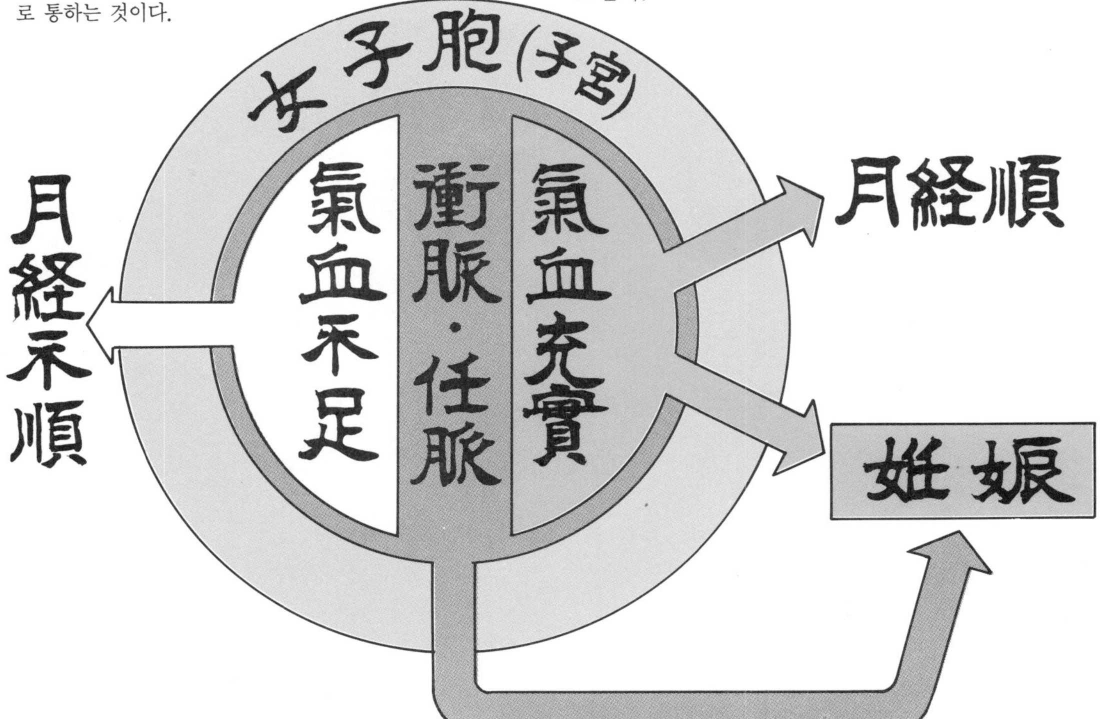

營·衛·氣·血

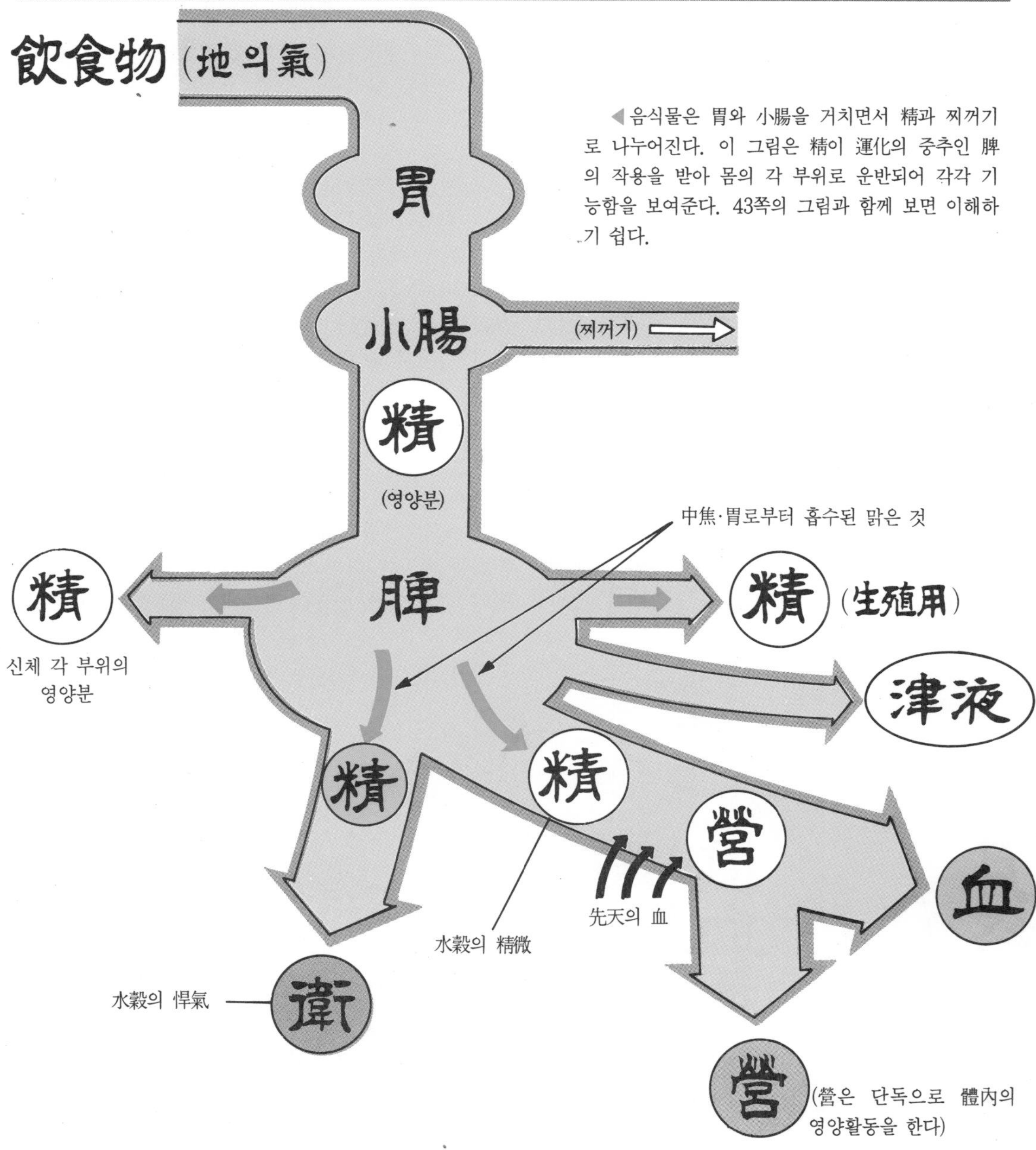

◀음식물은 胃와 小腸을 거치면서 精과 찌꺼기로 나누어진다. 이 그림은 精이 運化의 중추인 脾의 작용을 받아 몸의 각 부위로 운반되어 각각 기능함을 보여준다. 43쪽의 그림과 함께 보면 이해하기 쉽다.

營·衛·氣·血·精·津液은 모두 음식물의 精髓가 변화한 것으로서 저장되거나 周流하고 분포하여 신체의 각 부위에 영양을 보급한다. 또한 새로운 생명체를 만들어 내는 기초적 물질이 되거나 각 臟器와 기관, 조직의 기능과 활동의 원동력이 되기도 한다. 그리고 이 물질들의 생성, 운행, 분포는 장부나 경락의 소화·흡수·변화·운반·저장 등의 기능활동에 의해서 이루어진다.

이 물질들의 생성, 운행, 분포 등에 나타나는 변화나 이상은 인체의 생리나 病理에서 중대한 영향을 미치기 때문에 진단이나 치료를 생각하는 데 기초가 된다.

●營의 생성과 기능

營의 생성　營은 榮養의 榮을 의미하며 인체의 영양물질의 하나이다. 음식물(水穀)이 胃와 脾에서 소화되어 흡수된 精微한 부분(精)에서 생성되는 것으로 그 本體는 水穀 중의 精氣이다. 이 營은 胃·脾에서 脈 중에 들어가며 血과 함께 전신을 周流하고 몸을 구성하는 모든 것에 영양으로서 공급되어 인체를 保養한다.

(『靈樞』「營衛生會篇」,「營氣篇」)

營의 기능　營은 인체의 기초적인 영양물질로서 그 기능은 血과 불가분의 관계에 있다. 營의 순환이 澁滯하여 血脈이 공허하게 되면 경맥이나 피부, 근육의 영양이 부족하여 마비증세가 일어난다. 또 病邪가 血脈에 침투해 들어오면 營氣의 운행이 不順하게 되고 혈액도 국부의 근육 내에서 정체하여 부종 등의 병변이 나타나게 된다.

營·血과 精神의 관계　營과 血은 정신활동의 물질적인 기초가 된다. 『靈樞』의 「本神篇」에서는 "血은 魂을 간직하며 營은 意를 간직한다"고 하여 營·血의 盛衰消長이 정신활동이나 의식활동과 밀접하게 관계하고 있음을 설명하고 있다.

(『靈樞』「本神篇」)

▼營은 水穀 중의 精氣로서 血과 함께 脈 속에 들어가 흐르고 전신을 순환하며 영양을 공급한다. 또 營은 정신활동의 물질적 기초가 된다.

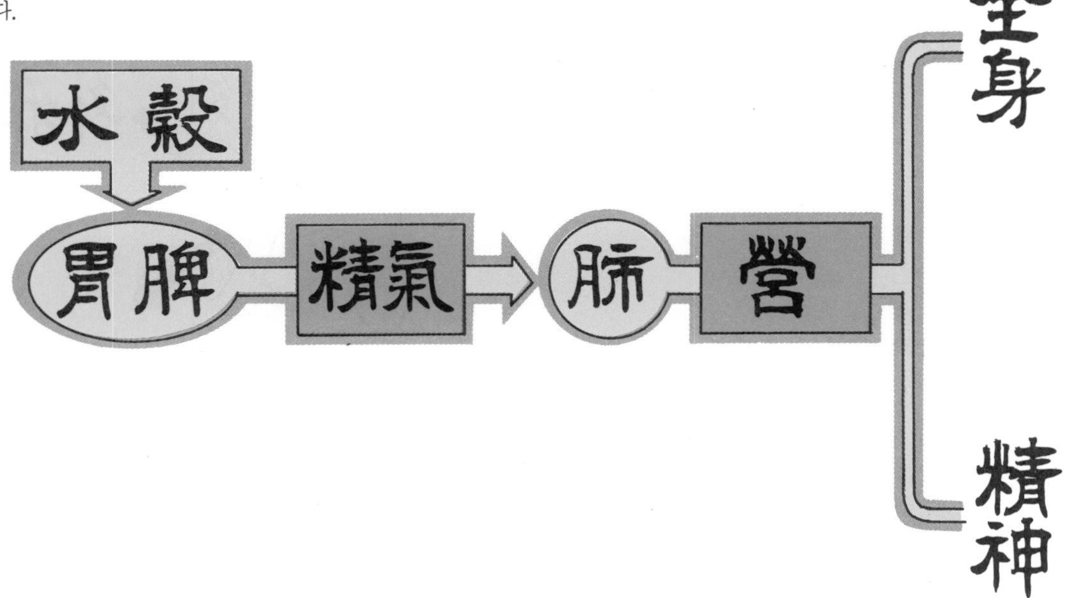

衛의 생성과 기능

衛의 생성 衛는 水穀(음식물)이 胃와 脾에 의해서 소화·흡수되어 만들어진 영양물질의 일종으로서 탁하고 비교적 열기가 높은 것이다. 衛는 脈바깥을 흐르며 피부나 근육 사이를 돌고 오장육부의 隔膜을 안개처럼 적시며 胸膜에 널리 퍼져 몸을 방위하고 보호한다.

(『靈樞』「痺論篇」)

衛의 기능 衛는 우선 근육을 따뜻하게 하고 피부를 적셔 윤택하게 하며 肌에 영양을 보급한다. 한방의학에서는 윤기있고 광택이 있는 肌를 건강체의 상징으로 삼는다.

또한 衛는 땀샘의 개폐를 관리하여 자연환경에 대한 인체의 적응능력을 조정하거나 외부로부터 病邪의 침입을 막고 이것을 제거한다.

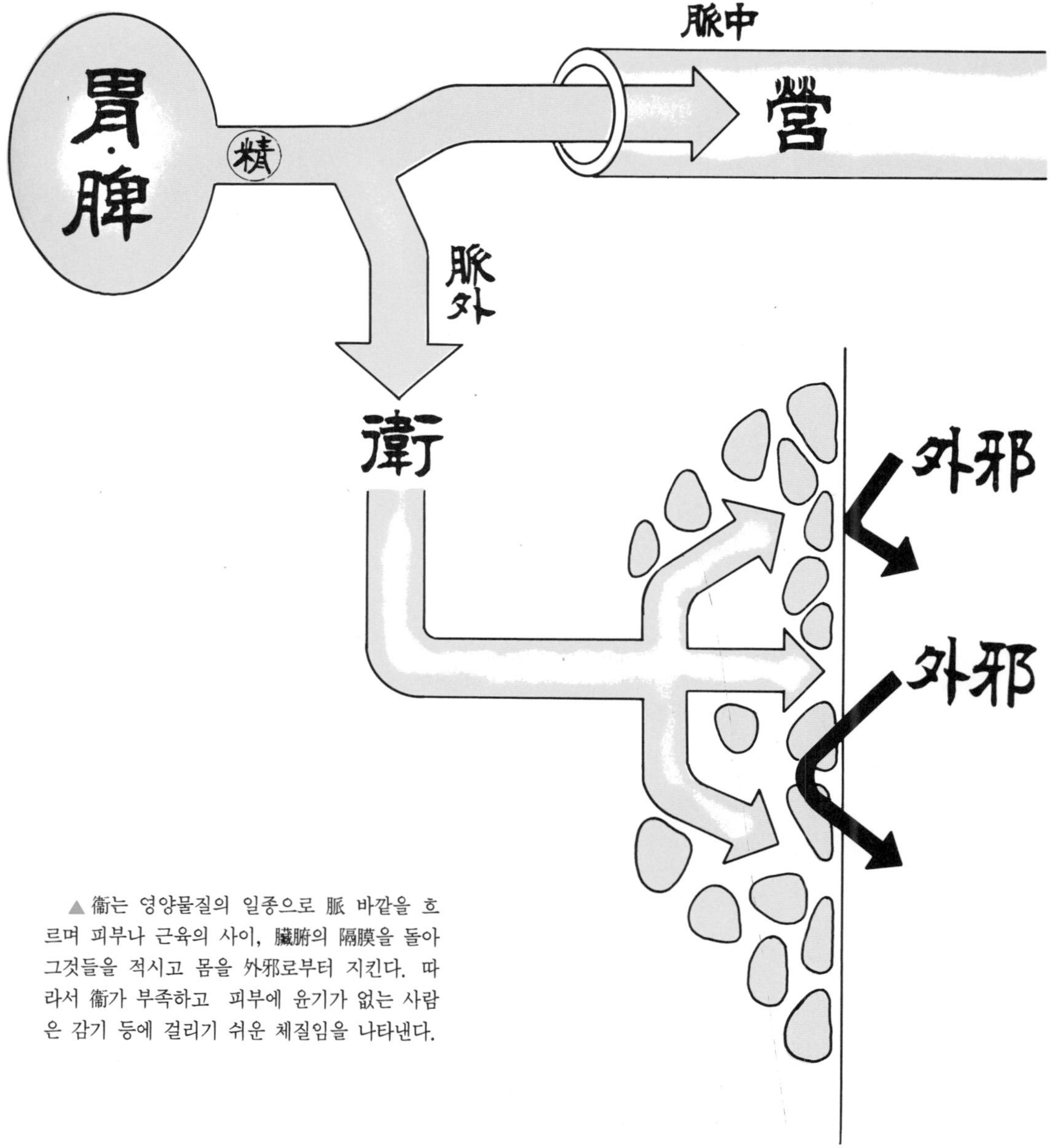

▲ 衛는 영양물질의 일종으로 脈 바깥을 흐르며 피부나 근육의 사이, 臟腑의 隔膜을 돌아 그것들을 적시고 몸을 外邪로부터 지킨다. 따라서 衛가 부족하고 피부에 윤기가 없는 사람은 감기 등에 걸리기 쉬운 체질임을 나타낸다.

●氣의 생성과 기능

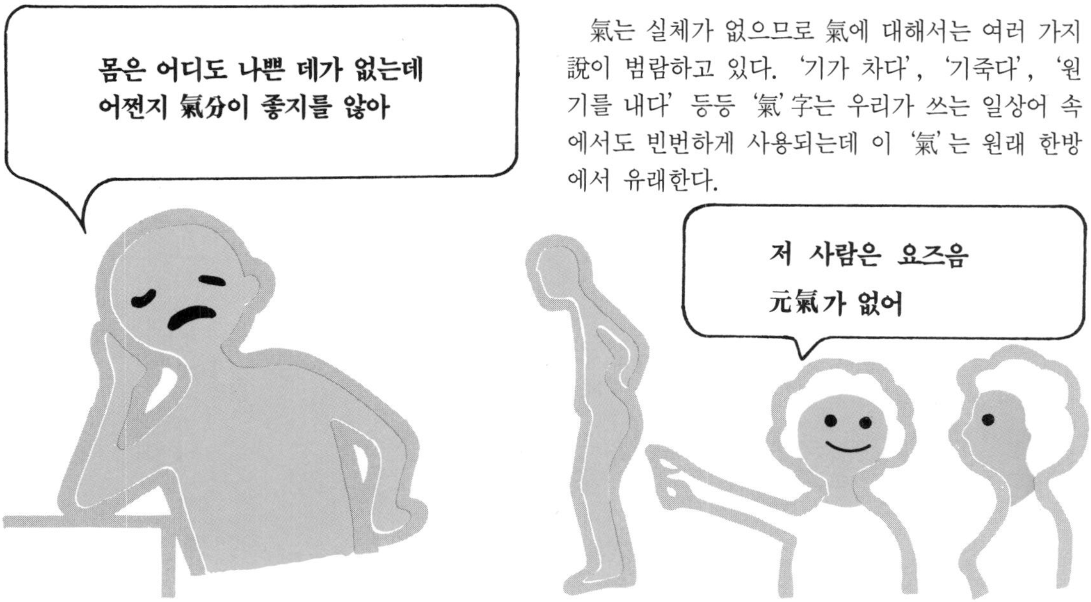

氣는 실체가 없으므로 氣에 대해서는 여러 가지 說이 범람하고 있다. '기가 차다', '기죽다', '원기를 내다' 등등 '氣'字는 우리가 쓰는 일상어 속에서도 빈번하게 사용되는데 이 '氣'는 원래 한방에서 유래한다.

眞氣의 생성　　肺의 호흡작용으로 코에서 喉를 통하여 체내에 들어와 만들어진 것을 '天의 氣'라고 하고, 입을 통하여 체내에 들어온 음식물이 胃와 脾의 소화흡수 작용을 받아 만들어진 것을 '地의 氣(水穀의 氣)'라고 한다. 그리고 이 天의 氣와 地의 氣가 合體한 것을 '眞氣(또는 元氣라고도 한다)'라고 하며 이 眞氣는 모든 것에 생명활동을 부여하는 에네르기원이 된다.

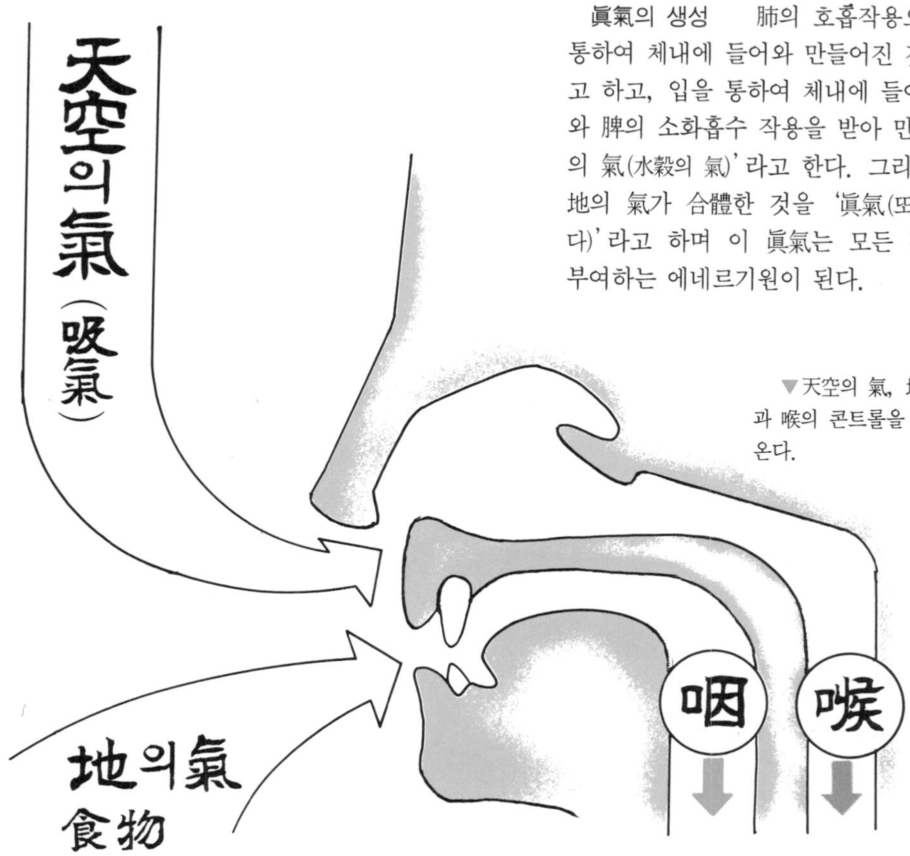

▼天空의 氣, 地의 氣는 각각 咽과 喉의 콘트롤을 받아 체내로 들어온다.

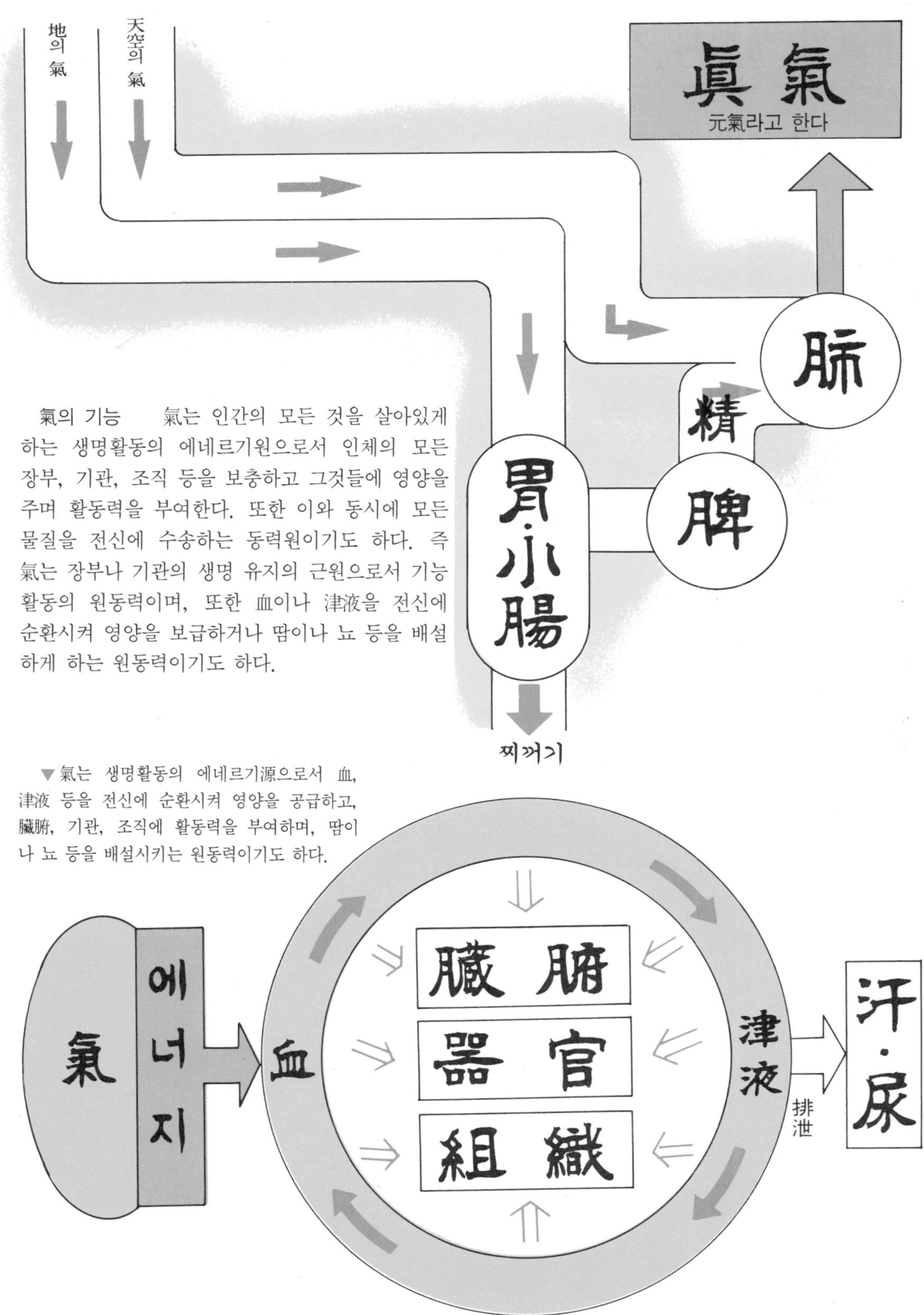

氣의 기능　氣는 인간의 모든 것을 살아있게 하는 생명활동의 에네르기원으로서 인체의 모든 장부, 기관, 조직 등을 보충하고 그것들에 영양을 주며 활동력을 부여한다. 또한 이와 동시에 모든 물질을 전신에 수송하는 동력원이기도 하다. 즉 氣는 장부나 기관의 생명 유지의 근원으로서 기능 활동의 원동력이며, 또한 血이나 津液을 전신에 순환시켜 영양을 보급하거나 땀이나 뇨 등을 배설하게 하는 원동력이기도 하다.

▼氣는 생명활동의 에네르기源으로서 血, 津液 등을 전신에 순환시켜 영양을 공급하고, 臟腑, 기관, 조직에 활동력을 부여하며, 땀이나 뇨 등을 배설시키는 원동력이기도 하다.

臟腑·經絡과 氣 장부에 배포된 氣는 心氣·肺氣·肝氣·腎氣·胃氣·充氣(脾氣) 등으로 불린다. 그리고 이 氣는 胃의 소화·흡수작용, 脾의 運化작용 등과 같은 각 장부의 기능활동의 추진력이 된다.

또한 경락은 장부와 신체 각 기관 사이를 연락하여 양자의 기능을 협조하게 하는데 이 경락의 傳導작용도 氣에 의해서 활동력이 충족된다. 예를 들어 경락의 氣의 활동에 의해 心氣는 혀에 통하여 음식물의 五味를 알게 하고 脾氣(充氣)는 입에 통하여 五臭를 알게 하며 腎氣는 귀에 통하여 音을 듣게 하고 肝氣는 눈에 통하여 五色을 알게 한다. (『靈樞』「刺節眞邪篇」,「五味篇」)

▼각 臟腑에 배포된 氣는 각각 臟腑 기능 활동의 추진력이 된다.

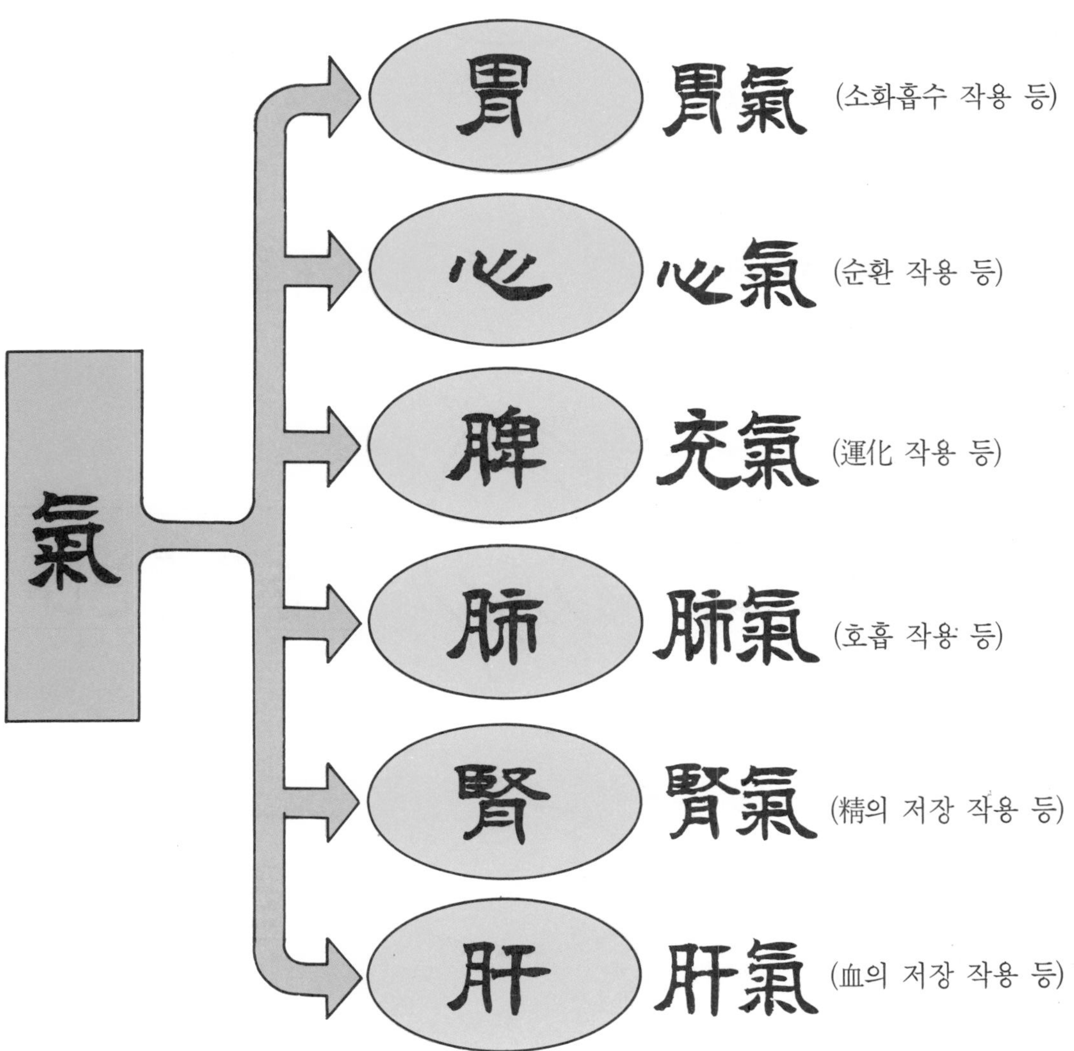

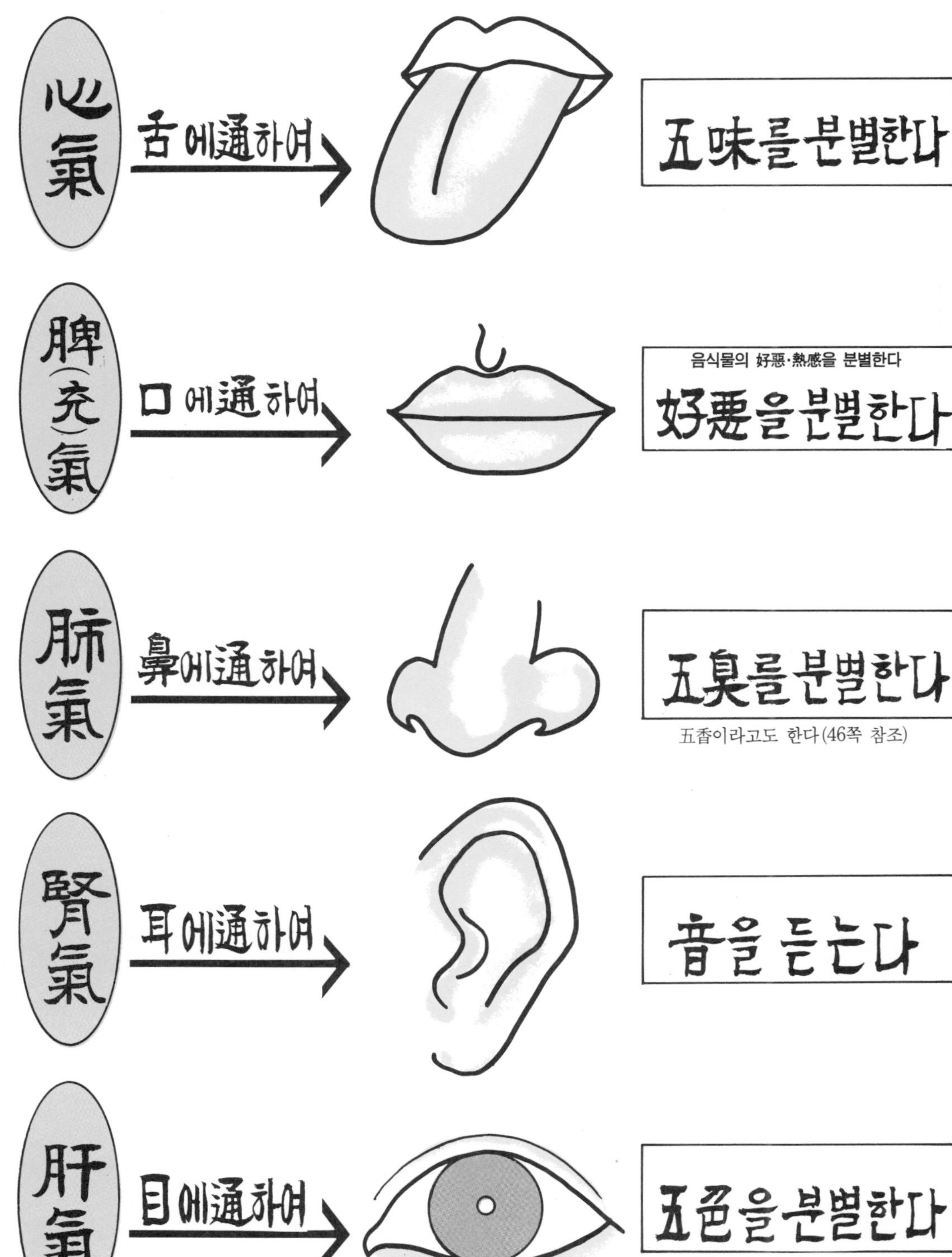
心氣
舌에通하여
五味를 분별한다
脾(充)氣
口에通하여
음식물의 好惡·熱感을 분별한다
好惡을 분별한다
肺氣
鼻에通하여
五臭를 분별한다
五香이라고도 한다(46쪽 참조)
腎氣
耳에通하여
音을 듣는다
肝氣
目에通하여
五色을 분별한다
예를 들면 肝氣의 부족은 시력
저하를 초래한다

氣의名稱

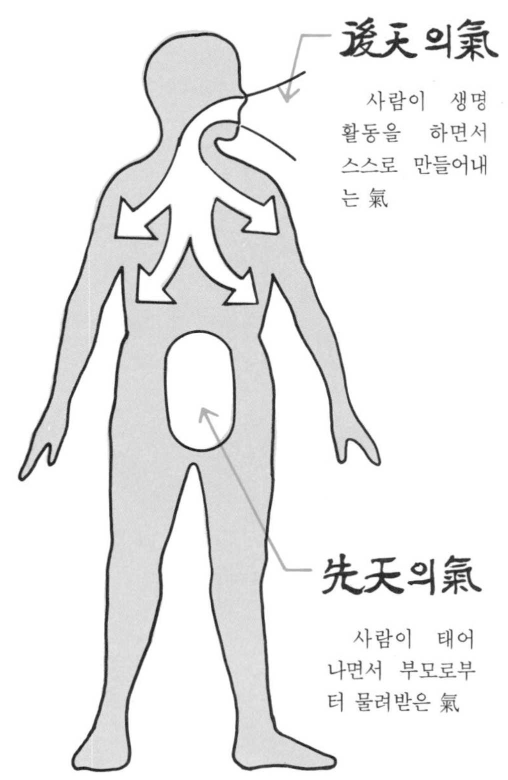

氣는 그것이 분포하는 곳이나 작용이 각각 다르기 때문에 氣에는 여러 가지의 다른 명칭이 있다.

음식물 중의 精微한 물질(精)은 변화하여 氣가 되고 上焦와 中焦에서 분산되어 營氣와 衛氣 두 개로 나누어지며 오장육부를 비롯한 전신을 周流하여 영양을 공급한다. 이 중에서 胸中에 분산된 기를 '大氣' 또는 '宗氣'라 부르며 이것이 咽으로 흘러 吐出되고 거기에서 天의 氣와 合體하여 '眞氣' 또는 '元氣'라 부르는 氣가 된다. 또한 體表에 있는 氣를 '衛氣', 體內에 있는 기를 '營氣'라 부르며 心에 있는 것을 '心氣', 肺에 있는 것을 '肺氣', 肝에 있는 것을 '肝氣', 脾에 있는 것을 '充氣', 腎에 있는 것을 '腎氣', 胃에 있는 것을 '胃氣'라고 하고 上焦에서는 '宗氣', 中焦에서는 '中氣', 下焦에서는 '元陰·元陽의 氣'라고 부른다.

또한 태어날 때 부모로부터 물려받은 기를 '先天의 氣', 태어난 후 사람이 생명활동을 하면서 만들어 내는 氣를 '後天의 氣'라고 한다. 氣의 陽 부분에 있는 것을 '陽氣', 氣의 陰 부분에 있는 것을 '陰氣'라고 한다. 그러나 이 모든 氣의 源泉은 동일하여 '眞氣'는 모든 氣의 根元이 된다. (『靈樞』「五味篇」, 『張氏類經』)

天―無形―氣體(陽氣)

陽 陰

地―形―物體(陰氣)

▼氣를 陽氣와 陰氣로 나누어 생각할 때는 陽氣는 몸의 기능, 陰氣는 몸의 물질이라고 생각하면 이해하기 쉽다.

陽氣	機能	體內의 '기능'을 주관한다.
陰氣	物質	津液·精·血 등을 포함한 體內의 유형물질을 주관한다.

●血의 생성과 기능

血의 생성과 분포　　血의 생성에 관하여『靈樞』의「決氣篇」에서는 “中焦는 氣를 받아 汁을 취하며 이를 적색으로 변화시킨다. 이것을 血이라 한다”고 하며,「邪客篇」에서는 “營氣는 津液을 분비하고 이것이 脈에 주입되며 변화하여 血이 된다”고 설명하고 있다. 요컨대 血은 脈 속에 들어간 營(精의 일부)이 中焦의 氣를 받아 변화한 것을 말하며 營과 함께 脈 속으로 들어가 전신을 순환한다. 그리고 안으로는 오장육부, 밖으로는 四肢百骸에 주입되어 전신에 영양을 보급하고 있다.

또한 血과 五臟은 밀접한 관계에 있어서 心은 血의 순환을 주관하고 肝은 血을 저장하며 脾는 血의 기능을 조정한다. (『靈樞』「決氣篇」,「邪客篇」)

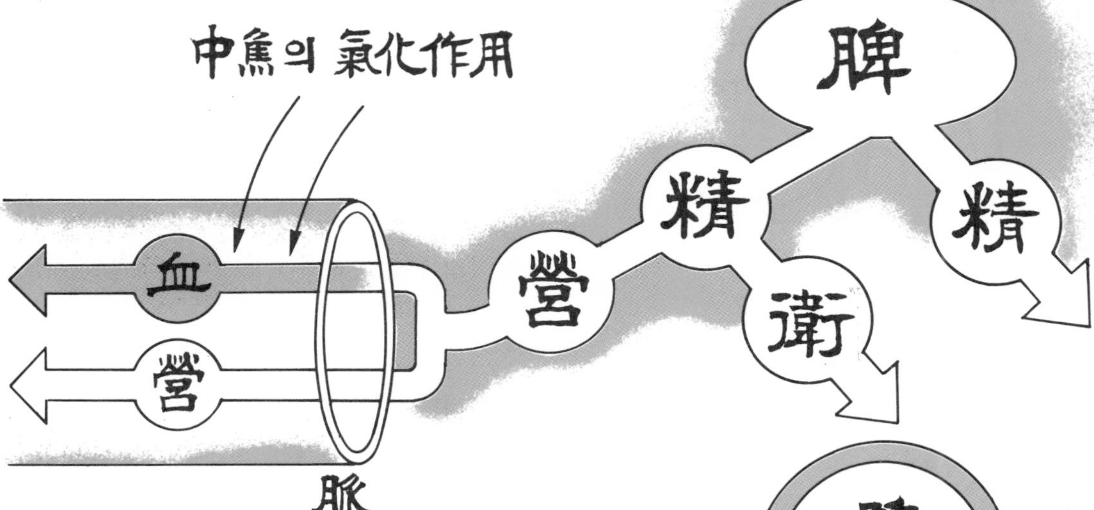

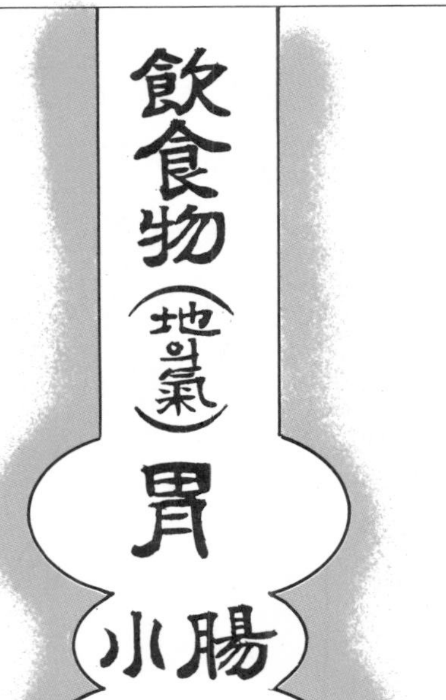

血의 기능　　血은 전신을 순환하여 장부를 비롯한 毛皮, 骨肉 등 인체를 구성하는 모든 것에 영양을 보급하여 이것들의 기능활동을 왕성하게 한다. 즉 血行이 순조로우면 오장육부가 원활히 기능하고, 肌肉, 筋骨, 관절이 튼튼하게 되며 왕성하게 운동하게 된다. 또한 시력이 증진되고 양손과 양발에 힘이 넘치며 피부가 윤택하고 생기가 돌게 된다.

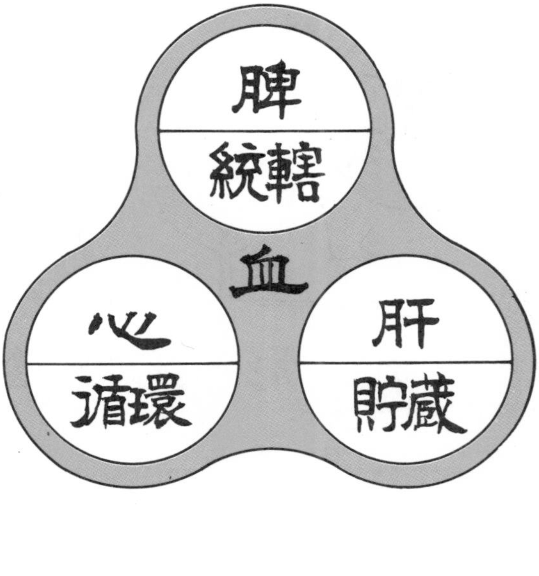

▶脾는 血의 기능을 統轄하고 心은 血을 순환시키며 肝은 血을 저장한다.

血과 氣의 관계 血도 '氣의 작용'에 의해 順行한다. 氣가 부족하면(氣虛) 血行이 나빠지게 되고, 살이 찌고 혈색은 좋지만 肌가 부은 것처럼 하얗고 어딘가 병적으로 보이며 종종 '비만증'으로 나타난다. 반대로 氣가 충족해 있어도 血이 부족하면(血虛) 전신에 血이 순환하지 않게 되고 수척하여 혈색이 좋지 않게 된다. 즉 '영양부족증'으로 나타난다.

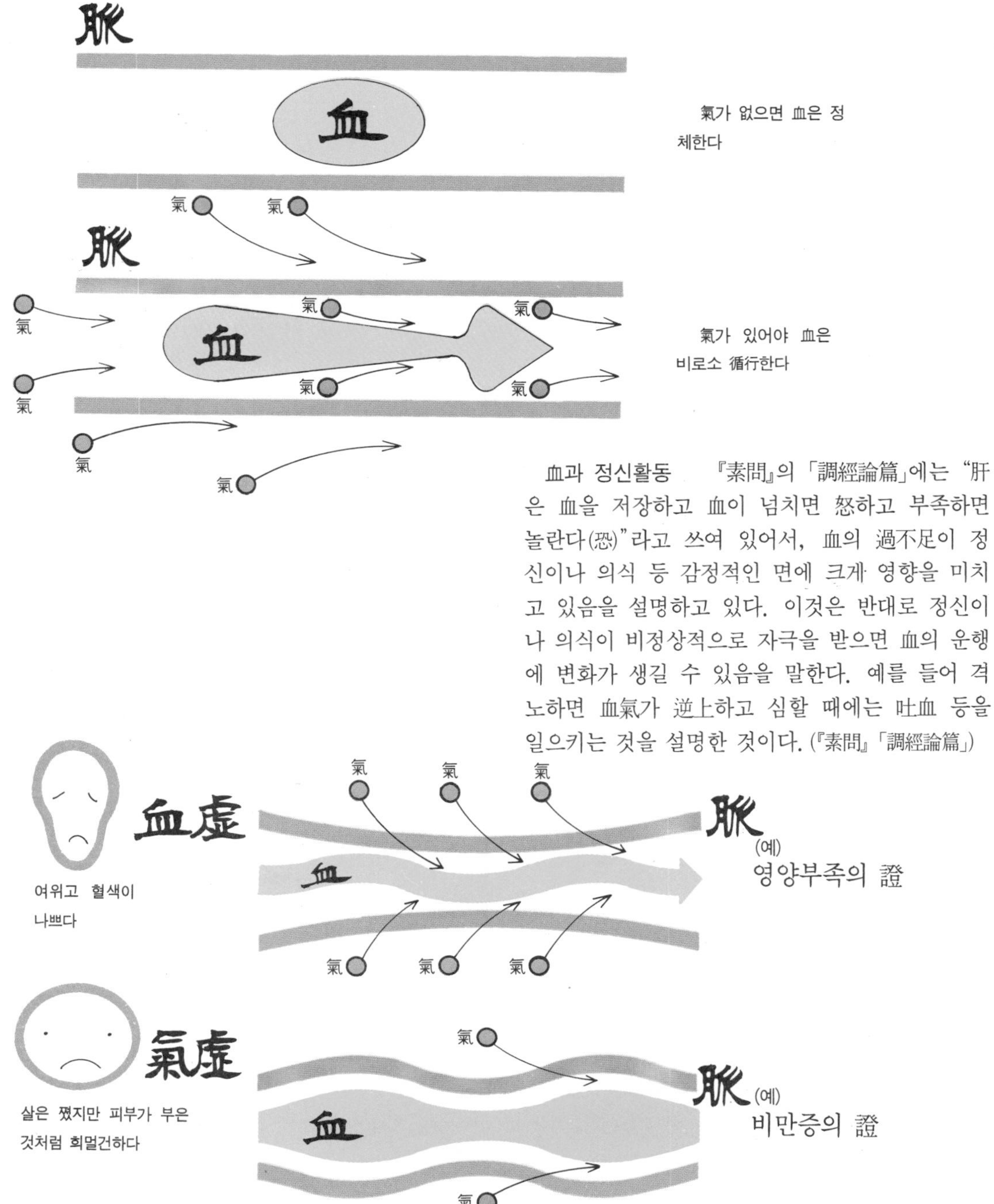

血과 정신활동 『素問』의 「調經論篇」에는 "肝은 血을 저장하고 血이 넘치면 怒하고 부족하면 놀란다(恐)"라고 쓰여 있어서, 血의 過不足이 정신이나 의식 등 감정적인 면에 크게 영향을 미치고 있음을 설명하고 있다. 이것은 반대로 정신이나 의식이 비정상적으로 자극을 받으면 血의 운행에 변화가 생길 수 있음을 말한다. 예를 들어 격노하면 血氣가 逆上하고 심할 때에는 吐血 등을 일으키는 것을 설명한 것이다. (『素問』「調經論篇」)

精·神·津液

●精의 생성과 기능

精은 水穀의 精微한 물질 精은 음식물(水穀)이 胃와 脾의 소화흡수 및 氣化작용을 받아 생성된 精微한 물질이다. 營·衞·血·津液 등으로 변하여 인체의 기초적인 물질로서 전신을 순환한다. 또한 脾를 경유하여 腎에 저장되고 오장육부의 요구에 응하여 配送되어 각 장부를 보양한다. 이와 동시에 生殖用 精이 되어 새로운 생명체를 만들어 낸다. 또한 精은 肺에 수송되어 肺에 흡입된 '天空의 氣'와 合體하여 眞氣가 되며 인간 생명활동의 원동력으로 기능한다.

(『素問』「陰陽應象大論篇」,「疏五過論篇」,「金櫃眞言論篇」)

▼精은 인체의 영양물질과 生殖用의 淫液으로 나누어진다. 영양물질로서의 精은 營·衞·血·津液이 되어 신체의 각 부위에 配送되어 그것들을 보양한다. 또한 腎에 저장되어 臟腑의 요구에 따라 공급하고 그것을 보양한다.

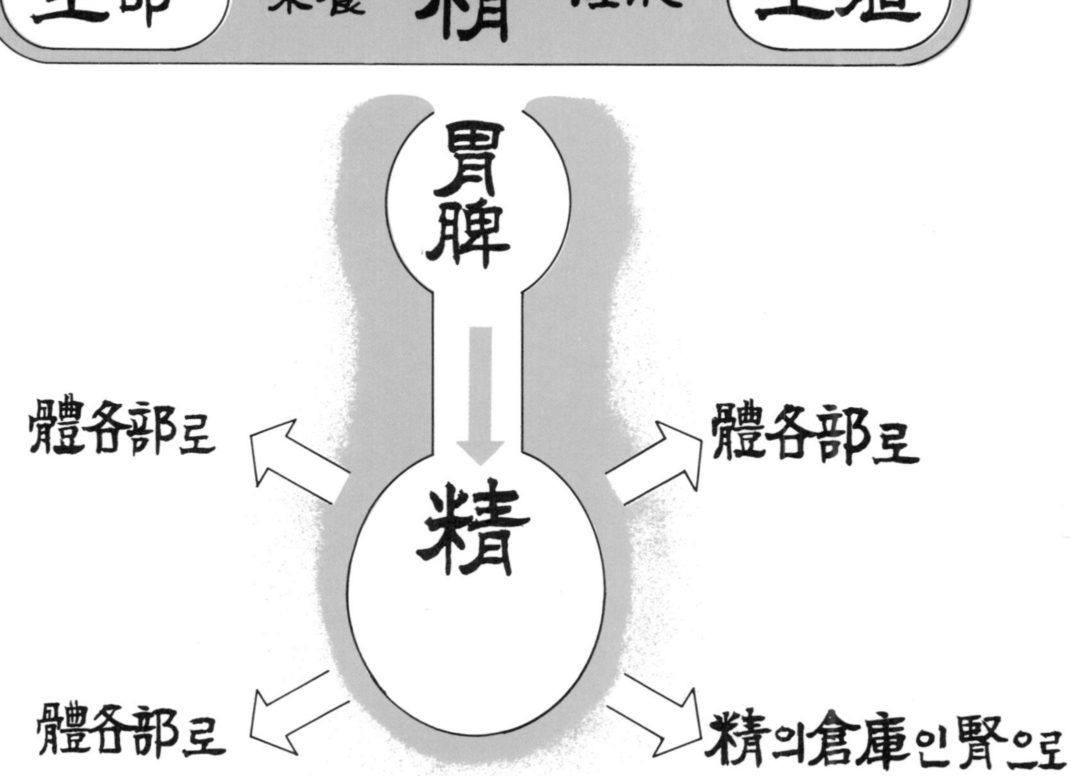

精과 임신 임신은 남녀의 精의 合體에 의해 성립하며 合體된 精은 태아에게는 '先天의 氣(腎氣)'가 된다. 그리고 태아는 이 腎氣를 중심으로 모체의 氣·血로부터 영양을 받으면서 腦→髓→骨→筋→脈→皮→肉→毛→髮의 순서로 형성되고 生長하여 간다.

그러나 모체로부터의 영양을 충분히 활용할 수 있는가 없는가는 태아 자신의 腎氣 상태에 따른다. 부모로부터 물려받은 腎氣(先天의 氣)가 임신 성립시에 이미 부족했다면 태어날 때부터 허약체질이 된다.

(『素問』「上古天眞論篇」, 『靈樞』「經脈篇」)

▼父母의 精의 合體가 임신이다. 合體한 精은 胎兒의 腎氣가 되며 그 腎氣를 중심으로 모체로부터 영양을 받아 태아의 몸이 형성되고 성장한다.

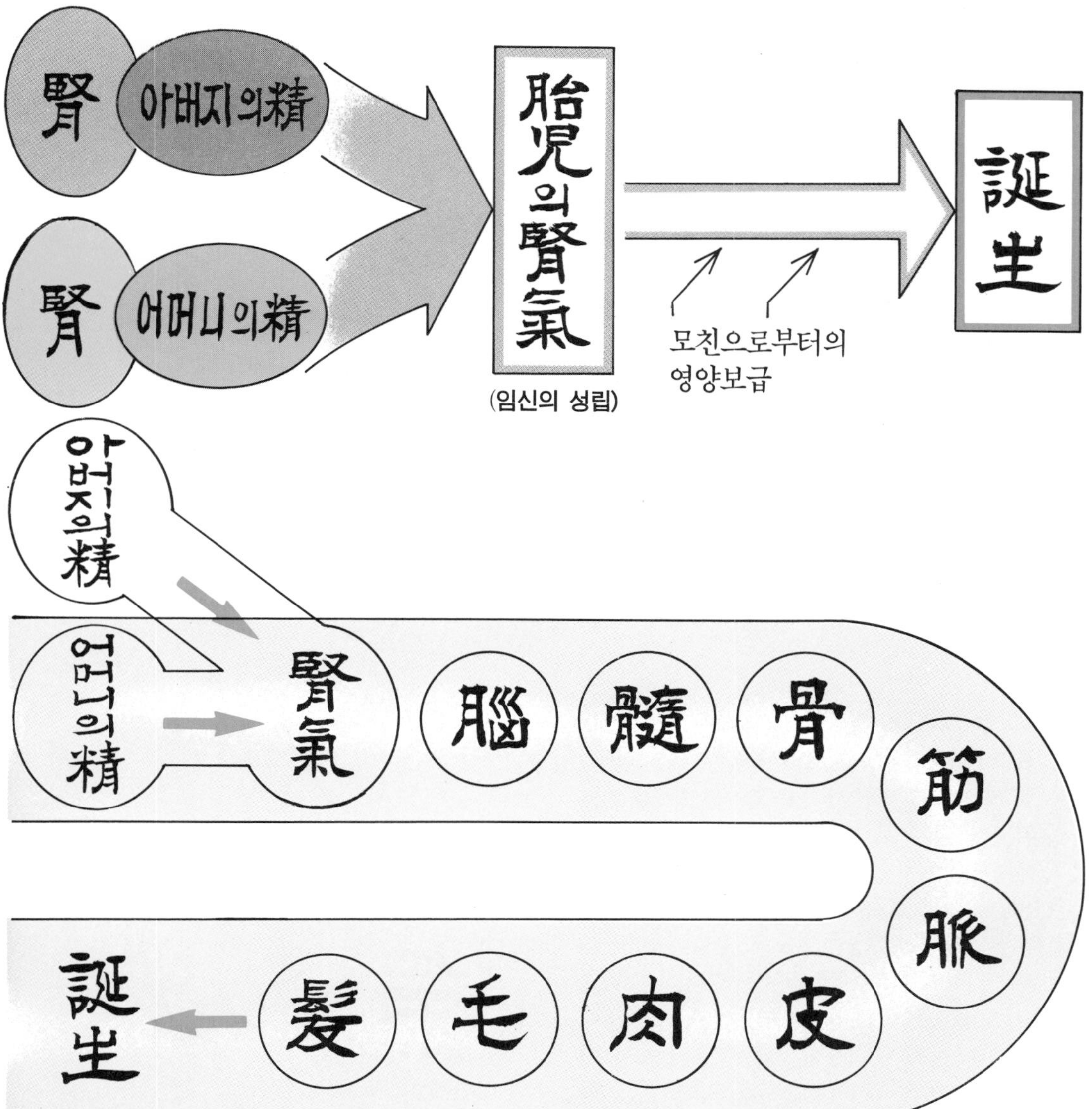

●神의 생성과 작용

神의 생성　神은 생명체의 탄생과 마찬가지로 兩親의 精氣의 合體에 의해 생성되며, 인간의 사유나 의식 및 생명활동의 정상적인 상태를 상징한다.

이 생명의 神도 항상 영양을 받아 성장하여 간다. 아무런 근거도 없이 태어난 것이 아니라 일정한 물질을 기초로 하여 탄생하고 성장하는 것이다.

神은 魂·魄·意·志를 총괄한 것으로 神의 작용으로 魂이 생기고 精의 작용으로 魄(氣力)이 생겨난다. 생각하는 바를 意라고 하고 뜻이 있는 바를 志라고 한다. 이것들의 명칭은 다르지만 모두 神에 속하며 神의 총괄 아래에 있다. (『素問』「六節臟象論篇」, 『靈樞』「本神篇」, 「平人絶穀篇」)

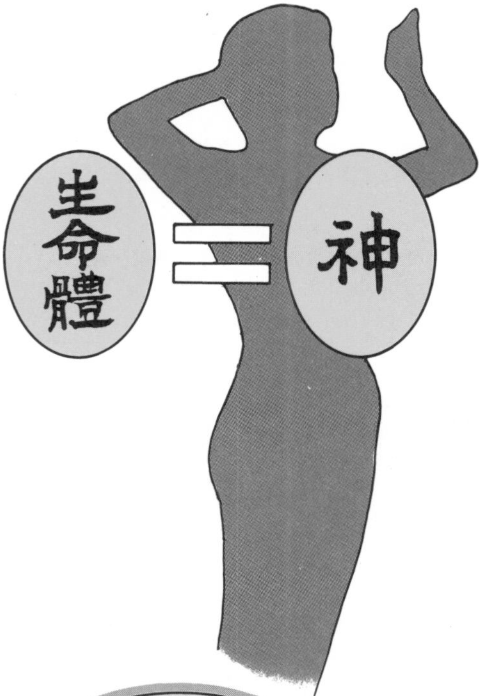

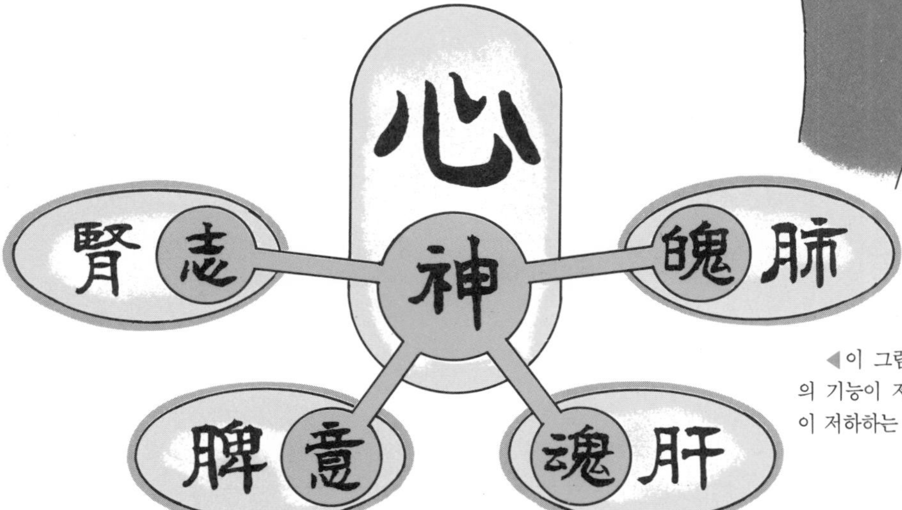

◀이 그림은 예를 들어 肺의 기능이 저하하면 魄(氣力)이 저하하는 것을 나타낸다.

神의 작용　神은 생명체 그 자체이며 神과 생명은 불가분하다. 무엇을 생각하고, 눈으로 보고, 귀로 듣고, 입으로 말하고, 肢體로 운동할 수 있는 등의 사유·의식 및 신체의 운동활동은 모두 神이 인체에서 발휘하는 작용의 표현이다.

『靈樞』의 「天年篇」에서 "腎氣가 모두 없어지면 생명은 끝난다"라고 하고 있듯이 한방의학에서는 육체로부터 유리된 '精·神'을 부정한다. 즉 육체가 병들면 神도 병들고, 神이 병들면 육체도 병이 들며 육체의 죽음과 더불어 精神은 天地의 氣가 되어 자연으로 되돌아 간다고 생각한다.

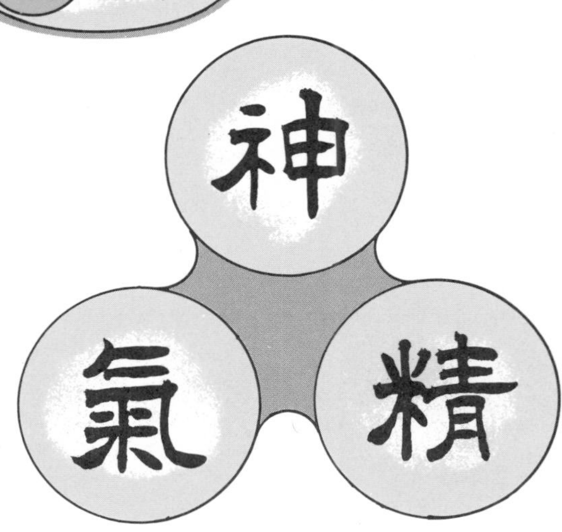

또한 神은 五臟과의 관계도 밀접하여 心은 神을 內蓄하고 肺는 魄을, 肝은 魂을, 脾는 意를, 腎은 志를 각각 內藏한다. 그리고 이 관계는 예를 들어 肺가 상하면 魄(氣力)이 衰하고, 또 역으로 魄이 약한 사람은 肺의 기능이 약하다는 식으로 具現된다. (『素問』「宣明五氣篇」,「移精變氣論篇」, 『靈樞』「本神篇」, 「天年篇」)

神과 精·氣의 관계 　神·精·氣는 한방의학의 독특한 개념으로 '인체의 三寶'라 불리는 매우 중요한 것이다.

인체를 내연기관에 비유하면 오장육부는 엔진이며 '精'은 연료, '氣'는 그 연료에서 생겨난 에네르기가 된다. 또한 '神'은 생명 그 자체가 된다. 즉 이 三者가 인체에서 맡는 역할은 精은 인체 활동의 물질적인 기초가 되고, 氣는 인체의 모든 생리작용을 만들어 내는 원동력이며, 神은 인체의 모든 정상적인 생리활동의 통일을 주관한다. 그리고 이 三者의 관계는 氣는 精에 의해서 생겨나고, 精은 氣에 의해서 생겨나며, 神은 精과 氣의 공동작업에 의해 나타나는 것처럼 아주 밀접한 관계에 있다. 따라서 精氣가 왕성한 사람은 神도 왕성하며 반대로 神이 쇠약한 사람은 精氣도 부족하다. 그리고 精을 과도하게 소모하면 氣의 생성이 약하게 되고 반대로 氣를 과도하게 소모하면 精의 생산이 감퇴하고 동시에 神의 부족현상도 발생한다. 또한 과도한 정신활동은 神을 상하게 하여 精과 氣에 악영향을 미치며 신체의 衰弱을 초래하게 된다. (『靈樞』「本神篇」, 『張氏類經』)

인체의 三寶

神	인체의 생리활동의 통괄
氣	인체의 생리작용을 만들어내는 기초
精	인체의 활동을 만들어내는 물질적 기초

●津液의 생성과 기능

津液의 생성 　津液이란 체내에 있는 정상적인 水液의 총칭이다. 음식물이 소화되어 영양작용이 있는 물질로 변화한 것을 精 혹은 精氣라고 한다. 이 精氣의 일부는 小腸과 방광의 氣化작용을 받아 맑은 것과 탁한 것으로 분류되고 탁한 것은 뇨로서 방광에서 배출되며 맑은 것은 五臟의 경맥에 흘러들어가 전신에 보내진다. 이 경맥 속으로 흘러들어가는 精微한 것이 실제상의 津液이다. 인체의 津液의 수요량은 정상적인 상태에서는 항상 일정하며 또 음식물의 섭취량, 진액의 생산과 분포, 수분의 배설 등도 일정하게 유지된다.

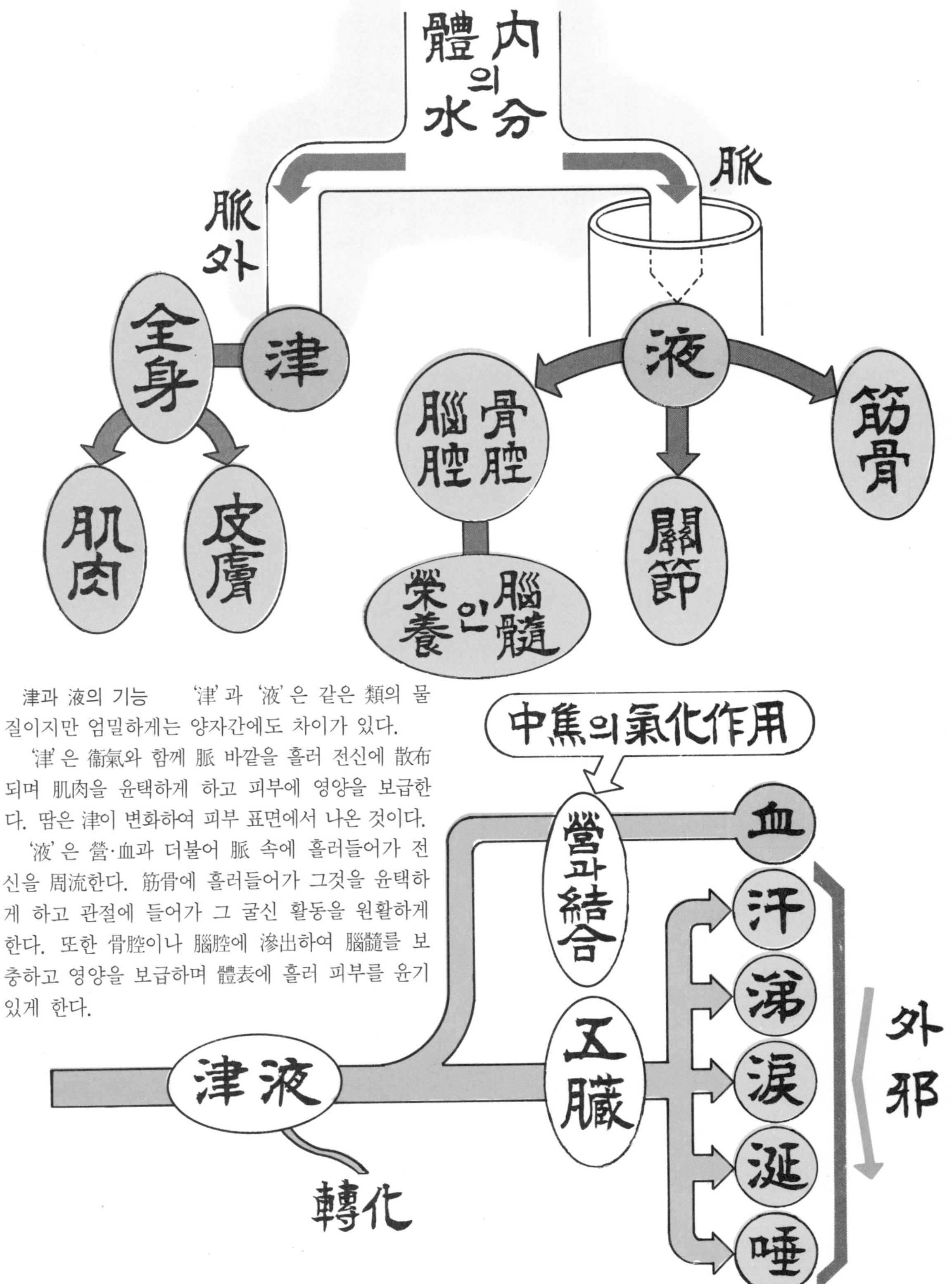

津과 液의 기능　　'津'과 '液'은 같은 類의 물질이지만 엄밀하게는 양자간에도 차이가 있다.

'津'은 衛氣와 함께 脈 바깥을 흘러 전신에 散布되며 肌肉을 윤택하게 하고 피부에 영양을 보급한다. 땀은 津이 변화하여 피부 표면에서 나온 것이다.

'液'은 營·血과 더불어 脈 속에 흘러들어가 전신을 周流한다. 筋骨에 흘러들어가 그것을 윤택하게 하고 관절에 들어가 그 굴신 활동을 원활하게 한다. 또한 骨腔이나 腦腔에 滲出하여 腦髓를 보충하고 영양을 보급하며 體表에 흘러 피부를 윤기 있게 한다.

또한 津液은 營氣와 결합하여 中焦의 氣化작용을 받아 혈액으로 轉化하거나 五臟의 작용을 받아 汗·涕(콧물)·淚·涎(군침)·唾로 轉化하여 몸을 外邪로부터 방위한다. (『靈樞』「決氣篇」)

津液과 血의 관계 津液·精·氣·血 등은 음식물로부터 생성된 것으로서 상호 생산하고 작용하는 관계에 있다. 따라서 津液이 소모되면 氣血도 부족하고 氣血의 부족은 津液의 부족을 불러일으킨다. 특히 『靈樞』의 「營衛生會篇」에서는 津液과 血의 관계를 "血을 빼앗긴 것은 汗이 아니며, 汗을 빼앗긴 것은 血이 아니다"라고 하여 혈액도 津液(汗은 津液이 변화한 것)의 일종이라고 하고 있다.

따라서 임상적으로 亡津液(津液이 없게 된다)과 亡血(血이 없게 된다)은 동일하게 거론되는 경우가 많다. 亡血의 4대 증상은 吐血, 衄血(鼻血), 便血(血便), 溺血(血尿)이고 亡津液의 4대 증상은 吐氣(구역질), 발한, 下痢, 下消(尿過多)이지만 한방의학에서는 吐血과 吐氣, 衄血과 발한, 便血과 下痢, 溺血과 下消는 본래 동종의 것이라고 생각한다. 이러한 사고로부터 '津을 保하면 血을 保하고, 血을 養하면 津을 만든다'라는 치료원칙이 생겨났고 또 '下痢를 하는 사람은 안색이 青白色이다'는 사실은 이것으로 증명된다.

(『靈樞』「營衛生會篇」)

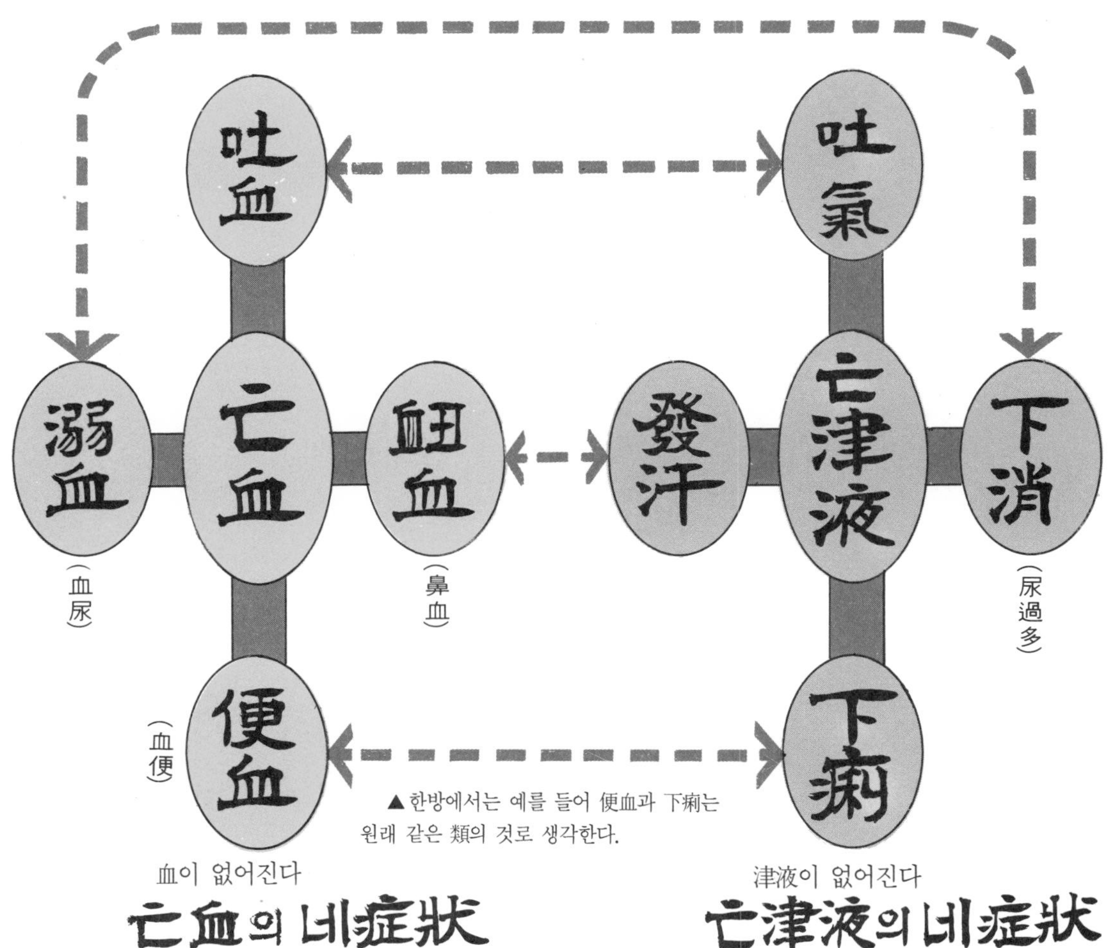

▲한방에서는 예를 들어 便血과 下痢는 원래 같은 類의 것로 생각한다.

제2장

經絡과 經穴

경락·경혈 학설은 한방의학의 기초가 되는 이론의 하나로서 장부, 감각기관, 사지, 피부, 근육, 筋膜, 靭帶 등 인체 각 부위의 상호관계(건강할 때와 병들었을 때에 인체에서 전개되는 법칙성)을 종합해 낸 것이다. 따라서 鍼灸의 임상에서는 選穴, 取穴, 針을 놓는 방식, 豫後의 판정 등에서 중요한 역할을 수행하며 경혈의 이론 없이는 鍼灸의 임상이 이루어질 수 없을 정도로 중요한 개념이 되어 있다.

經絡

경락은 經脈(상하로 직행하는 脈)과 絡脈(좌우로 橫行하는 脈)의 略稱으로 主幹과 分枝로 나누어진다. 내부에서는 장부에 속하고 외부에서는 體表에 분포하며 전신의 구석구석에까지 그물망처럼 퍼져 있다. 그리고 생명활동의 기본적 요소라고 해야 할 '氣·血'을 운반하며 전신을 돌아 소속 구역 내의 생명활동을 주관한다. 이 '氣·血'이 정체함이 없이 循行하는 상태가 건강으로 상정되며, 일단 장부에 變調가 초래되거나 體表가 外邪의 侵襲을 받으면 氣血의 循行이 막혀 장부의 變調가 외부에 반영되거나 體表의 혼란이 경락을 통하여 장부에 영향을 미친다. 그 혼란상태를 능숙하게 파악하여 진단하고 치료하는 것을 鍼灸의 기본적 이론이라 할 수 있다.

한편 경락에는 주요한 것으로서 十二經脈과 十二經別, 十二經筋, 奇經八脈 등이 있는데 여기에서는 특히 중요한 십이경맥과 기경팔맥에 대해서 설명한다.

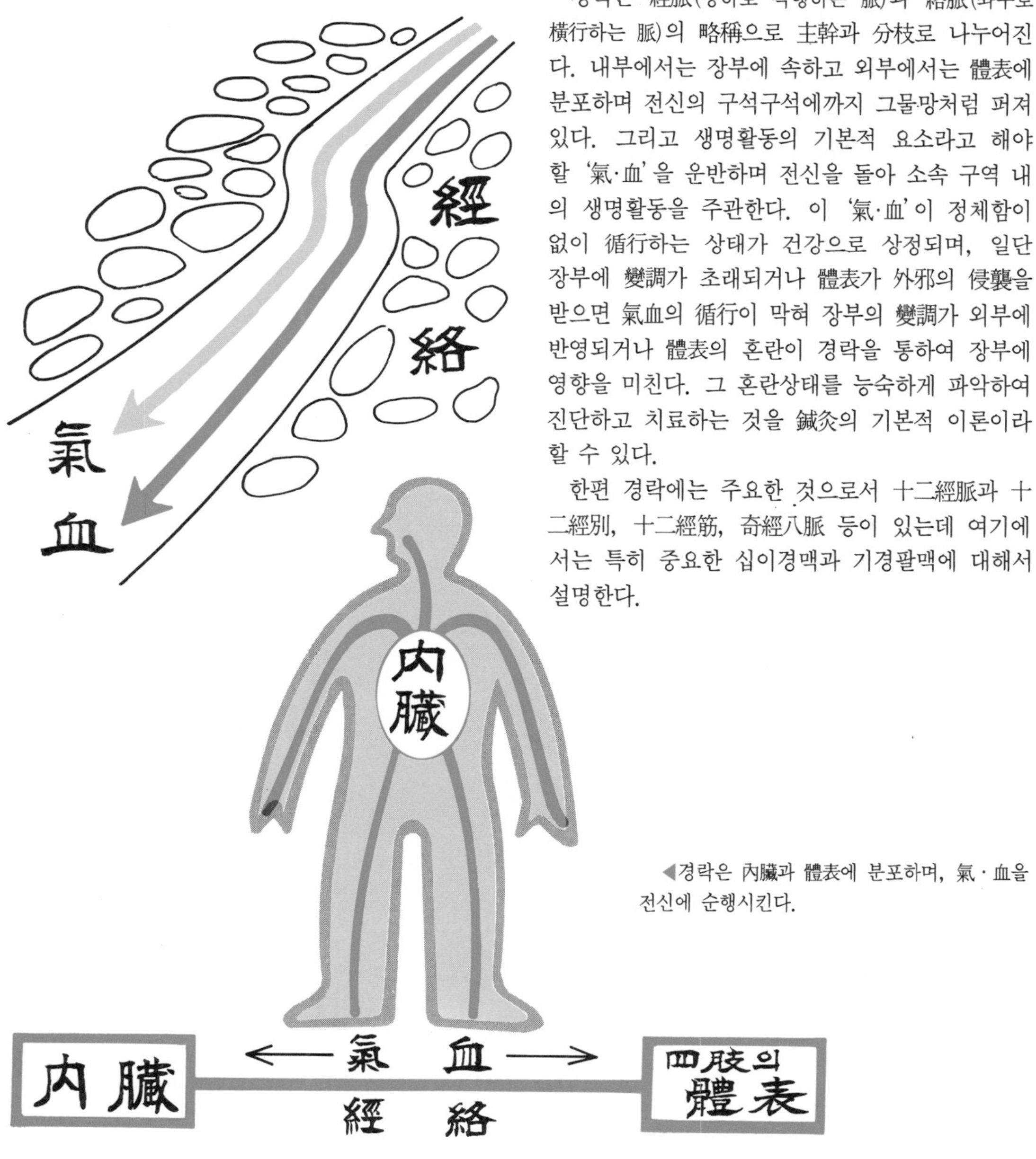

◀경락은 內臟과 體表에 분포하며, 氣·血을 전신에 순행시킨다.

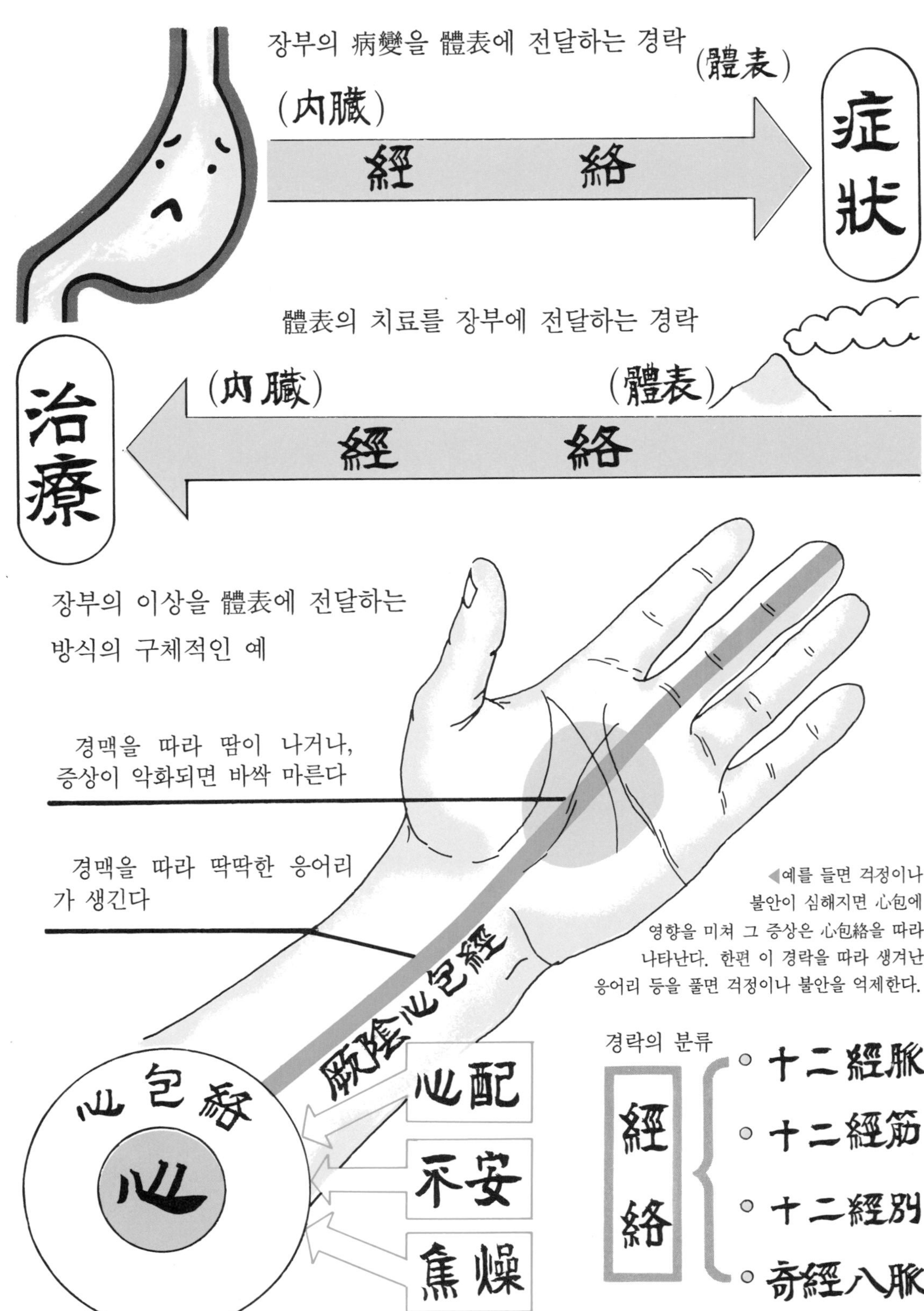
장부의 病變을 體表에 전달하는 경락
(內臟)
(體表)
經 絡
症狀
體表의 치료를 장부에 전달하는 경락
(內臟)
(體表)
經 絡
治療
장부의 이상을 體表에 전달하는
방식의 구체적인 예
경맥을 따라 땀이 나거나,
증상이 악화되면 바싹 마른다
경맥을 따라 딱딱한 응어리
가 생긴다
厥陰心包經
心包絡
心
心配
不安
焦燥
◀예를 들면 걱정이나
불안이 심해지면 心包에
영향을 미쳐 그 증상은 心包絡을 따라
나타난다. 한편 이 경락을 따라 생겨난
응어리 등을 풀면 걱정이나 불안을 억제한다.
경락의 분류
經絡
十二經脈
十二經筋
十二經別
奇經八脈

十二原穴

분류와 명칭 십이경맥은 '正經'이라고 부르며 手太陰肺經, 手陽明大腸經, 足陽明胃經, 足太陰脾經, 手少陰心經, 手太陽小腸經, 足太陽膀胱經, 足少陰腎經, 手厥陰心包經, 手少陽三焦經, 足少陽膽經, 足厥陰肝經 등 12계통으로 분할된다.

십이경맥의 명칭과 순환

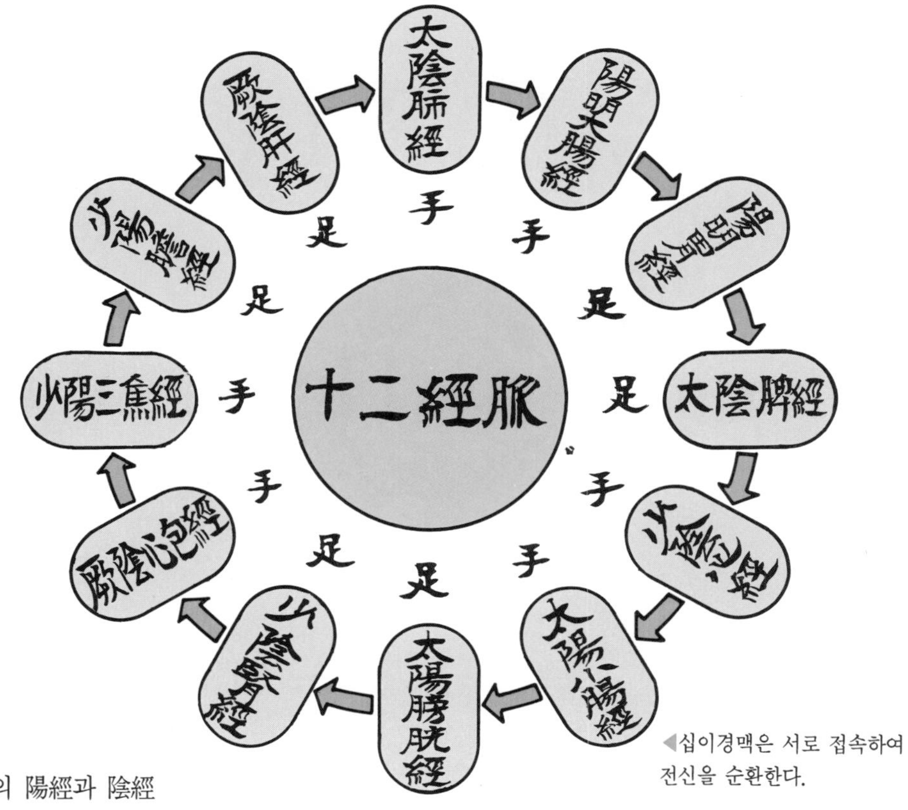

◀십이경맥은 서로 접속하여 전신을 순환한다.

십이경맥의 陽經과 陰經

陰		陰經		陽經		陽
陰	太陰	手太陰肺經	→	手陽明大腸經	陽明	陽
		足太陰脾經	←	足陽明胃經		
	少陰	手少陰心經	→	手太陽小腸經	太陽	
		足少陰腎經	←	足太陽膀胱經		
	厥陰	手厥陰心包經	→	手少陽三焦經	少陽	
		足厥陰肝經	←	足少陽膽經		

陽經과 陰經
手經과 足經

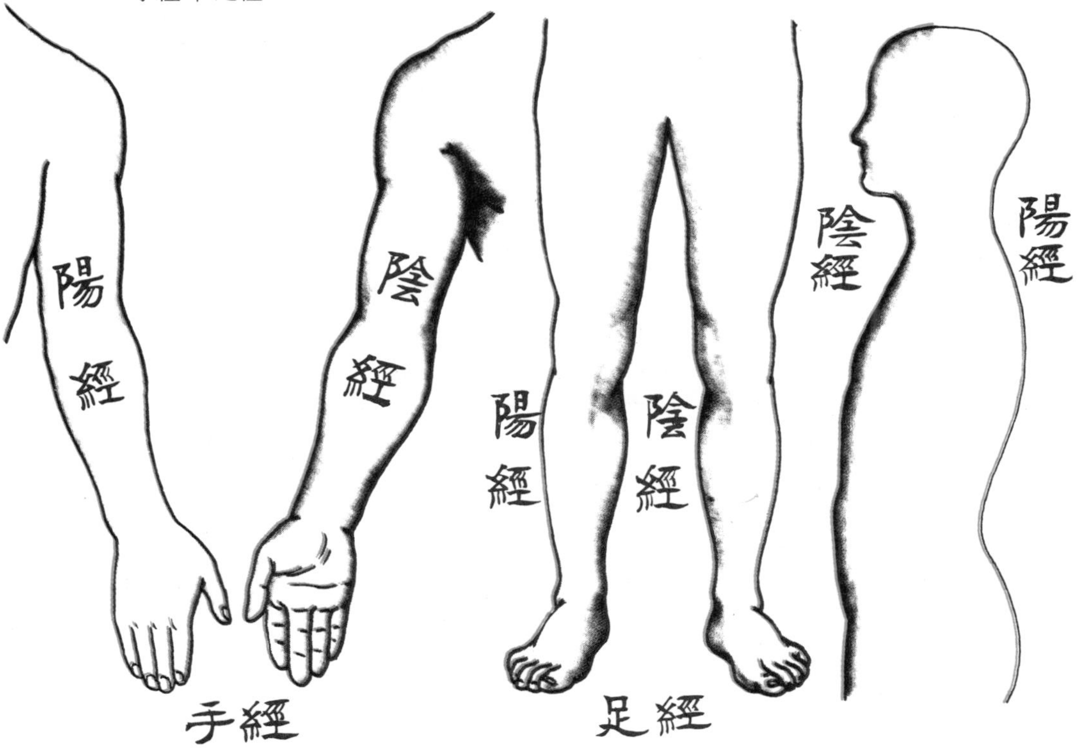

循行의 특징 이 십이경맥은 오장육부, 頭部, 軀幹, 사지 등 전신을 상호 接續시켜 끝이 없는 고리처럼 周流한다. 즉 手太陰肺經은 흘러서 手陽明大腸經으로 그리고 나아가서는 足陽明胃經→足太陰脾經→手少陰心經→手太陽小腸經→足太陽膀胱經→足少陰腎經→手厥陰心包經→手少陰三焦經→足少陽膽經→足厥陰肝經으로 흐르며 다시 手太陰肺經으로 循行한다. 이 경맥들이 흐르는 방향은 정해져 있어서 陰經은 위로, 陽經은 아래로 흐르는 원칙에 따른다. 즉 똑바로 서서 윗팔을 들어올린 자세를 취할 때 陰經은 아래에서 위로, 陽經은 위에서 아래로 흐른다. 그리고 그 接合点은 수족의 말단 혹은 頭面部에 있다. 예를 들면 手少陰心經은 다섯째손가락(小指) 끝까지 흐르고 거기에서 手太陽小腸經으로 연결된다.

또한 이 경맥의 순환성은 '臟腑의 表裏關係'와 밀접히 관련되어 있다. 예를 들면 手太陰肺經은 肺에 소속함과 동시에 大腸과도 연락이 되며 手陽明大腸經은 大腸에 소속함과 동시에 肺와도 연락된다.

경맥 접합의 예

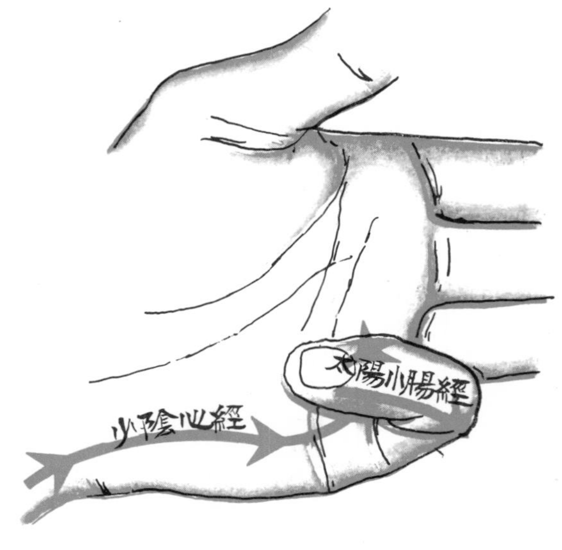

病候의 특징 십이경맥에 이상이 생기면 여러 가지 病候가 생긴다. 그런데 경맥의 명칭에 포함된 장부 명칭이 病變이 일어나는 부위를 말하는 것은 아니다. 예를 들면 '肺經 이상'이 肺의 질환을 의미하지는 않는다. 한방의학에서는 코·인후·기관지 등 '天의 氣(陽氣)'를 체내에 받아들이고 그것을 몸의 각 부위로 운반하는 기관을 통털어 '肺'라고 하며 이 '天의 氣'에 혼란이 생길 때 비로소 肺 기능에 이상이 발생했다고 생각한다. 그리고 그 증상은 경맥에 전달되어 體表部에 나타난다. 예를 들면 肺 이상은 피부의 증상이 되어 나타나며 이상이 더 亢進하면 肩이나 背에 통증을 일으키고 咳嗽, 口渴 등이 나타나게 된다. 또한 장부간의 表裏관계로 인해 肺의 病變은 大腸의 이상을 초래하기 쉽게 된다.

또한 질병 그 자체도 경맥간에 전파되므로 증상 분류는 그렇게 간단하지가 않으며 때로는 여러 장부의 이상이 중첩되어 복잡한 증상을 보이는 경우도 있다. 특히 나이든 사람의 질병이나 만성질환인 경우에는 증상이 복잡하여 분류가 곤란할 때도 많다.

십이경맥의 走行과 病候 그러나 각 경맥의 생리활동 범위와 병리를 반영하는 부위는 기본적으로는 일치한다. 이하에서는 『靈樞』의 「經脈篇」에 기초하여 각 경맥의 주행 부위와 그 是動病(경맥 자체로부터 일어나는 병), 그리고 所生病(장부의 질병이 소속 경맥에 파급되어 일어나는 병)에 관하여 설명한다.

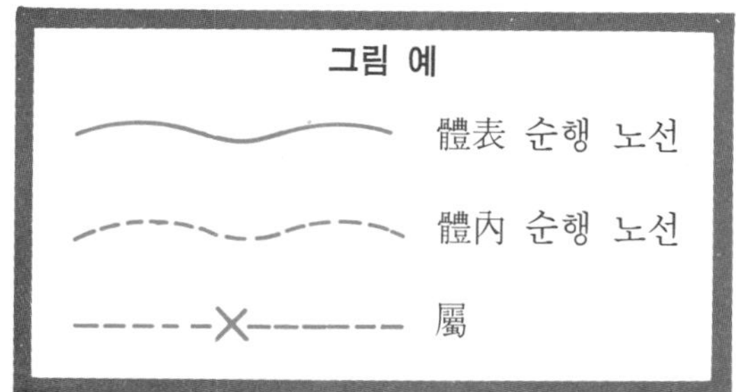

手太陰肺經의 주행

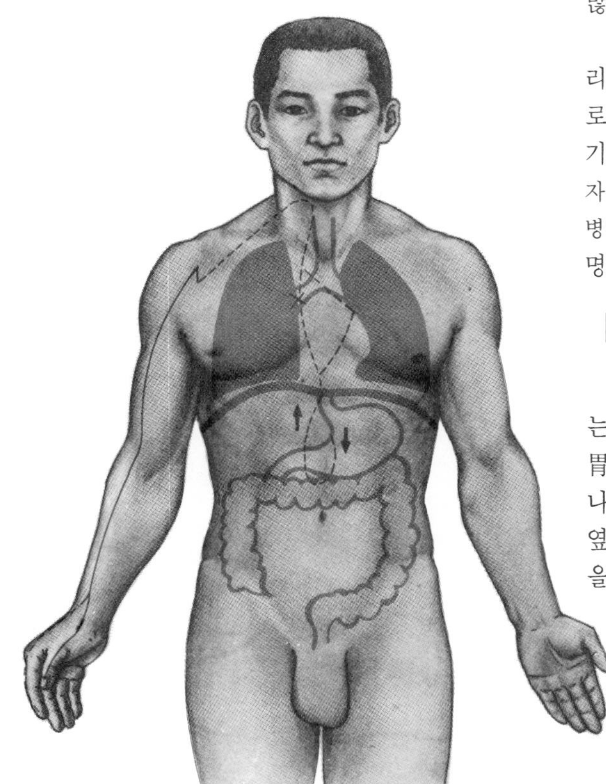

〔手太陰肺經〕

주행부위 胃의 中脘(에서 그 윗방향)에 해당하는 中焦에서 시작하여 아래로는 大腸에 연결되며, 胃의 下口(출구)와 上口(입구)를 돌아 횡격막 위로 나와 肺에 들어간다. 肺로부터 다시 喉部를 돌아 옆으로 나와 腋의 밑에 이른다. 그리고 上腕 안쪽을 거쳐 肘窩로 내려오고 橈骨莖狀突起의 안쪽으로부터 첫째손가락(親指)의 橈側을 거쳐 그 끝으로 나온다. 그 支脈은 前腕의 하부에서 나누어져 둘째손가락의 끝에 이르며 手의 陽明大腸經脈에 接合된다.

病候　이 경맥의 是動病으로서는 肺가 膨滿하여 숨이 차거나 기침이 나오고 鎖骨上窩의 가운데가 아프다. 또 시력장애도 생긴다.

所生病으로는 기침, 천식이 생기고 입이 마르거나 가슴이 두근거리며 胸部膨滿이 일어난다. 上肢의 肺經 經路가 아프고 손바닥이 달아오르는 증상이 나타난다. 氣가 盛하여 넘치는 實證일 때는 어깨나 등이 아프고 발한, 頻尿가 생긴다. 반대로 氣가 부족한 虛證일 때는 어깨, 등의 통증과 寒氣, 호흡곤란, 뇨 색깔의 변화 등이 나타난다.

〔手陽明大腸經〕

주행부위　둘째손가락(示指)의 끝에서 시작하여 그 橈側을 지나·첫째손가락과 둘째손가락 가운데의 手骨 사이를 거쳐 위로 올라간다. 첫째손가락 뒤에 있는 上腕의 長母指伸筋腱과 短母指伸筋腱 사이를 지나 前腕의 橈側으로부터 팔꿈치의 外側을 거쳐 어깨로 올라가며 肩關節 바깥쪽 끝으로가 第1胸椎에 이르며 大椎에서 여러 陽脈과 만난다. 그리고 다시 내려와 鎖骨上窩에서 肺로 연결되며 횡격막을 내려와 大腸에 들어간다. 그 支脈은 鎖骨上窩에서 갈라져 頸部로 들어가며 下顎部를 지나 下齒에 들어가고 口角을 돌아 上脣의 人中에서 좌우가 교차하여 鼻翼의 外側에 이른다.

病候　이 경맥의 是動病으로는 치통이나 頸部의 腫脹(부어오름)이 일어난다.

所生病으로는 눈이 黃色이 되고 口渴이나 鼻出血이 일어나며 인후가 부어올라 아프다. 또한 上腕의 大腸經脈絡이 아프고 둘째손가락에도 통증이 와서 움직이지 않게 된다. 이 경맥의 氣가 충실하면(實證) 그 통로를 따라 발열이나 浮腫이 생기고 기가 부족하면(虛證) 종종 오한이 나타난다.

手陽明大腸經의 주행

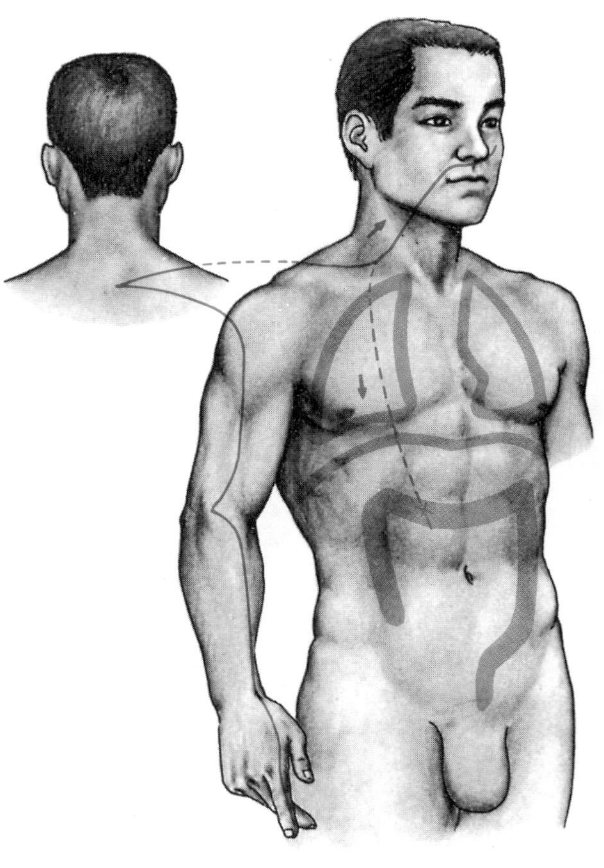

足陽明胃經의 주행

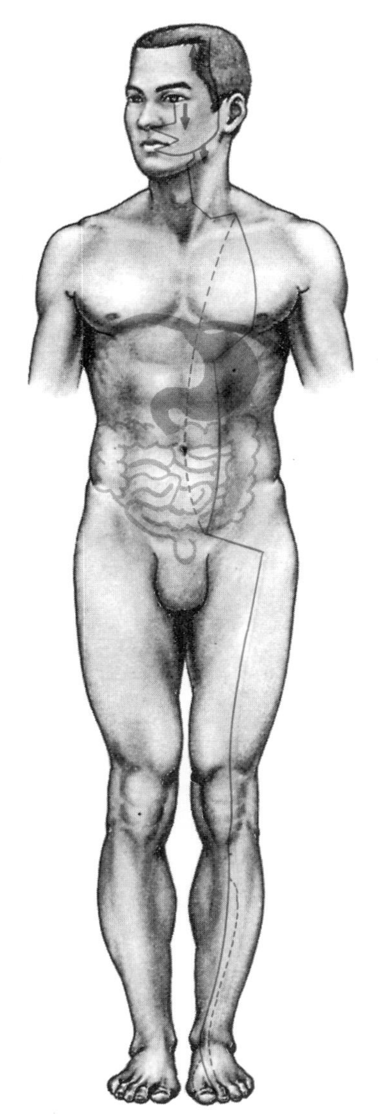

〔足陽明胃經〕

주행부위 鼻根(콧대)에서 시작하여 太陽膀胱經脈에 이어지고 코의 外側을 따라 내려와 上齒에 들어간다. 그곳에서 나와 입술을 돌아 아랫입술의 아래(承漿穴)에서 좌우가 교차하며 下顎의 바깥쪽(大迎穴)에서 下顎角(頰車)을 따라 올라가 귀 앞(客主人穴)에서 側頭部의 髮際(머리털이 난 언저리)를 따라 前頭部(이마)의 髮際에 이른다. 그 支脈은 下顎의 바깥쪽에서 前頸部(人迎)를 따라 내려와 鎖骨上窩에 들어가고 횡격막을 지나 胃에 들어가며 脾에 연결된다. 또한 직행하는 경맥은 鎖骨上窩에서 乳房部를 따라 내려와 배꼽의 양쪽을 지나 陰毛의 바깥쪽에서 鼠徑部에 이른다. 그 支脈의 일부는 胃의 下口(幽門)에서 腹中을 지나 아래로 내려와 鼠經部에 들어가며 앞의 脈과 합쳐져 大腿의 앞의 바깥쪽을 따라 내려가 무릎을 거쳐 頸骨 앞의 바깥쪽으로 내려가며 발등을 지나 둘째발가락 바깥쪽 끝에 이른다. 그 支脈은 발등(衝陽)에서 나누어져 첫째발가락 끝에 이르며 太陰脾經과 연결된다. 또한 支脈의 일부는 下腿의 앞쪽 윗부분(豊隆)에서 나누어져 아래로 내려와 셋째발가락 바깥쪽 끝에 이른다.

病候 이 경맥의 是動病으로는 몸에 냉수를 끼얹은 것처럼 寒氣가 들어 떨린다. 종종 허리를 펴고 발로 버티면서 하품을 하고 이마가 검게 된다. 또 사람과 불을 보는 것을 두려워 하고 나무 잎사귀 소리만 들어도 놀라며 정신이 불안정하여 창문을 닫고 들어앉아 혼자 있으려고 한다. 심하게 되면 높은 곳에 올라가 노래를 부르고 옷을 벗어던지고 달려나간다. 배가 불어나 腹鳴이 우뢰소리처럼 나기도 한다.

所生病으로는 고열이 나고 그로 인해 정신이 혼미해진다. 발한이 자연스레 일어나며 코피나 콧물이 나온다. 또한 口角이 마비되고 입술에 발진이 생긴다. 頸(목)이나 人頭가 부어올라 아프며 가슴·배에서부터, 鼠徑部, 대퇴부, 발등 등 胃經脈의 통로를 따라 통증이 생기며 셋째발가락이 마비된다.

또한 氣가 지나치게 實하면 가슴과 배에 발열이 있고 식욕이 亢進하며 尿가 黃色으로 변한다. 반대로 氣가 부족하여 虛證이 되면 가슴과 배에서 오한을 느끼고 뱃속이 차가워지며 배가 불어난다.

〔足太陰脾經〕

주행부위　첫째발가락의 끝에서 시작하여 첫째 발가락 안쪽의 白肉 옆을 따라 半圓骨(核骨)의 뒤를 지나 內果의 바로 앞으로 올라가며 脛骨의 뒤쪽 내측을 따라 올라가 足의 厥陰肝經과 교차하며 앞으로 나온다. 膝과 大腿의 전면 안쪽을 따라 올라가며 곧바로 腹內로 들어가 鼻에 소속되며 胃에 연결된다. 또한 횡격막을 통과하여 咽喉頭部를 사이에 끼고 舌根에서 舌下에 분포한다. 그 支脈은 胃에서 갈라져 횡격막으로 올라가 心에 연결된다.

病候　이 경맥의 是動病으로는 舌根部가 경직되고 음식을 먹으면 구토를 일으킨다. 위통을 호소하고 배가 부풀어오르며, 트림이 나온다. 배변이나 방귀가 나온 뒤는 상쾌감을 느끼나 권태감이 있는 상태이다. 소생병으로는 舌根部가 아프고 혀를 움직이기가 곤란하다. 식욕부진이 일어나고 가슴이 두근거리거나 心下部痛을 호소하며 下痢나 尿閉를 일으킨다. 또한 전신에 黃疸이 나타나며 편하게 누울 수 없게 된다. 그리고 대퇴나 膝의 안쪽이 부어오르고 차며, 발의 첫째발가락을 움직일 수 없게 된다.

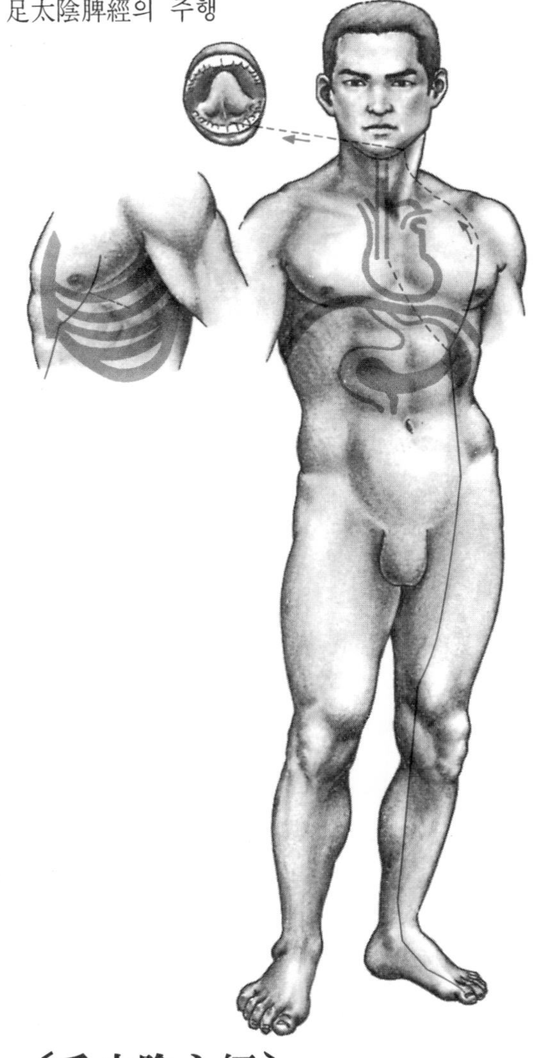

足太陰脾經의 주행

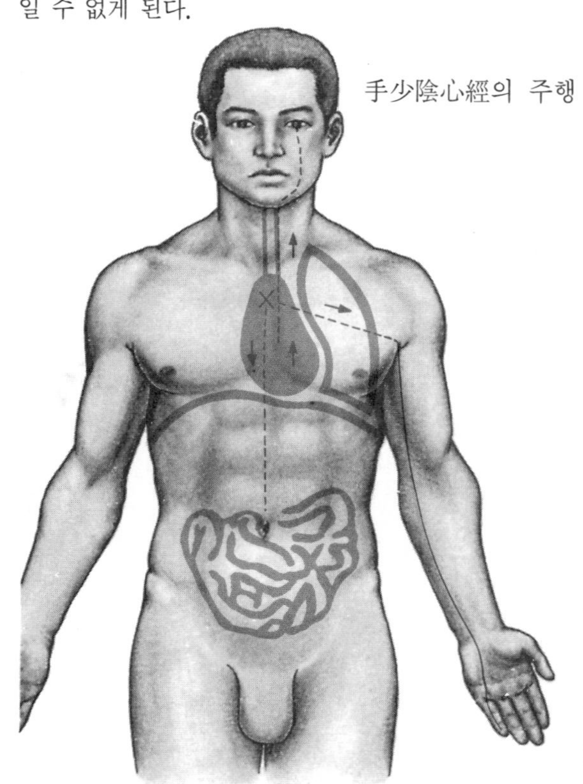

手少陰心經의 주행

〔手少陰心經〕

주행부위　心의 한가운데서 시작하여 心系(心에서 다른 臟에 연결되는 계통)에 속한다. 횡격막으로 내려와 小腸에 접속한다. 그 支脈은 心系에서 咽喉頭를 끼고 올라가, 안구의 뒤쪽과 뇌를 잇는 맥락(目系)에 연결된다. 직행하는 경맥은 心系에서 肺로 올라가 前腕 內側을 따라 豆骨(銳骨) 끝에 이르며 다섯째손가락(小指)의 內側을 따라 손가락 끝으로 나와, 手의 太陽小腸經脈에 접합된다.

病候　이 경맥의 是動病으로는 목이 마르고 먹고싶은 욕구 등이 나타나며 心部에 통증이 생긴다. 所生病으로는 눈(각막)이 황색으로 변하고 季肋部(脇肋)나 上肢 內側에 통증이 생기며 손바닥에 熱感과 통증이 나타난다.

〔手太陽小腸經〕

주행부위 다섯째손가락(小指)의 外側 끝에서 시작하여 손의 外側을 따라 上腕으로 올라가며 尺骨莖狀突起部(銳骨)에 이른다. 곧바로 올라가 前腕의 下側(尺側)의 후방을 지나 上腕骨 內側의 上顆와 尺骨頭의 사이로 나온다. 그리고 다시 上腕의 후면을 지나 上腕骨과 肩甲骨 사이를 통과해서 肩甲骨 위끝에 이르러 第1胸椎(大椎)에서 좌우가 교차한다. 나아가 鎖骨上窩에 들어가 心에 연락되며 咽頭를 돌아 식도를 따라 횡격막으로 내려와 胃로 가고 거기서 하행하여 小腸에 소속된다. 그 支脈은 鎖骨上窩에서 頸(목)을 따라 頰으로 올라가며 外眼角(눈초리)에서 耳中으로 들어간다. 또한 그 支脈은 頰部에서 갈라져 眼(눈자위) 하부에서 코로 가서 內眼角에 이르러 비스듬히 내려가 頰骨(顴骨) 弓部에 이어지며 足의 太陽膀胱經脈에 접합된다.

病候 이 경맥의 是動病으로는 咽頭가 아프고 下顎部가 부어오르며 머리가 잘 돌려지지 않게 된다. 또한 어깨가 빠져나갈 듯이 아프며 허리에도 절단하는 것같은 심한 통증이 나타난다.

所生病으로는 난청이 생기고 눈이 황색을 띠며 頰部가 부어오른다. 또한 목, 어깨, 上肢에 걸쳐 심한 통증이 생긴다.

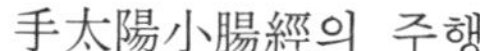

手太陽小腸經의 주행

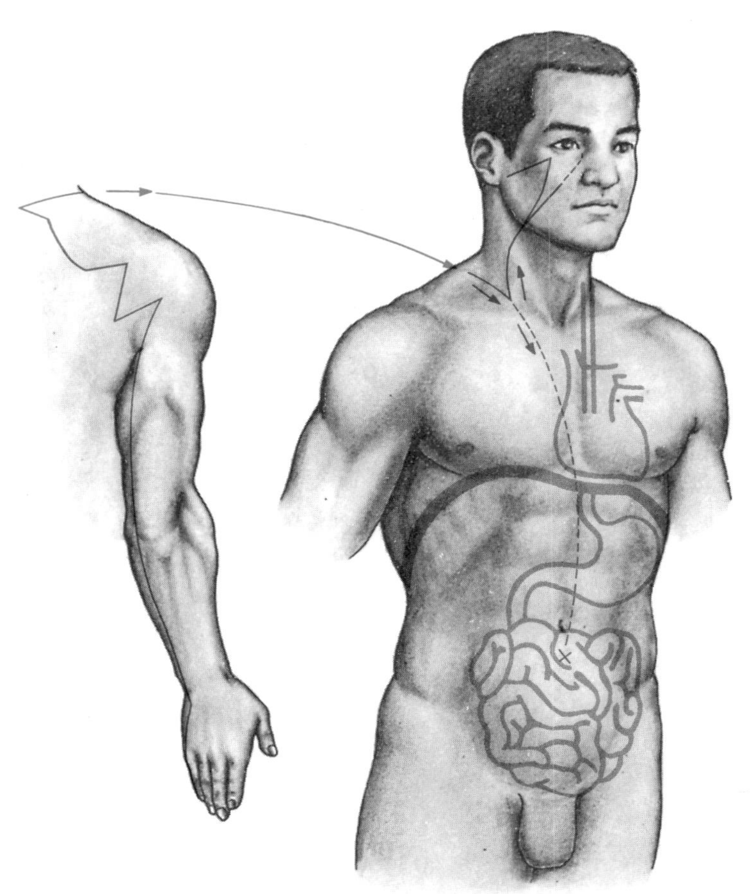

〔足太陽膀胱經〕

足太陽膀胱經의 주행

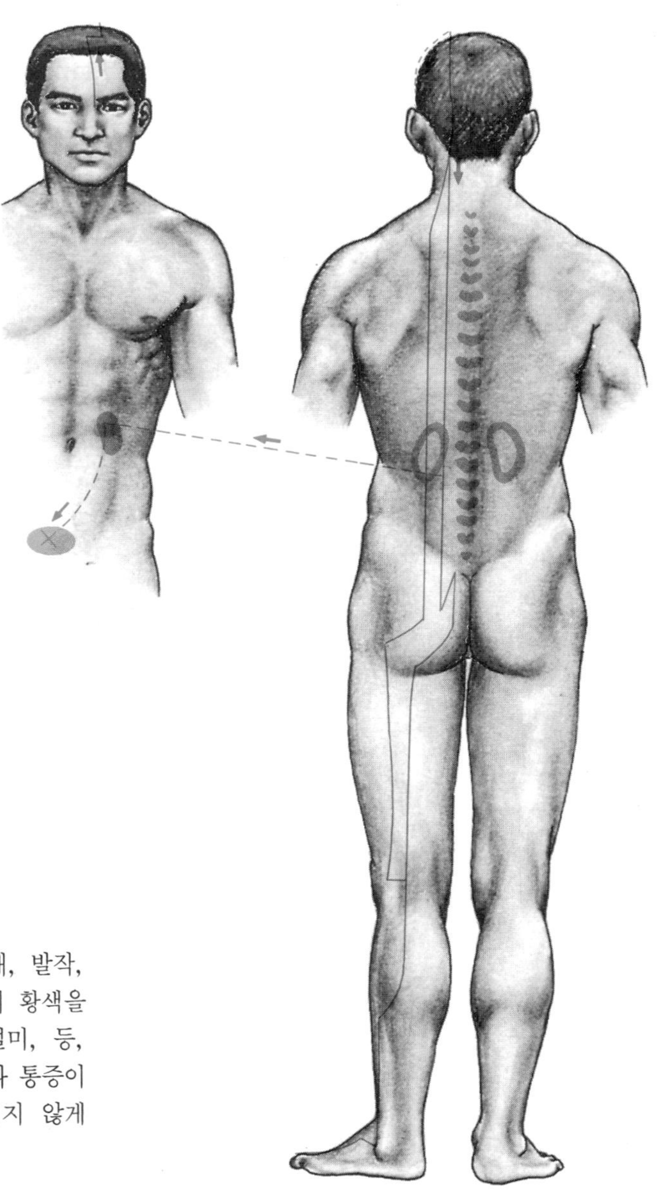

주행부위 內眼角(內眦角, 눈초리)에서 시작하여 前額部를 올라가 頭頂部에서 좌우가 교차한다. 여기에서 한 支脈이 갈라져 耳介 上部에 이른다. 직행하는 脈은 頭頂에서 가운데로 들어가 뇌에 연락된다. 그리고 뇌에서 나와 頭頂에서 뒤로 돌아 거기에서 두 가지로 갈라진다. 한 가지는 肩甲骨 內側에서 척추를 끼고 내려와 腰中에 이르러 腎으로 연락되고 방광에 소속한다. 한편 腰中에서 다시 한 支脈이 갈라져 척추를 끼고 臀部를 관통하여 膝窩에 이른다. 또한 가지는 項部(목덜미)에서 나와 肩甲骨을 관통하여 척추를 끼고 내려와 股關節에 이르며 대퇴 후면의 外側을 따라 내려와 膝窩에 들어가 앞의 支脈과 합쳐진다.

病候 이 경맥의 是動病으로는 氣가 逆上하여 머리가 아프고 눈이나 목덜미에 격심한 통증이 일어나며, 背中이나 腰에도 통증이 나타난다. 또한 股關節이 굽혀지지 않고 膝膕(오금) 의 筋이 마비되며 장딴지에 찢어지는 듯한 통증이 생긴다.

所生病으로는 치질, 오한발열, 정신장애, 발작, 頭頂部의 통증 등이 일어난다. 또한 눈이 황색을 띠고 코피나 콧물이 나온다. 그리고 목덜미, 등, 허리, 臀部, 下肢 등과 膀胱經脈路를 따라 통증이 생기며 다섯째발가락이 마비되어 움직이지 않게 된다.

足少陰腎經의 주행

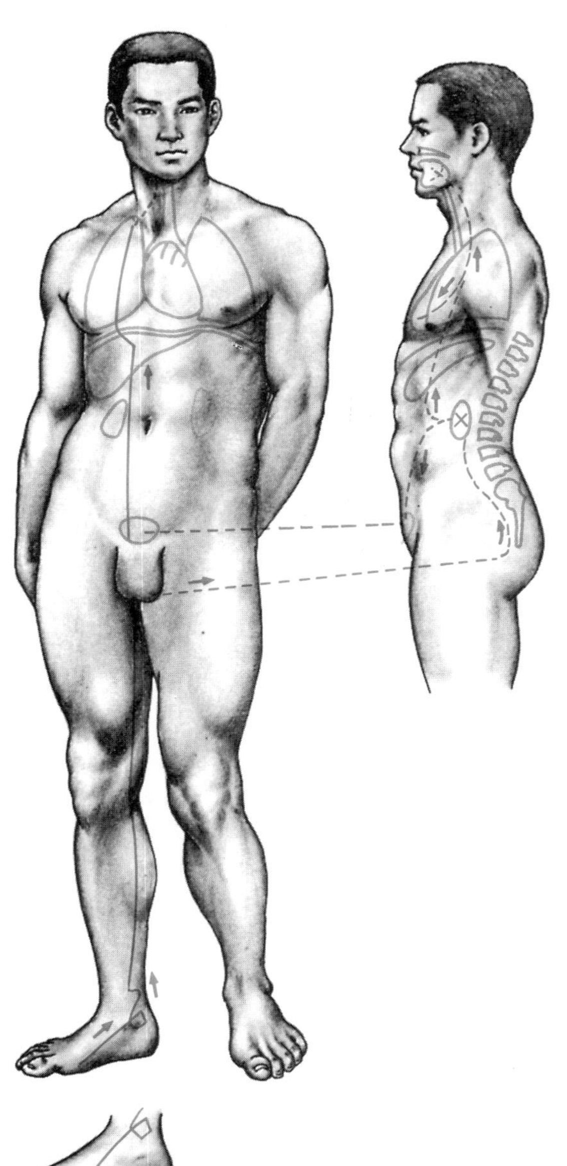

〔足少陰腎經〕

주행부위 다섯째발가락(小指)의 아랫면에서 시작하여 발바닥의 중앙을 비스듬히 지나 舟狀骨粗面의 아래를 통과하여 內果의 뒤를 돌아 踵骨(발꿈치 뼈)의 內側으로 들어간다. 그리고 거기에서 腓腹筋(장딴지)의 內側을 따라 올라가 膝窩의 內側으로 들어가며 다시 상행하여 腎으로 들어가고 방광에 연락된다. 직행하는 脈은 腎에서 더 상행하여 肝에 이르며 횡격막을 관통하여 肺에 들어가고 喉頭를 돌아 舌根을 감싼다. 그 支脈은 肺에서 나와 心으로 연락되며 胸中에 들어가 手의 厥陰心包經脈에 접합된다.

病候 이 경맥의 是動病으로는 식욕부진이 있고 안면이 검게 변한다. 기침이 나오고 타액에 피가 섞여 나오며 심한 喘鳴이 일어난다. 시력장애가 나타나고 의식이 흐릿하게 된다. 氣가 부족하여 공포감이나 정신불안정 상태에 빠진다.

所生病으로는 口內의 熱感, 咽喉頭部의 腫脹, 氣의 逆上 등이 일어나 咽頭가 마르고 아프며 가슴 두근거림, 心部痛, 황달, 下痢 등이 일어난다. 또한 척추와 대퇴부 內側에 통증이 있고 下肢에 운동마비와 冷感, 발바닥에 熱感과 통증이 나타난다.

〔手厥陰心包經〕

주행부위　　胸中에서 시작하여 心包絡에 소속되고 횡격막을 내려와 上焦, 中焦, 下焦에 연결된다. 한 支脈은 가슴을 돌아 側胸部를 달려 상행하여 腋下에 이르고 上腕 內側의 肺經과 心經 사이를 지나 肘窩의 중앙에 들어가며 前腕 전면 중앙을 따라 하행하여 손바닥에 들어가 셋째손가락의 끝으로 나온다.

病候　　이 경맥의 是動病으로는 손바닥의 熱感, 前腕의 경련, 腋下의 浮腫, 側胸의 팽만감, 가슴 두근거림 등이 있고 안면이 적색으로 변하며 눈이 황색이 된다. 그리고 늘 웃고 싶어한다.　또한 所生病으로는 가슴 두근거림, 心部痛, 손바닥 熱感 등이 나타난다.

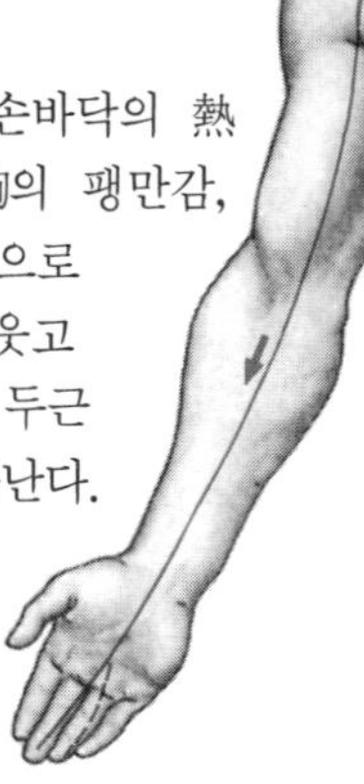

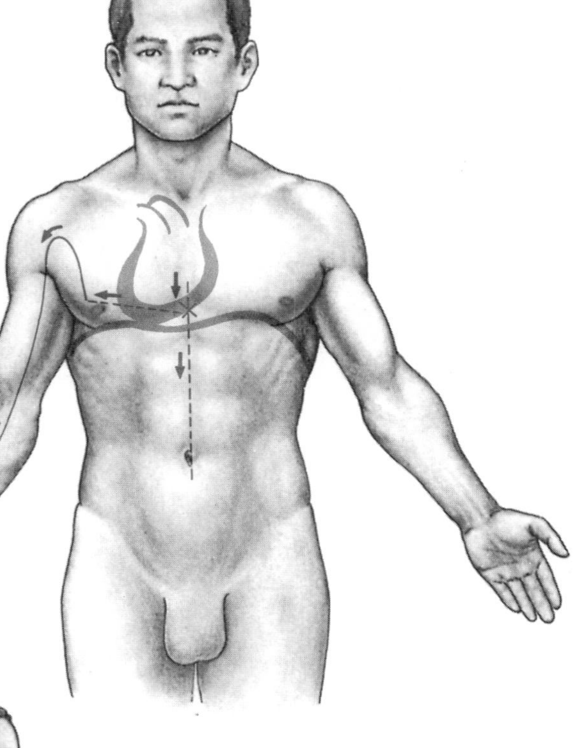

手厥陰心包經의 주행

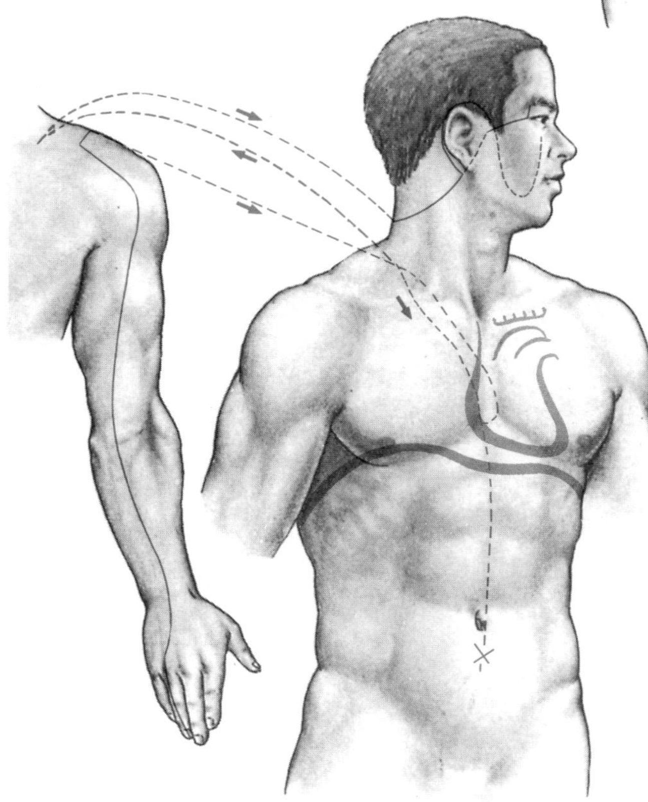

手少陽三焦經의 주행

〔手少陽三焦經〕

주행부위　　넷째손가락의 끝에서 시작하여 넷째손가락과 다섯째손가락의 手骨 사이를 지나 올라가 手關節 뒷면을 돌며 前腕 뒷면의 橈骨과 尺骨 사이를 거쳐 팔꿈치를 관통하여 上腕 外側에서 어깨로 올라가 거기에서 膽經脈과 교차한다. 그리고 鎖骨上窩에 들어가 하행하여 양유방의 중간인 膻中部에 도달하여 거기에서 心包絡에 연락되고 횡격막을 관통하여 복부에 이르러 三焦에 소속된다. 또한 한 支脈은 膻中에서 올라가 鎖骨上窩로 가며 項部에서 耳後部로 가서 귀의 윗부분을 돌아 頰部에서 눈의 下部에 이른다. 한편 별도의 支脈은 耳後에서 耳中으로 들어가서 耳前으로 나와 頰骨弓(客主人穴)의 위를 지나 頰部에서 교차하며 外眼角에 이르러 足의 少陽膽經脈에 접합된다.

足少陽膽經의 주행

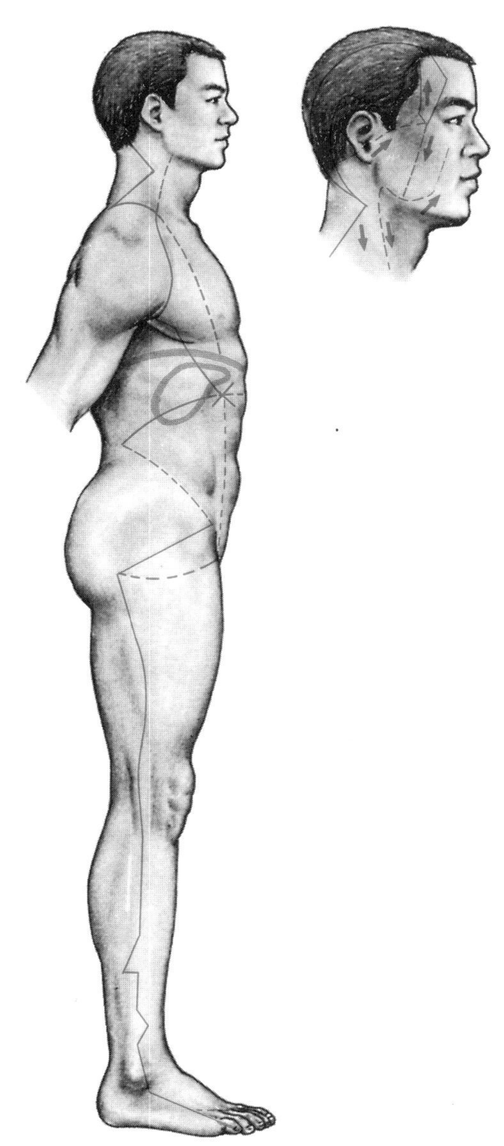

病候　이 경맥의 是動病으로는 청력감퇴, 咽喉頭의 부종과 통증, 폐색 등이 있다.

또한 所生病으로는 발한이 일어나고 外眼角(눈초리)이나 頰部가 아프다. 귀 뒤쪽, 어깨, 上肢의 내·외측, 팔꿈치 등이 아프며 넷째손가락이 마비되어 움직이지 않게 된다.

〔足少陽膽經〕

주행부위　外眼角(눈초리)에서 시작하여 側頭部를 상행하여 頭角에 오르고 하행하여 耳後에 이른다. 그리고 頸部에서 肩의 상부를 지나 鎖骨上窩에 들어간다. 그 支脈은 耳後에서 갈라져 耳中으로 들어가 耳前으로 나오며 外眼角의 후방에 이른다. 또한 별도의 支脈이 外眼角에서 갈라져 胃經脈의 大迎穴로 내려가 手의 少陰三焦經脈과 합쳐지며 頰部의 陽明胃經脈의 頰車에 이르고 다시 頸(목)을 따라 내려가 鎖骨上窩에 들어간다. 그후 더 하행하여 胸中으로 달려가며 횡격막을 통과하여 肝에 연락되고 膽에 소속되며 季肋部에서 鼠徑部로 내려가 股關節에 이른다. 직행하는 경맥은 鎖骨上窩에서 腋窩로 내려가 側胸部를 돌며 다시 내려가 股關節의 끝의 支脈과 합쳐진다. 그 이후에 대퇴, 膝의 外側을 통하여 腓骨頭의 앞으로 가서 下腿 外側을 따라 내려와 外果의 앞으로 나오며 발등을 따라 넷째발가락 끝에 이른다. 그 支脈은 발등에서 갈라져 첫째발가락의 外側을 지나 발톱 뒤로 가서 厥陰肝經脈과 결합한다.

病候　이 경맥의 是動病은 입이 씁쓸하거나 한숨을 자주 내쉬게 된다. 側胸部가 아프며 자면서 몸을 뒤척일 수 없게 된다. 중증이 되면 안면이 재와 먼지를 덮어쓴 것처럼 되며 모든 肌肉은 윤기를 잃고 발의 外側에 열감이 느껴진다.

또한 所生病으로는 두통이 나타나고 下顎이나 外眼角이 아프며 鎖骨上窩는 부어서 통증이 생긴다. 또한 腋下나 머리의 양측에 멍울이 생기며 땀이 나고 惡寒, 發熱이 일어난다. 그리고 側胸部에서 下肢에 걸친 膽經脈 통로에서 관절통이 있거나 넷째발가락이 운동마비를 일으킨다.

〔足厥陰肝經〕

주행부위　첫째발가락 끝의 털이 나는 부분에서 시작하여 발등을 따라 올라가 內果의 앞을 통과하여 위로 8寸이 되는 곳에서 太陰脾經脈과 교차하고, 후방으로 나와 膝 내측을 따라 올라가 大腿 內側을 돌아 陰毛 中으로 들어가 性器에 이른다. 거기에서 다시 하복부로 올라가 陽明胃經脈과 나란히 상행하여 肝에 소속되고 膽에 연락된다. 그리고 다시 횡격막을 관통하여 季肋에서 側胸部에 분포하고 咽喉頭의 후면을 돌아 顎骨 上孔(上顎에서 鼻로 통하는 곳)에서 目系(目과 腦를 잇는 계통)에 연락되며 顎部에서 나와 頭頂部로 올라가 督脈에 합쳐진다. 또한 支脈은 肝에서 갈라져 횡격막을 관통하여 위로 올라가 肺에 들어간다.

病候　이 경맥의 是動病으로는 腰痛이나, 엎드리거나 누울 수 없는 증상이 있다. 남자는 음낭이 붓고 하복부가 아프며 여자는 성기가 腫脹한다. 중증이 되면 목이 마르고 얼굴은 때가 낀 것처럼 광택이 없어진다.

또한 所生病으로는 胸部緊滿感이 일어나고 구토나 下痢가 나타나며 脫腸, 尿失禁, 尿閉 등이 생긴다.

足厥陰肝經의 주행

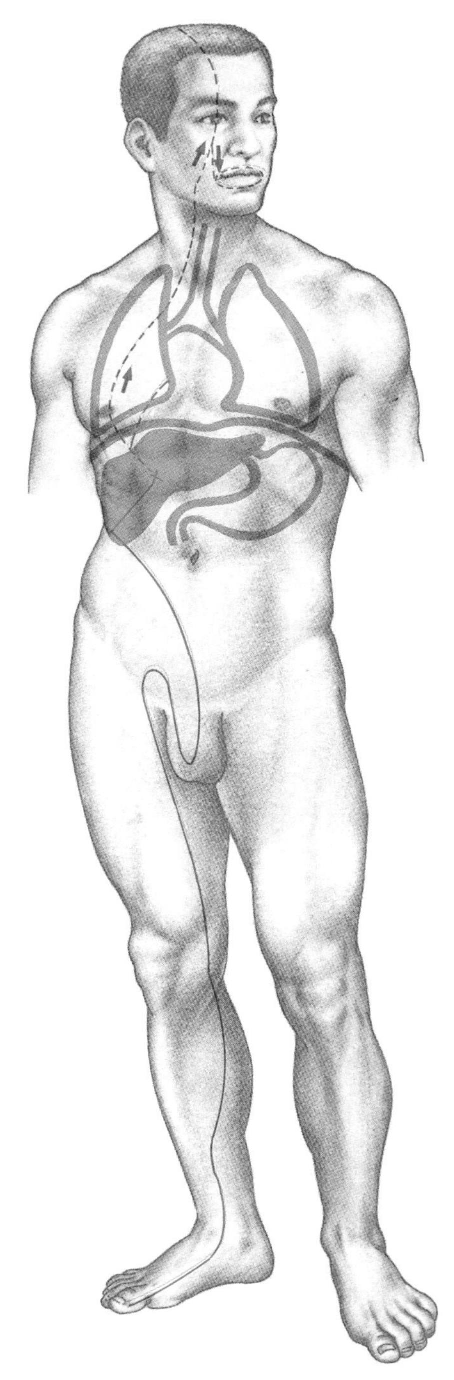

●奇經八脈

奇經과 十二經脈의 관계

奇經은 십이경맥 중의 氣·血이 왕성하게 되면 축적하고 부족하면 보충하여 그것을 조정한다. 이것은 십이경맥을 큰 강에, 奇經을 호수에 비유할 수 있는 관계이다.

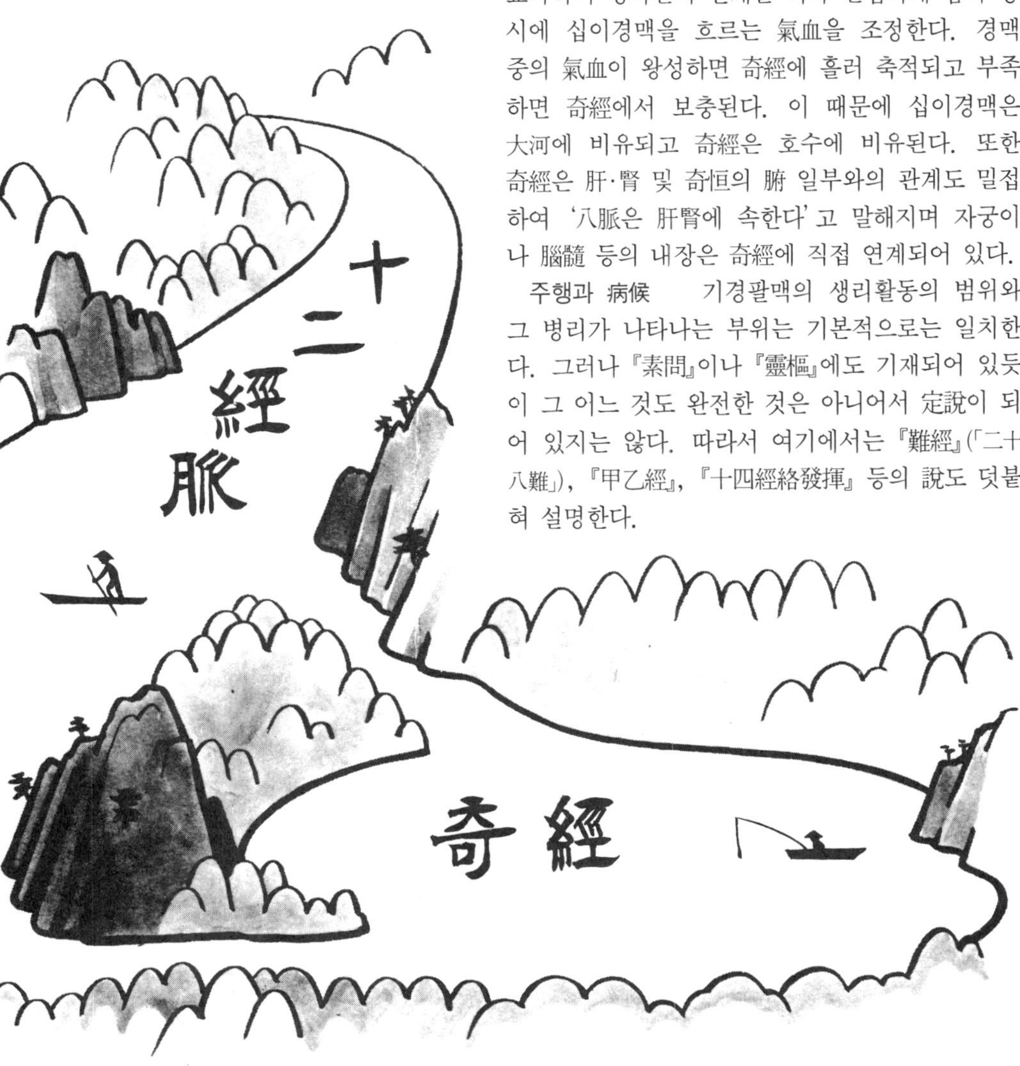

명칭과 특징 기경팔맥은 평상적이지 않은 奇異한 경맥을 말하는 것으로서 십이경맥을 正經이라고 부르는 데 대하여 붙여진 이름이다. '奇'字에는 단독이라는 의미가 있는데, 기경팔맥 상호간에는 일정한 陰陽·表裏의 관계가 없으므로 奇經이라고 부른다.

이 기경팔맥에는 督脈·任脈·衝脈·帶脈·陰蹻脈·陽蹻脈·陰維脈·陽維脈 등 八脈이 있다.

위의 八脈은 십이경맥 사이를 縱橫으로 달리고 교차하며 경락간의 연계를 더욱 밀접하게 함과 동시에 십이경맥을 흐르는 氣血을 조정한다. 경맥 중의 氣血이 왕성하면 奇經에 흘러 축적되고 부족하면 奇經에서 보충된다. 이 때문에 십이경맥은 大河에 비유되고 奇經은 호수에 비유된다. 또한 奇經은 肝·腎 및 奇恒의 腑 일부와의 관계도 밀접하여 '八脈은 肝腎에 속한다'고 말해지며 자궁이나 腦髓 등의 내장은 奇經에 직접 연계되어 있다.

주행과 病候 기경팔맥의 생리활동의 범위와 그 병리가 나타나는 부위는 기본적으로는 일치한다. 그러나 『素問』이나 『靈樞』에도 기재되어 있듯이 그 어느 것도 완전한 것은 아니어서 定說이 되어 있지는 않다. 따라서 여기에서는 『難經』(「二十八難」), 『甲乙經』, 『十四經絡發揮』 등의 說도 덧붙혀 설명한다.

〔督脈〕

督脈의 '督'字에는 총감독이라는 의미가 있다. 頭·項·背後의 정중앙선을 운행하며 6개의 陽經脈과 大椎에서 교차하여 陽經脈을 조정, 감독하고 있다. 또한 督脈은 腦에 속하고 腎과 연락을 취하고 있다. 腎·髓·腦의 관계로 인해 督脈은 뇌나 척추의 생리·병리를 반영하며 나아가서는 뇌와 척추, 생식기관을 상호 연계시키고 있다.

주행부위　회음부에서 시작하여 척추를 따라 後頭部의 風府에 이르고 頭內로 들어가 腦에 소속한다. 표면을 주행하는 것은 後頭를 돌아 頭頂部로 올라가며 다시 하행하여 前額, 鼻柱를 통과하여 윗입술로 들어간다. 또한 支脈은 腎에 연락된다.

病候　督脈이 발병하면 척추강직, 角弓反張(머리와 목, 등이 뒤로 젖혀져 마치 활을 당긴 것처럼 된 상태) 등이 일어난다. 또한 하복부에서 心部로 틀어오르는 통증을 비롯하여 尿閉, 변비, 치질, 遺尿, 목마름 등의 증상이 나타난다.

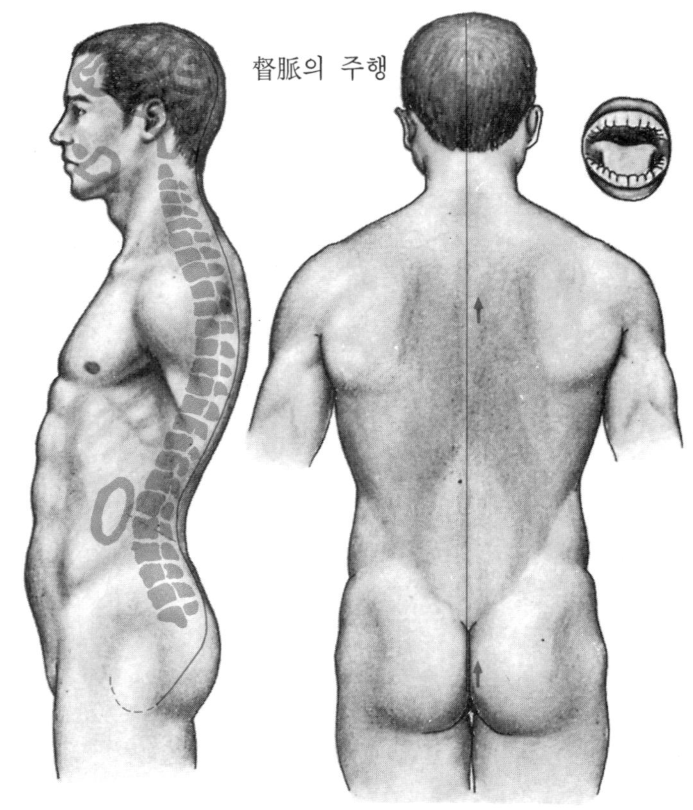
督脈의 주행

〔任脈〕

任脈의 '任'字에는 총담임이라는 의미가 있다. 頸·喉·胸腹部의 정중앙선을 운행하며 足의 세 개의 陰經脈과 下腹部에서 교차하여 좌우 양측의 陰經脈을 상호 연계하고 전신의 陰經脈을 조정한다. 이 때문에 任脈은 '陰脈의 海'라고 불린다. 또한 월경을 조절하고 태아를 育生한다.

주행부위　胞中(內生殖器)에서 일어나 아래로 내려가 회음부에 이른다. 다시 陰毛部로 올라가며 腹內를 돌아 關元을 통과하고 복부, 흉부의 정중앙선을 따라 상행하여 咽喉頭에 이르며 下顎의 중앙을 경과하여 아랫

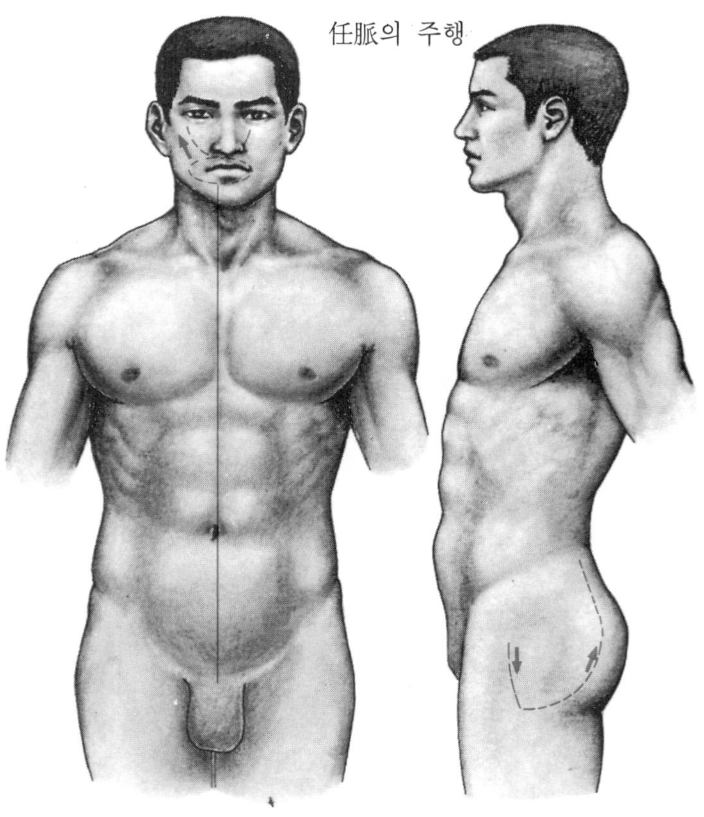
任脈의 주행

입술의 한가운데를 돌고 여기에서 좌우 두 가지로 갈라져 안면을 달려 眼內로 들어간다.

病候　任脈이 발병하면 남자는 각종 疝症에 걸리기 쉽게 된다. 그 주요한 증상은 하복부에서 만져지는 덩어리와 통증인데 그밖에도 心部에 이르는 疼痛, 精巢에 달하는 통증, 陰囊腫大, 요통 등이 일어난다. 여자는 월경불순, 무월경, 대하, 성기종양, 하복부 팽만, 유산, 불임, 극심한 腰部 冷感 등이 나타난다.

衝脈의 주행

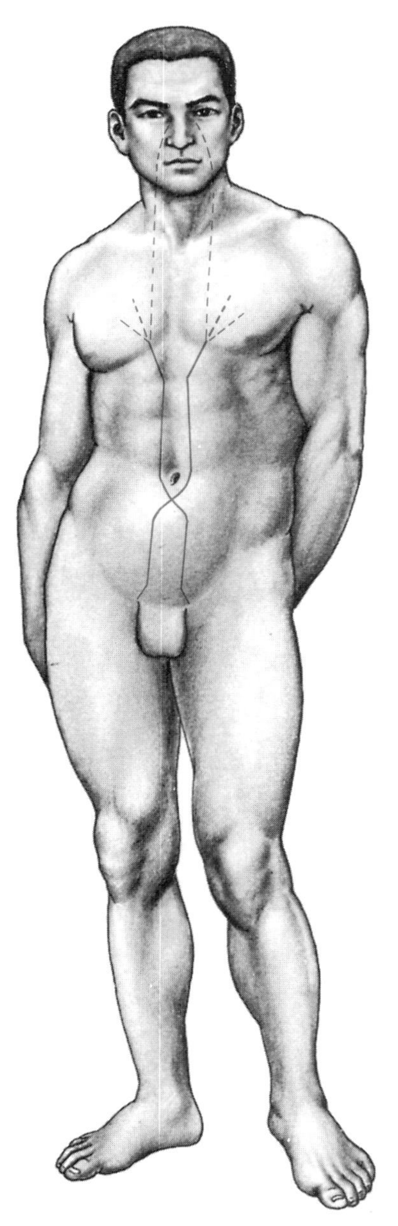

〔衝脈〕

衝脈의 '衝'字에는 요충이라는 의미가 있다. 이 脈은 십이경맥의 요충에 있으며 이 경맥들의 氣血을 조절한다. 그 때문에 '經絡의 海'라고 부른다. 또한 월경을 조절하는 생리기능을 갖고 있다.

주행부위　胞中에서 시작하여 상행하여 척추를 둘러싸 경락의 海가 된다. 얕은 표면을 주행하는 것은 鼠徑部에서 足의 少陰腎經과 나란히 배꼽을 끼고 상행하여 胸中에 들어가 散布한다. 다시 상행하여 咽喉에 이르며 입술을 둘러싼다. 또한 하복부에도 하나의 나누어진 가지가 있어서 척추內를 상행한다.

病候　衝脈이 발병하면 부정출혈, 유산, 무월경, 월경불순, 유즙의 분비감소, 하복부통 등 여성의 생식기 계통의 질병이나 하복부가 부어서 틀어오르는 것같은 통증, 下痢 등을 일으킨다.

〔帶脈〕

帶脈의 '帶'字에는 묶는다는 의미가 있다. 季肋部의 아래를 옆으로 가로질러 신체를 한 바퀴 돌며 縱走하는 여러 陰陽經脈을 束帶처럼 묶는다.

주행부위　帶脈은 季肋部에서 시작하여 복부, 腰部를 한 바퀴 순환한다.

病候　帶脈이 발병하면 복부가 팽만하고 腰部에 이상한 冷感이 나타난다.

帶脈의 주행

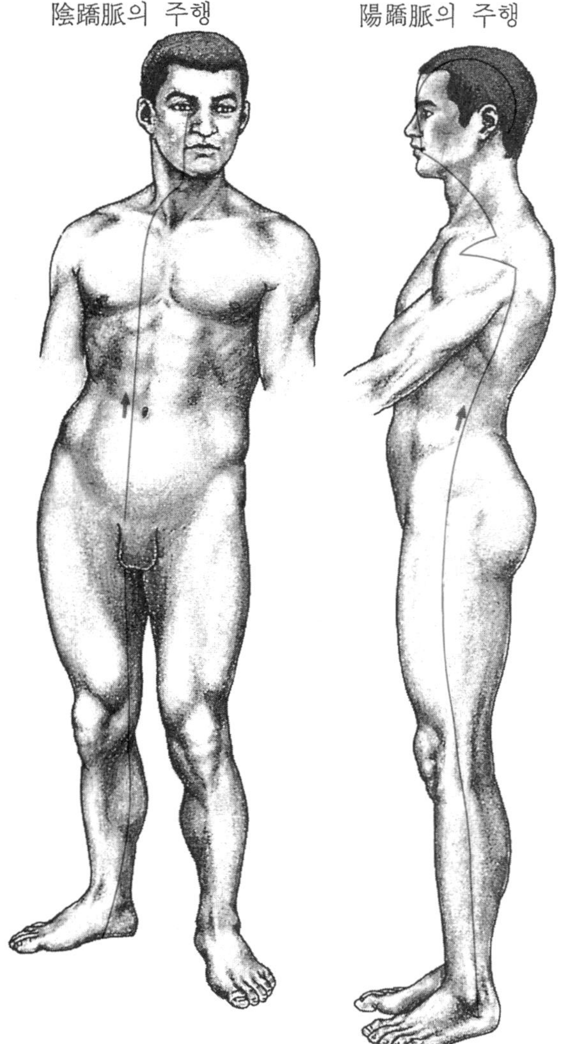

陰蹻脈의 주행　　陽蹻脈의 주행

〔陰蹻脈과 陽蹻脈〕

陰蹻脈과 陽蹻脈의 '蹻'字에는 가볍고 강건하며 민첩하다는 의미가 있다. 內果에서 상행하는 것이 陰※脈, 外果에서 상행하는 것이 陽蹻脈인데 이 두 脈은 인체의 운동기능을 공동으로 주관함과 동시에 모두가 外眼角(눈초리)에 이르며 眼瞼(눈까풀)의 개폐를 주관한다.

주행부위　陽蹻脈 膀胱經脈의 別脈으로서 발뒤꿈치에서 시작하여 外果를 거쳐 下肢의 外側을 따라 상행하며 側背部를 따라 肩部로 올라가고 頸部의 外側을 거쳐 內眼角(눈자위)에 이르러 陰蹻脈과 합쳐지며 다시 상행하여 額에 올라 後頭部의 風地에 이른다.

陰蹻脈은 腎經脈의 別脈으로서 발뒤꿈치에서 시작하여 內果를 돌아 下腿, 대퇴의 內側을 따라 상행하며 前陰部를 거쳐 腹面으로 올라가고 胸壁內에서 鎖骨上窩에 들어가 喉頭를 따라 올라간다. 그리고 안면을 통과하여 內眼角에 이르러 陽蹻脈과 합쳐진다.

病候　陽蹻脈이 발병하면 陽氣가 왕성하게 되거나 陰氣가 부족하여 下肢의 內側이 이완되고 外

側이 긴장상태에 빠진다. 또한 陰蹻脈이 발병하면 陰氣가 왕성하게 되거나 陽氣가 부족하여 下肢의 內側이 긴장하고 外側이 이완된다고 한다.

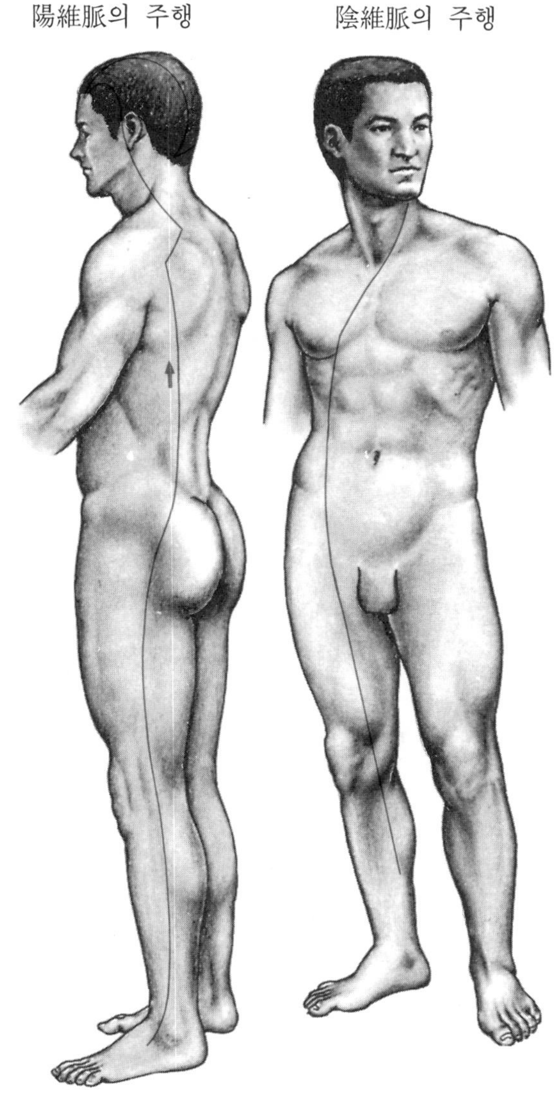

〔陽維脈과 陰維脈〕

陽維脈과 陰維脈의 '維'字에는 잇다, 연결하다라는 의미가 있어서 陽維脈은 여러 陽脈 사이를 운행하여 연계시키고 陰維脈은 여러 陰脈 사이를 운행하여 그것들을 연계시킨다.

주행부위　陽維脈은 外果 아래의 金門에서 시작하여 下腿, 大腿의 外側을 따라 올라가며 側腹部, 側胸部를 거쳐 肩關節의 뒷면을 통과하여 肩上部의 肩井에 이르며 다시 頸部에서 前額으로 올라가 膽經脈을 따라 風池로 내려와 後頭部의 風府, 瘂門에서 만난다.

또한 陰維脈은 下腿, 大腿의 內側을 따라 올라가며 脾經脈을 따라 복부 外側을 올라가 前頸部에 이르며 廉泉에서 任脈과 만난다.

病候　陽維脈이 발병하면 오한이나 발열이 나고 陰維脈에서는 心臟部痛이나 요통 등이 나타난다.

經穴

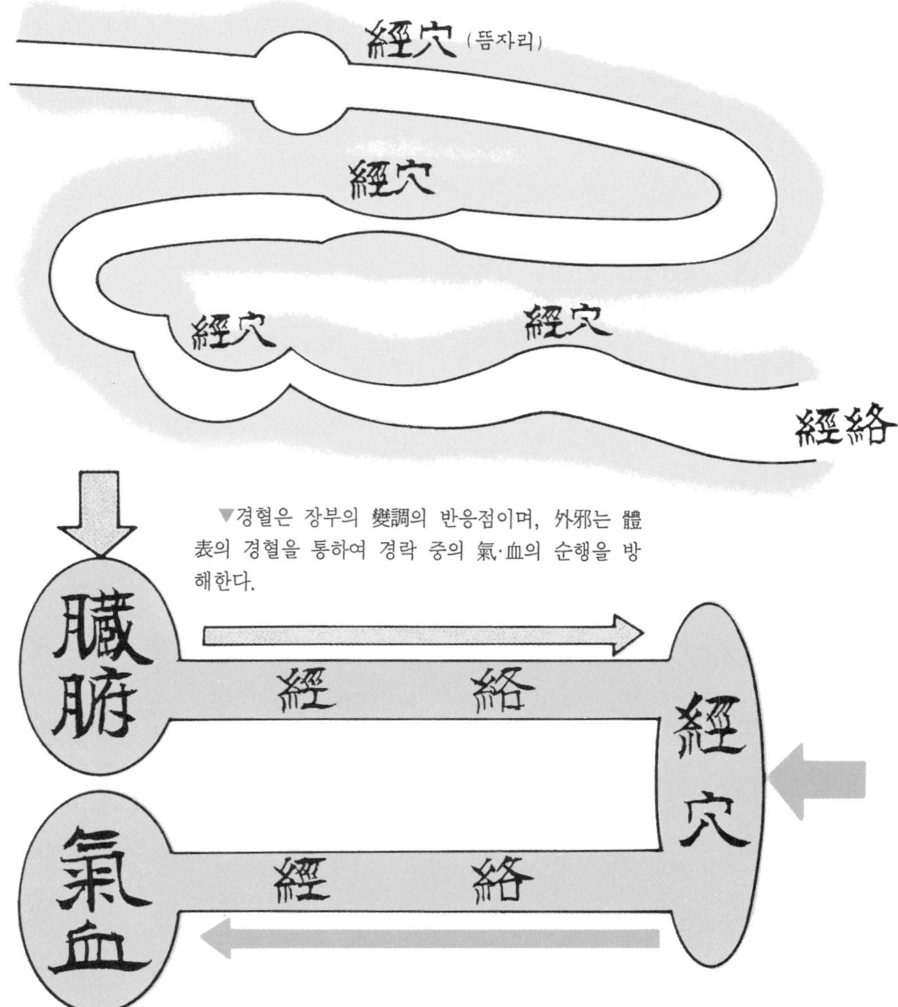

▼경혈은 장부의 變調의 반응점이며, 外邪는 體表의 경혈을 통하여 경락 중의 氣·血의 순행을 방해한다.

경혈은 경락이 주행하는 가운데에 있는 空所라는 의미이다. 경락은 처음부터 끝까지 단일한 형태를 유지하는 것이 아니라 굵고 혹은 가늘고 또 요철을 이루면서 주행한다. 이 경로상의 특정 부분(反應点)이 경혈이며 항간에서는 뜸자리 등으로 부른다.

경락은 원래 인체 내부의 장부와 體表를 연결하고 있는 것이므로 그 경로상의 경혈은 이른바 경락이 外界로 통하는 '문호'라고 할 수 있을 것이다. 즉 장부의 變調는 경락을 통하여 경혈상에 나타나고 역으로 體表에 外邪가 침입할 때는 그 경혈을 통하여 경락 중의 '氣·血'의 循行을 정체하게 하거나 흐트려 놓게 된다. 따라서 이 경혈에 施術하는 것에 의해 그 變調는 조정될 수 있다. 즉 경혈은 경락의 진찰 부위이자 동시에 치료점이 된다. 이러한 경혈에는 장부가 이상할 때에는 반드시 반응점이 나타난다. 이 경혈은 그 主治穴인 十二原穴을 비롯하여 전신에 360여개의 경혈이 있고 또 경락 위에 있지 않은 奇穴이라 불리는 경혈은 현재 그보다 더 많은 수가 발견되어 있다.

여기에서는 경혈의 분류, 소재 부위, 取穴法의 개요와 十二原穴을 중심으로 하고, 일반적으로 重要穴이라고 말해지는 兪募穴과 五腧穴에 관해서 설명한다.

●경혈의 분류와 所在

경혈의 분류 경혈에는 경락 위에 있는 것과 경락 밖에 있는 것이 있으며 전자를 狹義의 경혈 또는 正穴이라고 하고 후자를 奇穴 또는 經外奇穴이라고 한다. 正穴이나 奇穴 모두가 鍼灸를 施術하는 體表上의 点이라는 데는 차이가 없으나, 태고 때부터 사용되어 온 것이 正穴이고 그후에 발견되어 사용되어 온 것이 奇穴이라는 점에서 양자간에는 역사적인 차이점이 있다고 할 수 있다.

正穴은 고대부터 정규적으로 사용되어 온 空所라는 의미를 가지며, 腧穴, 氣穴, 孔穴, 隧穴, 兪穴, 空穴 등의 호칭이 있다. 그 수는 『靈樞』의 「九針十二原篇」에는 "節이 교차하는 365會"라고 쓰여 있고, 『素問』의 「氣穴論篇」에는 "氣穴 365"라고 쓰여 있어서 일년의 날짜 수에 일치시키고 있는데 실제로 기재되어 있는 경혈의 명칭은 295穴에 대한 것뿐이다.

奇穴은 奇異한 空隙이라는 의미를 가지며 阿是穴, 畦穴, 天應穴, 捫當穴, 別穴, 經外穴 등으로 불리는데 正穴과 마찬가지로 사용되는 穴이다. 奇穴은 압박하여 통증이 있는 곳이나 기분이 좋은 곳, 치료효과가 있는 곳을 경험적으로 발견해 낸 点으로서 그 수는 각 책마다 다르게 나와 있지만 옛부터 많은 연구자들에 의해 新穴이 발표되어 현재는 正穴의 수보다도 훨씬 많다.

한편 특정한 경혈을 그 위치와 작용에 따라 구별하여 兪穴, 募穴, 五腧穴(井·滎·兪·經·合의 다섯 개 경혈)이라고 부르거나 또 絡穴, 隙(郄)穴, 八會穴, 會穴 등으로 부르는 경혈이 있다.

경혈의 분류

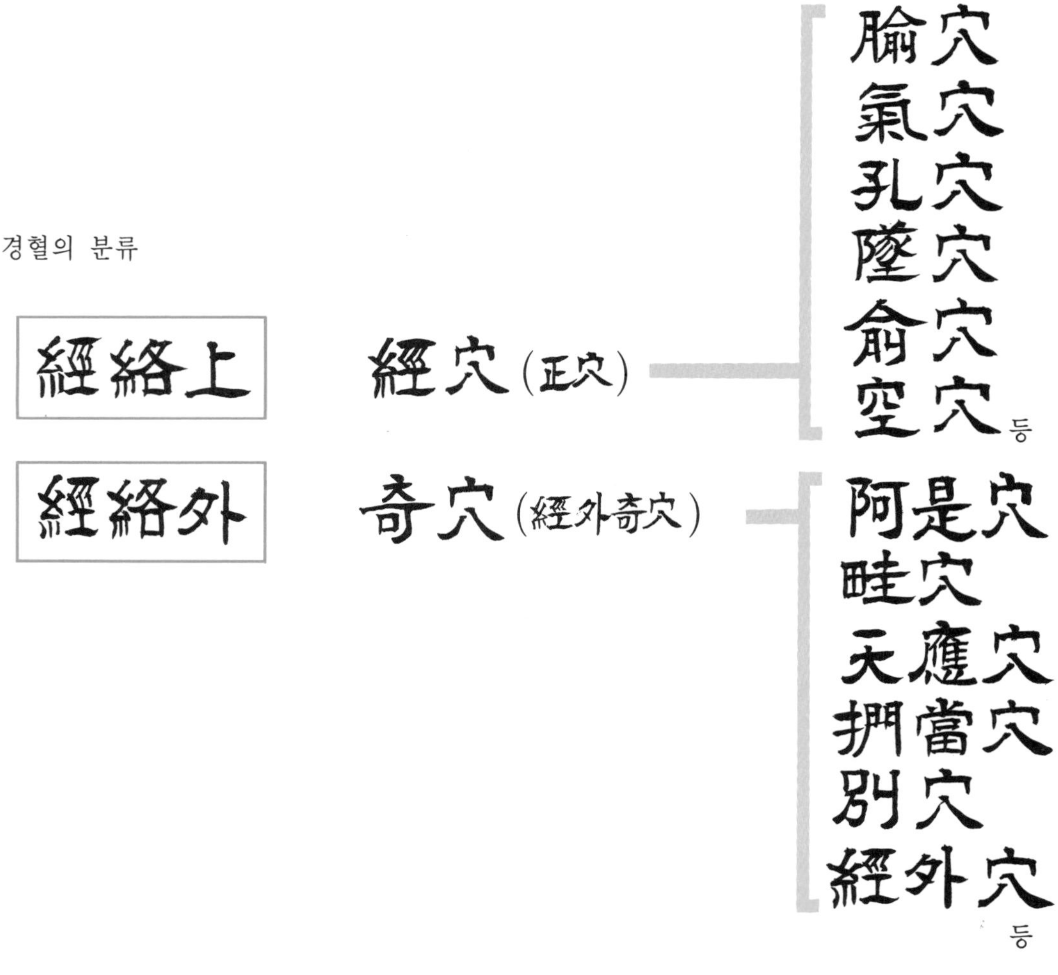

經絡上	經穴(正穴)	腧穴, 氣穴, 孔穴, 隧穴, 兪穴, 空穴 등
經絡外	奇穴(經外奇穴)	阿是穴, 畦穴, 天應穴, 捫當穴, 別穴, 經外穴 등

絡穴은 絡脈과 經脈이 사지에서 서로 만나는 부위의 경혈이며 그 경맥의 질환을 치료할 수 있음과 동시에 그 경맥과 상호 표리관계를 이루는 經脈과 絡脈을 따라서 나타나는 부분적인 질환도 치료할 수 있다.

隙穴은 氣·血이 모이는 곳의 경혈로서 극은 空隙이라는 의미를 갖는다. 치료상에서 어떤 특수한 효과를 보이는 경혈이다. 예를 들면 위통에는 梁丘를 취하는 것과 같은 것이다.

八會穴은, 氣는 膻中에서 만나고, 血은 膈兪에서 만나며, 脈은 太淵에서 만나고, 骨은 大杼에서 만나며, 筋은 陽陵泉에서 만나고, 髓는 絶骨에서 만나며, 臟은 章門에서 만나고, 腑는 太倉(中脘)에서 만난다는 것을 전제로 하고 있다. 즉 血의 병을 치료하는 데는 膈兪를, 氣의 병을 치료할 때는 膻中을 각각 취하면 좋게 된다.

會穴은 두 經 혹은 두 經 이상의 經氣가 교차하는 곳으로 전신에 약 90개가 있다.

경혈의 소재 경혈이 있는 장소를 말한다.

(『素問』, 『靈樞』, 『甲乙經』)

• 陷沒点 '함몰한 井'이라는 다수의 文句가 보이는데 구조상 空所, 間隙으로 만져지는, 體表의 저항이 減弱하는 함몰점을 경혈이라 하고 있다.

• 脈動部 '動脈의 가운데에 있고'라든지 '動脈手에 따른다'라는 文句가 많이 보이는데 動脈이 體表部에 나타나는 곳을 경혈 부위라 하고 있다. 또 그 부위는 竝行하는 神經路로서도 중요시된다.

• 骨孔部 骨孔이 있는 곳을 경혈이라고 한다. 그곳은 피부상에서 만져지는 함몰점으로 혈관이나 신경의 통로가 되기도 하고 임상적으로도 유효한 점으로 간주된다.

• 骨間部 두 骨간의 空所도 경혈이다

• 骨緣部 骨의 邊緣이나 骨稜에 가깝게 경혈을 정한다.

• 關節部 관절의 함몰부가 경혈로 정해지는 경우가 많다.

• 腱間部 腱과 腱의 중간, 腱의 邊緣에 경혈을 정한다.

• 筋間部 두筋의 중앙도 경혈로 정해지는 경우가 많다.

• 筋緣部 근육의 邊緣에 해당하는 곳도 경혈 부위로 정한다.

• 筋腹部 筋腹 중의 筋束과 筋束 사이도 경혈의 부위로 정한다.

隙穴과 氣血의 관계

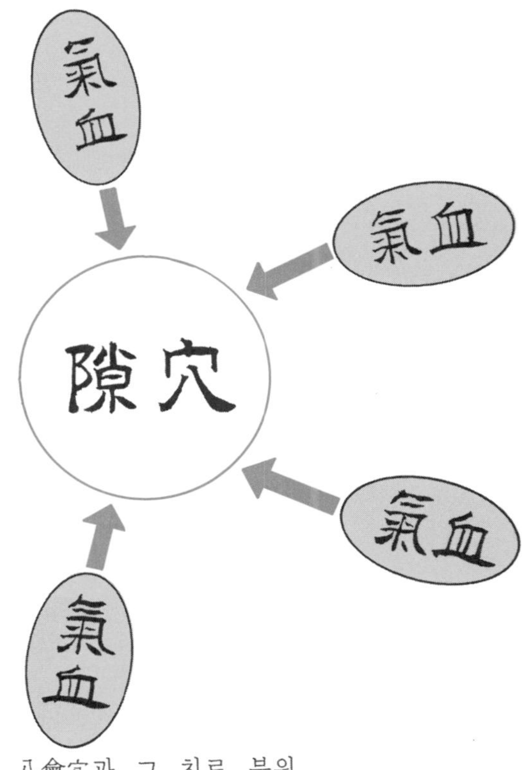

八會穴과 그 치료 부위

八會穴

膻中	⟹	氣
膈兪	⟹	血
太淵	⟹	脈
大杼	⟹	骨
陽陵泉	⟹	筋
絶骨(懸鍾)	⟹	髓
章門	⟹	臟
太倉(中脘)	⟹	腑

●取穴의 방법

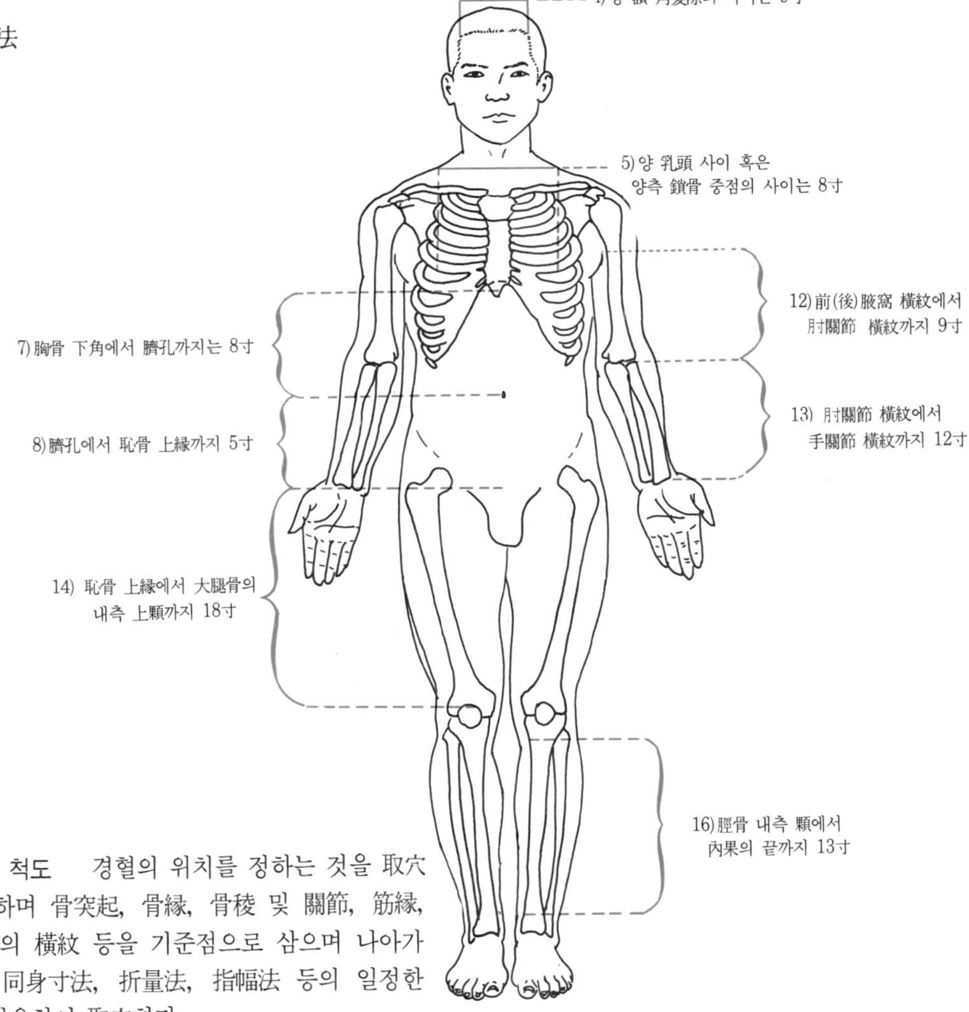

取穴의 척도 경혈의 위치를 정하는 것을 取穴이라고 하며 骨突起, 骨緣, 骨稜 및 關節, 筋緣, 腱, 피부의 橫紋 등을 기준점으로 삼으며 나아가 骨度法, 同身寸法, 折量法, 指幅法 등의 일정한 척도를 이용하여 取穴한다.

• **骨度法** 이 방법은 『靈樞』의 「骨度篇」에 의한 것인데 당시의 척도에 의해 전신 각 부위의 길이를 實測하고 그 평균치를 나타낸 것으로 생각된다. 이 방법은 오늘날에도 取穴의 기본으로 되어 있다.

全長

身長	75寸

頭部

1) 前髮際에서 後髮際까지	12寸
2) 前髮際에서 眉心까지	3寸
3) 後髮際에서 第7頸椎棘突起까지	3寸
4) 양額 角髮際의 사이	9寸

胸腹部

5) 양乳頭 혹은 양측 鎖骨上窩 중점의 사이	8寸
6) 腋窩 밑과 수평한 선에서 第11肋骨(季肋)까지	12寸
7) 胸骨 下角에서 臍孔(배꼽의 움푹들어간 곳)까지	8寸
8) 臍孔에서 恥骨 結合의 上緣까지	5寸
9) 腋下 선상의 第11肋骨(胸郭 下緣)에서 大腿骨 大轉子까지	9寸
10) 양肩甲骨의 양側緣의 사이	6寸
11) 양 上後 腸骨棘 사이	3寸

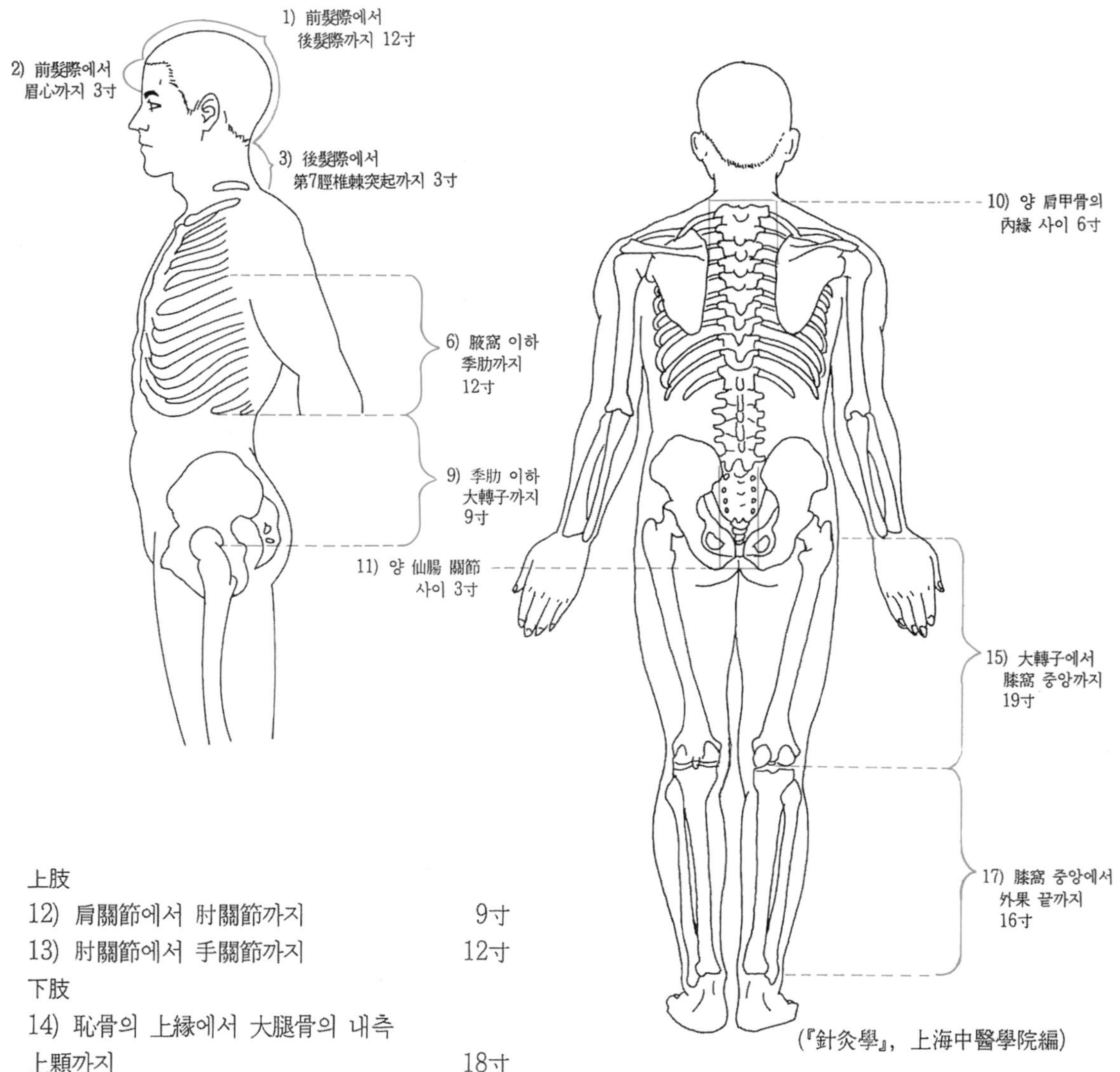

(『針灸學』, 上海中醫學院編)

上肢

12) 肩關節에서 肘關節까지	9寸
13) 肘關節에서 手關節까지	12寸

下肢

14) 恥骨의 上緣에서 大腿骨의 내측 上顆까지	18寸
15) 大腿骨 大轉子에서 膝蓋骨의 밑까지	19寸
16) 脛骨 내측 顆에서 內果의 끝까지	13寸
17) 膝蓋骨에서 外果 끝까지	16寸

• **同身寸法** 신체에는 각각 長短과 肥瘦가 있어서 각 부위의 길이를 일정불변의 척도로 나타내는 데는 여러 가지 불합리한 점이 생겨난다. 그래서 각 사람에 맞는 방법으로 고안된 것이 同身寸法이다.

同身寸法은 『千金方』에 나와 있는데 中指同身寸法과 母指同身寸法의 두 가지가 있다.

中指同身寸法에 관해서 『千金方』에서는 "손의 中指의 第1節을 1寸으로 한다"고 설명하고 있다. 이것은 손의 첫째손가락(親指)와 셋째손가락(中指)을 구부려 원을 만들어 셋째손가락의 가운데 마디의 양끝에 있는, 첫째손가락 방향의 橫紋(가로선)의 끝에서 끝까지를 1寸으로 하는 방식이다. 이 방식은 일반적으로 사지와 背部를 가로로 잴 때 이용한다.

또한 母指同身寸法에 관해서 『千金方』에서는 "손의 大指의 첫째 마디를 取하여 가로로 재서 1寸으로 한다"라고 설명한다. 이것은 첫째손가락의 각 마디 사이의 關節掌面에 있는 橫紋의 外側에서 內側까지의 길이를 1寸으로 한 것이다.

이 同身寸法들은 取穴하는 환자의 손가락을 사용해야 하며 남자는 왼손, 여자는 오른손을 기준으로 한다.

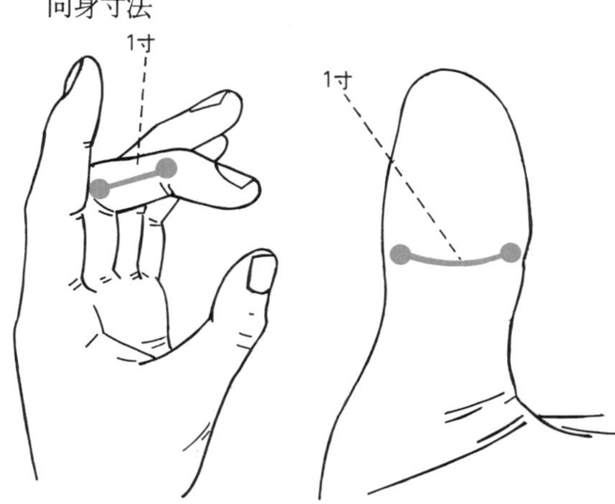

中指同身寸法 母指同身寸法

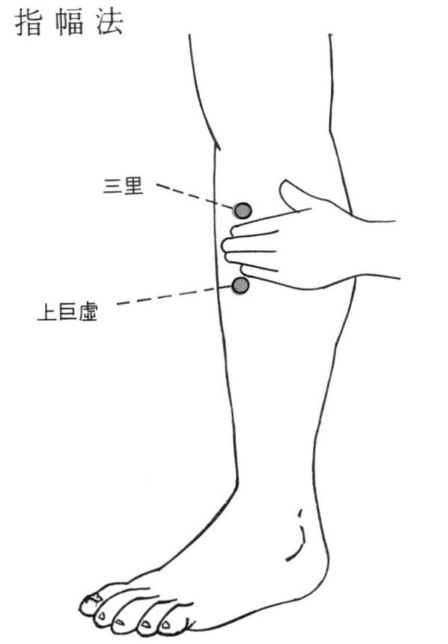

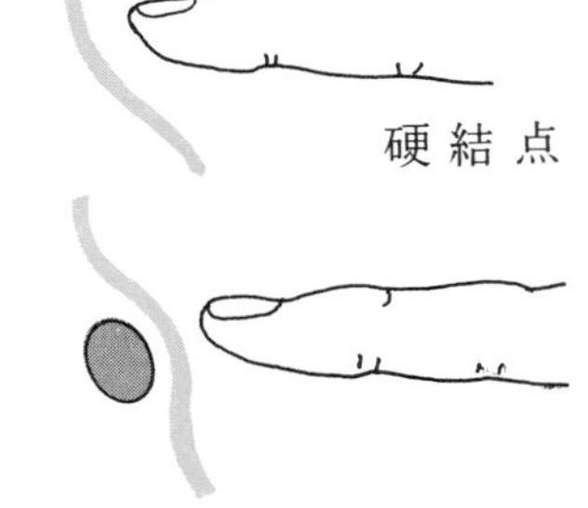

• **折法(折量法)** 折法은 일정한 기준 길이를 몇 개로 나누고 그 비례로 부위를 나타내는 방법으로 『類經圖翼』에 나와 있는 척도이다. 骨度法은 인체를 實測하여 기준척도를 나타내는 것인데 경혈의 分寸을 표현하는 데에는 折法이 이용된다. 예를 들면 "下脘穴이 배꼽 위 2寸되는 곳에 있다"라고 할 때는 胸骨體 下端과 臍 중앙의 사이가 8寸이므로 그 사이의, 아래에서 1/4에 해당하는 부위가 된다.

• **指幅法** 이 방법은 손가락의 폭을 이용하여 표현하는 일종의 간편한 방법으로, 손의 첫째손가락(親指)를 제외한 손가락을 사용하여 1指橫徑, 2指橫徑 등으로 표현하는데 둘째손가락과 셋째손가락을 병렬한 폭은 약 1寸 半에 해당한다.

이 指幅法을 응용하여 둘째손가락에서 다섯째손가락까지의 4指橫徑을 '一夫'라고 부르며 取穴에 이용하고 있다.

경혈의 선택 경혈의 取穴은 앞서 설명한 척도로 결정하지만 그렇게 결정된 점은 어디까지나 일정한 기준에 기초한 기준점을 나타내는 데 불과하다. 다수의 경혈 중에서 그것이 치료점으로서 가치가 있기 위해서는 그 점이 임상적으로 유효해야 한다. 그래서 옛부터 촉각 또는 시각을 통해 선택하는 경우가 많았는데 특히 촉각에 의한 선택은 중요하여 현재도 중시되고 있다.

아래에서는 촉각에 반응하여 나타나기 쉬운 것을 살펴보겠다.

• **壓痛** 압통점은 손가락 끝으로 누를 때 국한적으로 압통을 느끼는 점으로서 치료점으로 응용되는 경우가 매우 많다.

• **硬結** 硬結은 아주 작은 것에서부터 指頭크기의 딱딱한 저항이 피부나 피하조직, 근육 등에 나타나는 것으로서 이 반응점도 중요한 치료점이 되는 경우가 많다.

• **陷下** 피부를 가볍게 훑으면서 지나갈 때 저항이 減弱하여 함몰한 것처럼 느껴지는 부위가 있는데 이것을 陷下性 반응이라고 한다. 큰 것은 大豆에서 매실의 크기에 이르며 때로는 매우 크고 또 도랑 모양을 이루고 있는 것도 있다.

• **斑點** 때에 따라서는 白·黑·灰白·赤色 등 피부에 나타나는 반점이 치료점이 되는 경우가 있다. 이것은 視診에 의한 반응점으로서 특히 백색

과 회백색의 반점이 치료와 깊은 관계에 있다.

• 丘疹　피부에 나타나는 참깨알 크기나 쌀알 반톨 크기의 丘疹이 치료점이 되는 경우가 있다.

• 水腫　피부를 손가락 끝으로 가볍게 쓰다듬을 때 고무풍선에 물을 채워놓은 것처럼 연약하고 무력한 물집같은 느낌이 있는 반응점으로 큰 것은 大豆 또는 매실의 크기만 하고 때로는 더욱 광범위한 반응으로 나타난다.

• 知覺異常　지각이상에는 기능이 亢進된 것과 기능이 減退한 것 두 가지가 있다. 기능 亢進에 의한 지각이상은 過敏帶로서 광범위하게 나타나는데 협소한 반응은 過敏点 또는 痛点으로 나타난다. 기능 減退에 의한 지각이상은 저리거나 감각이 없는 것으로 나타나는데 광범위한 경우에는 그 속에서 반응점을 찾아내야 한다. 指頭 크기 정도의 知覺低下点은 치료점이 되는 경우가 있다.

• 溫感異常　피부를 가볍게 쓰다듬을 때 달걀 또는 주먹크기의 부위에서 국한성 冷感이나 熱感이상이 他覺的으로 느껴지는 경우가 있다. 그 속에서 압통, 硬結 등의 반응점을 찾아 치료에 응용한다. 국한적인 온도감각 이상은 주로 복부에 나타나는데 背部나 腰部 등에서 나타나기도 한다.

• 濕度異常　피부를 가볍게 쓰다듬을 때 건조하거나 濕潤한 感이 국한적으로 느껴지는 습도이상으로 건조한 곳은 피부가 까칠까칠하고 습윤한 곳은 피부가 끈적끈적하다. 이 이상은 특정한 부위 또는 경락에 따라 나타나는 경우가 많은데 그 속에서 압통이나 硬結 등의 협소한 반응점을 찾을 필요가 있다.

取穴의 體位　取穴의 체위에는 첫째 取穴이 용이할 것, 둘째 반응점을 발견하기 쉬울 것, 셋째 치료하기 쉬울 것 등이 중요한 조건이 된다. 이와 관련하여 取穴의 체위를 설명한 『靈樞』의 「邪氣藏府病形篇」의 일부를 발췌하면 다음과 같다. "이것을 三里에서 取하는 것은 跗(발등)를 늘어뜨려 이것을 取한다. 巨虛는 발을 들어올려 이것을 取한다. 委陽은 굴신하여 이것을 찾는다. 委中은 굽혀서 이것을 取한다. 陽陵泉은 膝을 곧바로 세워 이것과 같이 예측한다." 이것은 足部의 힘을 빼고 三里를 取穴하면 반응을 찾기 쉽게 되며 膝을 屈伸하여 委陽을 取穴하면 그 取穴 부위가 나타나게 된다는 것을 설명한 것이다.

陷下点

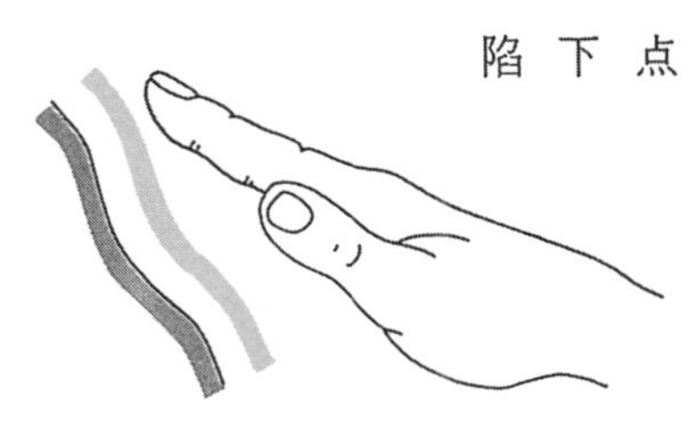

斑点

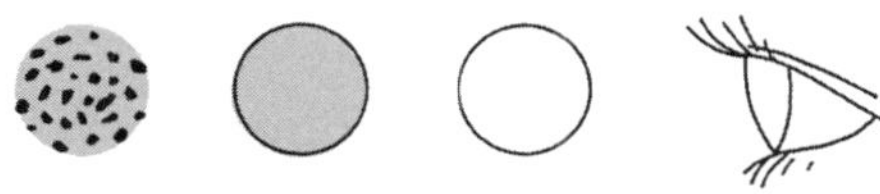

溫感異常

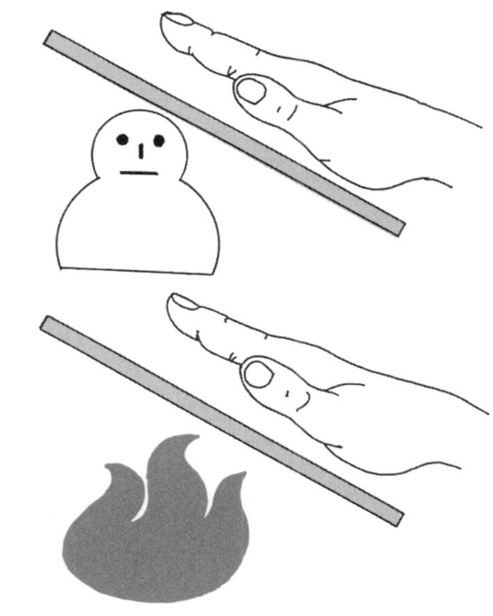

十二原穴

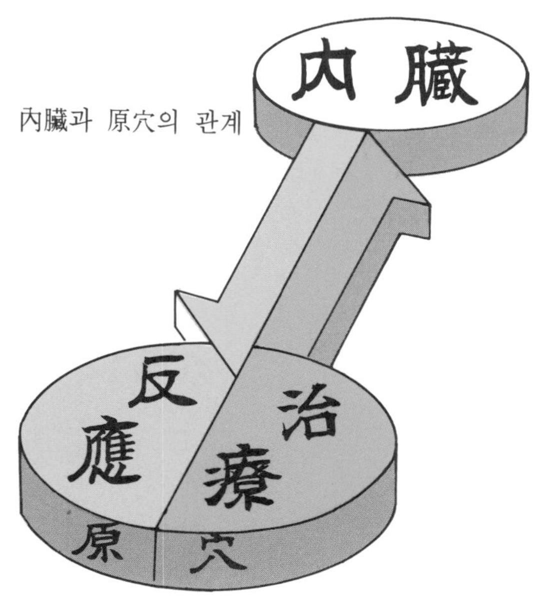

內臟과 原穴의 관계

경혈 중에서 십이경맥상에 있는 중요한 穴을 십이원혈이라 하며(좌우 합계 24穴), 內臟의 病變은 반드시 이 原穴의 이상으로 나타난다. 이것을 『靈樞』의 「九針十二原篇」에서는 "五臟에 질환이 있을 때는 十二原에 그 반응이 생긴다"라고 설명하고 있다. 즉 한방의학에서 內臟 질환의 진단과 치료의 제일보는 內臟에 病變이 있는가 없는가를 原穴의 반응으로 확인하고 반응이 있으면 原穴에 대한 치료·처치를 행하는 것이다. 『靈樞』의 「九針十二原篇」에서는 이것을 "五臟에 질환이 있을 때는 마땅히 十二原에서 取해야 한다"고 설명하고 있다. (『靈樞』「九針十二原篇」)

십이원혈의 명칭과 경맥의 흐름 십이경맥의 原穴은 모두 四肢의 腕關節, 足關節 부근에 있으며 그 명칭과 흐름은 다음과 같다.

① 太陰肺經	→	太淵	→	末
② 陽明大腸經	←	本	←	合谷
③ 陽明胃經	→	衝陽	→	末
④ 太陰脾經	←	本	←	太白
⑤ 少陰心經	→	神門	→	末
⑥ 太陽小腸經	←	本	←	腕骨
⑦ 太陽膀胱經	→	京骨	→	末
⑧ 少陰腎經	←	本	←	太谿
⑨ 厥陰心包經	→	大陵	→	末
⑩ 少陽三焦經	←	本	←	陽池
⑪ 少陽膽經	→	丘墟	→	末
⑫ 厥陰肝經	←	本	←	太衝

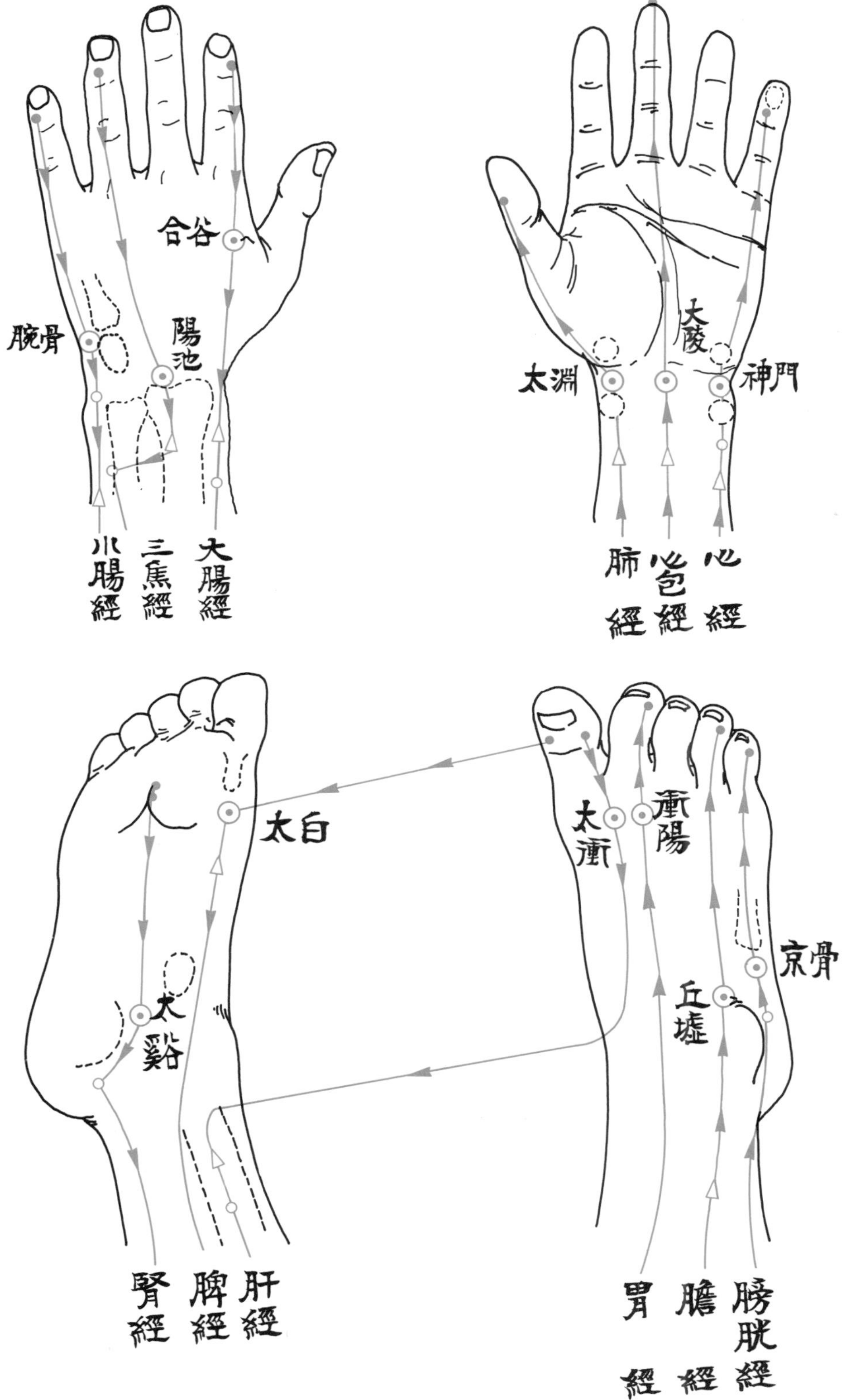
合谷
腕骨
陽池
小腸經
三焦經
大腸經
大陵
太淵
神門
肺經
心包經
心經
太白
太谿
腎經
脾經
肝經
太衝
衝陽
京骨
丘墟
胃經
膽經
膀胱經

십이원혈의 취혈법 각 원혈의 구체적인 위치와 취혈의 방법은 다음과 같다.

1) 太淵(肺經)

魚腹의 付根 가까이에 있는 커다란 丸骨(舟狀骨)의 첫째손가락(親指) 側下方, 바로 손목의 橫紋(주름) 위에 있다. 가볍게 갖다 대면 동맥이 느껴진다.

커다란 淵과 같은 모양을 하고 있으므로 이 명칭으로 부른다.

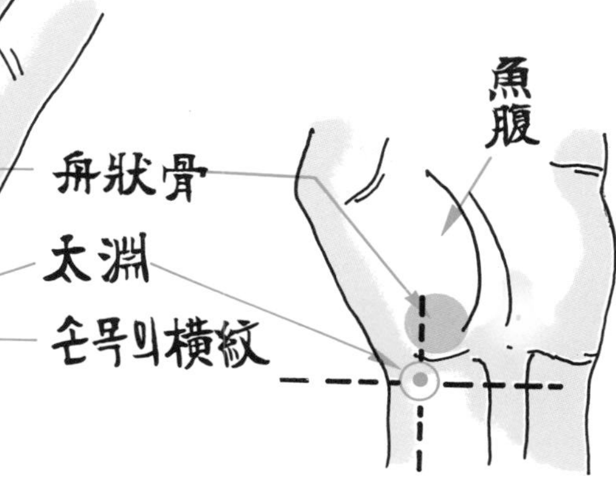

2) 合谷(大腸經)

손의 첫째손가락과 둘째손가락을 크게 벌릴 때 생기는 谷을 虎口라고 한다. 이 虎口의 가장 깊은 곳과 제1, 제2掌骨의 谷을 연결한 선의 중앙 부근의 둘째손가락 옆에 있다.

실제로는 한쪽 손의 손가락 끝으로 제2장골을 쭉 더듬을 때 느낌상 움푹 들어간 곳에 해당한다. 이 움푹 들어간 곳이 合谷이다.

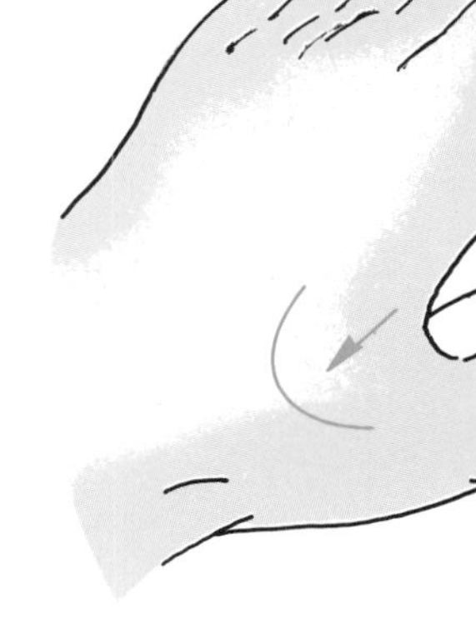

3) 衝陽(胃經)

둘째발가락과 셋째발가락의 付根이 있는 곳에서 둘째손가락(示指)으로 발목 방향으로 약 8~9센티미터쯤 곧장 눌러가면 약 3센티미터 전후의 관절에 닿는다. 衝陽은 이 관절 뒤에 있다.

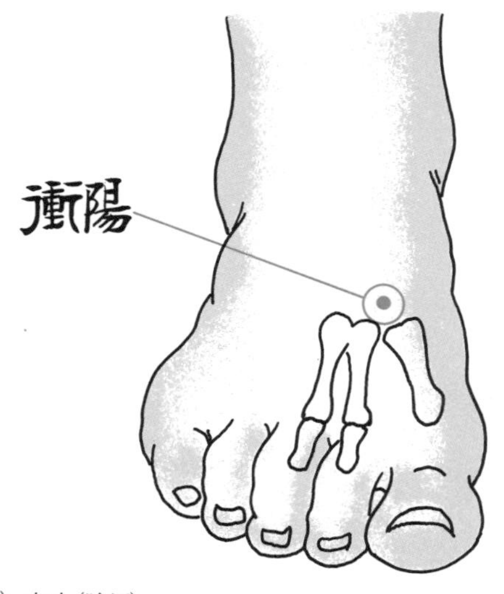

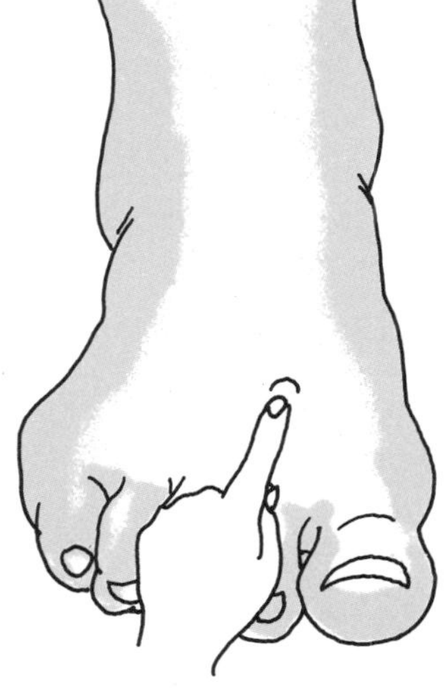

4) 太白(脾經)

土不踏의 측면을 따라 손가락으로 발끝을 향해 미끄러지듯 만져가면 土不踏이 끝나는 곳 근처에서 직경 3~4센티미터 크기의 丸骨에 닿는다. 이것이 제1中足骨이며 太白은 이 骨의 內側 斜下方에 있다. 뜸을 잘 뜨면 찡하는 느낌이 통한다.

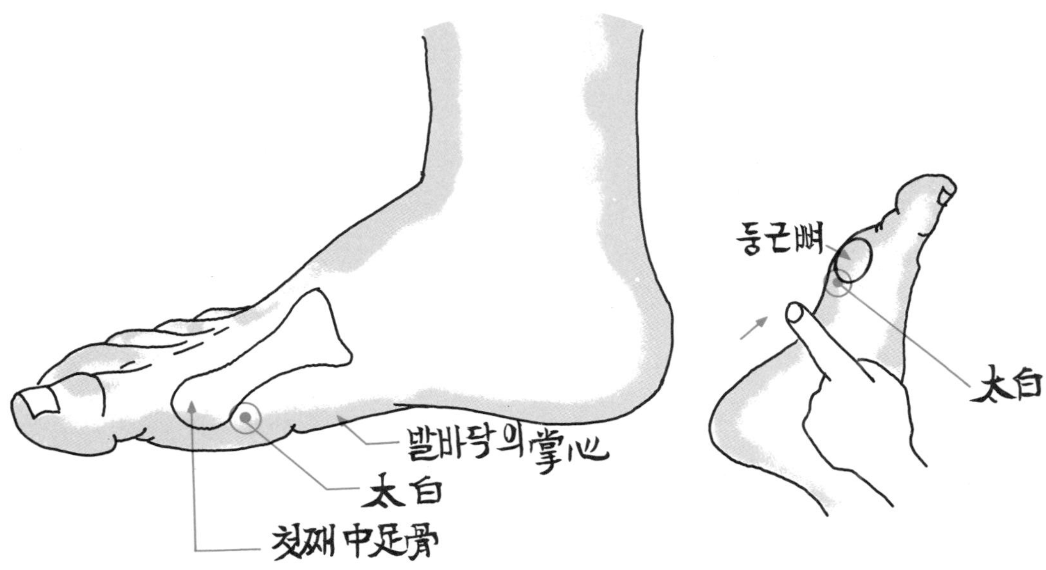

5) 神門(心經)

둘째손가락(示指)로 팔의 內側 중앙에서부터 아래쪽의 손바닥 방향으로 더듬어 가면 손목이 있는 곳에서 커다란 丸骨(尺骨莖狀突起)에 도달한다. 이 骨의 바로 밑, 손목의 橫紋上에 있다. 또한 손바닥을 바깥쪽으로 강하게 젖혔을 때 尺骨莖狀突起의 밑에 생기는 8밀리미터 전후한 곳의 움푹 들어간 곳 가운데에 있다.

神門은 心(神)에 들어간다는 뜻.

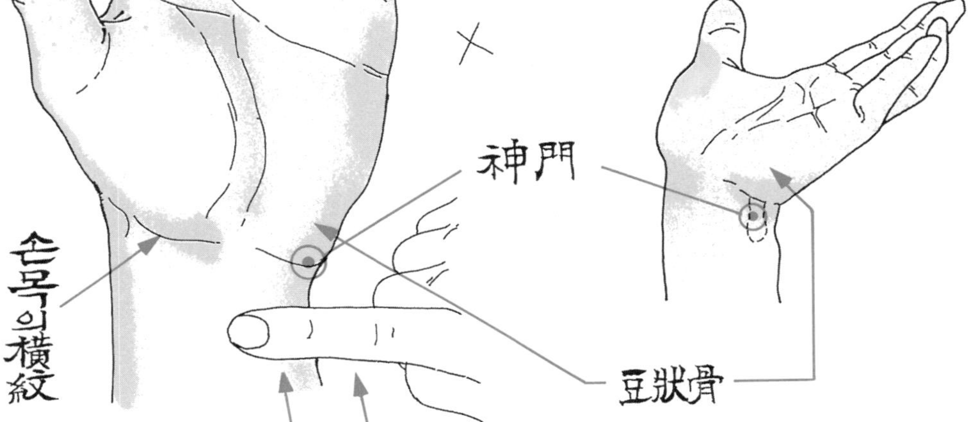

6) 腕骨(小腸經)

감정선이 시작하는 点에서 바로 밑으로 4~5센티미터를 손가락으로 더듬어 가면 肉의 山을 넘어선 곳에 작게 움푹 들어간 것을 느낄 수 있다. 腕骨은 이 움푹 들어간 곳의 가운데에 있다.

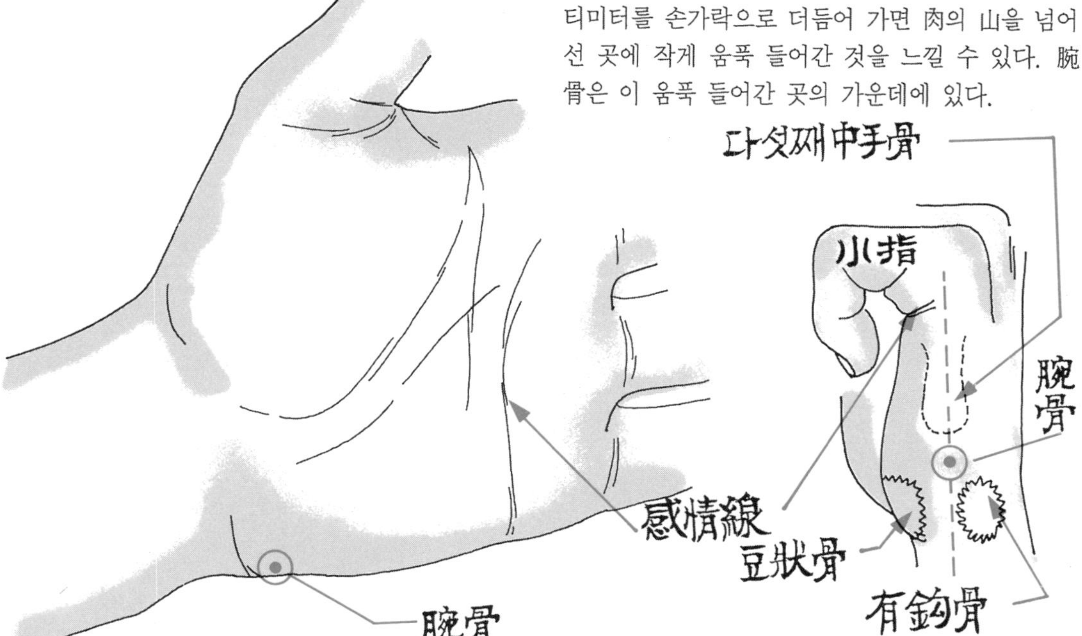

7) 京骨(膀胱經)

다섯째발가락 쪽의 側面 중앙에 둥글게 튀어나온 것(제5中足骨)이 있다. 이 튀어나온 곳 뒤쪽의 붉은색 살과 하얀색 살의 分岐線上의 움푹 들어간 곳에 있다.

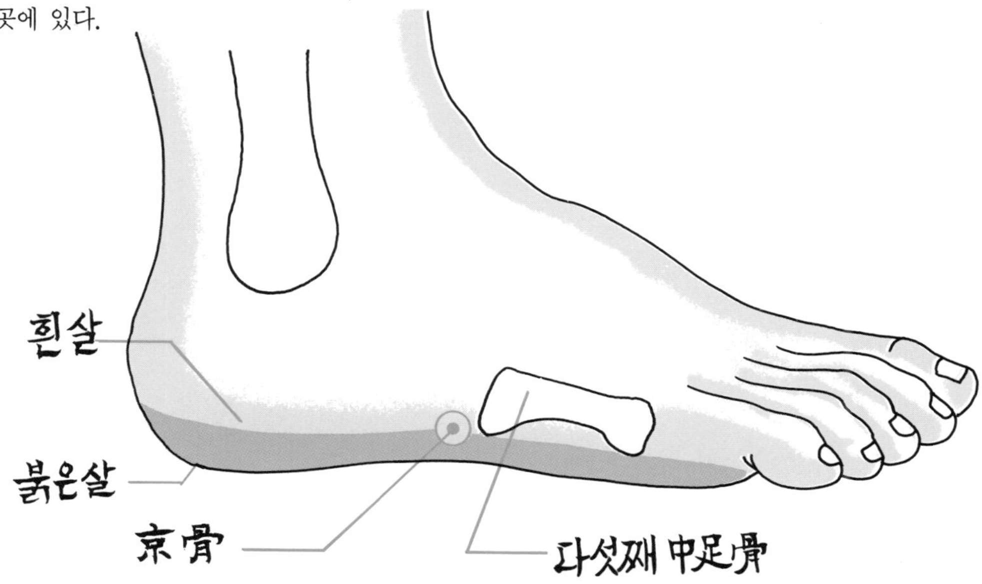

8) 太谿(腎經)

內果의 정점에서 바로 뒤쪽으로 손가락을 미끄러지게 하여 가면 아킬레스건에 이르기 약간 전에 커다랗게 움푹 들어간 것을 느낄 수 있다. 太谿는 이 들어간 곳의 중앙에 있다.

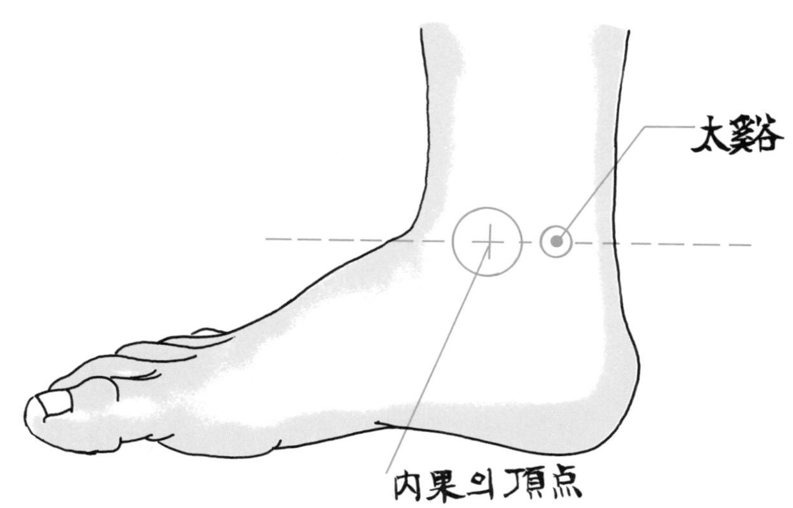

9) 大陵(心包經)

주먹을 강하게 쥐면 손의 付根에서 팔에 걸쳐서 두 개의 筋이 나타난다. 이 두 개의 筋 사이와 손목의 橫紋(주름)이 교차하는 곳에 있다. 大陵이란 '중요한 岡(구릉)' 이라는 의미이다.

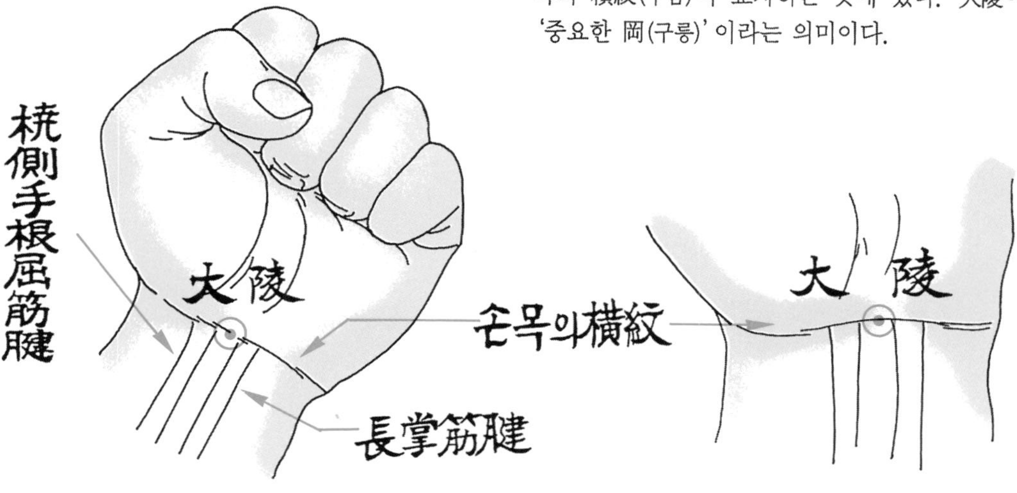

10) 陽池(三焦經)

손바닥을 강하게 뒤로 젖히면 손등에 손가락의 付根에서 손목 방향으로 筋(指伸筋)이 생긴다. 이 중에서 넷째손가락(藥指)에서 나온 筋을 다른 쪽 손가락으로 더듬어가면 손목 약간 앞에서 움푹 들어간 느낌을 받는다. 이 움푹 들어간 곳이 陽池이다.

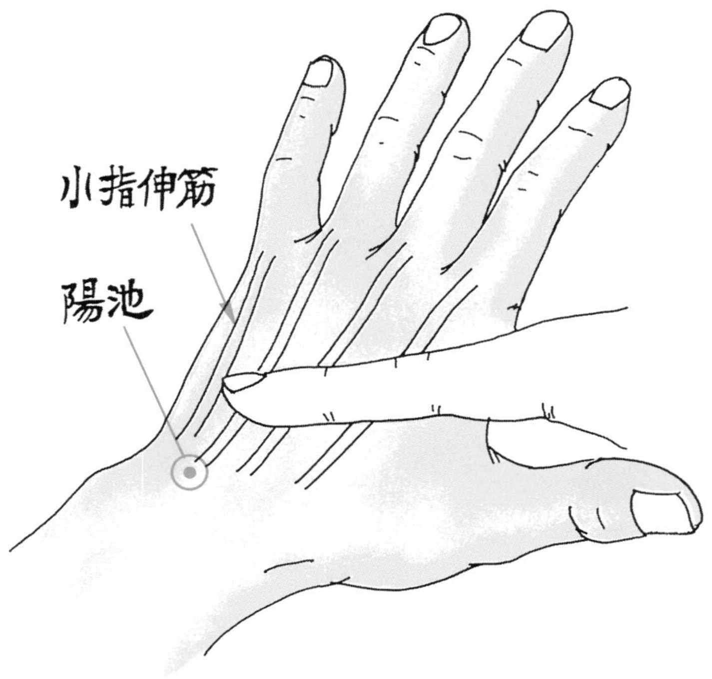

11) 丘墟(膽經)

外果의 머리를 기준으로 하여 果의 앞쪽 接線과 아래쪽 接線이 교차하는 곳에 있다. 이 교차점 근처를 손가락으로 누르면 커다랗게 움푹 들어간 감을 느낀다. 丘墟는 이 움푹 들어간 곳의 약간 아래쪽에 있다.

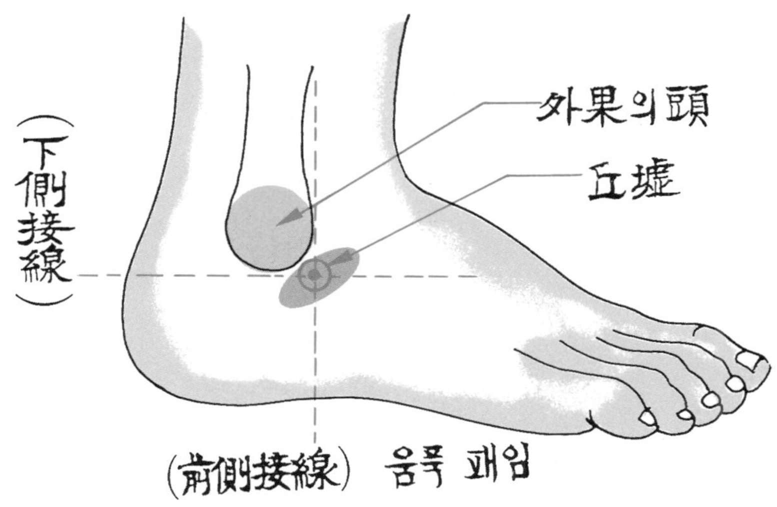

12) 太衝(肝經)

첫째발가락과 둘째발가락의 付根에서 발목을 향, 하여 둘째손가락으로 약간 힘을 주어 눌러가다 보면 관절의 谷 사이에서 손가락이 걸린다. 이 걸리는 곳에 太衝이 있다.

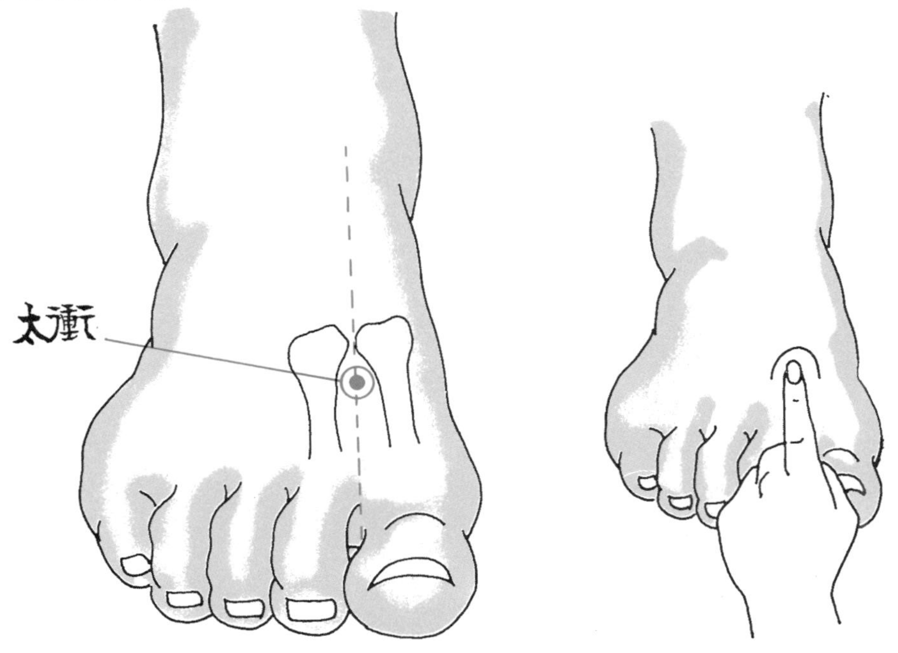

십이원혈과 경맥의 관계　　십이경맥은 각각 특정한 부위에 주로 작용한다. 그리고 그 경맥상의 原穴은 어떠한 경맥이 작용하는 부위의 病變인가를 판단하는 하나의 수단으로 이용되는 경우가 있다. 또한 역으로 이 原穴을 이용하여 치료에 응용할 수도 있다.

아래에 십이원혈이 어떤 부위의 病變에 관계하는가를 열거한다.

1) 太淵(太陰肺經)
「胸, 肺部, 咽喉部」

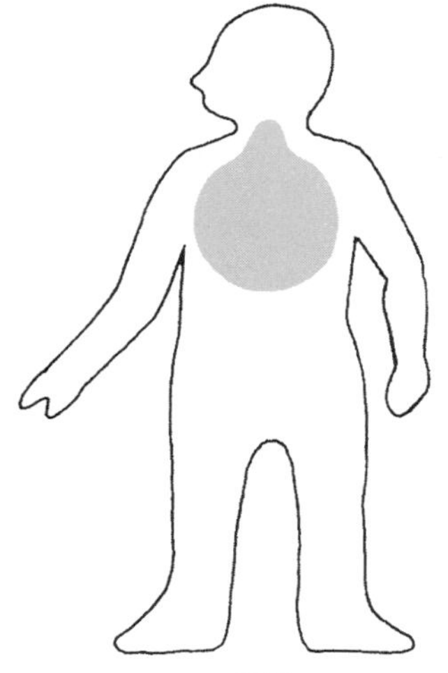

2) 合谷(陽明大腸經)
「頭面, 眼, 鼻, 口, 齒, 咽喉」

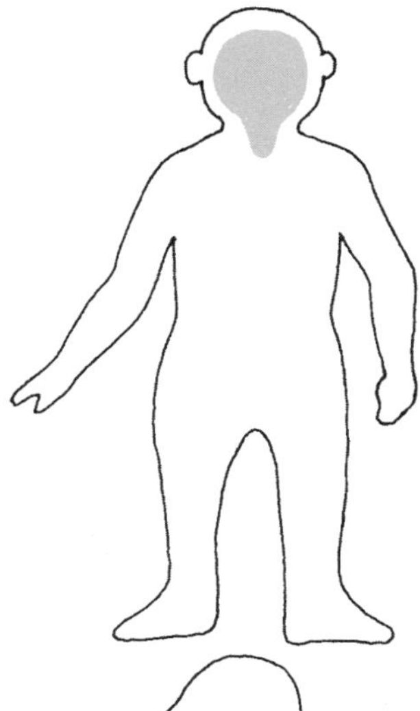

3) 衝陽(陽明胃經)
「顔正面(前頭), 口, 齒, 咽喉, 胃腸」

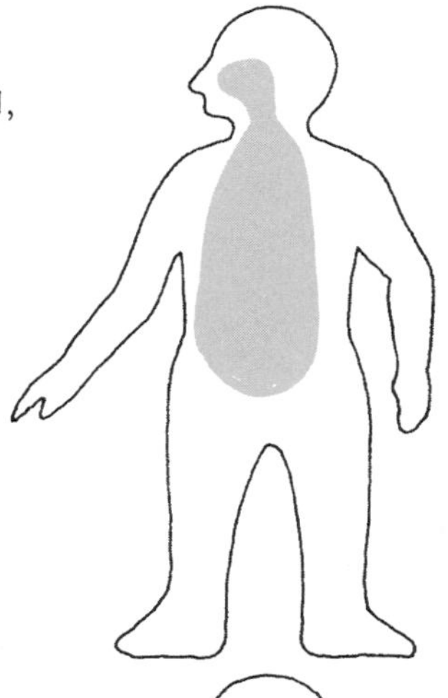

4) 太白(太陰脾經)
「胃腸, 腹部, 泌尿, 生殖關係」

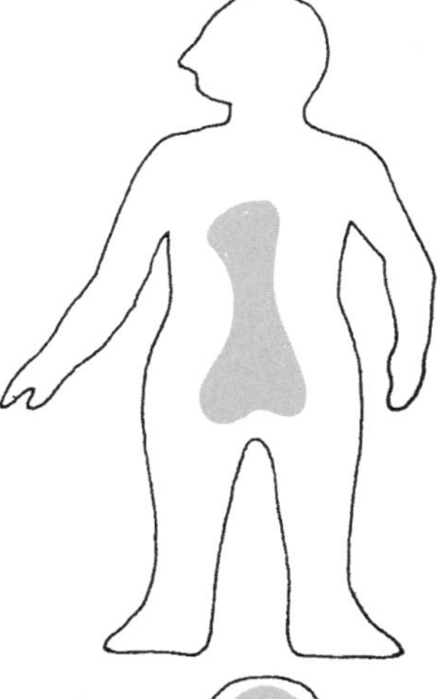

5) 神門(少陰心經)
「胸, 心」

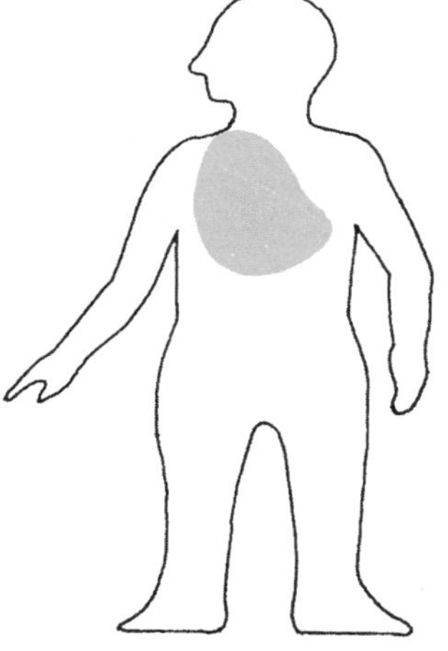

6) 腕骨(太陽小腸經)
「頭頂(後頭), 眼, 耳, 咽喉」

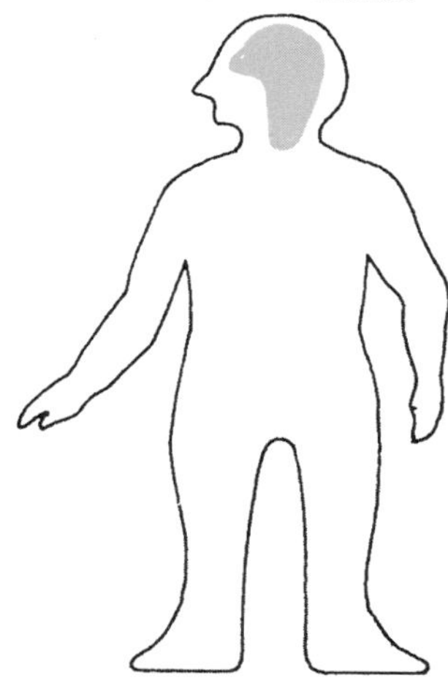

7) 京骨(太陽膀胱經)
「顏面, 頭(後頭, 項), 眼, 體背面(背, 腰)」

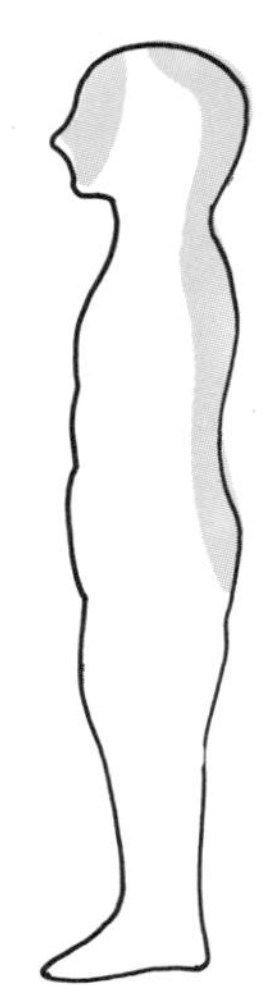

8) 太谿(少陰腎經)
「肺, 咽喉, 腸, 腹部, 泌尿 生殖關係」

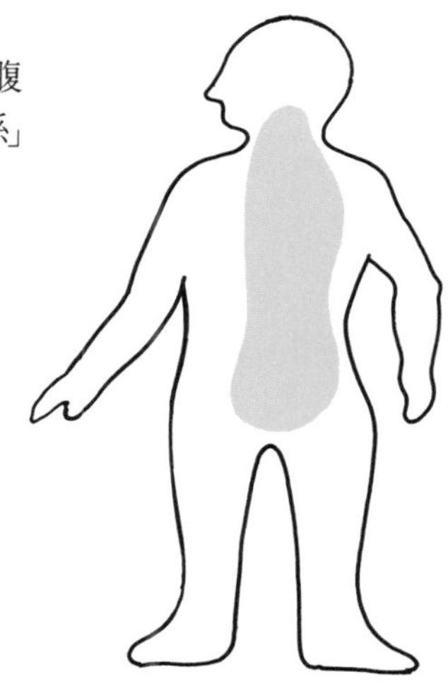

9) 大陵(厥陰心包經)
「胸, 心, 胃」

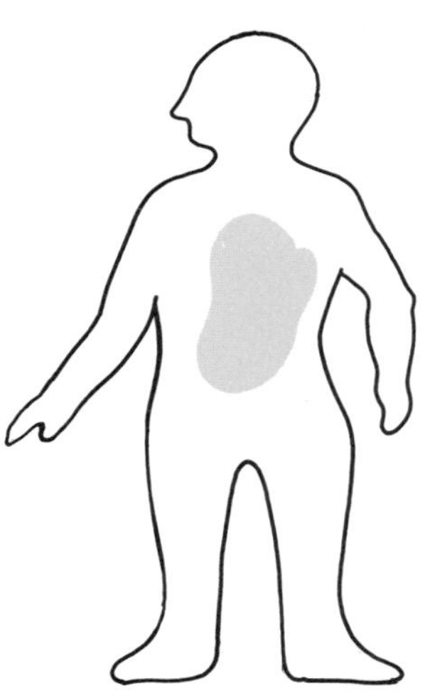

10) 陽池(少陽三焦經)
「側頭, 眼, 耳, 咽喉」

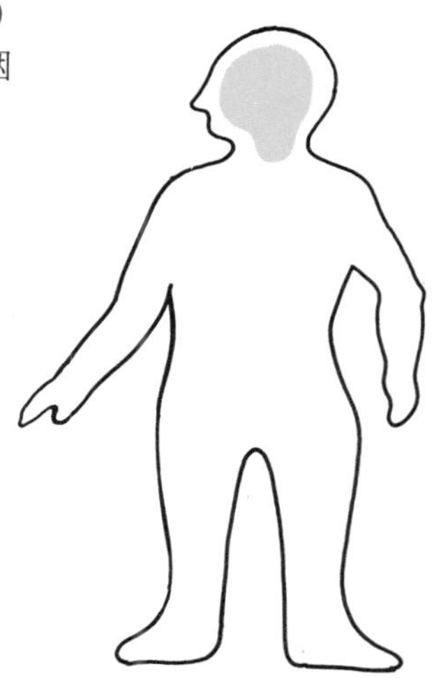

11) 丘墟(少陰膽經)
「側頭, 眼, 耳, 體側面(脇腹)」

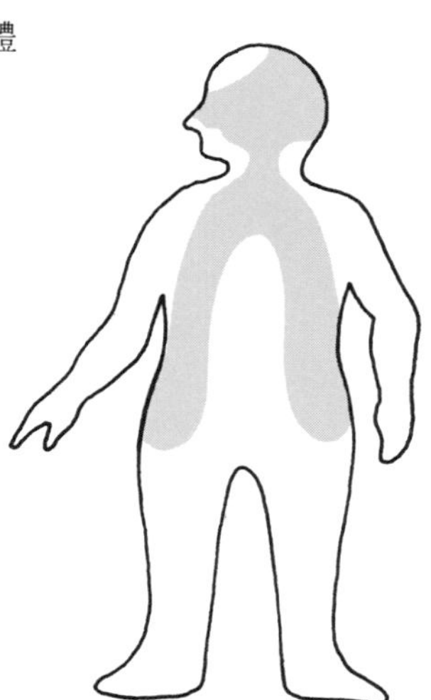

12) 太衝(厥陰肝經)
「腹部, 泌尿 生殖關係, 前陰病」

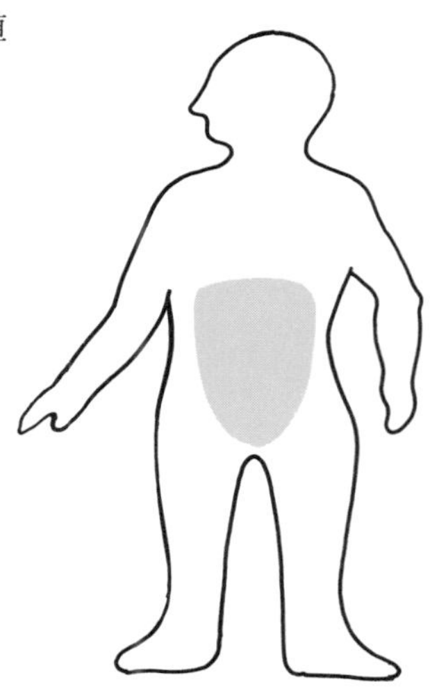

● 兪穴과 募穴

兪募關係 兪穴은 背部에 있는 경혈로서 오장육부의 명칭에 '兪'字를 붙여서 부른다. 經氣가 반응하는 곳이며 膀胱經의 경혈임과 동시에 오장육부의 病變에 따라 반응을 보이며 같은 명칭의 장부와 경락에 대한 치료점이 되는 중요한 경혈이다.

募穴은 胸腹部에 있는 경혈이다. 經氣가 모이는 곳으로서 오장육부의 病變에 대하여 募穴에 補法 또는 瀉法을 실시하면 氣血이 조정되어 병이 치유되는 경혈이다.

이 兪穴과 募穴의 관계를 兪募關係라 부른다. 이 양 穴은 치료에 자주 이용되며 이 두 穴을 동시에 치료하면 뛰어난 효과가 나타난다.

또한 兪穴은 背部 쪽에 있으므로 陽穴, 募穴은 胸腹部 쪽에 있으므로 陰穴이라고 부르기도 한다. 그리고 『難經』의 「六十七難」에서는 "陽病은 兪(陽)穴에서 募(陰)穴로 邪氣가 흐르고 陰病에서는 募穴에서 兪穴로 邪氣가 흐른다"고 설명하고 있다.

한편 兪穴과 募穴은 그림과 같이 분류되어 각각 명칭이 붙어 있다. (『難經』「六十七難」)

兪募關係의 一例 肺兪는 肺의 등 쪽에 있는 兪穴이며 中府는 肺의 배 쪽에 있는 募穴이다. 이 肺兪와 中府는 兪募의 관계에 있으며 經氣에 混入한 邪氣는 먼저 肺兪에서 체내로 들어가 中府에 머무른다.

이 肺兪와 中府를 응용한 치료법은 肺의 陽病(肺實證 등)의 경우에는 먼저 肺兪에서 邪氣를 박멸하고 뒤에 中府에서 邪氣를 흩어지게 하는 방법을 쓴다. 또한 초기에는 肺兪에서, 중증이 되었을 때는 中府에서 치료하는 방법에도 응용할 수 있다.

注) 肺經에 문제가 있는 사람(예를 들면 기관지 천식)에서는 中府를 누르면 아주 강한 통증이 느껴진다. 증상이 명확하게 나타나는 전형적인 뜸자리의 하나이다.

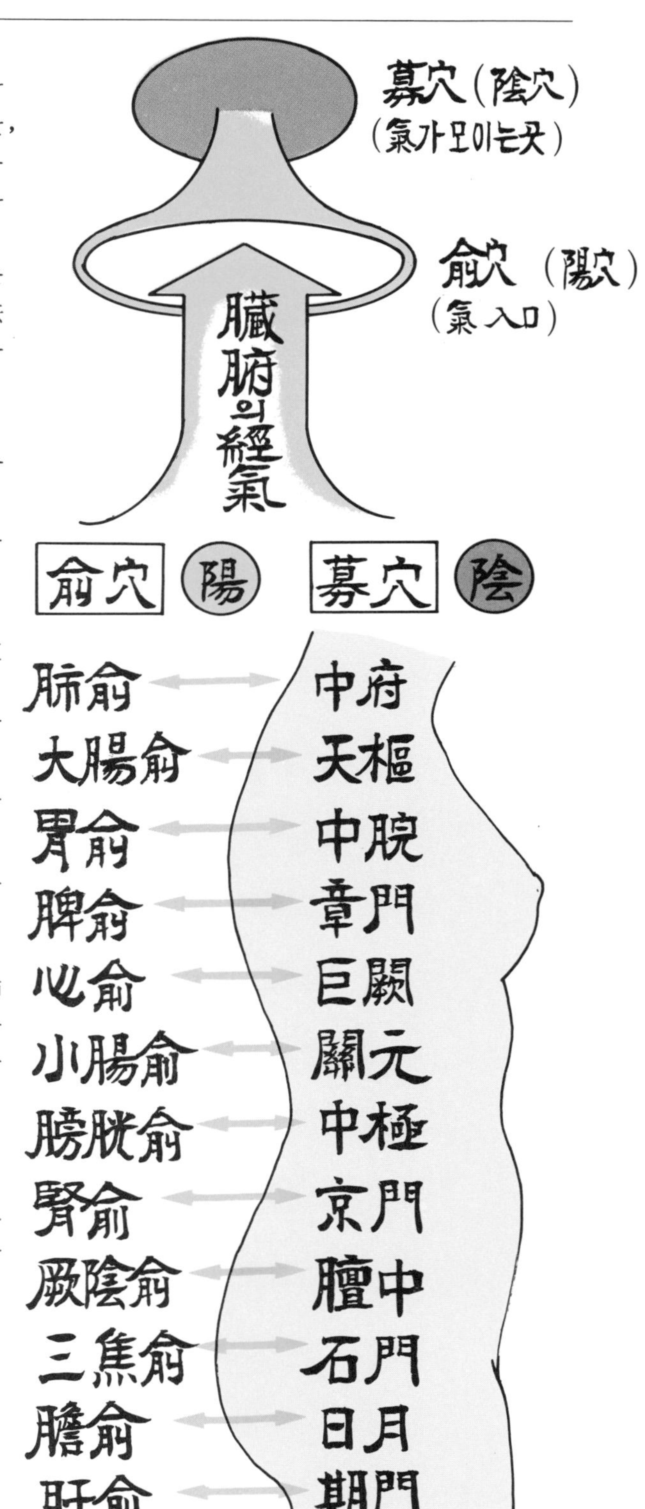

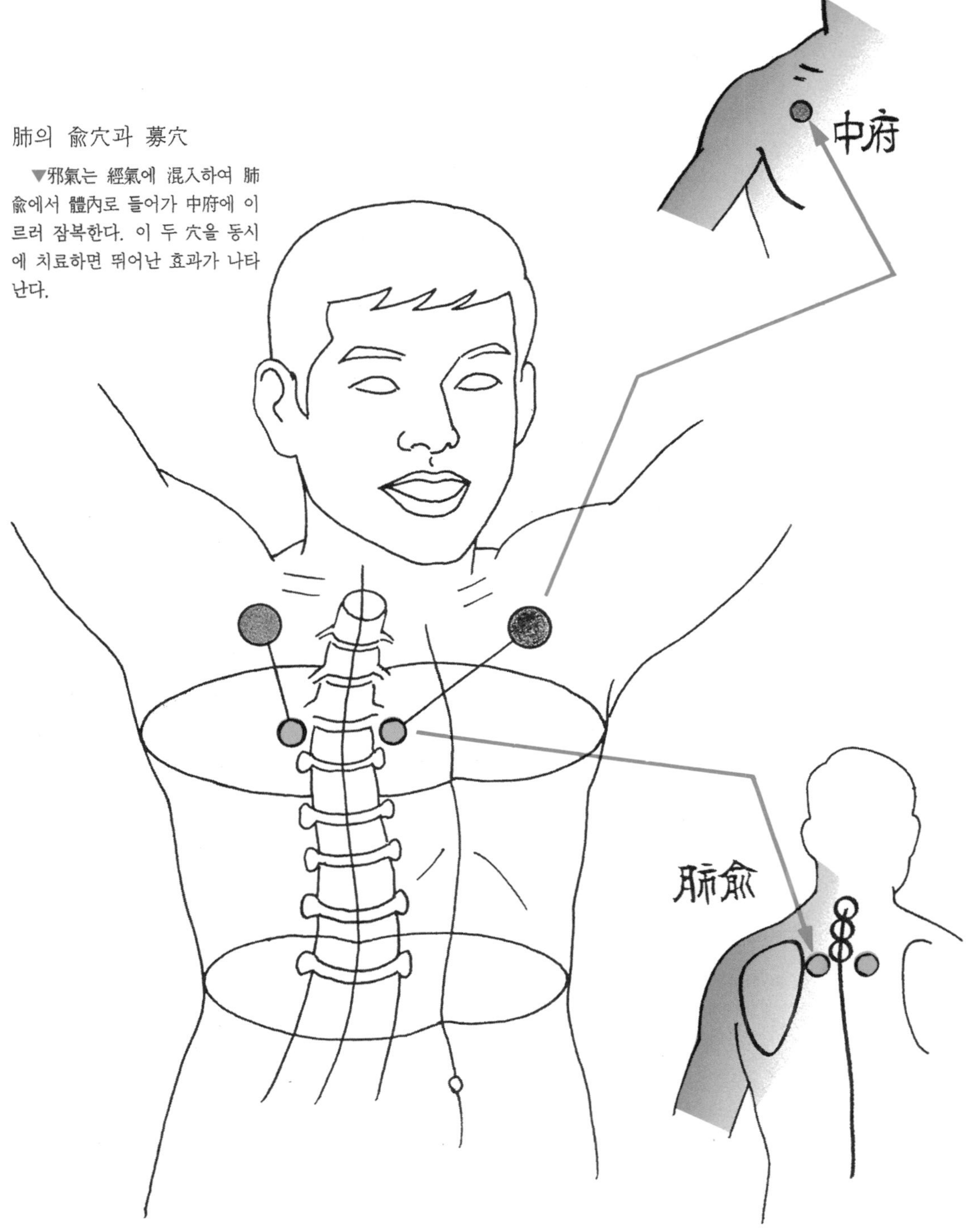

肺의 兪穴과 募穴

▼邪氣는 經氣에 混入하여 肺兪에서 體內로 들어가 中府에 이르러 잠복한다. 이 두 穴을 동시에 치료하면 뛰어난 효과가 나타난다.

五腧穴

五腧穴은 井·滎·兪·經·合의 다섯 개 經穴로서 原穴을 더하여 六腧穴이라고도 하며 滎兪라는 약칭으로 부르기도 한다. 이 五腧穴은 십이경맥상의 요점과 나란히 上肢에서는 肘關節 아래에, 下肢에서는 膝關節 아래에 있다.

五腧穴에 관해서 『靈樞』의 「九針十二原篇」에서는 "나오는(出) 곳을 井으로 하고, 머무르는(溜) 곳을 滎으로 하며, 쏟아지는(注) 곳을 兪로 하고, 가는(行) 곳을 經으로 하며, 들어가는(入) 곳을 合으로 한다"고 하여 그 각 부위 穴의 성격을 설명하고 있다.(『靈樞』「九針十二原篇」)

井·滎·兪·經·合의 순서로 늘어서 있기 때문에 우물에서 솟아 나온 한 방울의 물이 모여들어 점차 하천을 이루는 데 비유하여 설명하려는 경향이 있는데 柴﨑保三氏는 이것이 무리라는 것을 語源的으로 지적하고 있다. 井·滎·兪·經·合의 의의에 관한 柴﨑氏의 說을 여기에 요약하여 발췌한다.

"井穴은 사람의 생명활동에 직접 영향을 미치는 중요한 穴이며 그 기능의 좋고 나쁨은 곧바로 건강에 영향을 미친다.

滎穴이란 낙숫물이 떨어지는 것처럼 똑똑 떨어진 물이 다수 모이고 어느 하나를 중심으로 하여 소용돌이처럼 돌고 있는 상태에 있어서, 經氣를 發現하고 있는 穴이다. 그리고 井의 물이 밑에서 發現하는데 대하여 滎은 위에서 떨어지는 것이다. 따라서 井이 깊고 陰인 데 대하여 滎은 陽이며 또 얕다.

注란 물이 마치 기둥처럼 直立하고 있는 상태에 있어서 바로 다른 곳으로 흘러가지 않는다는 의미가 있다.

兪穴은 經氣의 순환을 저해하는 장애를 도려내고 이것을 體外로 방출하여 經氣의 순환을 원활하고 양호하게 함과 동시에 經氣에 강력한 활력을 주는 데에 가장 유효하게 이용하는 혈이다. 따라서 五臟 질환의 치료를 위하여 사용해야 할 중요한 基本穴이다.

경혈은 필요에 따라 經氣가 도중의 저항을 배제하여 發現한 穴로서 생체의 이상을 정상으로 회복시키는 경우에 常用해야 할 穴이다.

合穴은 氣가 거기에 들어가 뚜껑을 덮은 상태에 있는 것으로(따라서 邪氣도 거기에 들어가 움직이지 않는다) 만성적 질환 및 陽性(淺在性) 질환 또는 六腑의 질병에 이용해야 할 穴이다."

(『靈樞經新義解』, 『靈樞』「九針十二原篇」)

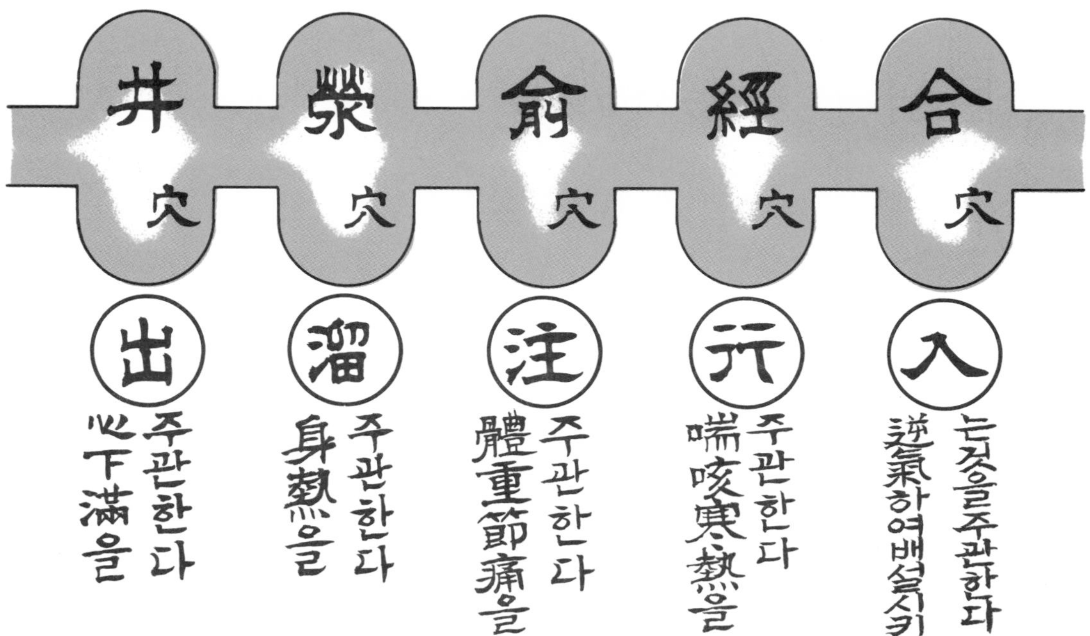

五腧穴의 一例　五腧穴은 십이경맥상의 요충에 竝列하고 있는 경혈인데 一例로서 足의 陽明胃經上의 五腧穴과 그 주요한 기능에 관해서 설명한다.

足陽明胃腎의 五腧穴

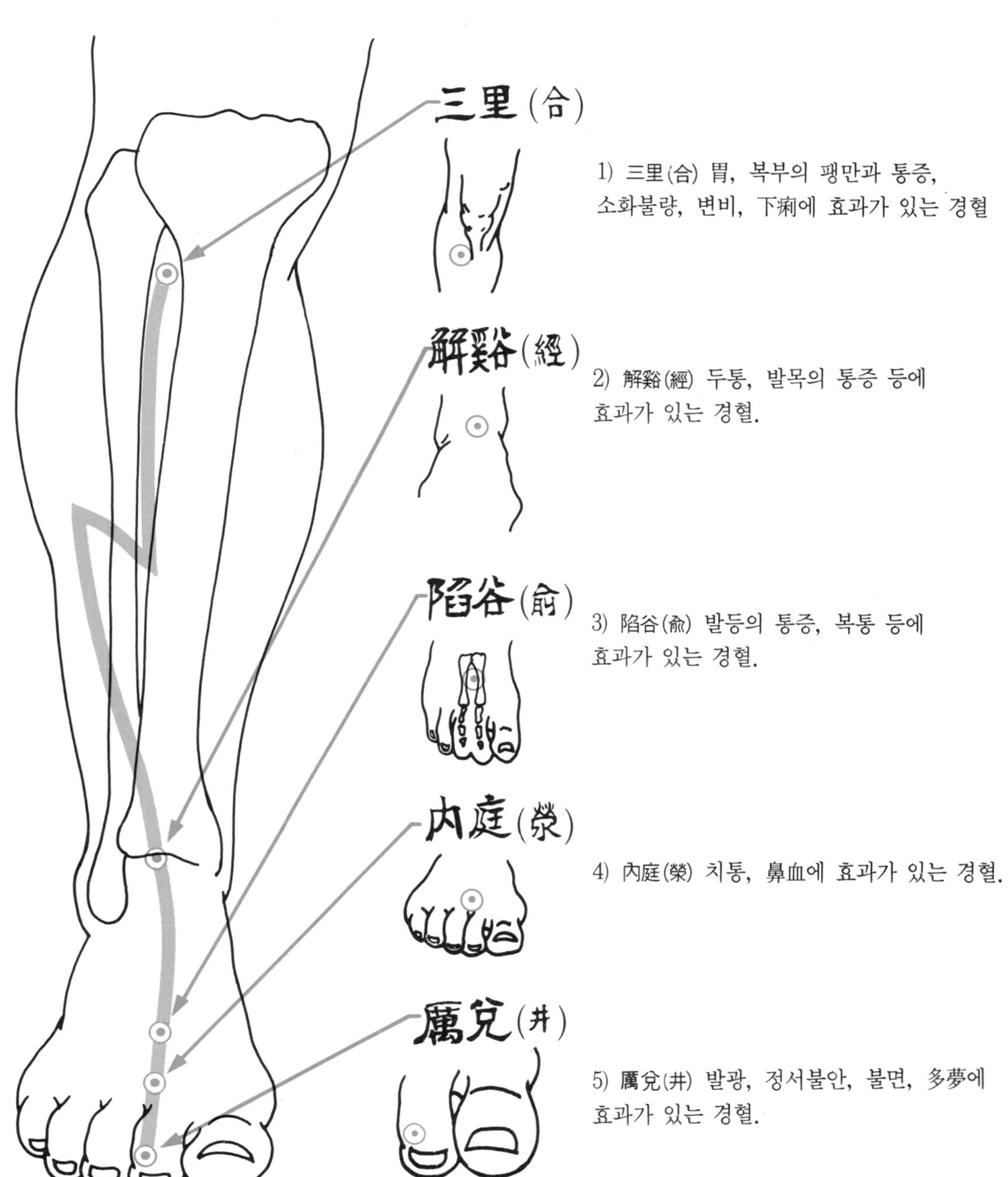

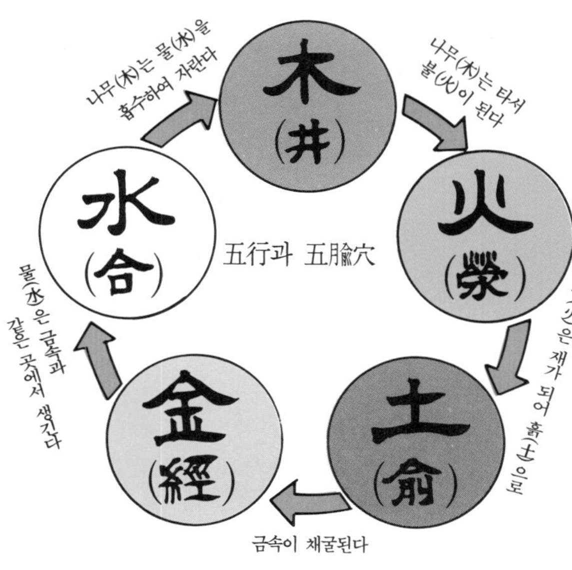

오행의 모자관계

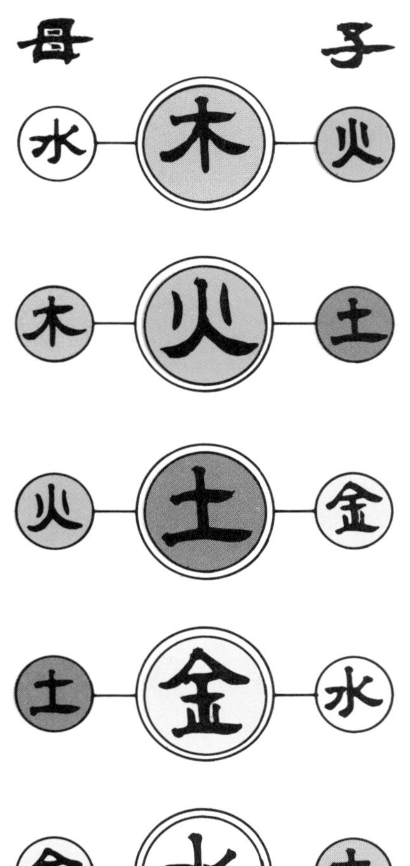

◀예를 들면 木의 母는 水이며, 木의 子는 火와 같은 식으로 나타낸다.

五腧穴과 五行 五腧穴을 五行에 配合하면 木은 井, 火는 滎, 土는 兪, 金은 經, 水는 合에 각각 대응한다.

한편 이것을 각각 경맥의 五腧穴에 配合하면 肝經(木)의 五腧穴에서는 大敦(井)은 木, 行間(滎)은 火, 太衝(兪)는 土, 中封(經)은 金, 曲泉(合)은 水가 된다. 心經(火)에서는 少衝(井)은 木, 少府(滎)는 火, 神門(兪)은 土, 靈道(經)는 金, 少海(合)는 水가 된다. 脾經(土)에서는 隱白(井)은 木, 大都(滎)는 火, 太白(兪)은 土, 商丘(經)는 金, 陰陵泉(合)은 水가 된다. 肺經(金)에서는 少商(井)은 木, 魚際(滎)는 火, 太淵(兪)은 土, 經渠(經)는 金, 尺澤(合)은 水가 되며, 腎經(水)에서는 湧泉(井)은 木, 然谷(滎)은 火, 太谿(兪)는 土, 復溜(經)는 金, 陰谷(合)은 水가 된다. 또한 膽經(木)에서는 竅陰(井)은 金, 俠谿(滎)는 水, 臨泣(兪)은 木, 陽輔(經)는 火, 陽陵泉(合)은 土가 된다. 小腸經(火)에서는 少澤(井)은 金, 前谷(滎)은 水, 後谿(兪)는 木, 陽谷(經)은 火, 小海(合)는 土가 되며, 三焦經(相火)에서는 關衝(井)은 金, 液門(滎)은 水, 中渚(兪)는 木, 支溝(經)는 火, 天井(合)은 土가 된다. 大腸經(金)에서는 商陽(井)은 金, 二間(滎)은 水, 三間(兪)은 木, 陽谿(經)는 火, 曲池(合)는 土가 되며 膀胱經(水)에서는 至陰(井)은 金, 通谷(滎)은 水, 束骨(兪)은 木, 昆侖(經)은 火, 委中(合)은 土가 된다.

이 관계를 치료에 응용하는 사고방식도 있다. 예를 들면 肝이 허한 肝虛證에서는 木의 母인 水를 補한다. 즉 肝經의 水, 결국은 合穴(曲泉)에 침을 놓아 이것을 補한다. 반대로 肝이 實한 肝實證에서는 木의 子인 火를 瀉한다. 즉 肝經의 火, 결국은 滎穴(行間)에 침을 놓아 이것을 瀉하여 치료한다.

그러나 이 取穴은 어디까지나 원칙이며 이 치료혈을 무작정 고집하는 것은 적절하지 않다. 이 원칙들을 근거로 하여 각 환자의 상태에 따라 치료穴을 찾을 필요가 있다.

母子 관계와 치료의 예

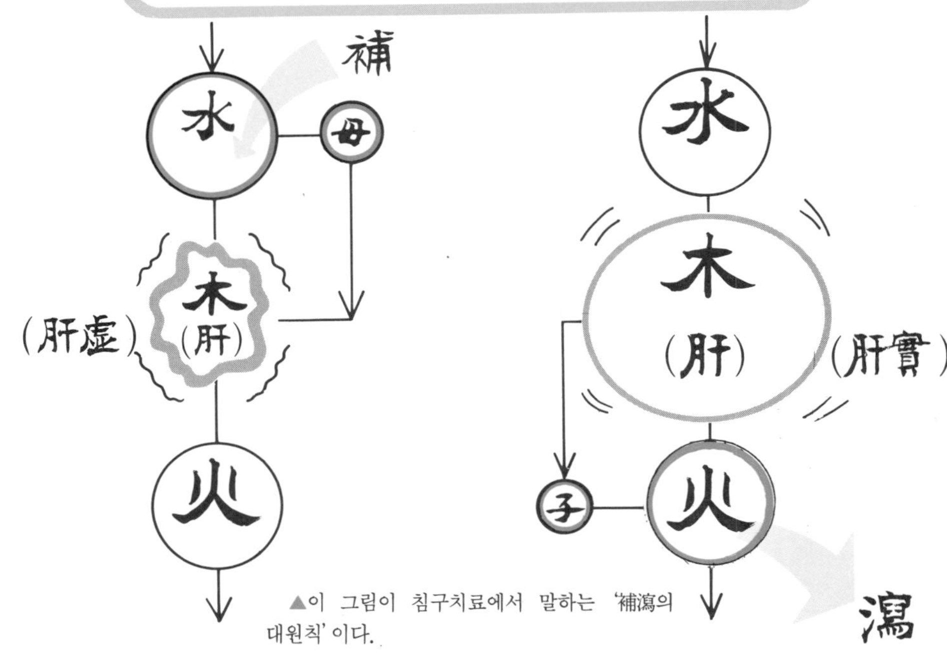

▲이 그림이 침구치료에서 말하는 '補瀉의 대원칙'이다.

경맥과 五腧穴 일람

	木 厥陰肝經	火 少陰心經	土 太陰脾經	金 太陰肺經	水 少陰腎經
木(井)	大敦	少衝 補	隱白	少商	湧泉 瀉
火(滎)	行間 瀉	少府	大都 補	魚際	然谷
土(兪)	太衝	神門 瀉	太白	太淵 補	太谿
金(經)	中封	靈道	商丘 瀉	經渠	復溜 補
水(合)	曲泉 補	少海	陰陵泉	尺澤 瀉	陰谷

五臟과 五腧穴의 관계

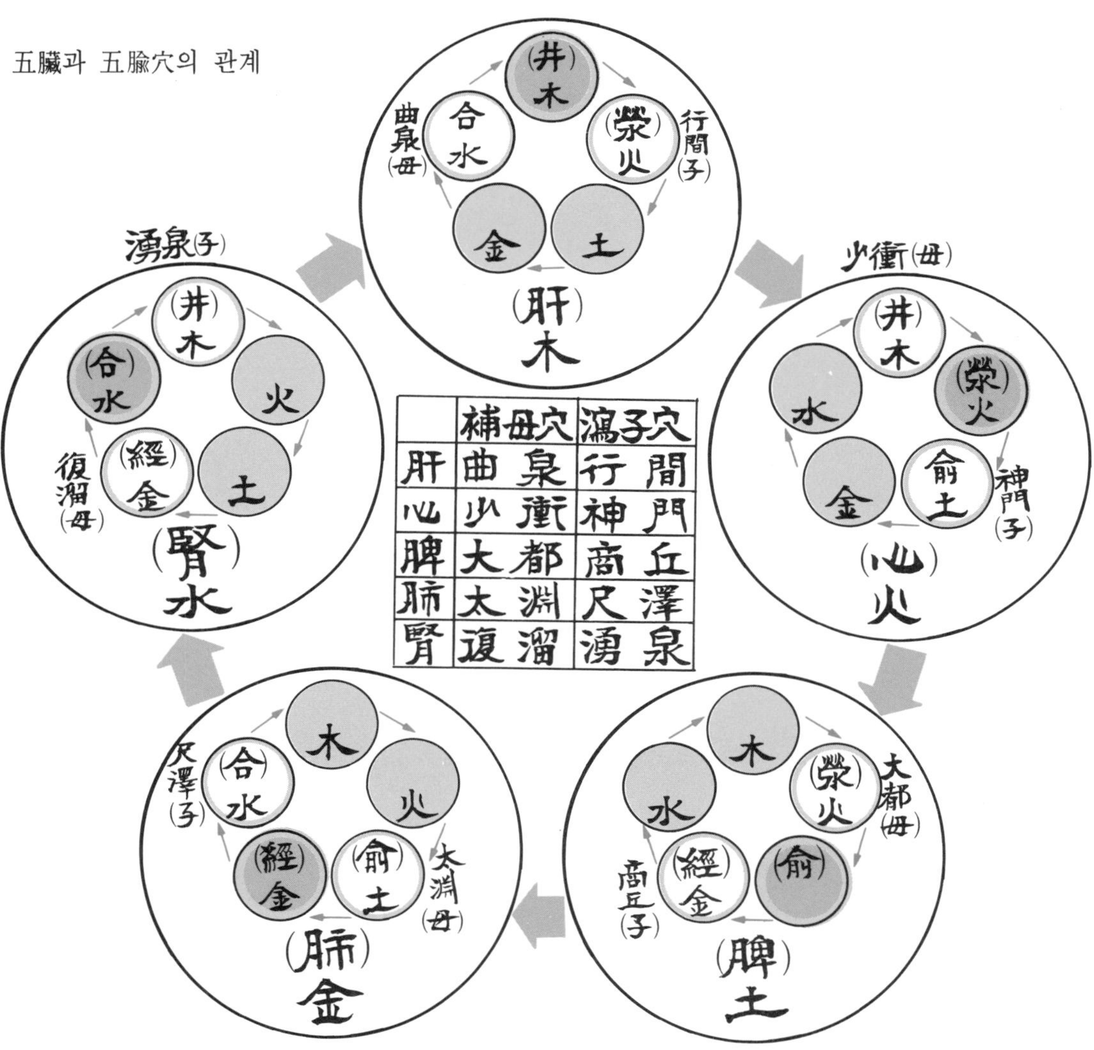

	補母穴	瀉子穴
肝	曲泉	行間
心	少衝	神門
脾	大都	商丘
肺	太淵	尺澤
腎	復溜	湧泉

▲五臟, 五行, 五腧穴의 관계를 하나의 그림으로 나타낸 것. 그림을 보는 방식은 예를 들면 肝病의 경우에는 肝(木)을 먼저 본다. 그 때 肝實證이면 木의 子, 즉 火를 瀉하게 한다. 그 때는 滎穴, 즉 行間을 瀉하면 좋게 된다. 반대로 肝虛證이면 木의 母, 즉 水를 補하게 한다. 그 때는 合穴, 즉 曲泉을 補하면 좋다.

●原穴, 五腧穴 등 重要穴의 位置圖

手太陰肺經의 主要穴 位置図

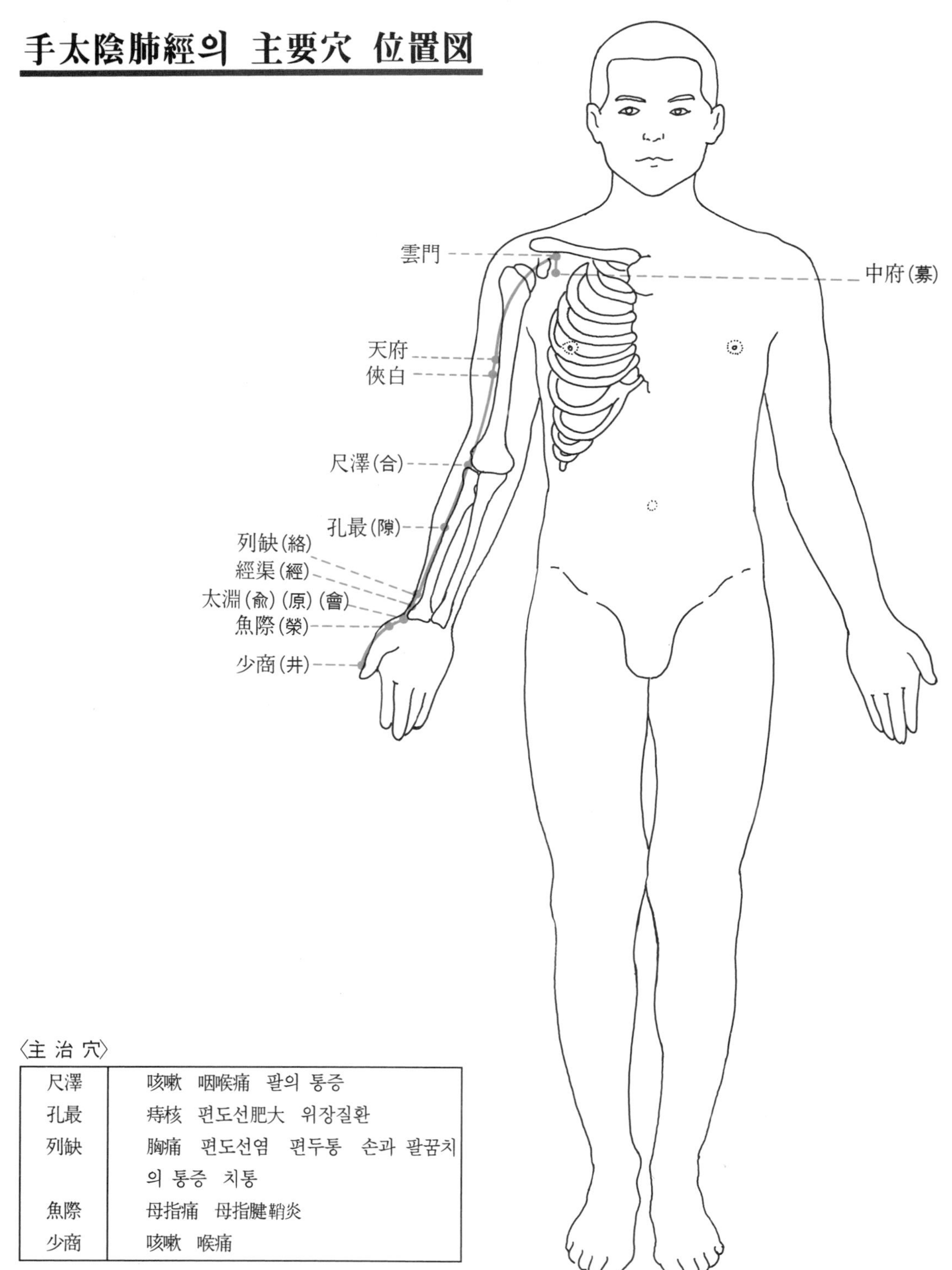

〈主 治 穴〉

尺澤	咳嗽 咽喉痛 팔의 통증
孔最	痔核 편도선肥大 위장질환
列缺	胸痛 편도선염 편두통 손과 팔꿈치 의 통증 치통
魚際	母指痛 母指腱鞘炎
少商	咳嗽 喉痛

手陽明大腸經의 主要穴位置圖

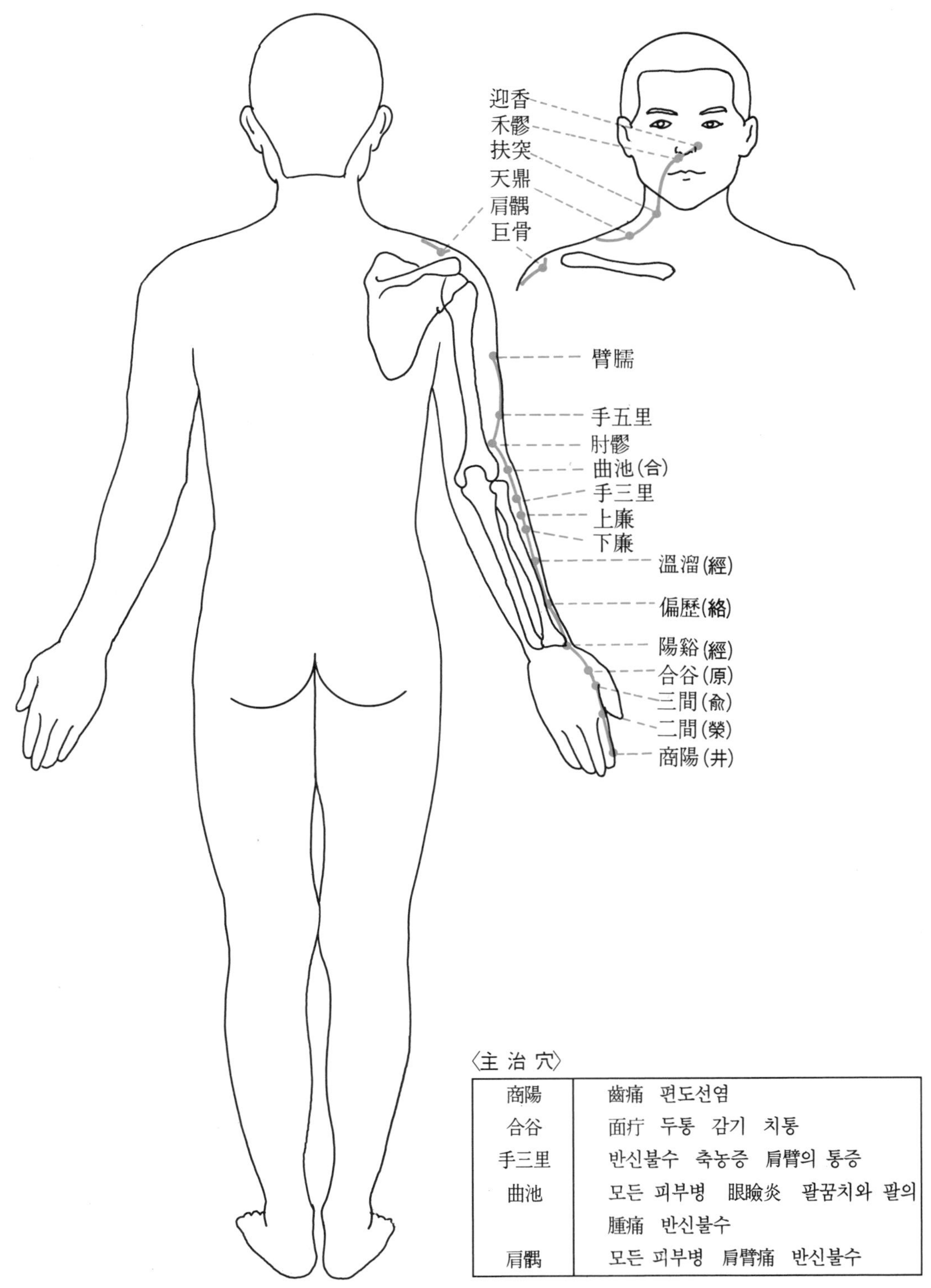

〈主 治 穴〉

商陽	齒痛 편도선염
合谷	面疔 두통 감기 치통
手三里	반신불수 축농증 肩臂의 통증
曲池	모든 피부병 眼瞼炎 팔꿈치와 팔의 腫痛 반신불수
肩髃	모든 피부병 肩臂痛 반신불수

足陽明胃經의 主要穴 位置圖

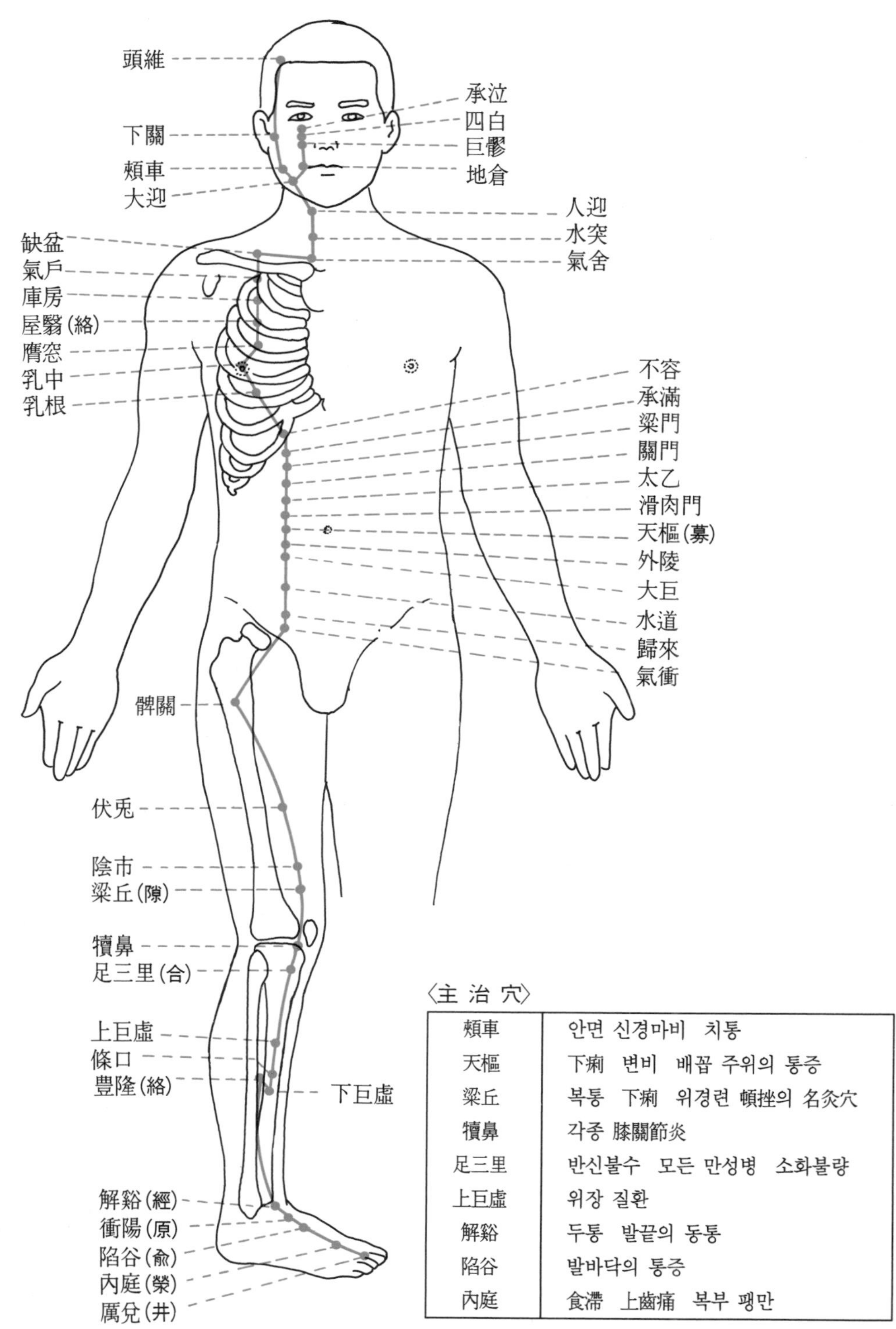

〈主 治 穴〉

頰車	안면 신경마비 치통
天樞	下痢 변비 배꼽 주위의 통증
粱丘	복통 下痢 위경련 頓挫의 名灸穴
犢鼻	각종 膝關節炎
足三里	반신불수 모든 만성병 소화불량
上巨虛	위장 질환
解谿	두통 발끝의 동통
陷谷	발바닥의 통증
內庭	食滯 上齒痛 복부 팽만

足太陰脾經의 主要穴 位置圖

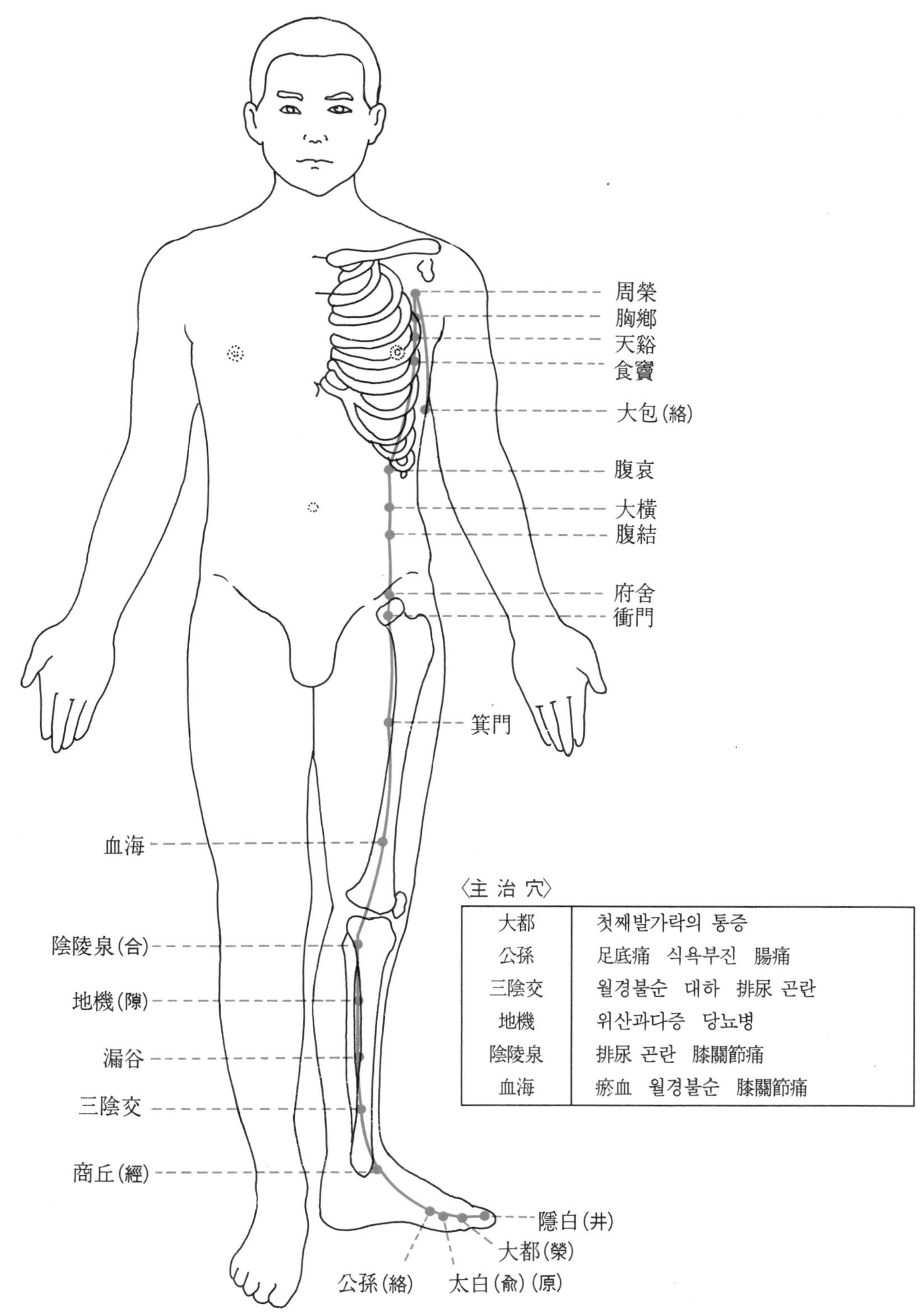

〈主 治 穴〉

大都	첫째발가락의 통증
公孫	足底痛 식욕부진 腸痛
三陰交	월경불순 대하 排尿 곤란
地機	위산과다증 당뇨병
陰陵泉	排尿 곤란 膝關節痛
血海	瘀血 월경불순 膝關節痛

手少陰心經의 主要穴 位置圖

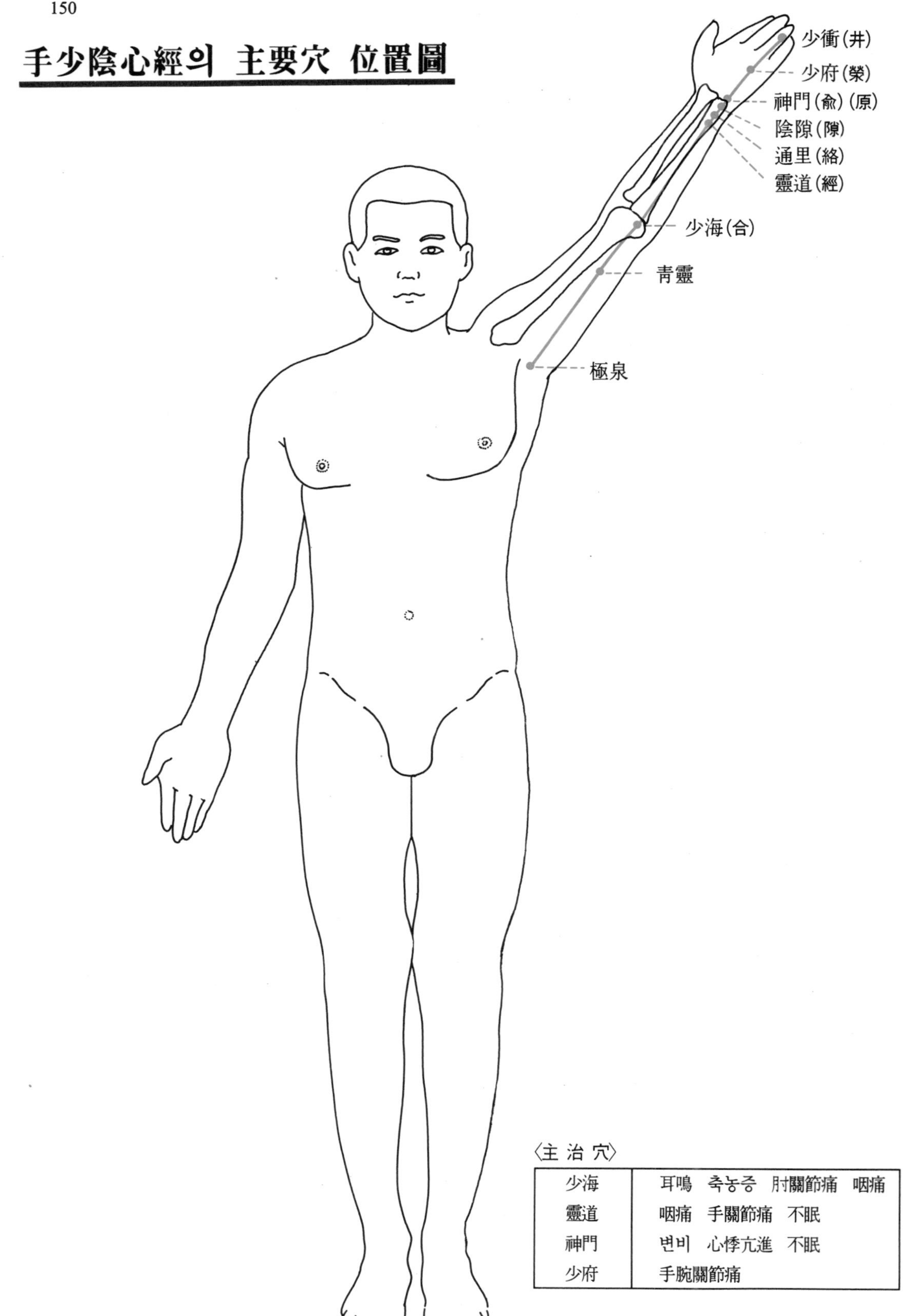

〈主 治 穴〉

少海	耳鳴 축농증 肘關節痛 咽痛
靈道	咽痛 手關節痛 不眠
神門	변비 心悸亢進 不眠
少府	手腕關節痛

手太陽小腸經의 主要穴 位置圖

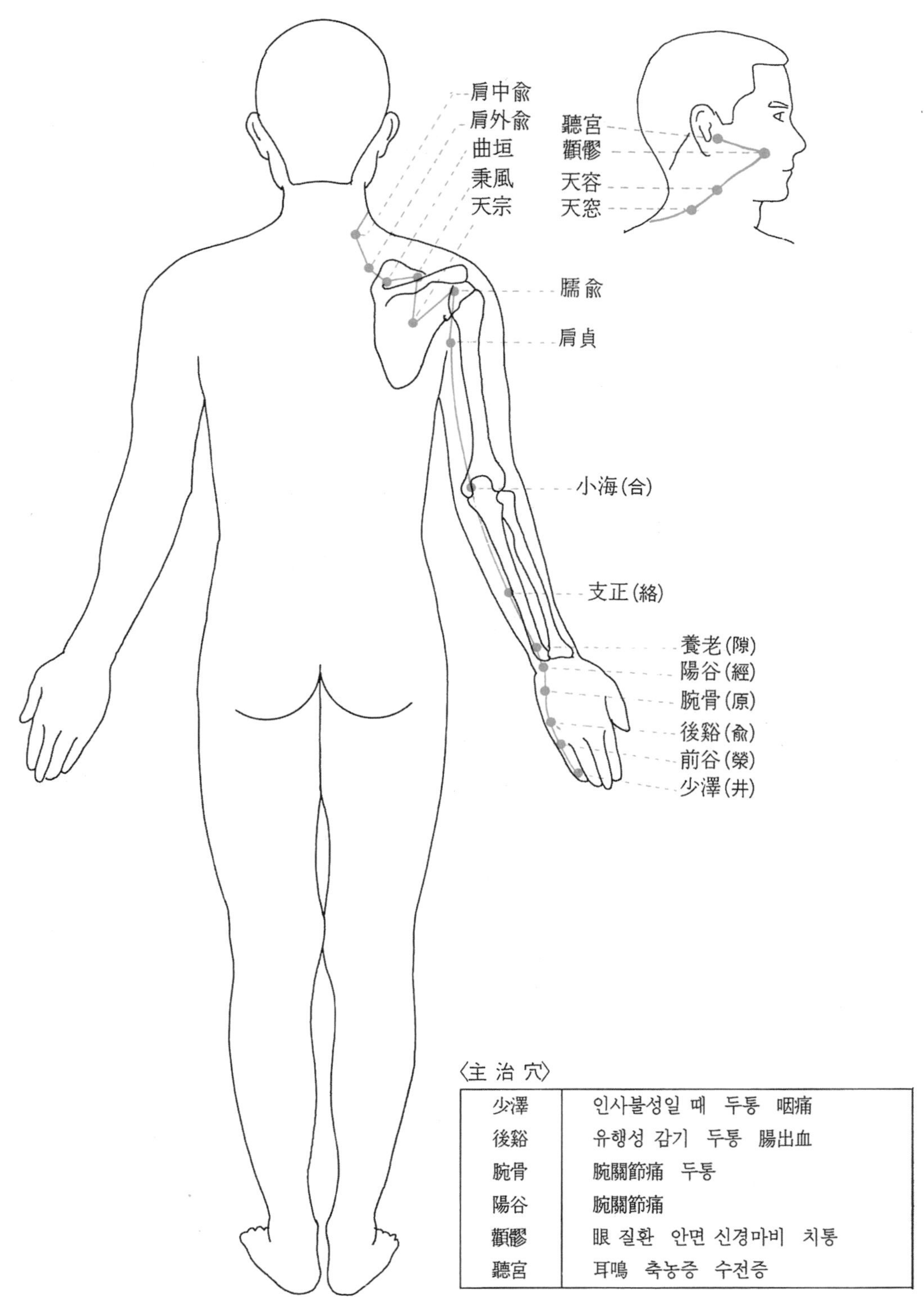

〈主 治 穴〉

少澤	인사불성일 때 두통 咽痛
後谿	유행성 감기 두통 腸出血
腕骨	腕關節痛 두통
陽谷	腕關節痛
顴髎	眼 질환 안면 신경마비 치통
聽宮	耳鳴 축농증 수전증

足太陽膀胱經의 主要穴 位置圖

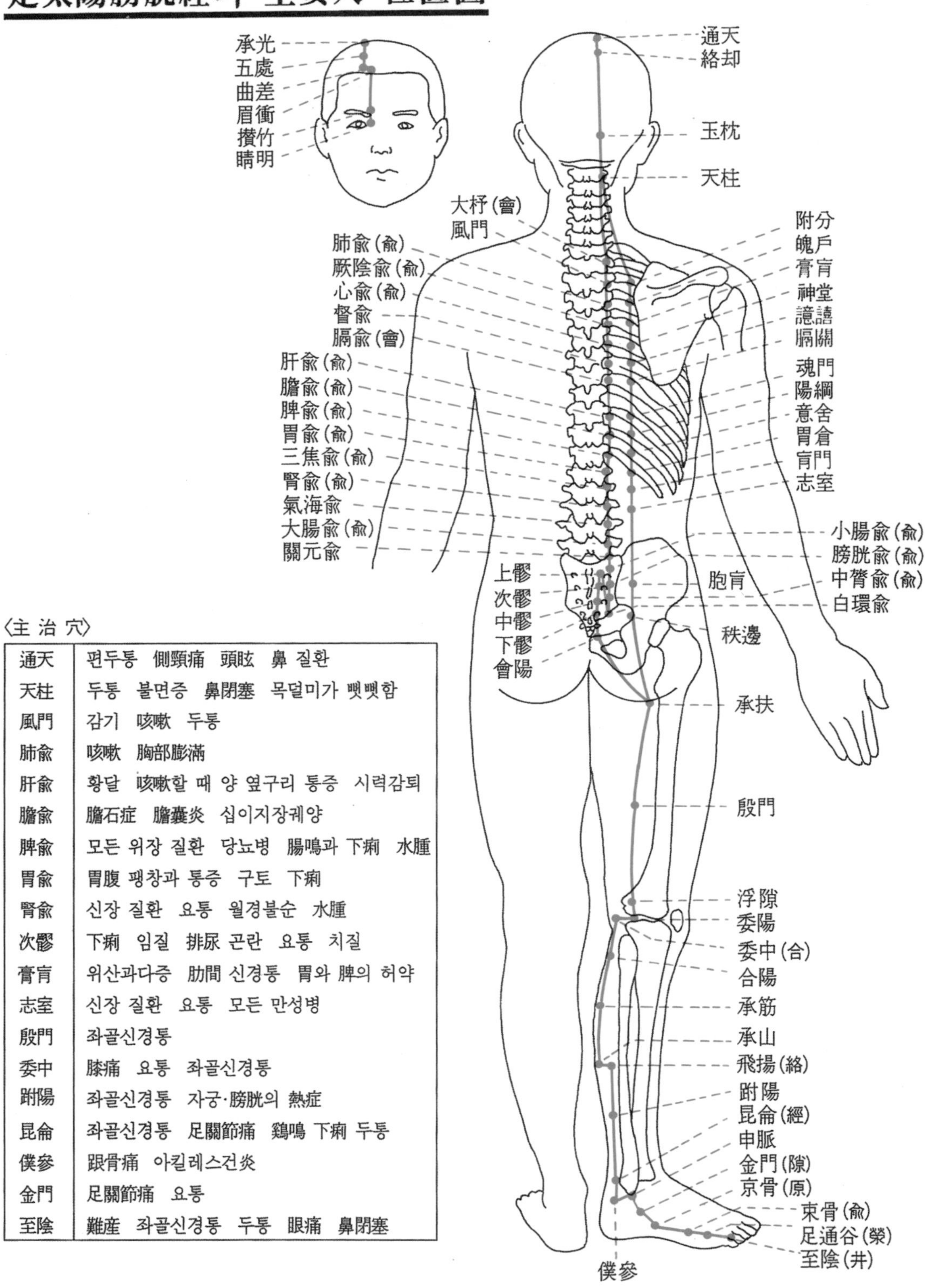

〈主 治 穴〉

通天	편두통 側頸痛 頭眩 鼻 질환
天柱	두통 불면증 鼻閉塞 목덜미가 뻣뻣함
風門	감기 咳嗽 두통
肺兪	咳嗽 胸部膨滿
肝兪	황달 咳嗽할 때 양 옆구리 통증 시력감퇴
膽兪	膽石症 膽囊炎 십이지장궤양
脾兪	모든 위장 질환 당뇨병 腸鳴과 下痢 水腫
胃兪	胃腹 팽창과 통증 구토 下痢
腎兪	신장 질환 요통 월경불순 水腫
次髎	下痢 임질 排尿 곤란 요통 치질
膏肓	위산과다증 肋間 신경통 胃와 脾의 허약
志室	신장 질환 요통 모든 만성병
殷門	좌골신경통
委中	膝痛 요통 좌골신경통
跗陽	좌골신경통 자궁·膀胱의 熱症
昆侖	좌골신경통 足關節痛 鷄鳴 下痢 두통
僕參	跟骨痛 아킬레스건炎
金門	足關節痛 요통
至陰	難産 좌골신경통 두통 眼痛 鼻閉塞

足少陰腎經의 主要穴 位置圖

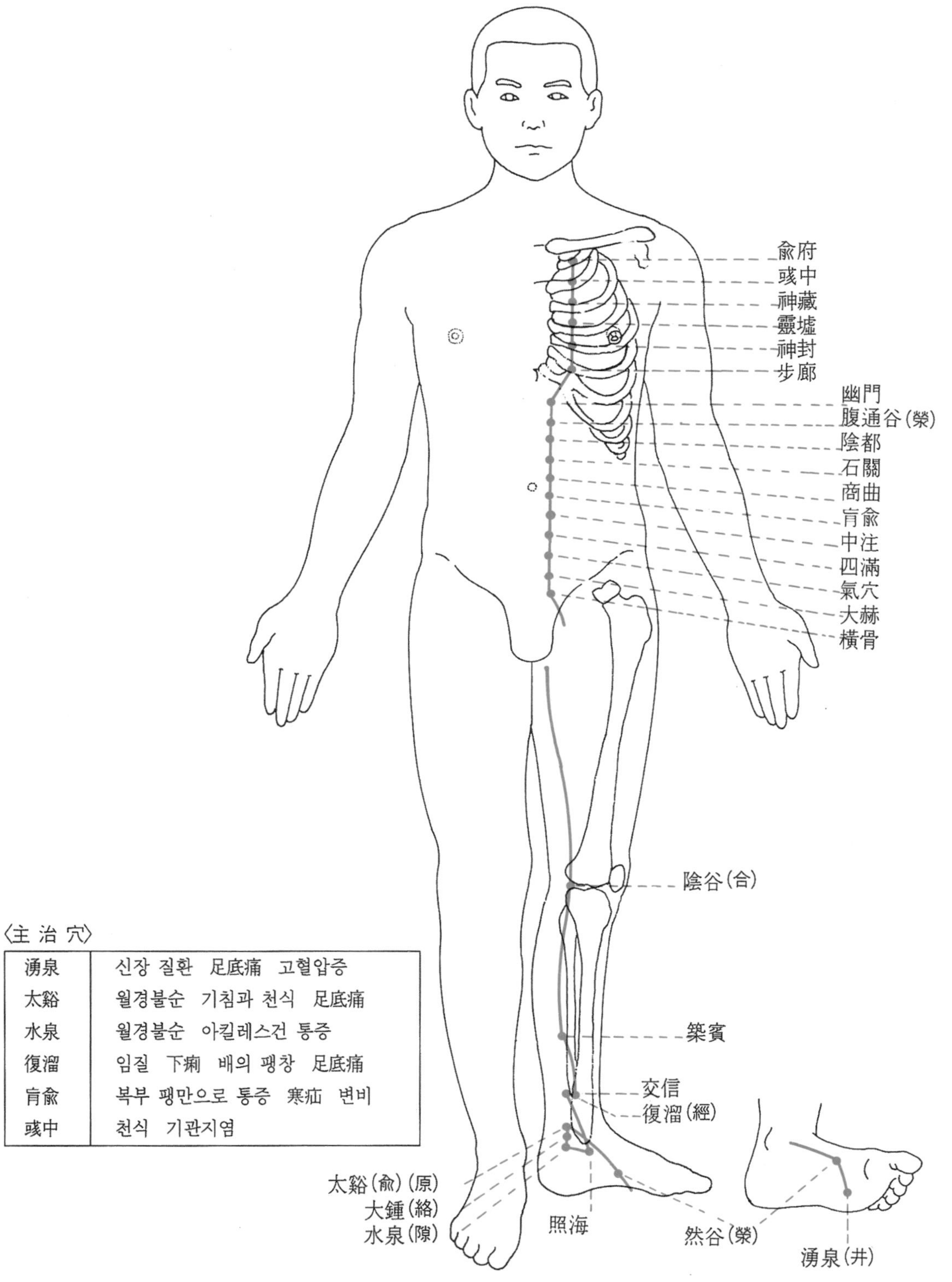

〈主 治 穴〉

湧泉	신장 질환 足底痛 고혈압증
太谿	월경불순 기침과 천식 足底痛
水泉	월경불순 아킬레스건 통증
復溜	임질 下痢 배의 팽창 足底痛
肓兪	복부 팽만으로 통증 寒疝 변비
彧中	천식 기관지염

手厥陰心包經의 主要穴 位置圖

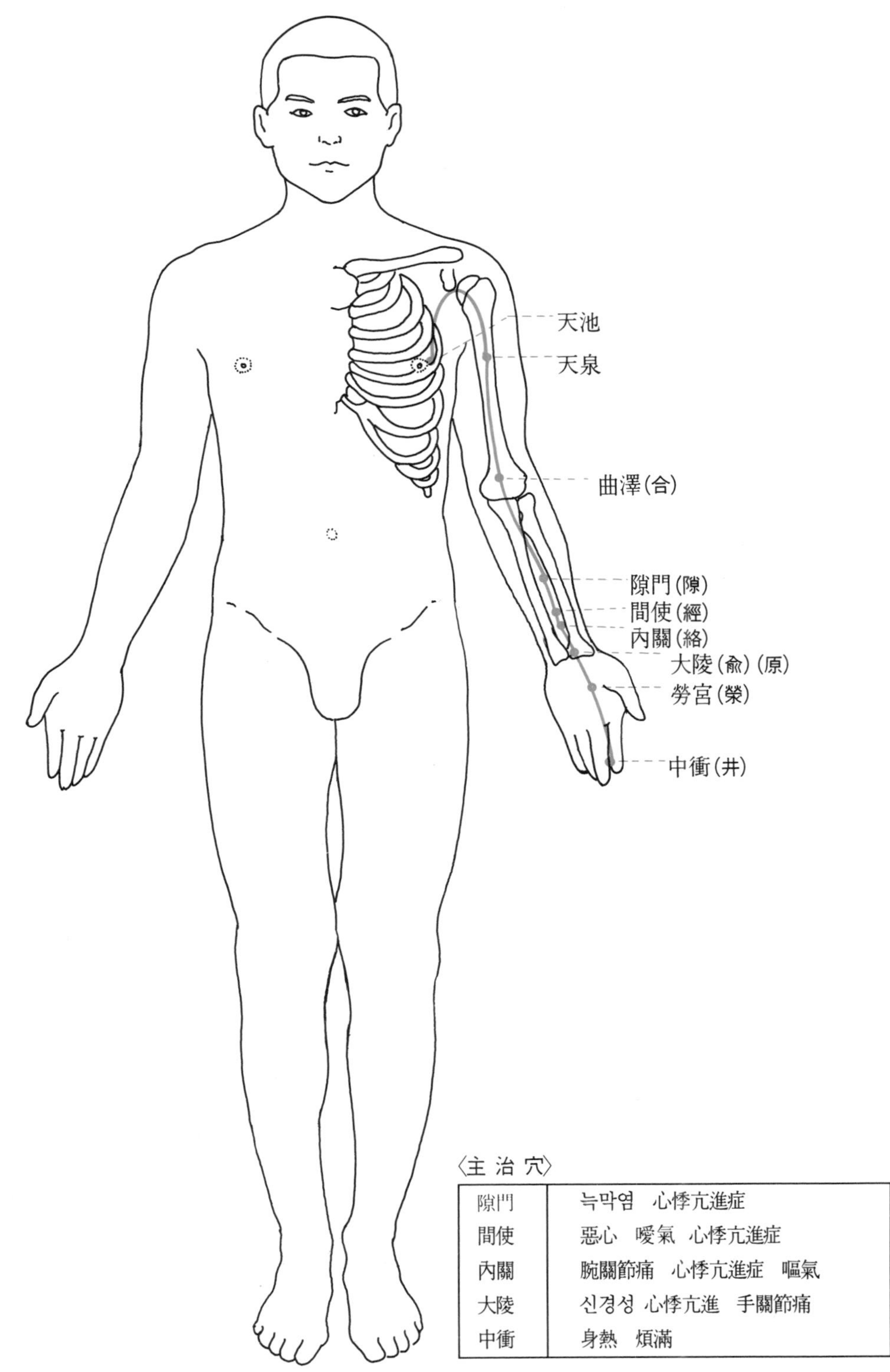

〈主 治 穴〉

隙門	늑막염 心悸亢進症
間使	惡心 噯氣 心悸亢進症
內關	腕關節痛 心悸亢進症 嘔氣
大陵	신경성 心悸亢進 手關節痛
中衝	身熱 煩滿

手少陽三焦經의 主要穴 位置圖

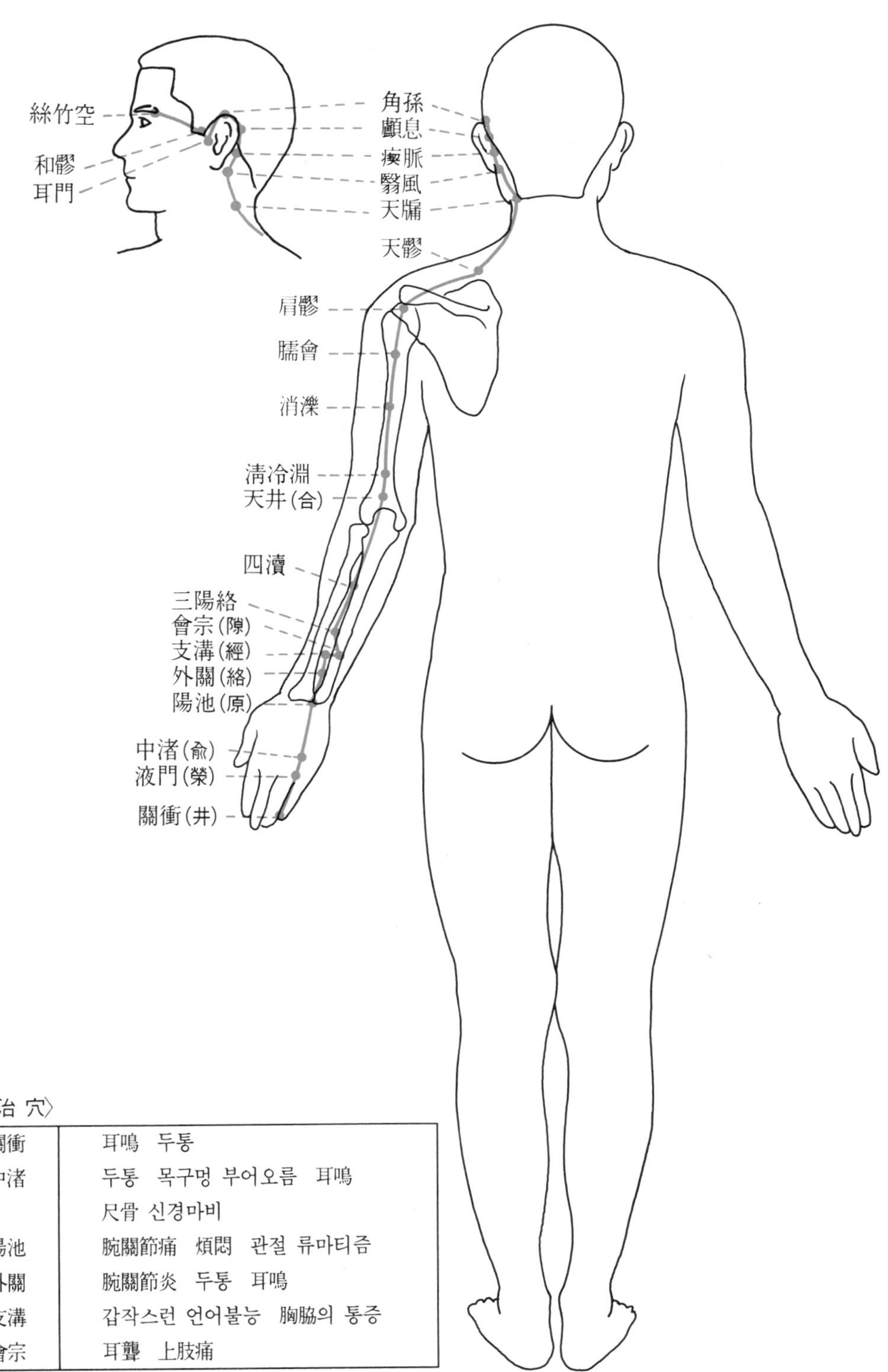

〈主 治 穴〉

關衝	耳鳴 두통
中渚	두통 목구멍 부어오름 耳鳴 尺骨 신경마비
陽池	腕關節痛 煩悶 관절 류마티즘
外關	腕關節炎 두통 耳鳴
支溝	갑작스런 언어불능 胸脇의 통증
會宗	耳聾 上肢痛

足少陽膽經의 主要穴 位置圖

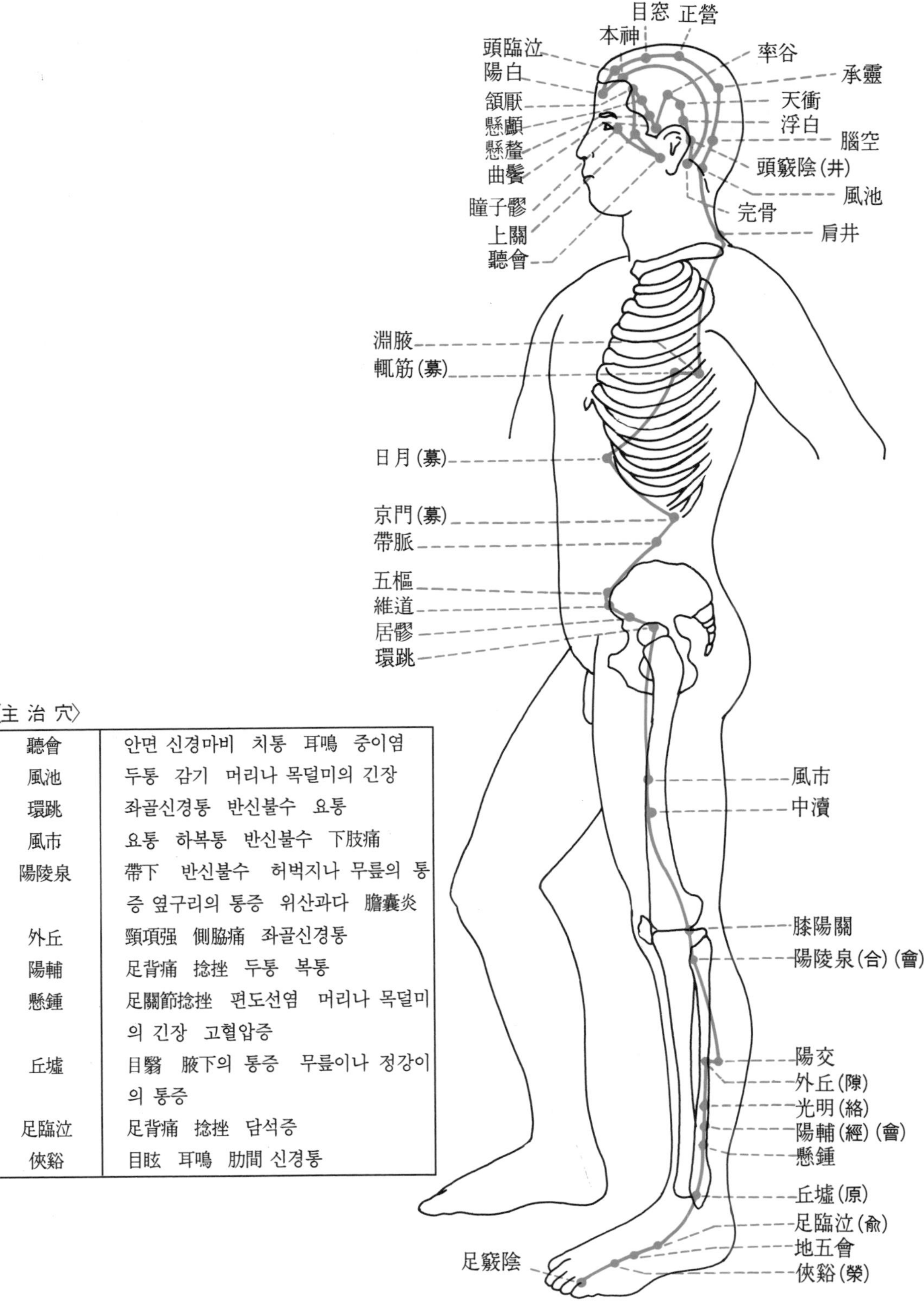

〈主 治 穴〉

聽會	안면 신경마비 치통 耳鳴 중이염
風池	두통 감기 머리나 목덜미의 긴장
環跳	좌골신경통 반신불수 요통
風市	요통 하복통 반신불수 下肢痛
陽陵泉	帶下 반신불수 허벅지나 무릎의 통증 옆구리의 통증 위산과다 膽囊炎
外丘	頸項强 側脇痛 좌골신경통
陽輔	足背痛 捻挫 두통 복통
懸鍾	足關節捻挫 편도선염 머리나 목덜미의 긴장 고혈압증
丘墟	目翳 腋下의 통증 무릎이나 정강이의 통증
足臨泣	足背痛 捻挫 담석증
俠谿	目眩 耳鳴 肋間 신경통

足厥陰肝經의 主要穴 位置圖

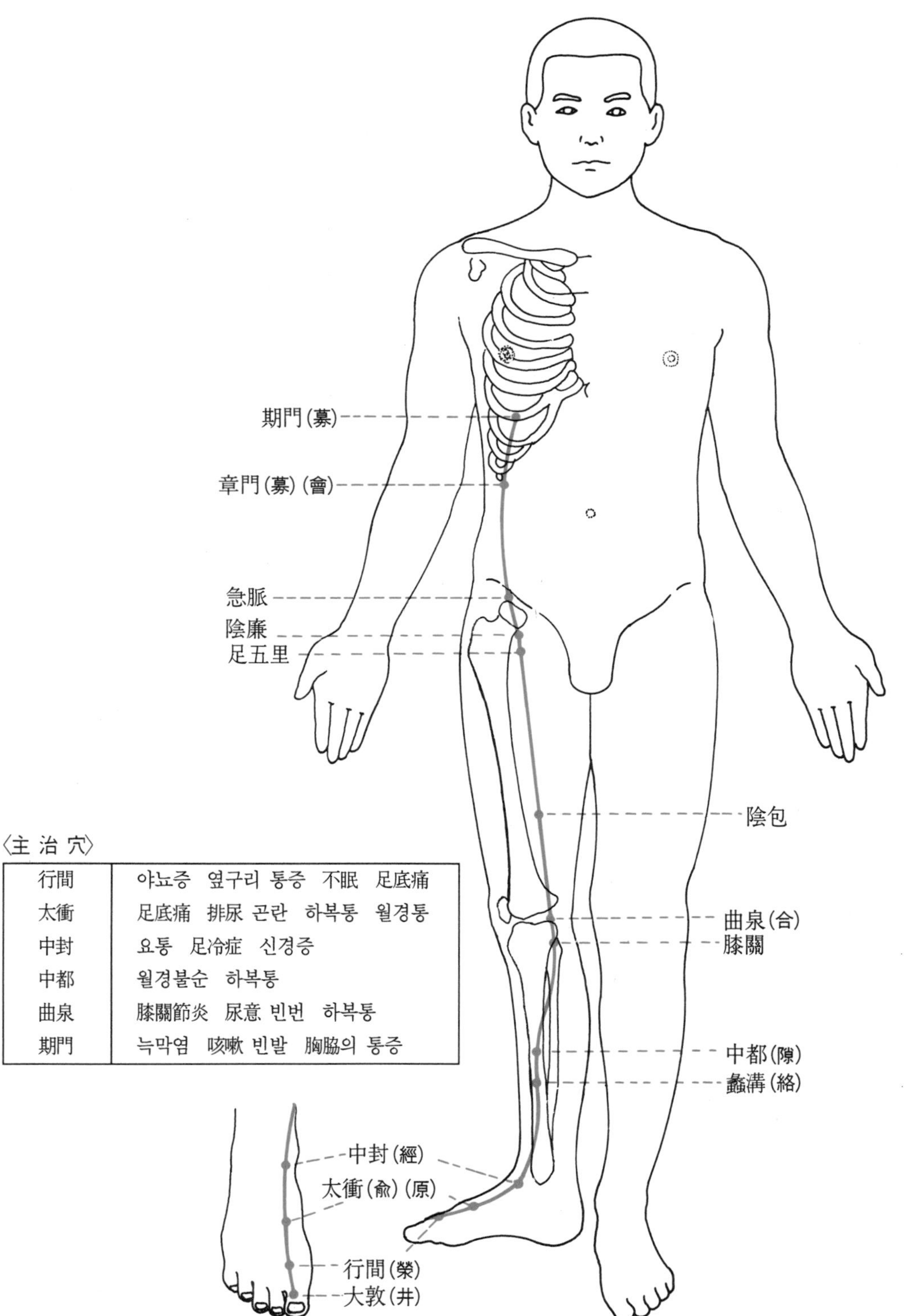

〈主 治 穴〉

行間	야뇨증 옆구리 통증 不眠 足底痛
太衝	足底痛 排尿 곤란 하복통 월경통
中封	요통 足冷症 신경증
中都	월경불순 하복통
曲泉	膝關節炎 尿意 빈번 하복통
期門	늑막염 咳嗽 빈발 胸脇의 통증

督脈의 主要穴 位置圖

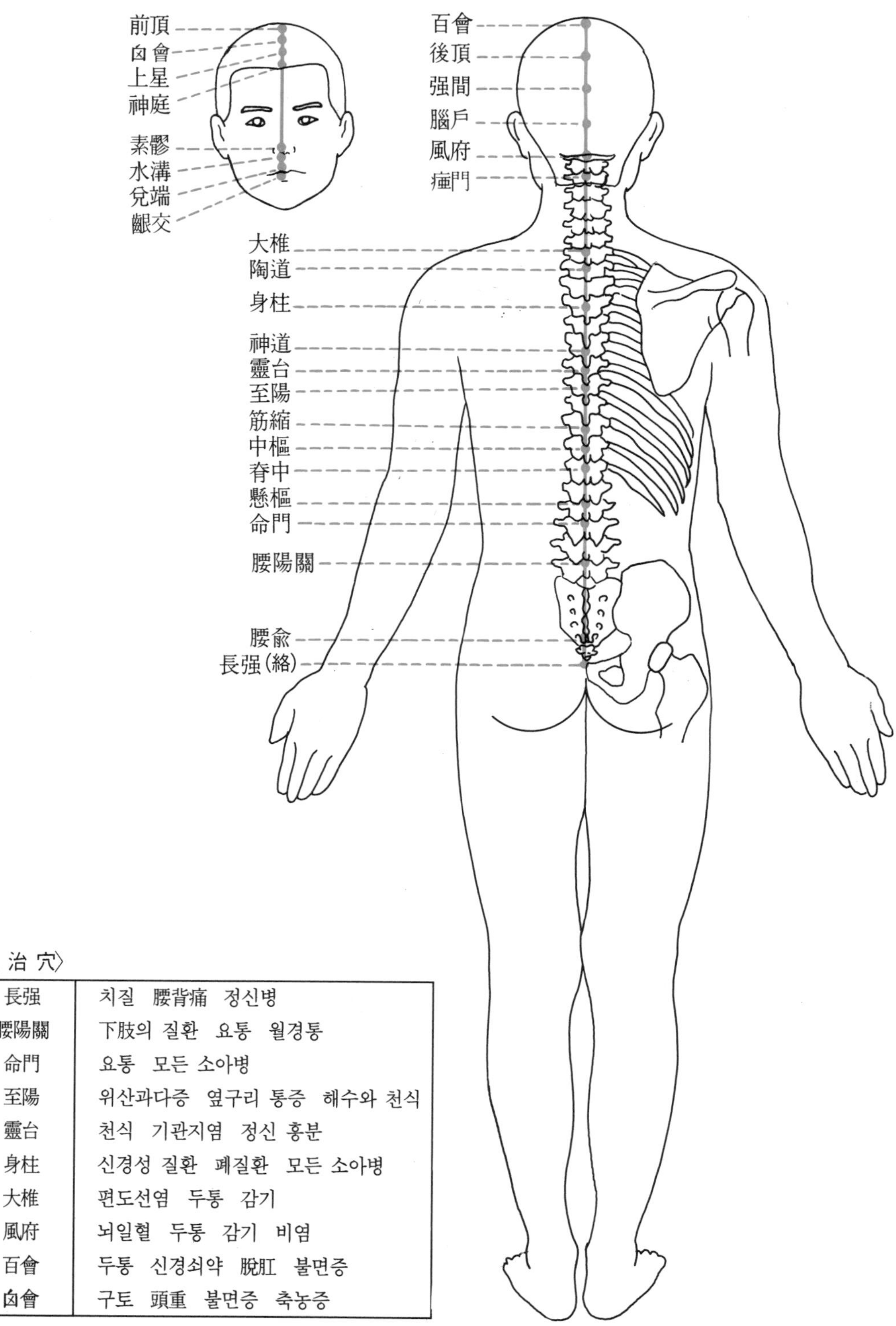

〈主 治 穴〉

長强	치질 腰背痛 정신병
腰陽關	下肢의 질환 요통 월경통
命門	요통 모든 소아병
至陽	위산과다증 옆구리 통증 해수와 천식
靈台	천식 기관지염 정신 흥분
身柱	신경성 질환 폐질환 모든 소아병
大椎	편도선염 두통 감기
風府	뇌일혈 두통 감기 비염
百會	두통 신경쇠약 脫肛 불면증
囟會	구토 頭重 불면증 축농증

任脈의 主要穴 位置圖

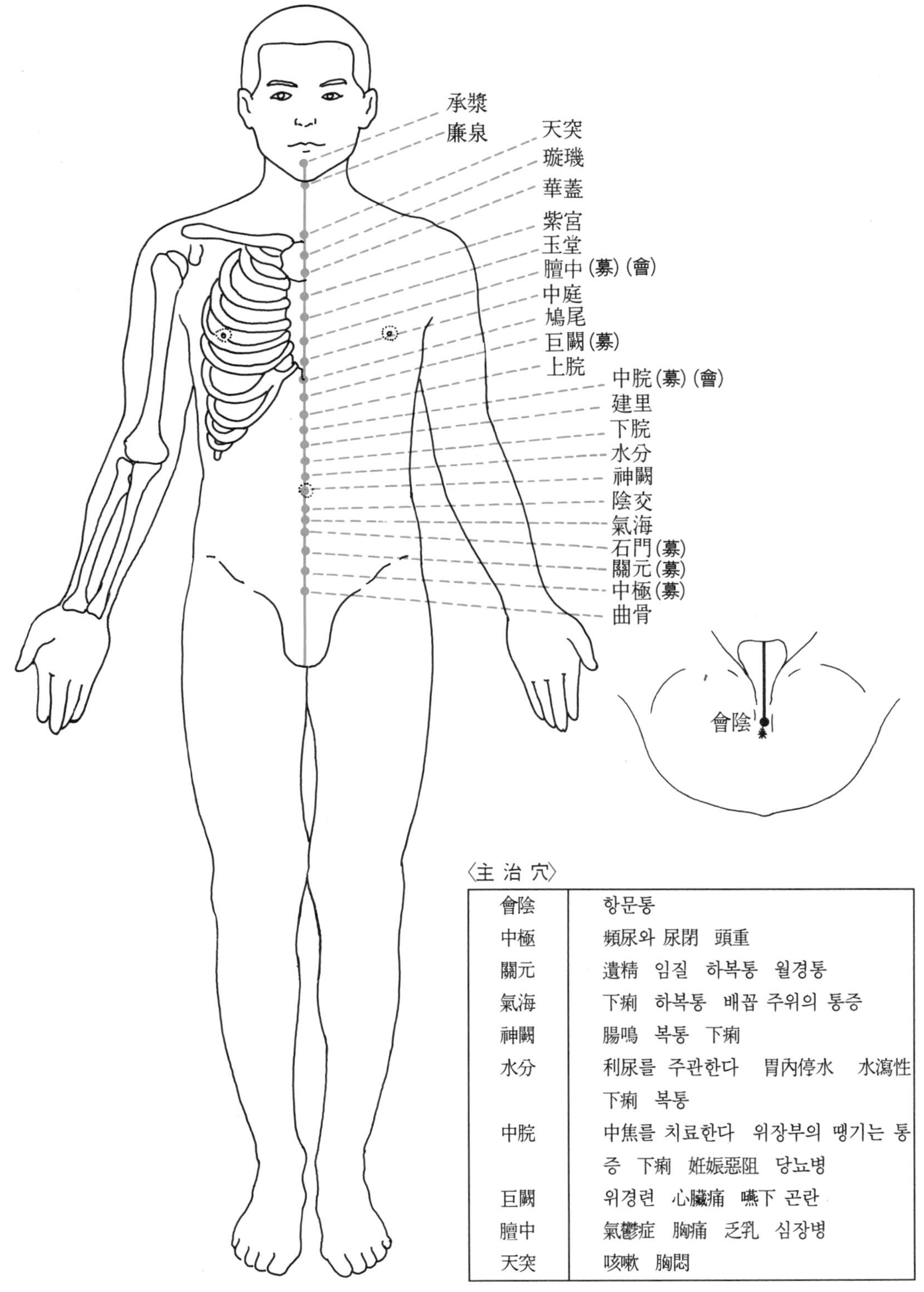

〈主 治 穴〉

會陰	항문통
中極	頻尿와 尿閉 頭重
關元	遺精 임질 하복통 월경통
氣海	下痢 하복통 배꼽 주위의 통증
神闕	腸鳴 복통 下痢
水分	利尿를 주관한다 胃內停水 水瀉性 下痢 복통
中脘	中焦를 치료한다 위장부의 땡기는 통증 下痢 妊娠惡阻 당뇨병
巨闕	위경련 心臟痛 嚥下 곤란
膻中	氣鬱症 胸痛 乏乳 심장병
天突	咳嗽 胸悶

제3장

病 因

●질병의 원인이 되는 것

사람이 건강하다고 하는 것은 지금까지 설명해 온 陰陽, 氣血, 臟腑, 經絡 등의 조화가 잘 이루어져 있고 또 일정한 범위 내에서 그 상태가 유지될 수 있기 때문이라고 생각된다. 그리고 그 균형이 파괴되어 그 정도가 원래의 건강상태로 자연스럽게 복원되기 어려운 상태에 빠진 것을 질병이라고 생각한다.

그러한 상태로 몰고가는 원인으로 세 가지의 因子를 생각할 수 있는데 外因, 內因, 不內外因이 그것으로 이것들을 三因이라고 한다.

外因	• 六淫 • 癘氣	風邪·寒邪·暑邪 濕邪·燥邪·火邪
內因	• 七情	과도한 喜·怒·憂 思·悲·恐·驚 創傷,
不內外因	음식·피로 부절제한 房事 創傷 : 蟲獸 傷害 蟲積·중독·유전	

外因은 주로 인체의 외부에 있으면서 질병의 원인이 되는 것이며 內因은 주로 인체 내에 있으면서 질병의 원인이 되는 것이다. 그리고 이상의 범위 내에 있지 않은 음식물, 피로, 부절제한 房事, 外傷, 기생충, 중독, 유전 등을 不內外因(內因도 外因도 아닌 것)이라고 한다.

(『素問』「調經論篇」[1], 『金櫃要略』, 『三因極一病症方論』)

外因

〔六氣와 六淫〕

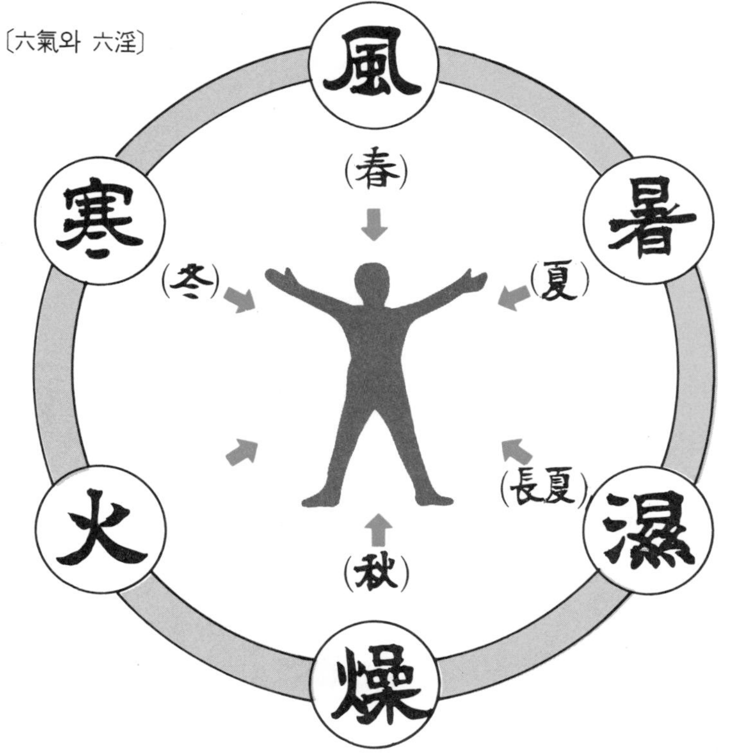

◀자연계에서 인체를 둘러싸고 있는 大氣는 六氣로 나누어진다. 이 六氣는 그 자체로는 인체에 해가 없다. 그러나 그 六氣가 과다하거나 부족할 때, 혹은 六氣에 대한 인체의 저항력이 현저하게 떨어졌을 때 六氣는 六淫이 되어 질병의 원인이 된다.

● 六氣가 六淫이 될 때

風·寒·署·濕·燥·火라는 것은 자연계의 기후상태를 나타낸 것이다(보통 六氣라고 한다). 이 여섯 가지의 상태·개념은 질병과 매우 깊은 관계를 가지고 있어서 고대 중국인들은 이것이 질병을 설명하는 데 아주 적절하다고 생각했다. 그리고 질병의 발생 원인으로서의 六氣를 六淫이라고 했다.

風·寒·署·濕·燥·火라는 조건에 노출되었다고 해서 모두가 질병에 걸리는 것은 아니다. 인체의 저항력이 떨어져 있거나 자율조절 기능이 혼란상태에 있을 때 질병의 원인이 되는 것이다. 이 발병원인을 '邪'라고 하며 각각 風邪·寒邪·暑邪·濕邪·燥邪·火邪라고 한다.

●六淫이 질병을 초래할 때는……

六淫은 대체로 계절과 깊은 연관이 있다. 겨울의 추위가 지나치게 심하거나 더워야 할 여름이 서늘할 때 寒氣는 寒邪가 되어 寒病을 초래한다. 자연의 섭리에 따라 봄에는 風病이 많고 여름에는 暑病, 장마철(음력 유월)에는 濕病, 가을에는 燥病, 겨울에는 寒病이 많다.

다만 앞서도 설명했듯이 여름이라고 해서 모두가 暑病에 걸리는 것은 아니다. 원인이 되는 邪가 단일한 것으로 한정되어 있지 않기 때문에 여름에도 寒病이나 燥病에 걸릴 수 있다. 또 風과 濕이 동시에 영향을 끼치는 경우도 있고 風과 寒이 동시에 영향을 끼치는 경우도 있으며, 때로는 風寒·濕 세 가지가 원인이 되어 동시에 영향을 끼치는 경우까지도 생각할 수 있다.

이하에서는 六淫의 하나하나에 관해서 최근에 나온 중국의학 문헌으로부터 발췌하여 설명하기로 한다.

〔육기의 관계〕

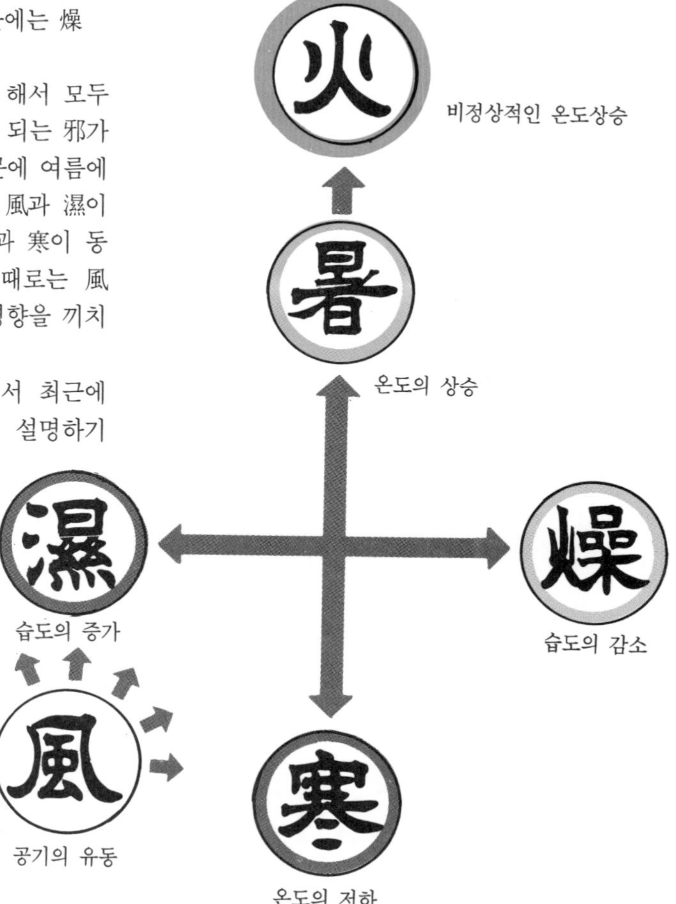

▶ 六氣에 관한 설명 계속.

六氣에는 상호 관계가 있다. 濕과 燥는 습도의 증감, 暑와 寒은 온도의 上下에 의해서 대칭된다.

暑가 아주 맹렬한 것을 火라고 하며, 風은 이것들 속에서 미묘하게 움직인다(燥는 마르다, 건조하다라는 의미)

六淫

● 風邪

風邪가 원인이 되어 질병이 발생했을 때는 그 질병의 상태는 자연계의 風의 양상과 아주 흡사하다. 發病이 빠르고 변화가 바람처럼 빠르며 抽搐震顫, 眩暈, 遊走性의 疼痛, 搔痒 등 風의 현상과 유사하다. 그리고 인체의 表(上部라든가 體壁의 표면)등을 침범한다.

또한 外邪로서의 風(風邪)이 아니라 체내의 陽氣의 변동이 극심하게 되어 風과 동일한 상태를 보일 때, 예를 들면 肝陽·肝火가 風으로 化하여 眩暈, 震顫, 抽搐 등의 현상을 보이는 肝風 등은 內風이라고 하여 外風과 구별한다.

風의 일반적인 증상으로서는 발열惡風, 頭重頭痛, 鼻塞, 音聲重濁, 流淚, 喉頭發痒, 輕微한 咳, 脈浮緩, 舌苔薄白 등이다.

風邪는 신경이 침범을 받아 일어나는 질병이라고 하는 說도 있다. 뇌출혈을 中風이라고 하는 의미를 이해할 수 있을 것이다.

風 + 寒 = 風寒
風 + 濕 = 風濕
風 + 燥 = 風燥
風 + 火 = 風火

▲이 風은 다른 氣와 쉽게 결합한다. 예를 들면 寒과 결합하여 風寒, 濕과 결합하여 風濕이 된다. 風邪가 만병의 근원이라고 하는 이유는 여기에 있다.

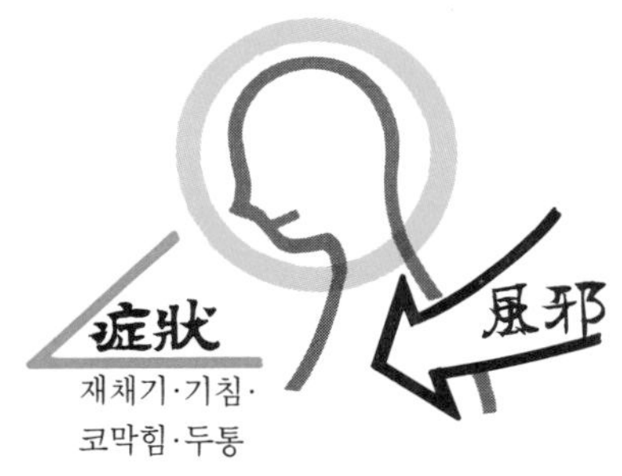

▲風邪는 이른 봄(초봄)에 가장 많은 질병을 일으킨다. 그 주요한 증상은 재채기, 기침, 코막힘, 두통 등이다.

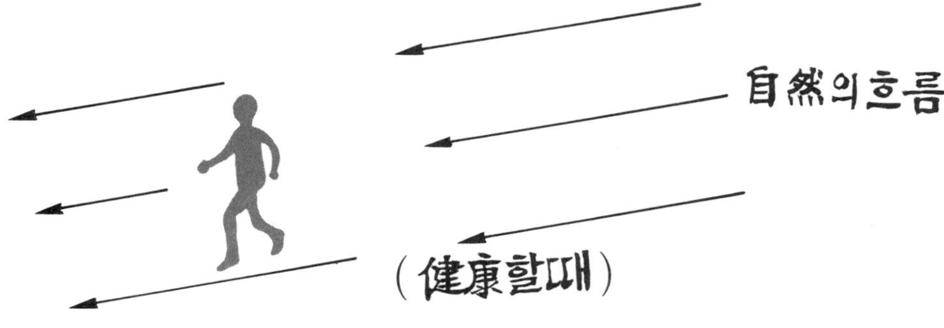

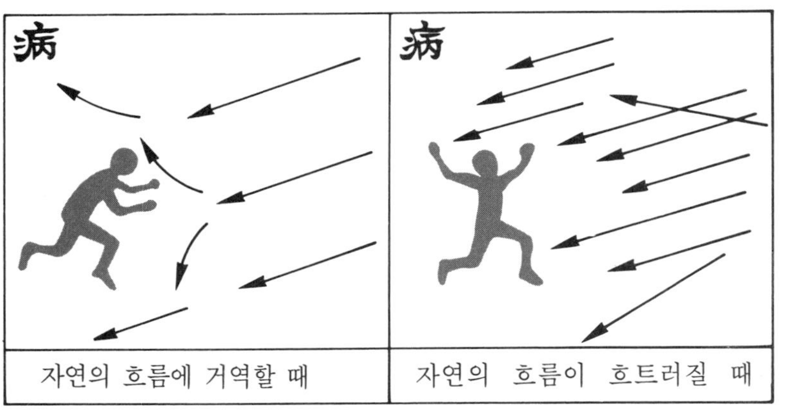

◀六氣가 邪氣가 되는 경우, 즉 六氣가 六淫이 되는 때는 사람이 자연의 흐름을 거역할 때와 자연의 흐름 그 자체가 흐트러질 때이다. 사람이 자연의 흐름에 순순히 따르면 질병에 걸리지 않으며 질병에 걸렸을 때도 자연의 흐름 속에 몸을 맡기면 그 질병은 치료된다는 것이 한방의 사고방식이다.

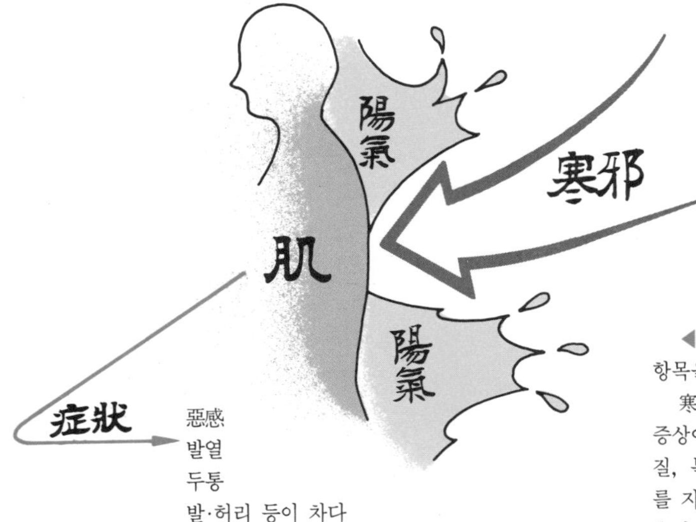

◀寒은 寒邪가 되어 피부를 지키는 陽氣(陽氣의 항목을 참조)를 傷하게 하기 쉽다.

寒邪가 體表에 있으면 惡寒, 발열, 두통 등의 증상이 나타나고, 寒邪가 더욱 깊이 들어오면 구역질, 복통 등의 증상을 수반하게 된다. 인체의 피부를 지키는 陽氣가 허약한 경우에도 寒邪는 쉽게 體內에 침입한다.

● **寒邪**

寒邪로 일어나는 질병은 결빙, 응결 등 자연계의 寒冷에 의한 현상과 흡사하다. 즉 신체가 차고 열을 좋아하며, 배설물이 淸冷하여 아주 맑거나 콧물·喀痰이 淸稀하며 말간 수액을 토해내고, 물과 같은 설사를 하는 등의 상태이다. 『素問』의 「至眞要大論篇」에서는 이것을 "諸病 水液, 澄徹淸冷은 모두 寒에 속한다"고 설명하고 있다.

氣가 정체하고 血이 뭉치기 때문에 격렬한 통증이 생기고, 寒氣가 경락을 침범하면 근의 경련을 가져오며, 장부에 침입하면 구토, 설사, 腹鳴, 복통 등을 일으킨다. 인체의 陽氣가 쇠퇴하면 內寒을 불러일으켜 설사, 肢冷 등을 초래하는 경우가 많다. 寒의 일반적인 증상으로는 오한발열, 頭項部痛, 腰脊强直, 全身疼痛, 肌膚의 소름끼침, 無汗, 脈浮緊, 舌苔白潤 등이 있다.

▼『周易』의 「說卦傳」에 "聖人이 南面하여 天下(의 소리)를 듣고, 밝음을 향하여 다스린다"라고 쓰여 있는데, 그 이후로 남쪽을 향하여 서있는 것을 가장 자연스러운 자세로 여기게 되었다.

사람이 양손을 벌리고 남쪽을 향하여 곧바로 서있는 자세를 가장 자연스러운 것으로 여긴다. 그때 寒과 合體한 風寒은 자칫하면 북풍이 되어 사람의 배후를 엄습한다. 이때 風寒邪가 體內에 침입하는 곳을 風門이라고 한다.

風邪가 들어오기 시작하여 맨 처음으로 오싹오싹하는 곳이 背中의 이 風門에 해당한다.

〔風寒〕

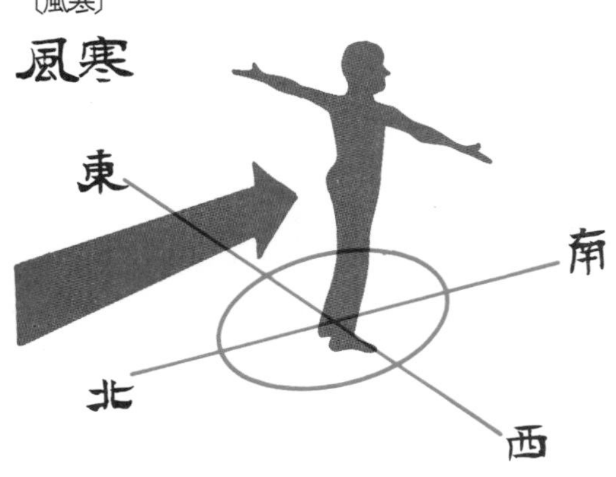

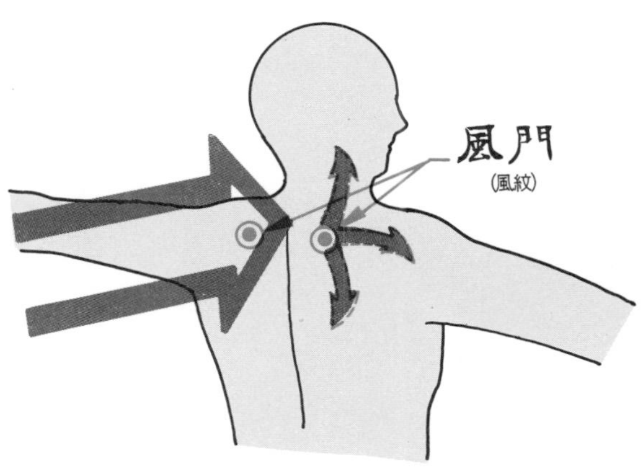

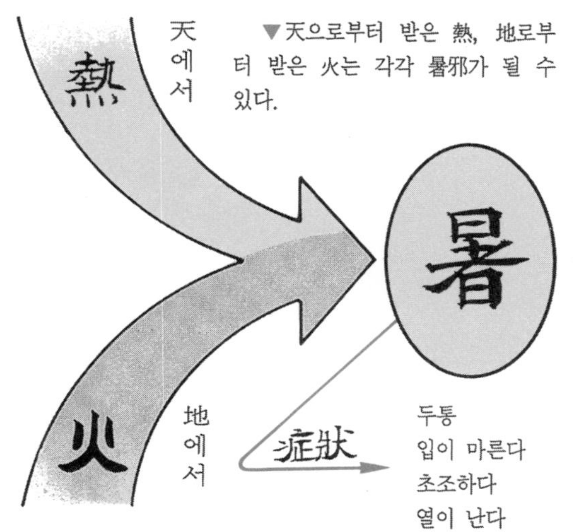

▼天으로부터 받은 熱, 地로부터 받은 火는 각각 暑邪가 될 수 있다.

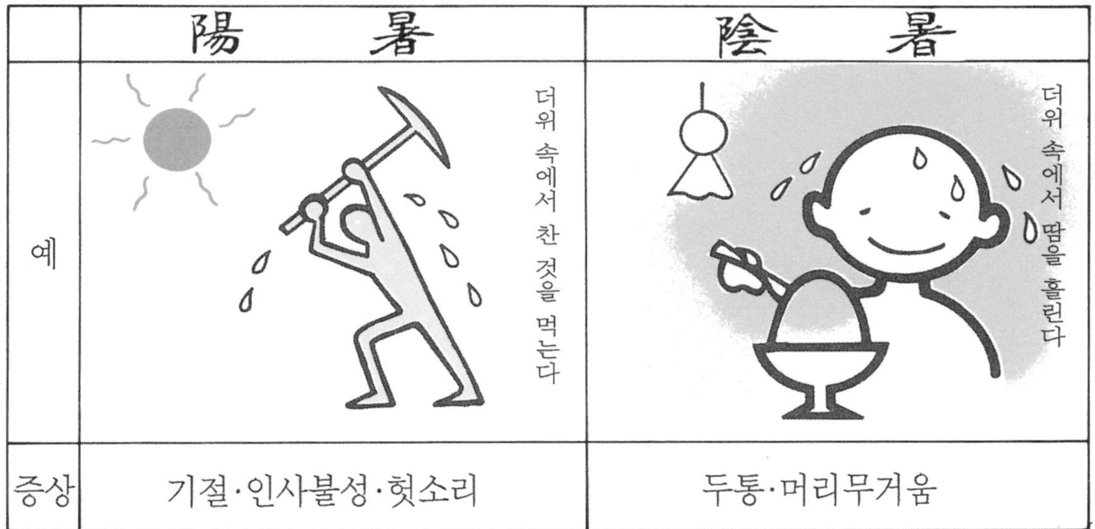

	陽 暑	陰 暑
예	더위 속에서 찬 것을 먹는다	더위 속에서 땀을 흘린다
증상	기절·인사불성·헛소리	두통·머리무거움

▲더위에 대한 인체의 밸런스가 무너질 때 暑는 暑邪가 되어 인체를 엄습한다. 이때 天으로부터 받은 것을 '熱', 地로부터 받은 것을 '火'로 생각할 때도 있다. 그 증상은 우선 두통에서 시작하여, 입이 마르고 따끔거리며 열이 난다. 이것이 이른바 전형적인 熱病의 증상이다.

또한 더운 날에 땀을 흘리는 일을 하여 暑邪에 파괴된 것을 '陽暑'라고 하고, 더위 중에 찬 것을 먹어서 상대적으로 暑邪에 파괴된 것을 '陰暑'라고 한다. 더운 날에 갑자기 빙수를 마시면 머리가 아프거나 무겁게 되는 경우가 있다. 이것을 陰暑의 증상이라고 생각하면 이해하기 쉽다.

● **暑邪**

氣候炎熱에 의한 것과 더운 계절이 비교적 습하기 때문에 오는 것 등 두 가지의 暑邪에 의한 질병으로 나누어진다.

暑熱로서는 高熱, 口渴, 心煩, 無汗 또는 大汗出, 脈洪大를 들 수 있고 고열 때문에 氣와 津液을 상하게 하여 無力, 呼吸短促, 舌苔乾燥가 나타난다. 격심한 것을 中暑라고 한다.

暑濕으로서는 身熱起伏, 사지권태, 식욕부진, 胸悶, 惡心嘔吐, 대변이상, 小便赤短, 脈濡, 舌苔厚膩 등을 들 수 있다.

(『素問』「五運行大論篇」[2], 「熱論篇」[3])

● **濕邪**

濕邪가 원인이 되어 생기는 질환의 상태는 자연계 기후의 潮濕, 水濕의 정체, 瘀積의 상태와 유사하다. 濕邪에 의한 질병은 눅눅한 계절에 일어나기 쉬우며 습지대에서 생활하거나 水中 작업을 하거나 젖은 옷을 오랫동안 입고 있음으로써 일어나는 경우도 있다.

濕의 성질은 무겁고 粘稠하며 제거하기 어렵고 經過가 대체로 길다. 體表를 침범하면 身體困倦, 四肢沈重 등이 되고 특히 관절을 침범하면 관절의 통증, 운동장애, 운동제한 등이 붙어다닌다.

濕邪는 脾를 침범하기 쉬우며 식욕부진, 소화불량, 胸悶, 惡心, 腹脹, 舌苔厚膩, 脈濡緩 등이 나타난다. 水腫, 白滞, 濕疹 등 濕이 일으키는 질병도 있다.

濕에도 內에서 기인하는 內濕이 있으며 이것은 脾虛 때문에 津液의 運化가 이루어지지 못하여 생기는 것이라고 이해된다. 脾虛에서는 內濕을 일으키기 쉬울 뿐만 아니라 外濕도 쉽게 들어오게 하며 外濕이 침입하면 脾를 상하게 하여 內濕을 쉽게 일으킨다. 濕邪란 體內의 수분이 적당히 배설되지 않는 것이다.

● 燥邪

燥邪에 의한 질병의 상태는 자연계의 건조현상과 유사하다. 鼻孔乾燥, 鼻出血, 口乾이나 입술이 마르고 갈라지거나 목이 건조하여 불쾌감이나 통증이 생긴다. 마른 기침, 피부의 건조, 舌乾少津 등이 있다. 燥邪는 體內의 수분 부족상태를 가리킨다. 外燥에 대하여 內燥도 있는데 이것은 邪의 발현이 아니라 體內의 津液·陰血의 소모에 의한

	涼燥	温燥
예	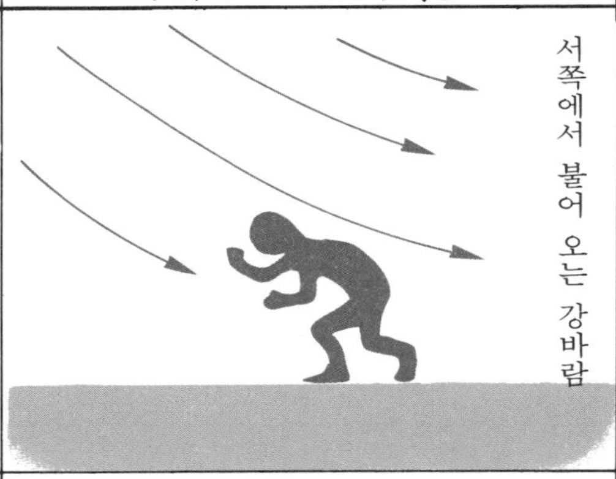 서쪽에서 불어 오는 강바람	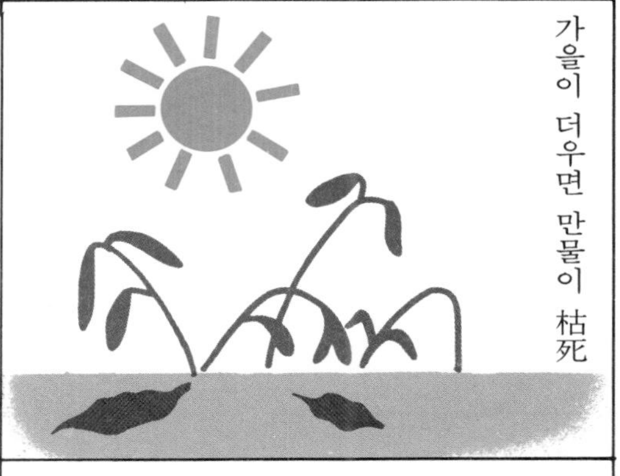 가을이 더우면 만물이 枯死
증상	오감·기침·코가 막힌다 가벼운 두통	격렬한 기침·입이 마른다·목구멍이 아프다 가슴이 아프고 담에 피가 섞여 나온다

津血 부족의 반영이다.

● 火邪

火는 열이 왕성한 상태이다. 따라서 火邪는 熱邪이기도 하다. 火邪가 나타나는 증상으로서는 高熱, 찬 것을 좋아하는 것, 顔面紅潮, 눈·혀·뇨가 붉은색인 것, 黃色 舌苔, 脈數, 腫氣가 빨갛게 부어오르면서 열과 통증을 수반하는 것 등으로 전신에 나타나며 국소 부위에 현저한 열이 있는 것으로 나타난다. 그리고 火에 의한 배설물의 성질과 상태는 粘稠하며 배출할 때 灼熱感을 수반하는 경

〔火邪〕

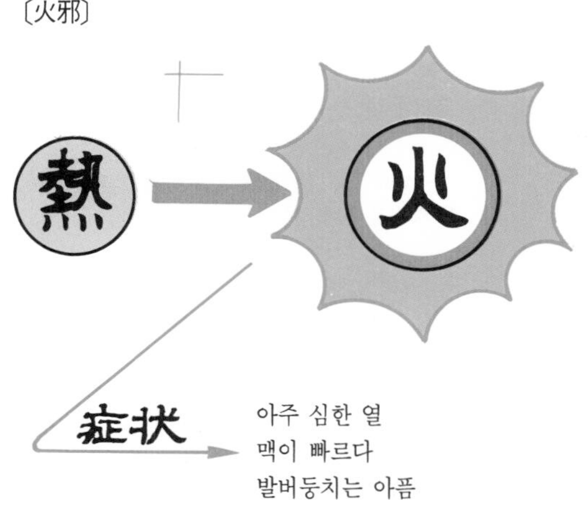

▲熱이 아주 격렬할 때 火가 되며, 火邪가 되어 몸을 엄습한다. 그 증상은 熱邪에 의한 것을 더욱 격하게 한 것, 극심한 열, 고통스러워 발버둥치는 것 등이다. 이 증상들을 올바로 인식함으로써 치료에 이용할 수 있다. 한편 現象面만을 본다면 이 한방에서의 육음론은 그대로 일본에 적용할 수 없는 경우도 있다. 중국과 일본은 기후면에서 커다란 차이가 있기 때문이다.

우가 많으며 병세는 급격히 진행된다.

『素問』의 「至眞要大論篇」에서 "水液混濁은 모두 熱에 속한다", "諸嘔吐酸, 暴注下迫은 모두 熱에 속한다"라고 하는 바와 마찬가지로 농도가 짙은 콧물, 喀痰黃濃, 小便混濁, 급성 下痢 등등은 熱, 즉 火의 증상이다.

火邪는 津液을 耗傷하기 쉬워서 舌乾少津, 口渴冷飮, 大便硬을 나타내며, 맥락을 傷灼하여 출혈경향이 생기게 하고, 神明을 擾亂시켜 의식장애나 狂躁 상태에 빠지게 하는 수도 있다.

火에는 實火와 虛火가 있는데 위에서 설명한 것은 대부분 實火로서 外感熱病의 熱盛期에 나타난다. 虛火는 陰虛內熱에 의한 것으로 實火에 비해서는 온화하여 고열이 없고 白濁도 심하지 않으며 脈은 무력하고 빠르게 뛴다.

또한 火에는 外火와 內火가 있다. 外感에 의한 熱病은 대체로 外火이며 體內의 變調, 즉 怒하면 肝火가 상승하는 식으로 精神情志의 변동 등에 의해 생기는 것을 內火(熱)라고 한다. 外火의 대부분은 實火이며 內火에는 虛와 實이 있다.

(『素問』「至眞要大論篇」[4])

癘氣

外因의 하나이지만 六淫과는 다르다. 淚氣라고도 하며 세간에 널리 유행하고 있는 질병의 원인이며 감염 경로는 코와 입이라고 한다. 그리고 인체가 걸리는 外感病은 六淫에 의한 것보다도 많다고 말해진다. 丹毒, 콜레라, 말라리아, 疫痢, 디프테리아 등등의 원인은 癘氣에 있다고 말해진다.

(『素問』「遺篇刺法論篇」[5], 「諸病源候論篇」)

內因

七情

● 정신적인 자극을 과도하게 받으면……

七情이란 인간의 精神情志 활동으로 喜·怒·憂·思·悲·恐·驚의 일곱 가지를 말한다. 정상적인 상황에서는 생리적인 활동 범위 내에 있으므로 발병으로 이어지지는 않는다. 다만 갑자기 극심한 정

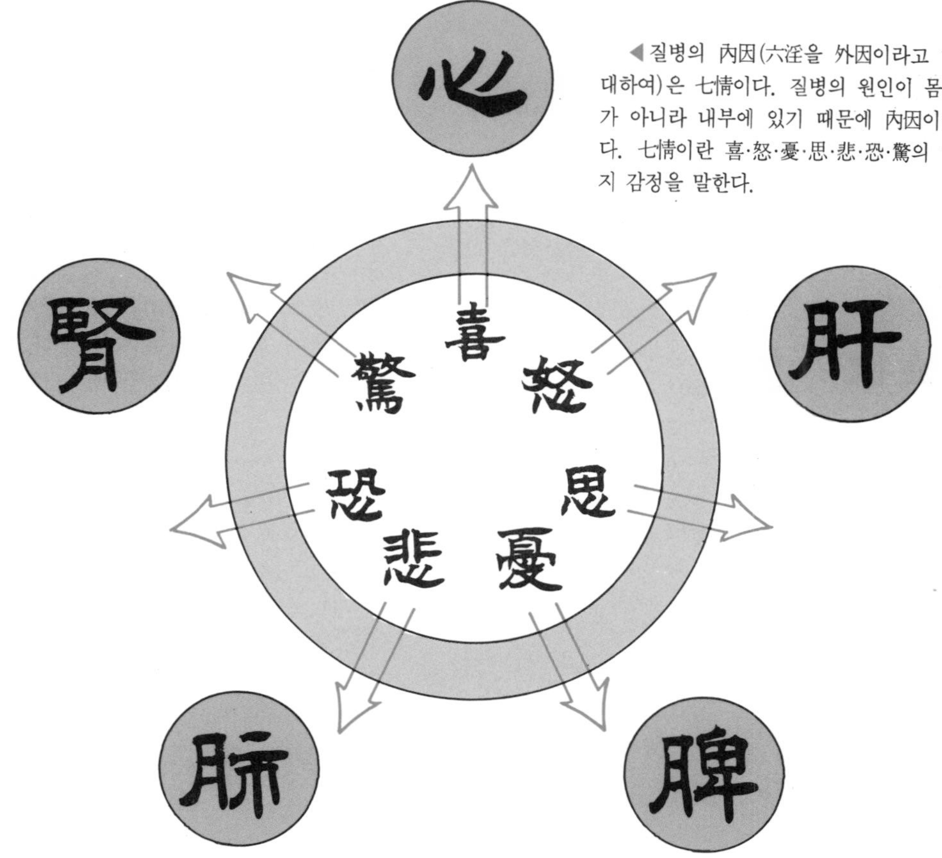

◀질병의 內因(六淫을 外因이라고 하는 데 대하여)은 七情이다. 질병의 원인이 몸의 외부가 아니라 내부에 있기 때문에 內因이라고 한다. 七情이란 喜·怒·憂·思·悲·恐·驚의 일곱 가지 감정을 말한다.

▲『內經』에서는 七情과 五臟의 관계를 다음과 같이 설명하고 있다. "喜는 心을 傷하게 하고, 怒는 肝을 傷하게 하며, 思는 脾를 傷하게 하고, 憂는 肺를 傷하게 하며, 恐은 腎을 傷하게 한다." 결국 기쁨이 지나치면 心을 傷하기 쉽다는 의미이다.

이것은 역으로 診斷面에서도 응용할 수 있다. 예를 들면 환자의 일상생활에 대해서 여러 가지를 물어서 밝히고 그 사람의 생활이 어떠한 정신상황에 있는가를 알아내어 내장의 어디가 손상했는가를 推察할 수가 있다.

신적인 타격을 받거나 한 가지 상태가 오랫동안 지속되면 생리활동으로 조절할 수 있는 범위를 넘게 되어, 體內의 陰陽·氣血·臟腑의 기능 失調를 초래하고 병으로 이어진다. (『素問』「擧痛論篇」[6], 「陰陽應象大論篇」[7]) 그것을 內傷이라고 한다.

● **喜**

기쁨은 意나 氣를 온화하게 하거나 평온하게 한다. 이것은 營衛가 순조롭고 건강하다는 것을 증거하지만 기쁨이 지나치면 神氣를 소모하여 心神을 불안하게 하는 경우가 있다. 또한 급격하게 기뻐하거나 즐거워하는 것도 心神에 영향을 끼쳐 질병을 일으킨다. 기쁨이 지나치면 肺에도 영향을 끼친다고 한다. (『靈樞』「本神論篇」[8])

● **怒**

사람은 생각할 수도 없는 것이나 불합리한 것에 직면하면 怒하거나 氣가 逆上하는데 이것이 지나치면 肝을 傷하게 한다.

(『素問』「陰陽應象大論篇」[9])

陰血이 소모되면 肝火가 盛하게 되며, 자극을 받으면 바로 반응한다. 그래서 陰을 缺하고 火가 盛한 사람은 쉽게 怒한다. 노여움은 肝에서만이 아니라 다른 臟器에서도 생긴다. (『張氏類經』, 『疾病類二十六』)

● **憂**

마음이 침울하여 즐겁지 않은 상태를 말한다. 근심이 지나치면 氣가 펴지지(伸) 않는다. (『靈樞』,

〔七情과 氣의 관계〕

▼七情은 氣의 움직임과도 관계가 있다. 『內經』에서는 다음과 같이 설명한다. "怒하면 氣는 위로 올라가고, 기뻐하면 온화해지며, 슬퍼하면 氣가 소모된다. 두려워하면 氣

七 情	怒하면	두려우면	즐거우면
한방의 교훈	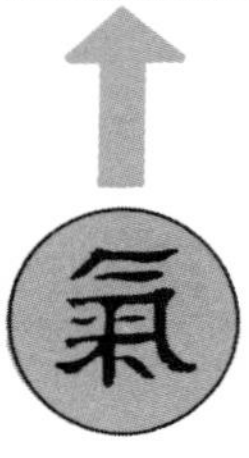 氣 氣는 상승	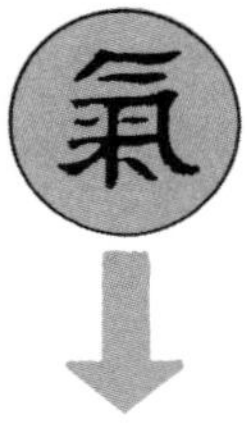 氣 氣는 하강	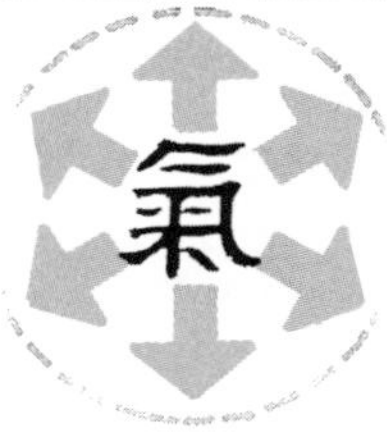 氣 氣는 느슨해진다
일본어 속에 살아남아 있는 표현	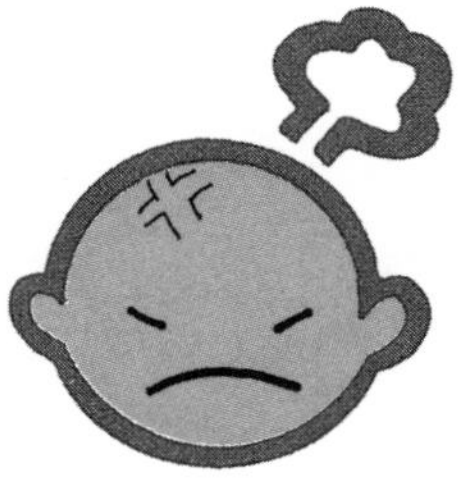 발끈하여 氣가 거꾸로 올라간다	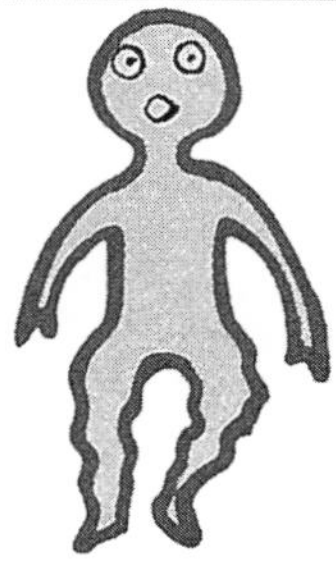 두려워서 기겁(氣急)하다	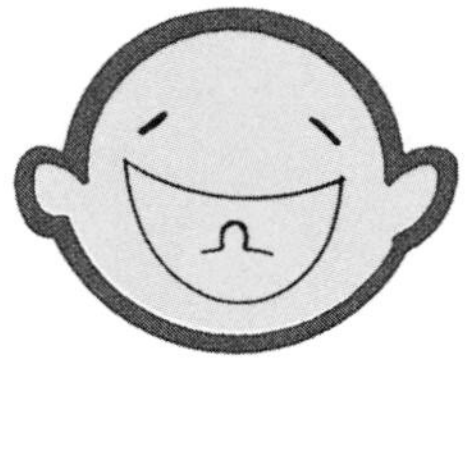 즐거워서 마음이 해이해지다(氣가 풀어진다)

「本神論篇」[10]). 肺는 氣를 주관하므로 氣가 닫히면 肺가 傷하며 나아가서는 脾도 傷하게 된다. (『素問』「陰陽應象大論篇」, 『張氏類經』「藏象類九」)

● **思**

意志의 힘으로 생각하는 것을 思라고 한다. 만약 思가 과도하면 정신이 영향을 받아 錯亂하는 수가 있다. 지나친 두려움, 불안, 초조 등은 神을 傷하게 한다. 脾의 志가 본래 '思'이므로 다른 시각에서 보면 지나친 思慮도 또한 脾를 傷하게 한다는 것이다.

● **悲**

悲는 懊惱, 哀切, 괴로움에서 생겨난다. 悲에 의해서 內臟이 상하게 되는 것과 內臟이 病變을 일으켜 後에 悲의 증상이 생겨나는 것이 있다. (『靈樞』「本神論篇」[11], 『素問』「宣明五氣論篇」[12], 「痿論篇」[13], 「擧痛論篇」[14])

● **恐**

공포심은 정신이 극도로 긴장하는 데서 생겨난다. 이 원인은 대부분 外界로부터의 자극이지만 한편으로는 腎氣가 부족하거나 血氣가 부족하여 정신이 불안정한 사람이 쉽게 공포감을 갖기도 한다. "腎은 志를 藏하고, 心은 神을 藏한다"는 표현에서도 알 수 있듯이 血이 부족하면 志가 부족하고, 志가 부족하면 쉽게 공포심을 갖게 된다(『靈樞』「本神論篇」[15]「經脈篇」[16], 『素問』「調經論篇」[17]). 또한 역으로 공포심이 腎을 傷하게 하기도 한다. 이것은 外界의 자극이 지나치게 강하여 공포심이 일어나고 그 때문에 內臟이 상하게 되기 때문이다. (『素問』「玉機眞藏論篇」[18])

● **驚**

불시에 어떤 국면에 부딪혀 정신에 극도의 긴장이 일어나는 것을 驚이라 한다. 예를 들면 갑자기 커다란 물체의 소리를 듣거나 상상도 하지 않은 것을 맞닥뜨렸을 경우로서 두려움과는 자연히 구별된다. 놀라게 되면 神氣가 흐트러져 감정이 불안정하게 된다. (『素問』「擧痛論篇」[19])

가 내려가고, 놀라면 氣는 흐트러지며, 생각이 지나치면 氣는 뭉친다' 이 氣의 움직임은 '血'의 변화가 되어 나타난다는 것도 주의하기 바란다. 예를 들면 노하면 氣가 逆上하여(血도 따라서 逆上하여) 얼굴이 벌겋게 된다. 이 표에서는 일본어 속에 남아있는 표현도 같이 곁들여 보았다.

놀라면	슬프면	생각하면	근심하면
氣 氣가 위축된다	氣 氣는 흐트러진다	氣 氣가 없어진다	氣 氣가 뭉친다
놀라서 어찌할 바를 모른다(氣가 動轉한다)	슬퍼서 살 마음(氣力)도 없게 되었다	생각하는 바가 있어서 마음이 울적하다(氣가 막힌다)	마음(氣)을 졸이다

不內外因

음식

음식은 영양의 원천이지만 절제하지 않으면 脾胃가 상하게 되고 運化의 기능에 영향을 주어 병이 된다.

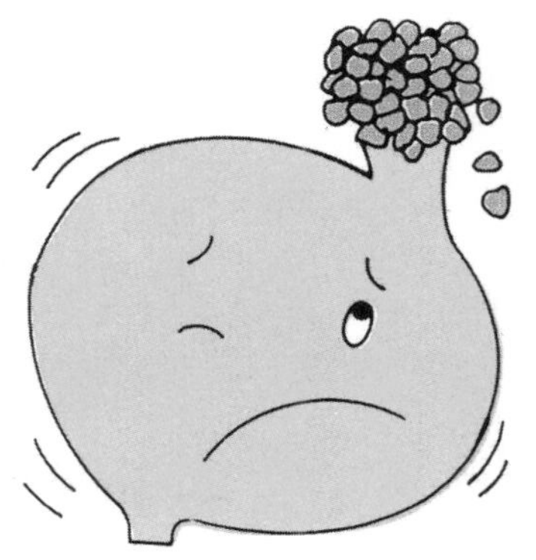

(1) 절제하지 않고 먹고 싶은 대로 먹으면 胃의 수용능력을 초과하여 소화·흡수에 영향을 주고 가슴이 답답하거나 복부가 팽만하고 신물이 올라오며, 식욕부진, 대변이상 등을 일으킨다. 심한 경우에는 腫瘍이 생기기도 한다.

(2) 불결한 음식물이 腸에 들어오면 설사를 일으킨다.

(3) 익히지 않은 날 것을 먹으면 胃腸의 陽氣가 상하게 되고 복통, 吐瀉 등을 일으킨다.

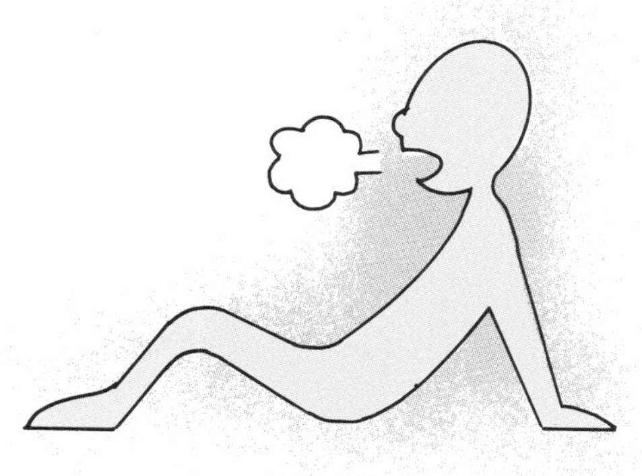

(4) 五味를 편식하면 臟器가 치우쳐 서로 억제한다. 신것을 과식하면 脾를 상하고, 쓴것을 과식하면 肺를, 단것을 과식하면 腎을, 매운것을 과식하면 肝을, 짠것을 과식하면 心을 상하게 한다.

(5) 음주가 지나치면 주독이 축적되어 氣血을 상하게 하고 때로는 酒癖, 酒積, 酒疸 등의 병으로 이어지기도 한다. 또한 大酒하면 급성 질병이나 정신이상을 일으키고, 때로는 죽음에 이르는 경우가 있다.

疲勞(勞倦)

노동은 인간 생활의 중요한 부분을 차지하고 있기 때문에 움직이지 않고 지나치게 안일을 탐하면 血脈의 불순을 일으키는데, 역으로 과로는 脾氣를 손상하고 기력을 감퇴시켜 사지가 나른하고 口數가 적게 되며 氣喘(천식), 發熱自汗, 心煩不安定 등의 증상이 나타난다. (『素問』「擧痛論篇」[20], 「本病論篇」)

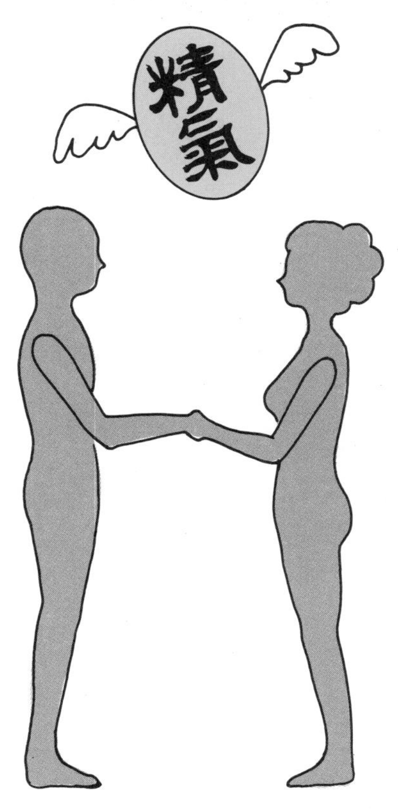

부절제한 房事

房事(섹스)가 지나치면 精氣를 손상하게 한다(『靈樞』, 「邪氣臟腑病形篇」[21]). 절제하지 않으면 몸이 허약해질 뿐만 아니라 腎陽, 腎陰도 缺損하여 陰虛火旺이 되거나 命火가 衰微해진다. 증상으로서는 咳嗽喀血, 骨蒸潮熱, 盜汗心悸, 腰痛膝軟, 四肢淸冷, 몽정, 遺精, 陽萎, 조루 등이 있다. 여성에게는 월경불순, 崩漏帶下(不正出血) 등이 일어난다.

創傷·蟲獸 傷害

創傷은 칼이나 철봉, 곤봉, 총탄 등에 의해서 생기는 外傷을 말한다. 腫痛出血, 筋傷, 골절, 脫臼 등이 많이 나타난다. 한편 상처 입은 곳으로 邪가 침입하면 化膿이나 파상풍이 나타난다. 內臟이나 血脈, 頭顱 등이 傷하면 大出血, 神志混迷, 脈絶 등이 일어나며 심한 경우에는 죽음에 이른다.

蟲獸 傷害는 보통 피부만의 傷害로 여기고 치료하는 경우가 많지만 毒蛇, 광견에 물리면 직접적인 傷害만이 아니라 중독을 일으키거나 중한 病變을 보이기도 한다.

蟲積·中毒

蟲積이란 기생충의 蟲卵이 있는 야채를 먹은 경우에 일어나는 질병이다. 인체에 기생하는 蟲의 종류에는 회충, 寸白蟲(絛蟲), 요충 등이 있다. (『諸病源候論』)

중독이란 유해물질을 內服하여 일어나는 병을 말하는데 증상이 중하여 죽음에 이르는 것이 특징이다. 중독을 일으키는 원인은 많지만 보통 음식물 중독과 약물 중독으로 나누어진다.

음식물 중독　음식물 중에는 원래 독성이 있으며 이것을 먹으면 중독을 일으키는 경우가 있다. 복어, 독이 있는 나무, 독한 술 등으로 이것들은 잘 알려져 있어서 주의하고 또 적절한 해독 조치가 취해지고부터는 중독이 적다. 가장 위험한 것은 모르고 부패한 肉類를 먹어서 일으키는 중독이다.

약물 중독　잘못하여 독성의 약을 복용하거나 자살하기 위해 독을 먹을 경우 외에 의사의 誤診으로 투약되거나 調劑量 과다 등에 의해 일어난다.

遺傳

모든 사람은 그의 부모와 유사한 특성을 지니고 있다. 형태, 체질, 성격 등을 닮게 되는데 이와 마찬가지로 부모나 선조가 지녔던 특정한 종류의 질병도 대대로 유전된다. 간질병 환자는 대부분의 경우 그 가족에게 유전의 병력을 갖고 있다. (『素問』「奇病論篇」[22])

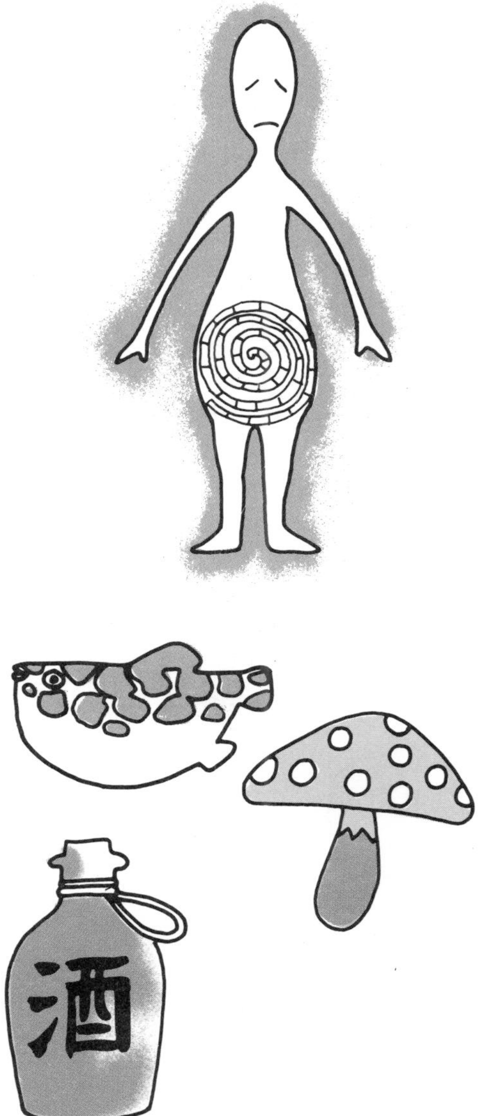

〈출전〉

1)『素問』「調經論篇」

夫邪之生也, 或生於陰或生於陽. 其生於陽者, 得之風雨寒暑, 其生於陰者, 得之飮食居處, 陰陽喜怒.

무릇 邪가 생기는 것은, 혹은 陰에서 생기고 혹은 陽에서 생긴다. 그 陽에서 생기는 것은 이것을 風雨寒暑에서 얻으며, 그 陰에서 생기는 것은 이것을 飮食居處, 陰陽喜怒에서 얻는다.

2)『素問』「五運行大論篇」

在天爲熱, 在地爲火, 在體爲脉, 在氣爲息, 在藏爲心, 其性爲暑.

天에 있는 것은 열이 되고, 地에 있는 것은 화가 되며, 몸에 있는 것은 영이 되고, 氣에 있는 것은 息이 되며, 藏에 있는 것은 心이 된다. 그 性은 暑이다.

3)『素問』「熱論篇」

先夏至日者爲病溫, 后夏至日者爲病暑.

하짓날에 앞선 것은 病溫이라 하고, 하짓날 이후의 것은 病暑라 한다.

4)『素問』「至眞要大論篇」

諸熱瞀瘛, 皆屬于火.

모든 熱은 瞀(눈이 잘 보이지 않음)瘛(어린이의 驚氣)하고, 모두 火에 속한다.

5) 素問』「遺篇刺法論篇」

五疫之至, 皆相染易, 無問大小, 病狀相似.

五疫에 이르는 것은 모두 相染易(易=바뀌다, 교대하다)하고, 大小를 불문하고 病狀은 서로 비슷하다.

6)『素問』「擧痛論篇」

怒則氣上, 喜則氣緩, 悲則氣消, 恐則氣下, 寒則氣收, 炅則氣泄, 驚則氣亂, 勞則氣耗, 思則氣結.

노하면 氣가 올라가고, 기뻐하면 氣가 늦추어지며, 슬퍼하면 氣가 소모되고, 두려워하면 氣가 내려가며, 추우면 氣가 가라앉고, 열이 나면 氣가 배설되며, 놀라면 氣가 흐트러지고, 피로하면 氣가 소모되고, 생각이 지나치면 氣가 뭉친다.

7)『素問』「陰陽應象大論篇」

怒傷肝. 노여워하면 肝을 상한다.

喜傷心. 기뻐하면 心을 상한다.

思傷脾. 생각이 지나치면 脾를 상한다.

憂傷肺. 우울하면 肺를 상한다.

恐傷腎. 두려워하면 腎을 상한다.

8)『靈樞』「本神論篇」

喜樂者, 神憚散而不藏.

喜樂은 神(氣)이 꺼려서 흩어지게 하고 저장하지 않는다.

肺喜樂無極, 則傷魄.

肺는 喜樂을 그지없이 하면 魄을 상한다.

9)『素問』「陰陽應象大論篇」

暴怒傷陰, 지나친 노여움은 陰을 상한다.

10)『靈樞』「本神論篇」

愁憂者, 氣閉塞而不行.

愁憂란 氣가 막혀 가지 못하는 것.

11)『靈樞』「本神論篇」

肝悲哀動中, 則傷魂.

肝이 悲哀하여 中(=內臟)을 움직이게 하면 魂을 상한다.

心氣虛則悲

心氣가 虛하면 슬퍼한다.

12)『素問』「宣明五氣論篇」

井於肺則悲. (精氣가) 肺에 고이면 슬퍼한다.

13)『素問』,「痿論篇」

悲哀太甚, 則胞絡絶, 胞絡絶, 則陽氣內動, 發則心下崩, 數溲血也.

悲哀가 太甚하면 (心)胞絡이 끊어지고, (心)胞絡이 흔들리면 陽氣가 內에서 움직인다. 發하면 心(胞)의 아래가 붕괴되고 종종 오줌에 피가 섞여나온다.

14)『素問』,「擧痛論篇」

悲則心系急, 肺布葉擧, 而上焦不通, 榮衛不散, 熱氣在中, 故氣消矣.

슬퍼하면 心系가 급박해지고, 肺布葉이 올라가며, 上焦(의 氣)가 통하지 않고, 榮(氣)·衛(氣)가 散布하지 않으며, 熱氣가 中에 在하여 氣가 소모된다.

15)『靈樞』,「本神論篇」

傷神則恐懼. 神을 傷하면 두려워한다.

16)『靈樞』,「經脈篇」

腎足少陰脈, 起於小指之下, 邪走足心, 出於然谷之下, 循內踝 之後, 別入跟中, 以上踹內, 出膕內廉, 上股內後廉, 貫脊, 屬腎, 絡膀胱 其直者, 從腎上貫肝膈, 入肺中, 循喉 , 挾舌本. 其支者, 從肺出絡心, 注胸中. 是動則病饑不欲食. 面如漆柴, 欬唾則有血. 喝喝而喘, 坐而欲起. 目䀮䀮, 如無所見. 心如懸, 若饑狀, 氣不足則善恐, 心惕惕如人將捕之, 是爲骨厥.

腎足小陰脈(足의 少陰腎經脈)은 小指(다섯째발가락)의 밑에서 일어나 足心으로 비스듬히 달리며, 然谷(舟狀骨突起)의 밑으로 나와 內顆(骨)의 뒤를 돌아 따로 (足)跟中에 들어가고, 다시 踹(장딴지, 腓腹筋)의 내측을 올라가 膕(오금·膝灣)의 內廉(내측의 縁)으로 나와 股(大腿)의 內後廉을 올라가며, 脊(椎)를 관통하여 腎에 屬하며 膀胱에 (連)絡한다. 그 直(行)하는 것은 腎에서 올라가 肝·횡격막을 관통하여 肺中에 들어가며, 喉嚨(氣管)을 돌아 舌本(根)을 감싼다. 그 가지는 肺에서 나와 心으로 (連)絡하고, 胃(胸)中에 흘러들어간다(手厥陰經脈에 接헐떡이며 앉으면(앉아 있기 힘들므로) 일어나려고 한다. 눈은 흐려서(아찔하고 어렴풋함) 아무것도 보이지 않는 것과 같다. 心은 (허공에) 매달린 것과 같이(불안정하고), 굶주린 상태와 같으며, 氣가 부족하면 몹시 두려워하고, 心은 흠칫흠칫하여 人將이 이것(자신)을 붙잡은 것과 같다. 이것을 骨厥이라 한다.

17)『素問』, 「調經論篇」

血有余則怒, 不足則恐.

血이 넘치면 노하고, 부족하면 두려워한다.

18)『素問』, 「玉機眞藏論篇」

然其卒發者, 不必治於傳. 或其傳化有不以次. (中略) 憂恐悲喜怒, 令不得以其次. 故令人有大病矣. (中略) 恐則脾氣乘矣.

그렇지만 그 卒에서 發하는 것은 반드시 傳으로(에 의해서) 치료하지 않는다. (그 이유는) 혹은 그 傳化를 次(순서)로 하지 않는 수도 있다. (中略)·憂·恐·悲·喜·怒(의 五情이) 그 次가 될 수 없게 하며, 따라서 사람에게 大病을 있게 한다. (中略) 두려워하면 (腎이 虛하여) 脾氣가 올라간다.

19)『素問』, 「擧痛論篇」

驚則心無所倚, 神無所歸, 慮無所定. 故氣亂矣.

놀라면 心은 의지할 데가 없고, 神은 돌아갈 곳이 없으며, 慮는 머무를 곳이 없다. 따라서 氣는 흐트러진다.

20)『素問』, 「擧痛論篇」

勞則氣耗. 피로하면 氣가 소모된다.

21)『靈樞』, 「邪氣臟腑病形篇」

若入房過度, 汗出浴水, 則傷腎.

만약 房事를 지나치게 탐하거나, 땀을 흘리고 물로 목욕을 하면 腎이 상한다.

22)『素問』, 「奇病論篇」

人生而有病癲疾者, 病名曰何, 安所得之. 病名爲胎病, 此得之在母腹中時. 其母有所大驚, 氣上而不下, 精氣幷居, 故令子發爲癲疾也.

사람은 나면서부터 癲疾(간질병)을 앓는 자가 있는데, 그 병명은 무엇이며 또 어떻게 그 병을 얻게 되었는가. 병명은 胎病이라 하며 그 사람은 그 병을 어머니의 배안에 있을 때 얻게 된 것이다. 그 어머니는 크게 놀란 적이 있으며 이때 氣가 올라가서 내려오지 않아 精氣가 幷居(집중)했다. 그래서 자식에게 癲疾을 일으키게 한 것이다.

제4장

診 法

四診

●望·聞·問·切을 종합하여 진단

한방에서는 환자를 望診·聞診·問診·切診의 네 가지 방법으로 진찰한다. 이 四診이 病狀을 알아내는 방법이다. 望診이란 환자의 神·色·姿態를 관찰하는 것이다. 聞診이란 환자의 음성을 귀로 듣는 것과 냄새를 맡는 것을 말한다. 問診이란 환자의 자각증상이나 질병의 발생과정·경과 등, 증상의 판정에 필요한 사실을 본인이나 근친자로부터 듣는 것이다. 그리고 切診이란 환자의 몸에 손을 대는 방법으로, 脈이나 복부를 손으로 살펴서 정보를 모으는 것이다. 이 四診은 모두가 중요하며 이 四診으로 얻는 정보를 종합하여 진단을 내리게 된다. 四診 중에서는 특히 舌診이 중요하고, 급성병에서는 脈診, 만성병에서는 腹診이 중요하다.

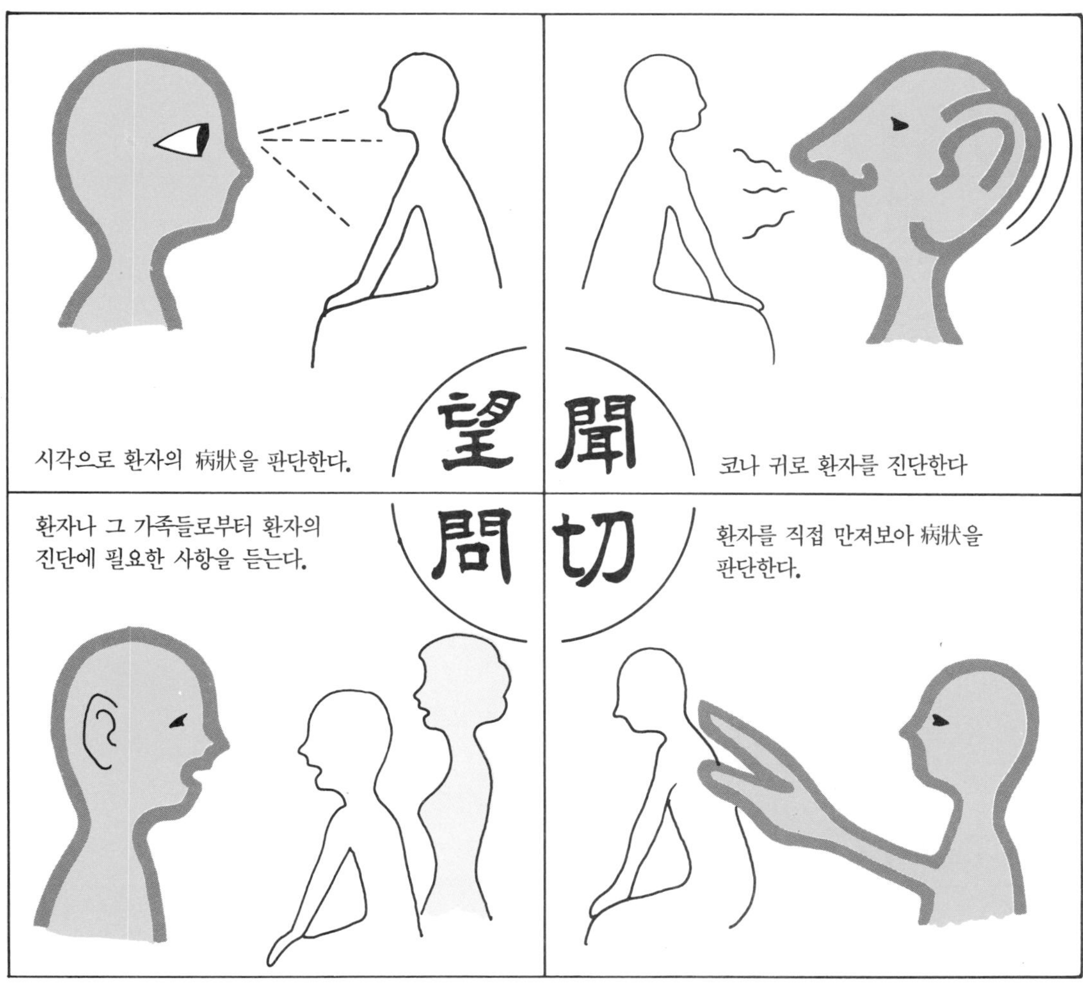

▲환자와의 대화를 가장 중요하게 여기는 것이 원칙이다. 실제로 한방의 診療醫들은 환자 한 사람당 20~30분의 면접시간을 갖는 것을 습관화하고 있다.

① 望診

望診이란 의사의 눈으로 환자의 病狀을 판단하는 것을 말하며, 다음과 같은 네 가지 항목에 관하여 진단한다.

- a 精神狀態를 본다 (예, 안절부절하고 있지는 않은가)
- b 얼굴의 氣와 色을 본다 (예, 顔色은 어떠한가)
- c 혀의 모양을 본다 (예, 혀의 상태는 어떠한가)
- d 患者의 姿勢와 形態를 본다 (예, 살쪄 있는가 여위어 있는가)

② 聞診

의사의 귀나 코로 환자를 진단하는 것을 聞診이라 한다.

- a 音聲을 듣는다 (예, 말투가 약한가 강한가)
- b 냄새를 맡는다 (예, 口臭, 便臭는 어떠한가)

③ 問診

환자나 그 가족에게 환자의 진단에 필요한 사항을 물어서 진찰하는 것을 問診이라고 한다. 아래의 항목에 관하여 問診을 행한다.

- a 寒熱은 어떤가
- b 汗은 어떤가
- c 頭痛의 有無는
- d 身體는 어떤가
- e 大便은 어떤가
- f 小便은 어떤가
- g 飮食은 어떤가
- h 가슴은 어떤가
- i 귀는 잘 듣는가
- j 입에 갈증은 없는가

④ 切診

의사의 손으로 환자를 만져서 진단하는 것을 切診이라고 한다.

- a 脈을 본다 (脈診은 後述한다)
- b 胸腹, 背, 手足을 눌러본다 (예, 배에 응어리는 없는가)

●望診

의사의 시각 기관을 통해 환자의 전신이나 국부의 상태를 관찰하여 病狀을 개괄적으로 파악하는 것을 말한다.

神色의 望診

神色이란 안색·표정·형태·언어·의식 등 정신활동의 현상을 말하는데 이들 상황을 파악하여 질병의 輕重이나 豫後의 좋고 나쁨을 미루어 살핀다. 神色의 상태는 일반적으로 다음과 같은 세 가지로 분류된다.

神色이 정상인 경우(得神)　　질병이 진행되는 가운데 神色이 정상이며 눈에 광채가 있고, 전신의 형태가 정상이며 말도 명료하게 하고 응답도 확실한 경우를 得神이라고 한다. 이것은 아직은 환자의 正氣가 손상되지 않고 병이 비교적 가벼운

얼굴表情과 몸 상태로 아는 診斷法

肝血 (肝은 血을 주관한다))	心神 (心은 腎을 주관한다)	脾形 (脾는 形을 주관한다)
肝血이 넘친다  쉽게 노하고 사소한 일에도 바로 울컥한다.	**心神이 넘친다**  항상 웃고 웃음소리도 크며 대담하다.	**脾形이 넘친다** 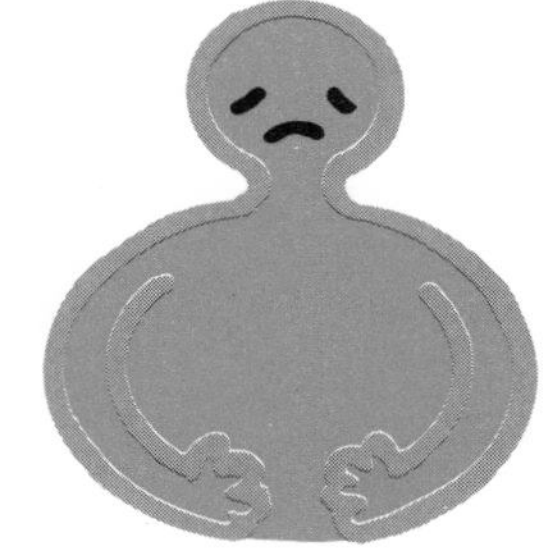 배가 부르고 소변의 양이 적게 되거나 나오지 않게 된다.
肝血의 不足 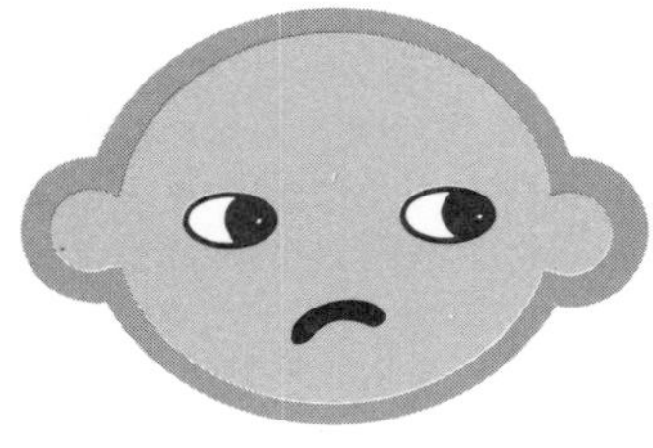 항상 신경을 곤두세우고 있다. 말투도 딱딱하며 힘이 없다	**心神의 不足** 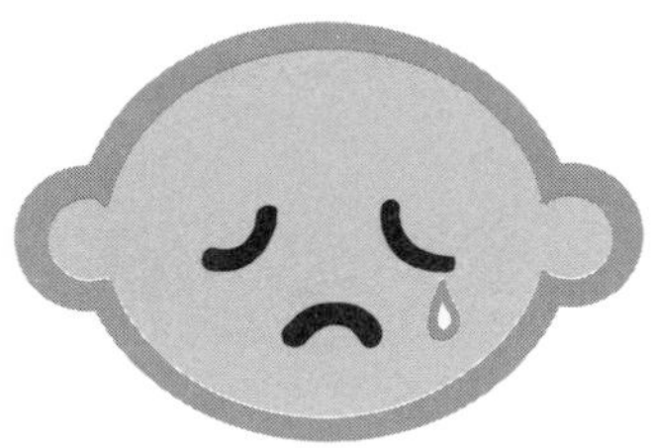 무슨 일이 있으면 바로 비관적인 것을 생각하게 된다. 사소한 일에도 쉽게 슬퍼한다.	**脾形의 不足** 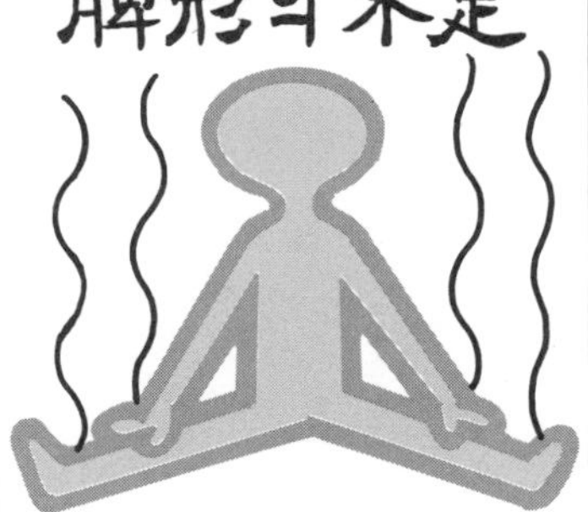 사지(수족)가 힘이 빠진 것처럼 움직이지 않게 된다.

神色이 쇠약해진 경우(失神)　질병이 진행되는 도중에 神色이 쇠약해져서 안색이 어둡고 눈에 광채가 없으며, 자태도 정상이 아니고 음성도 미약하여 말이 중간에서 끊어지게 되며 응답을 뒤죽박죽으로 하는 경우를 失神이라 한다. 이것은 환자의 正氣가 손상되어 병이 상당히 중한 상태에 있음을 의미하며 설령 그밖의 위험한 증상이 없다 하더라도 질병의 전망은 어둡다.

失神상태가 더욱 심해지면 말이 난삽해지고 의식이 혼탁하며 몸이 무거워 돌아눕지도 못하게 된다. 심한 경우에는 옷을 틀어쥐거나 마룻바닥을 더듬거리거나 허공에 손을 내젓거나 실을 감는 동작을 취하는 증상이 나타난다.

假神의 상태　만성병 환자, 중환자, 또는 정신이 극도로 쇠약한 환자에게 나타나는 경우가 많다. 말을 별로 하고 싶어하지 않으며 말을 하더라도 띄엄띄엄 말하여 소리도 희미하지만, 어느 날 갑자기 끝없이 지껄여대거나 안색이 항상 어두웠는데 볼연지를 바른 것처럼 얼굴이 홍조를 띠는 것이 假神이라고 부르는 상태이다. 이것은 病狀이 호전된 것을 나타내는 것이 아니라 반대로 病狀이 아주 무거운 것을 나타낸다. 假神은 정신상태의 어떠한 면에 변화가 일어나 병상이 급속히 악화될 징조이므로 주의가 필요하다. (『靈樞』「天年篇」)

肺氣 (肺는 氣를 주관한다)	腎志 (腎은 志를 주관한다)
肺氣가 넘친다	腎志가 넘친다
말투가 거칠고 기침이 나오거나 헉헉거린다.	뱃속이 메슥메슥하고 답답하며 숨이 가쁘다. 쉽게 초조해한다.
肺氣의 不足	腎志의 不足
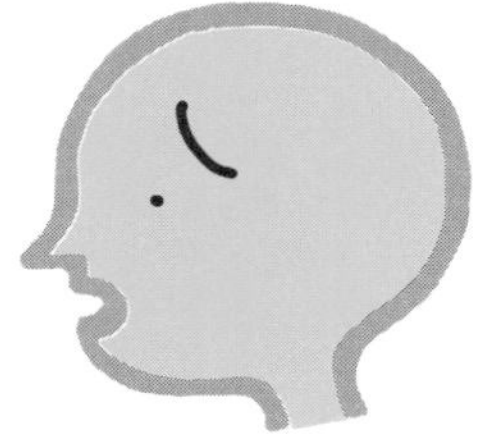	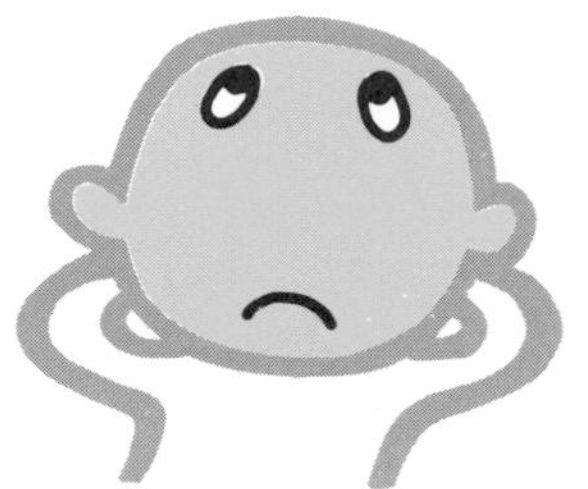
呼氣가 약하고 힘이 없으며 무감각한다. 때로는 호흡하는 것도 귀찮아하게 된다.	무기력. 무엇을 해도 끈기가 없고 곧 실증을 느낀다.

◀주:脾形의 '形'에 관하여
여기에서 말하는 形이란 이른바 體型을 말하는 것으로서 脾가 건강한 사람은 그러한 體型을 하고 있다는 것이다. 脾가 인체의 영양상태를 주관하고 있기 때문에 만약 脾의 힘이 약해지면 영양의 유통이 제대로 이루어지지 않아 體型도 연약한 감을 주게 되고 이 그림에서와 같은 증상을 나타내게 된다.

형태의 望診

환자의 몸매가 강한가 약한가, 비만한가 여위었는가, 그 동작의 상태는 어떠한가를 관찰하는 것이 형태의 望診이다.

발육상태가 좋고 몸이 튼튼하여 다부진 모습을 하고 있는 것은 체질이 强壯함을 나타내지만, 발육상태가 좋지 않고 몸이 깡마른 것은 체질이 허약하다는 증거이다. 살이 쪄서 피부가 부드럽고 하얀색이며 살결이 곱고 별로 힘이 없으며 정신이 투철하지 못한 경우는 陽氣不足 체질로 생각할 수 있다. 역으로 몸이 마르고 피부가 까칠까칠하게 보이는 경우는 陰血의 부족으로 陰虛체질인 사람에게서 많이 나타나는 모습이다. 이러한 모습은 폐결핵의 경우에 흔히 나타난다.

몸의 동작상태를 보면 예를 들어 손을 떨거나 발을 툭툭 차거나, 번잡하고 소란스러우며, 자주 지껄여대고, 옷을 벗고 싶어하고 이불을 걷어차는 등의 모습을 보이는 것은 대부분 陽證, 熱證, 實證에 속한다. 역으로 만사를 귀찮아 하거나, 몸을 뒤척이지도 못하게 웅크리고 자거나, 눈을 감아 밝은 쪽을 보려고 하지 않고, 벽을 향하여 눕거나 사람들과 대화하는 것도 귀찮아 하는 경우는 대부분 陰證, 寒證, 虛證에 속한다. (『素問』「脈要精微篇」[2)-1], 『傷寒論』「平脈篇」[2)-2])

患者의 姿勢로 아는 診斷法

(注 : 여기에 소개하는 것은 극히 일부이다)

허리가 구부러지고 걸을 때도 구부러진 채로 걷는다

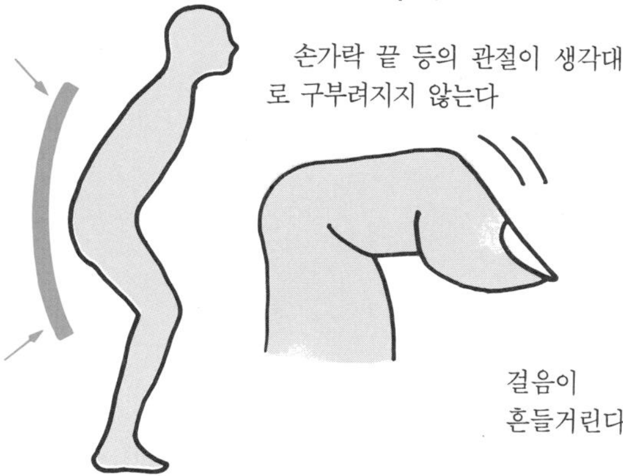

서 있으면 쉽게 피로하고 발바닥이 아프게 된다

모두 '筋'이 피로해 있거나 정상이 아님을 나타낸다. 『素問』의 「五臟生成篇」에 의하면, 그 원인은 '肝'에 있으며 그 다음으로 걱정할 수 있는 것은 '心'의 병이다.

* '五臟의 生成關係' 항목 55쪽 참조.

모두 '骨'이 피로해 있거나 정상이 아님을 나타낸다. '腎'이 약해져 있는 것이 원인이다. 그 다음으로 걱정할 수 있는 것은 '肝'의 질병이다.

앉을 때 바로 몸을 앞으로 엎드리듯이 굽히는 사람. 대화를 할 때도 그러한 자세로 하며 얼굴만 치켜든다

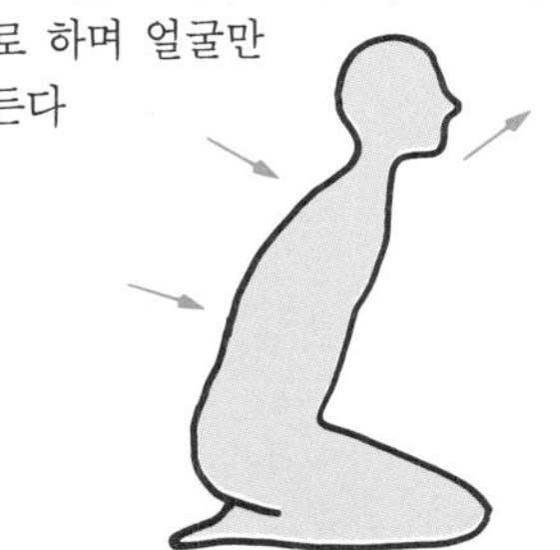

장부의 '氣'가 약하고 短氣이며 깊은 생각을 할 수 없다. 체력이 전반적으로 떨어져 있음을 나타낸다.

앉을 때 바로 발을 앞으로 내뻗고 싶어한다

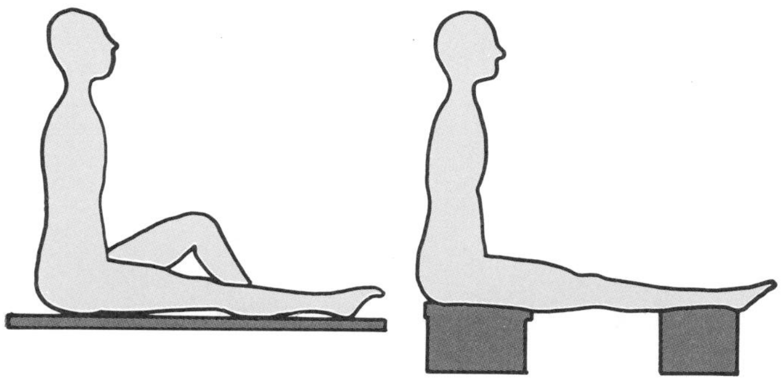

腰腹을 무의식 중에 펴는 자세이며 腰腹에 이상이 있음을 나타낸다. 예를 들면 腰痛症이나 腹痛症이 있다.

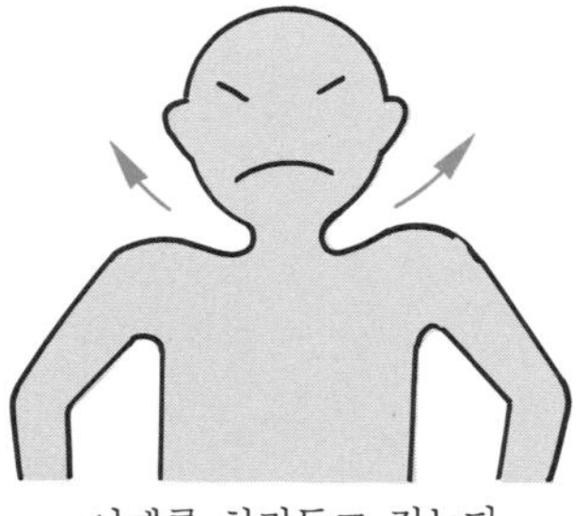

어깨를 치켜들고 걷는다

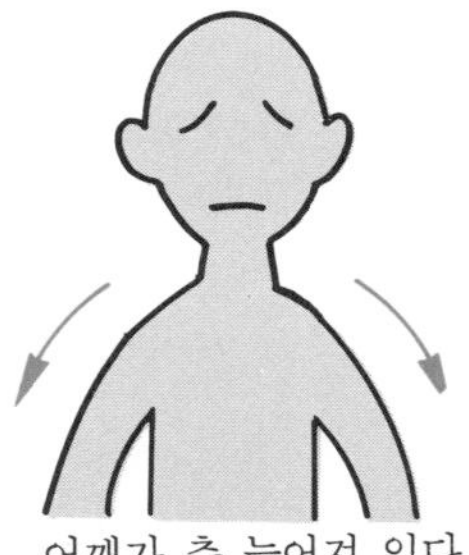

어깨가 축 늘어져 있다

어깨에 힘이 들어가 걸을 때 어깨가 자연스레 위로 올라가는 것은 '臟氣'가 넘쳐남을 나타낸다.

반대로 힘없이 축 늘어져 있는 것은 '臟氣'가 부족함을 나타낸다.

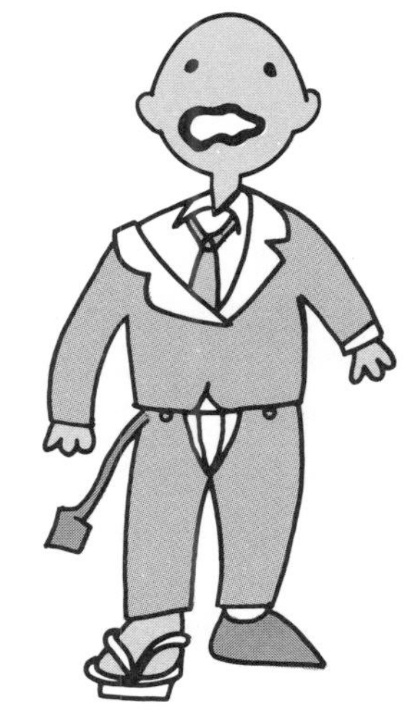

복장이 느슨히 풀려있고 말투가 불안정하여 말투가 강하거나 약하다. 이것은 '神識混亂'의 證으로서 질병이 만성화했거나 악화되어 '神=心' 그 자체가 손상되어 있음을 나타낸다.

병실을 밝게 하고 대화하기를 좋아한다

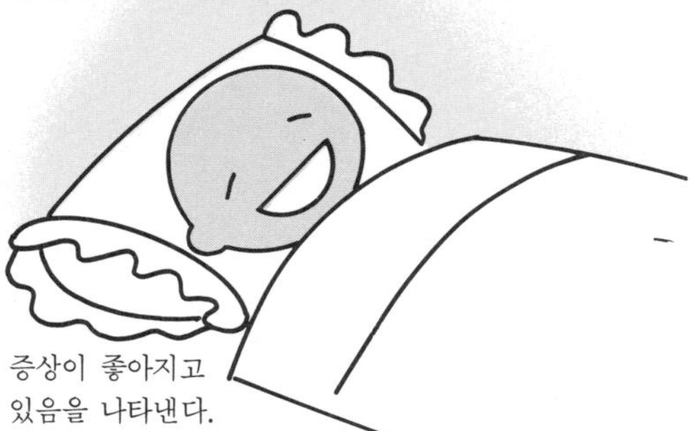

증상이 좋아지고 있음을 나타낸다.

병실을 어둡게 하고 사람과의 접촉을 피한다

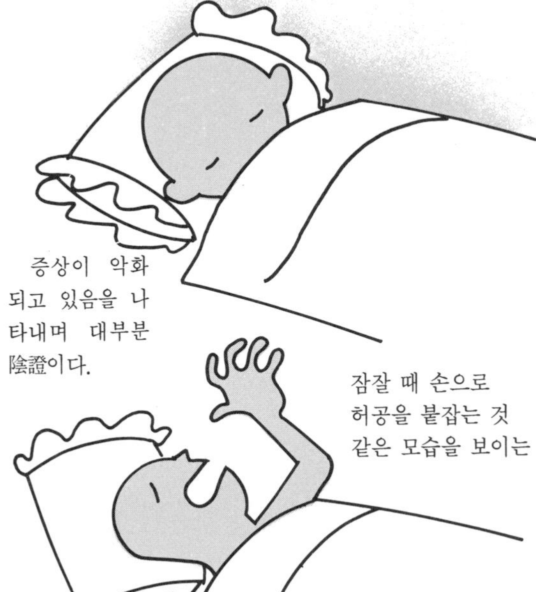

증상이 악화되고 있음을 나타내며 대부분 陰證이다.

잠잘 때 손으로 허공을 붙잡는 것 같은 모습을 보이는 사람

분명한 말기적 증상

病狀이 말기적 상태에 들어갔음을 나타내며 병이 극히 위험한 상태에 있음을 나타낸다.

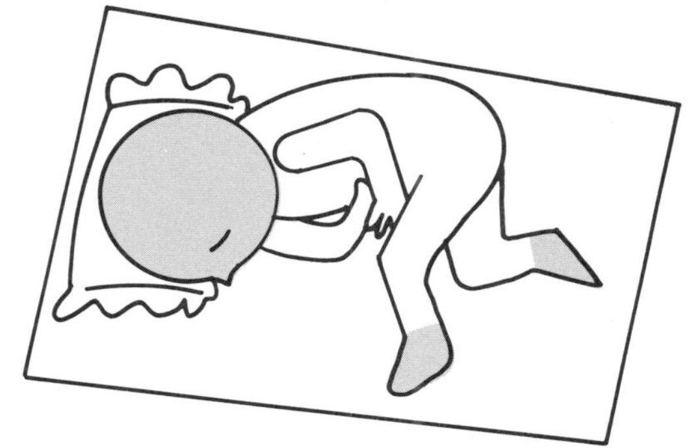

각 사람의 寢相(잠자는 자세)은 병이 있는 부위를 나타낸다

사람은 잠을 잘 때 무의식 중에 질환이 있는 장부를 감싸는 자세를 취한다. 胃를 감싸고 있으면 胃, 腸을 감싸고 있으면 腸에 질병이 있다는 증거이다. 달걀을 가슴에 품는 자세이면 '心'이 나빠져 있음을 나타낸다.

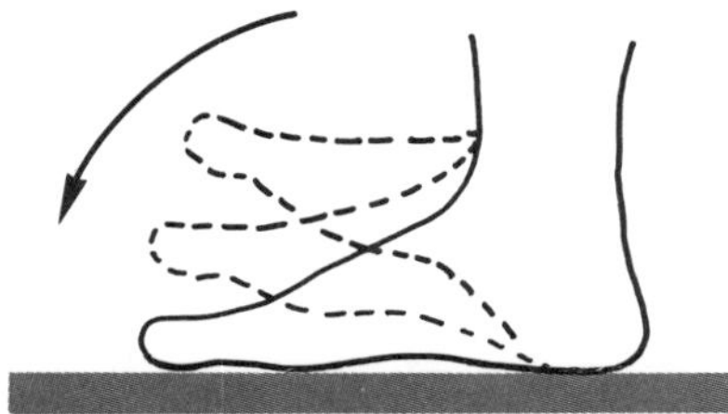

발목이 부드럽게 움직이고 발뒤꿈치와 발끝이 거의 동시에 지면에 닿는다.

체력이 있고 질병도 치유되고 있다

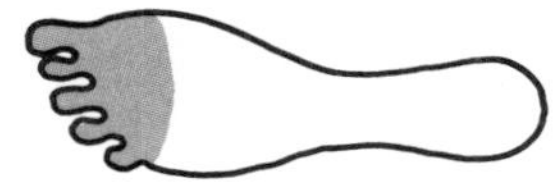

足跡은 발끝 쪽이 깊게 된다

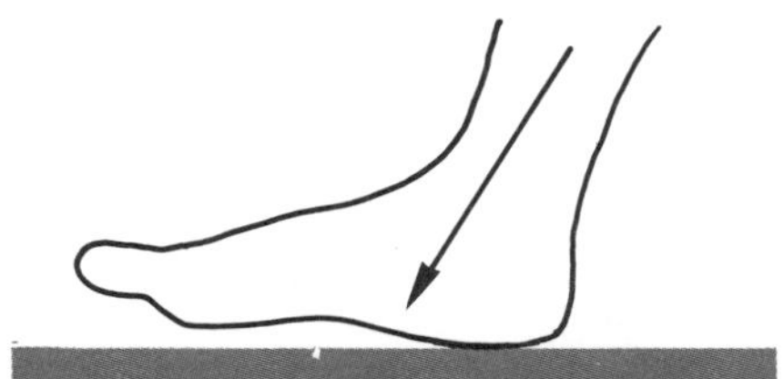

발뒤꿈치 쪽으로 지면에 막대기를 짚듯이 걷는다.

체력이 약하고 질병에 걸리기 쉬운 체질임을 나타낸다

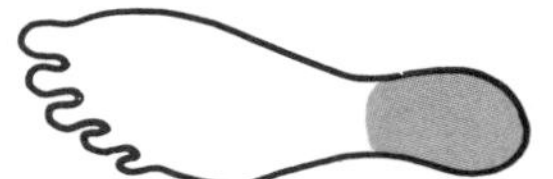

足跡은 발뒤꿈치 쪽이 깊게 된다

허리가 구부려지지 않으며 돌려지지 않는다. 허리가 급속히 굳어지고 있는 느낌이 든다

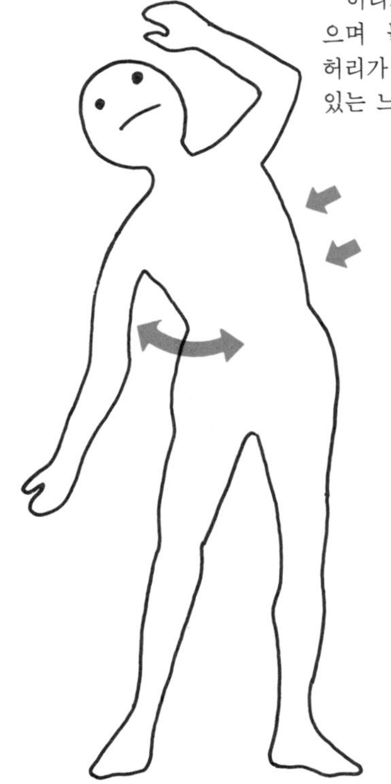

腎이 피로해 있거나 腎이 질병에 걸려 있음을 나타낸다.

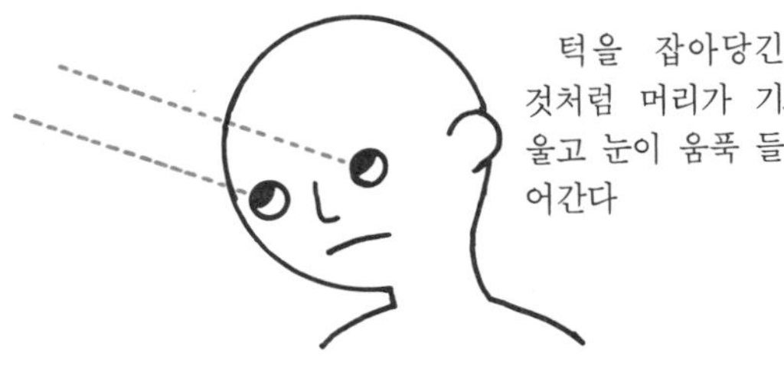

턱을 잡아당긴 것처럼 머리가 기울고 눈이 움푹 들어간다

턱을 잡아당긴 것처럼 머리가 기울고(혹은 머리가 안정되지 않아 기울고), 눈이 움푹 들어가 얼핏 보면 시선이 예리하게 느껴지는 사람은 조만간 정신이 나가게 된다.

정신이 나가게 된다는 것은 소위 발광하는 것을 의미한다.

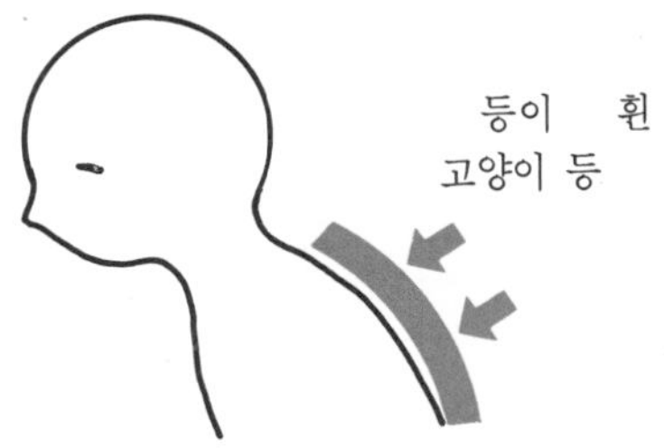

등이 휜 고양이 등

등이 휜 사람은 '腑'가 손상되어 있다.

등이 휜 사람은 '臟腑' 중에서 '腑'에 질환이 있다고 보면 틀림없다.

* '腑' 항목 71쪽 참조

色澤의 望診

얼굴의 色澤은 臟腑나 氣血의 성쇠와 밀접한 관계가 있다. 色澤의 望診은 대체로 얼굴에서 이루어진다.(『靈樞』「邪氣臟腑病形篇」[3]). 건강한 사람의 안색은 엷은 黃色으로, 紅色을 띠는 광택이 있는데 질병에 걸리면 변화가 일어난다. 안색 외에 전신 피부의 광택, 반점, 발진, 白痦등도 주의하여 관찰하지 않으면 안된다.

全體顏色으로 아는 診斷法

青
黑
白
赤
黃
痛을 나타낸다
寒을 나타낸다
熱을 나타낸다

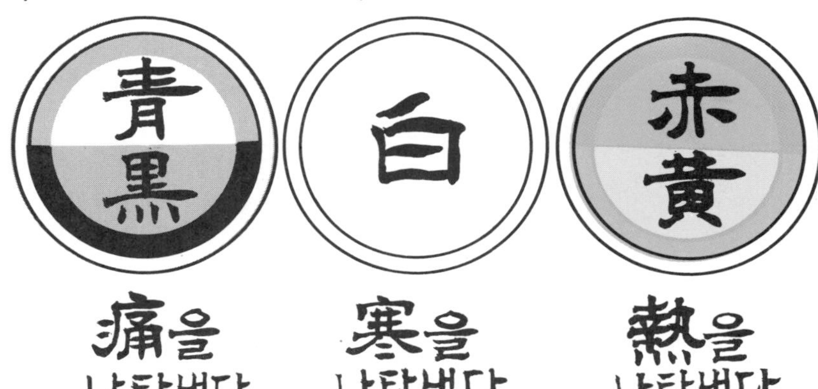

◀예를 들면 顏色이 青色인 사람은 어딘가에 급성 통증이, 黑色인 사람은 만성 통증이 있음을 나타낸다.

(상세한 것은 『靈樞』의 「五色篇」을 보라)

顏色으로 判斷할 때의 注意点 (같은 색이라도 양성과 악성이 있다)

比較的 良好한 色		比較的 나쁜 色
白絹에 朱紅을 머금은 赤色	赤	赤土와 같은 赤色 (검은 빛을 띤 赤色)
青玉과 같은 青色	青	짙고 검푸른 青色 (은은한 暗青色)
집오리의 날개죽지 같은 白色	白	소금 같은 白色 (광택이 없는 白色)
白絹에 黃金色을 머금은 黃色	黃	黃土와 같은 黃色
漆黑 같은 黑色	黑	黑土 같은 黑色 (거무스름한 黑色)

(『素問』「脈要精微論篇」)

● 顏色

白色　안색이 하얀 것은 虛寒證에 속한다. 창백하고 부어오른 느낌이 드는 것은 陽氣의 虛가 많거나 大出血 이후, 만성질병, 천식 등에서 나타난다. 안색이 담백하고 붉은 기가 없이 여위어 있는 상태는 血虛인 경우가 많다(『靈樞』「決氣篇」[4]). 급성 질병으로 창백하게 되는 것은 陽氣가 급속히 빠져나가기 때문이며 風寒을 받아 오한이 나고 떨리는 증상을 일으키거나 심한 복통이 일어날 때, 또는 쇼크를 받았을 경우에 나타난다.

青紫色　風寒, 瘀血, 痛, 氣閉에 속한다. 어린아이가 경기나 간질발작을 일으킬 때 안색이 검푸르게 된다. 안색이 푸른 灰色을 띠고 입술이 青紫色으로 되는 것은 瘀血(血行不順으로 血滯를 일으킨 것)이 있어서 氣血의 흐름이 막혀 있기 때문이며 氣血의 흐름이 막혀 있기 때문에 중병일 때 나타나는 증상이다. 風寒으로 두통이 있을 때나 裏寒으로 복부에 심한 통증이 있을 때는 陽氣가 막혀 있기 때문에 안색이 푸른색을 띠게 된다. 肺氣가 막혀 氣血의 흐름이 나빠지면 青紫色을 띠는데 이것은 질식 등의 경우에 나타난다.

紅色　대체로 熱證에 속하지만 虛熱, 實熱로 나누어진다. 風熱外感하고 창백한 안색이 오후가 되면 볼에 홍조를 띠는 것은 陰虛火旺으로 虛熱이다. 중병으로 수족에 冷感이나 冷汗이 있고 안색은 창백한데 양 볼만 홍조를 띠어 붉은 것은 위독한 상태이다.

피부의 색깔이 白色을 띠고 있더라도

윤기가 있고 전체적으로 불그스레하다

氣血이 충만하고 질병이 치유되고 있음을 나타낸다
('氣血' 항목을 참조)

희지만 꺼칠꺼칠 하다

肺의 기능이 쇠하여 있거나 肺經에 이상이 있음을 나타낸다

희고 통통 하다

일반적으로 '氣虛(氣의 부족)'의 증상이다
('氣虛', '血虛' 항목 참조)

피부의 색깔이 赤色을 띠고 있어도

部分的으로 붉고 얼굴전체가 얼룩 얼룩 붉은 반점이 있다

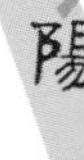

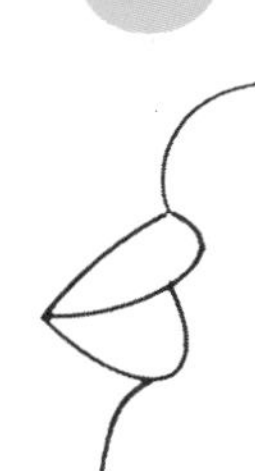

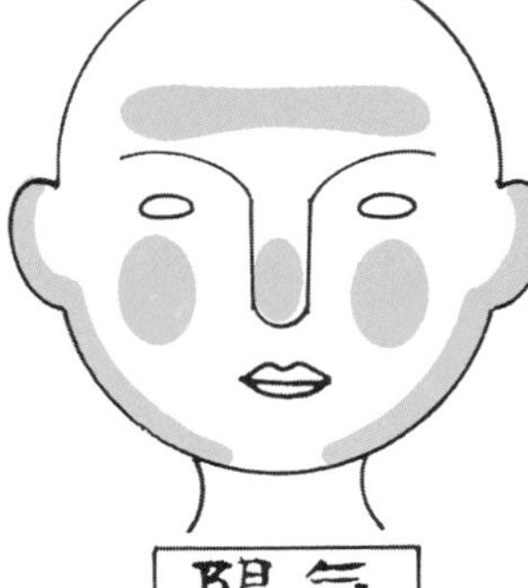

◀얼굴을 보아 붉은 부분이 군데군데 있는 것은 陽氣가 內에 갇혀있음을 나타낸다. 본래 陽氣는 피부의 표면에 나와 肌를 지키는 역할을 하므로 氣가 內에 갇혀 있으면 肌는 外邪에 대한 저항력이 매우 약하게 된다. 이때는 피부를 마사지하여 陽氣를 밖으로 나오게 할 필요가 있다.

얼굴의 붉은 部分으로 아는 診斷法

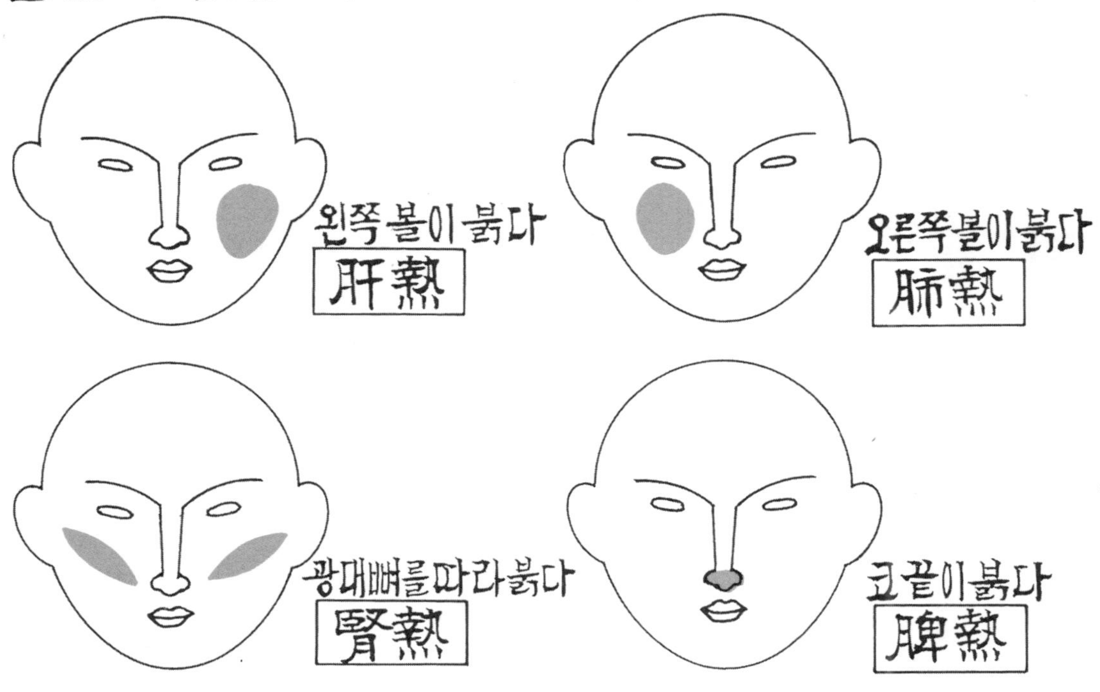

黃色　濕이나 虛에 속한다. 눈동자와 전신의 피부가 黃色이 되는 것은 황달인데 黃色이 선명한 것은 濕熱에 의한 것으로 陽黃이다. 간장이나 담낭의 급성 증상으로 나타나는 경우가 많다. 역으로 黃色이 검은 빛을 띠는 것은 寒濕에 의한 것으로 陰黃이며, 간경변이나 간암 등에서 나타나는 경우가 많다.

피부의 색이 淡黃色으로 꺼칠꺼칠하게 붓고 입술이 창백한 경우는 萎黃으로서 虛黃에 속한다. 이것은 失血過多의 경우나 큰병을 앓은 후에 氣血의 소모가 많아서 일어나며 대부분 빈혈이나 영양장애 등에서 나타난다.

黑色　腎虛, 瘀血에 속한다. 장기간에 걸친 만성병, 腎精의 결손이나 瘀血이 뭉친 것은 대체로 灰色, 黑色, 紫色 등으로 나타난다. 黑色은 중병을 나타낸다. 『金櫃要略』에서도 黑疸은 腎虛, 瘀血에 속하며 난치병인 경우에 나타난다고 말하고 있다.

(『金櫃要略』「臟腑經絡先後症脈證第1」[5)-1], 『靈樞』「五色篇」[5)-2], 『素問』「脈要精微論篇」[5)-3])

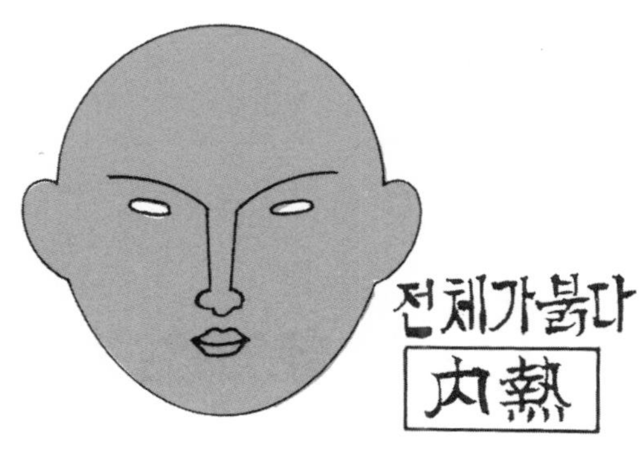

▲왼쪽 볼이 붉은 것은 肝에 熱이 있음을 나타내고 오른쪽 볼이 붉은 것은 肺에 열이 있음을 나타낸다. 또한 볼의 骨을 따라서 붉은 기가 있는 것은 腎에 열이 있음을 나타내고, 코끝이 붉은 것은 脾에 열이 있음을 나타낸다.

붉은 부분이 얼굴 전체에 퍼져 있는 것이 열이 내부에 갇혀 발산되고 있지 못한 모양을 말한다. 발한을 촉진하면서 이 열을 밖으로 내쫓는 것이 필요하다.

● **斑疹과 白痦**

斑과 疹 전신적인 질병이 피부에 나타난 것으로서 斑疹의 出沒, 多少, 色澤, 형태 등으로 질병을 진단할 수 있다. 斑은 그 형태가 일정하지 않으며 피부면에서 솟아오르지 않은 것을 말하고, 疹은 형태가 작고 피부면에서 솟아나와 있는 것을 말한다. 斑은 血 부분의 熱毒이 왕성한 경우에 나오는 것이므로 疹보다도 중한 病狀이다.

外感熱病에 걸렸을 때 몸에 斑疹이 나타나는 것은 열이 營血에 들어갔기 때문이다. 斑疹의 상태가 투명한 것은 대체로 正氣가 邪를 體外로 쫓아내는 것을 나타내지만 斑疹의 수가 매우 많고 밀집해 있는 것은 좋지 않다. 나타나야 할 斑疹이 나타나지 않는 것은 邪가 체내에 잠복하고 있기 때문이며 이것은 좋지 않은 상태이다.

斑疹의 色澤은 붉고 매끈매끈한 것이 어두운 색을 띠고 있는 것보다 좋은 상태를 나타낸다. 深紅色은 열이 많은 것을 나타내며, 黑紫色은 血 부분의 熱毒이 매우 왕성하기 때문에 그러한데 병상도 아주 나쁘다. 만약 暗黑色이면 이는 正氣가 쇠한 것을 나타내는 것으로 위독한 상태이다. 그러나 이것은 어디까지나 전신에 나타나는 다른 증상과 아울러 고려해야 하는 것이다.

斑疹의 뿌리가 깊고 그 형태가 뚜렷한 것은 병이 중증임을 나타내며 그 형태가 뚜렷하지 않고 눌러보아 반진 특유의 색이 쉽게 없어지는 경우는 病狀이 비교적 가벼움을 나타낸다.

白痦 白色의 小疱疹을 말하며 濕熱證의 경우에 나타난다. 처음에는 대부분 목과 목덜미, 胸部에서 나오는 경우가 많은데 上腕部나 복부에까지 그 나타나는 범위가 넓어지기도 하며 때로는 땀과 함께 나온다. 白痦가 나오는 것은 濕熱이 배설되는 것을 보여주는 것인데 濕邪는 끈질긴 성질을 가지고 있어서 단번에 완전히 나오지 않으므로 白痦는 계속해서 나온다.

白痦는 수정처럼 투명한 것이 좋으며 하얀 것이 섞여 혼탁하거나 껍질만 있고 그 가운데에 액체가 포함되어 있지 않은 것은 좋지 않다. 이것은 津液이 고갈되었기 때문에 나타나는 현상이다.

斑, 疹, 白痦가 나온 후에는 대개는 점차 없어져 가지만, 만약 충분히 나오지 않고 갑자기 없어지는 것은 正氣가 虛하여 邪가 體內에 잠복한 것이기 때문에 病狀이 좋은 것이라고 할 수는 없다.

指紋의 광택과 形態

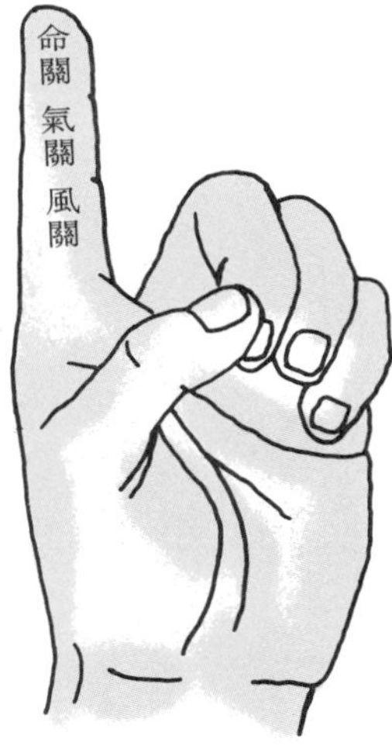

指紋의 色澤이나 형태를 보는 것은 3세 이하 乳幼兒의 질병을 진단하는 데 이용하는 방법이다

食指를 각 관절에 따라 세 개로 나누어, 손바닥 쪽에서부터 風關, 氣關, 命關이라 부른다. 정상적인 指紋의 色澤은 紅黃色이 분명한 것인데 外邪의 침범을 받으면 鮮紅色이 된다. 紫色은 열이 왕성할 때, 靑色은 驚風(뇌막염 등 급성 열병)일 때 볼 수 있다. 紋의 色이 風關에만 있을 때는 질병이 그다지 심하지 않지만 氣關, 命關까지 이름에 따라 점점 심해진다.

舌診

설진은 한방의 望診 중에서 가장 중요한 진단방법이다. 혀는 本體인 舌質과 그 위에 나와 있는 苔와 같은 것, 즉 舌苔로 나누어 관찰한다. 舌質을 관찰함으로써 臟氣의 虛實을 식별할 수 있고 舌苔를 봄으로써 胃氣의 淸濁과 外邪의 성질을 식별할 수 있다. 간단히 말하자면 舌質과 舌苔를 관찰함으로써 질병의 성질과 正氣 및 邪氣의 消長상태를 알 수 있는 것이다.

● 혀와 臟腑의 관계

혀와 장부는 깊은 관계에 있다. 舌尖은 心에 속하고, 舌根은 腎에 속하며, 중심은 脾胃에 속하고, 양 주변은 肝膽에 속한다. 三焦로 말하면 舌尖은 上焦, 舌中은 中焦, 舌根은 下焦에 속한다.

● 정상적인 舌質과 舌苔

일반적으로 舌質은 붉고 윤기가 있으며 舌面에 엷게 白苔가 덮혀 있고 너무 마르지도 축축하지도 않은 상태이다. 다만 정상인의 舌質이나 舌苔에도 그 체질이나 기호물에 따라 다를 수 있다. 多痰, 多濕한 사람은 舌苔가 비교적 두껍고, 陰虛內熱인 경우에는 舌苔가 약간 黃色을 띤다. 술을 좋아하고 담배를 피우는 사람은 舌苔가 灰色을 띠거나 약간 黃色을 띠고 찰기가 있다. 유아의 경우에는 희고 매끈매끈하다. 한편 선천적인 舌光無苔도 있으며 舌苔가 군데 군데 벗겨져 있거나 혀에 裂紋이 많은 사람도 있다.

● 舌質

색에 의한 분류는 白(淡)色, 紅色, 深紅色(거무스름한 적갈색), 紫色, 藍色의 다섯 가지이다.

白色　舌質이 담백한 것은 虛寒證 또는 大出血 이후의 극심한 빈혈현상이다.

紅色　舌尖의 紅色은 上焦의 열이 왕성한 경우이거나 心火上炎이다. 舌邊의 紅色은 肝熱이다. 舌質의 鮮紅色은 溫熱證으로 陰虛火旺이다. 또한 深紅色인 경우에는 대부분 邪熱이 營에 들어가서 나타나는 현상이다.

紫色　三焦 전체의 熱極이다. 紫暗色은 瘀血의 축적이다. 淡紫色에 靑色을 띠며 濕潤한 것은 寒邪가 肝腎에 들어간 증거이다.

藍色　매끈매끈한 것은 陰虛證이며, 건조한 것은 瘀熱證이다. 이 두 가지는 모두 질병이 중증임을 나타낸다.

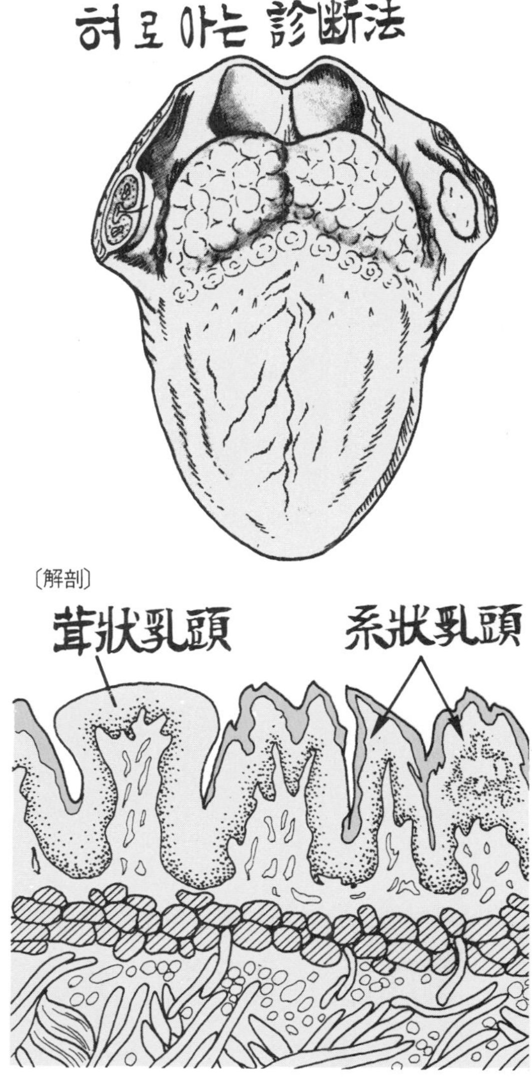

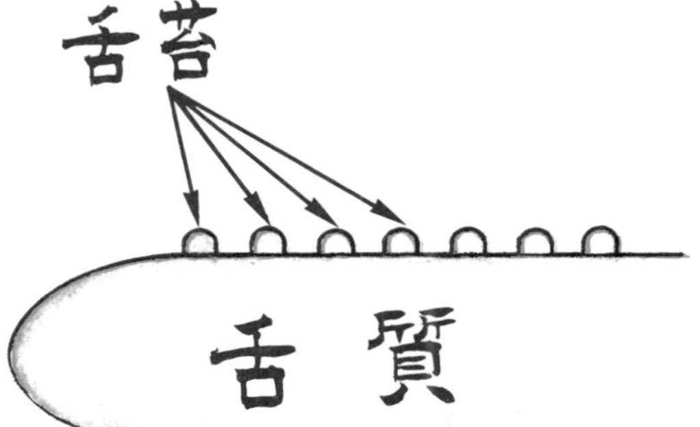

(한방에서 혀를 파악하는 방식)

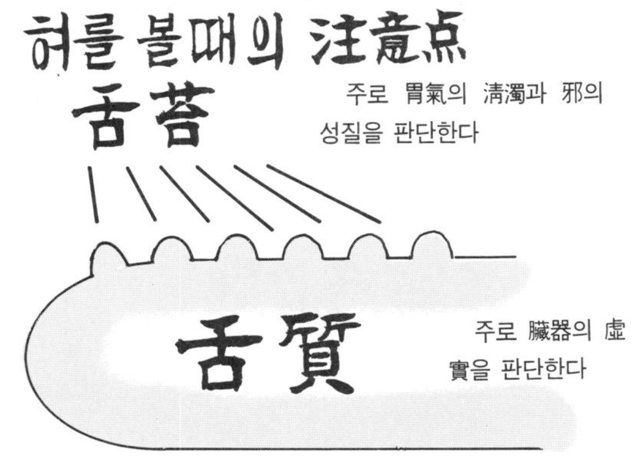

● 舌苔에 관하여

白苔　하얗고 찰기가 있으며 매끈매끈한 것은 體內에 痰濕이 있고, 하얗고 두꺼우며 찰기가 있는 것은 濕濁이 왕성한 경우이다. 분말을 털어낸 것과 같은 것은 溫疫의 穢濁이 강한 경우이다. 白苔는 外感病의 경우 대부분 表證이다.

黃苔　淡黃色이고 건조하지 않은 경우는 邪가 내부로 침투해 들어가기 시작한 때이다. 黃色이고 찰기가 있는 것은 濕熱이다. 黃色이고 때가 끼어 있는 것과 같은 상태는 濕이 熱보다 더 왕성한 경우이며, 짙은 黃色이고 裂紋이 있는 것은 熱이 濕보다 왕성한 경우이다.

灰黑苔　灰色이고 엷게 粘滯潤滑하고 있는 것은 停飮 혹은 直中(病邪가 陽經으로 들어가지 않고 갑자기 陰經으로 들어간다)의 陰寒이다. 黑苔가 건조해 있는 것은 熱이 왕성하여 津을 상하게 하고 火가 극심하여 水를 메마르게 한 경우이다. 潤滑한 경우는 陽虛寒盛으로 水가 火를 이긴 경우이다.

● 染舌에 관하여

舌苔는 음식물에 따라 자주 변화한다. 우유나 두유를 먹으면 설태는 하얗고 粘滯한 상태가 된다. 또한 감귤류를 많이 먹으면 淡黃色으로 변화하고 청과류나 된장에 절인 야채를 먹으면 대체로 灰黑色이 된다. 이러한 류의 변화는 舌苔의 윗부분에 떠있는 것으로 舌質이나 舌苔와는 관계가 없다.

● 舌質과 舌苔의 형태 변화

혀가 단단하고 긴장해 있으며 검은 빛이 있고 헐어 있는 것은 實에 속하고, 부드러우며 긴장해 있지 않고 싱싱한 것은 虛에 속한다. 말라 있는 것은 津의 고갈, 젖어 있는 것은 津의 정상을 나타낸다. 부드러운 것은 氣와 液이 윤택한 것이며 딱딱한 것은 경락의 영양이 좋지 않은 것이다. 혀를 입밖으로 내밀 때 떨리는 것은 虛와 風에 속한다. 축 늘어지고 연약하여 운동불능인 상태는 正氣의 허약에 속한다. 苔가 엷은 것은 表邪의 초기이며 두꺼운 것은 邪가 이미 내부로 침투해 들어갔음을 나타낸다.

舌苔에 뿌리가 없는 것은 表에 濁氣가 모여서 病氣가 깊지 않은 것이고 뿌리가 있는 것은 중증의 질병이다. 광채가 있는 것은 병이 호전하고 있음을 나타내며 광채가 없으면 병은 악화된다. 부

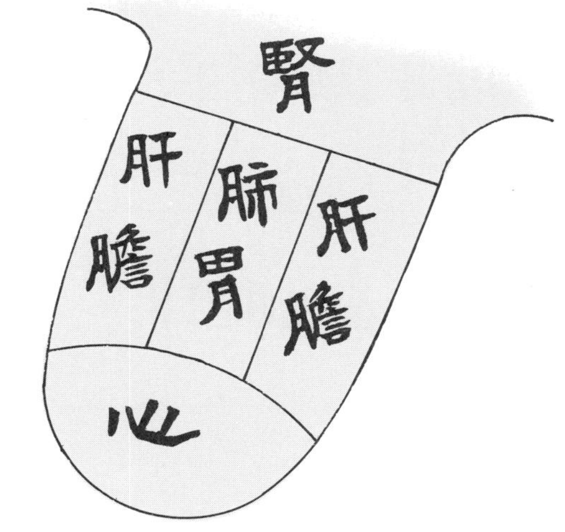

▲혀끝은 心에 속하고 혀뿌리는 腎에 속하며, 중심은 肺와 胃, 양측은 肝과 膽에 속한다. 이 구분에 따라 혀의 어느 부위에 변화가 있는가를 알아내서 五臟의 어디에 病變이 있는가를 추찰할 수 있다(秦伯未의 說임).

舌質과五色의關係

淡(白)	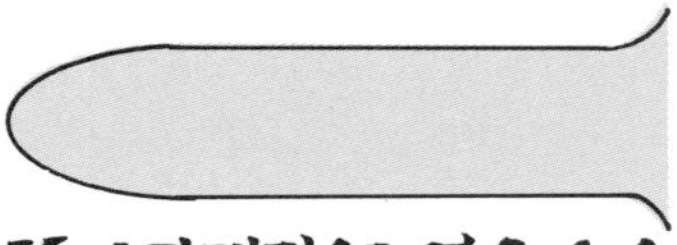 舌質이전체적으로 엷은 白色	一般的으로 빈혈기의 虛寒証에 속한다
紅	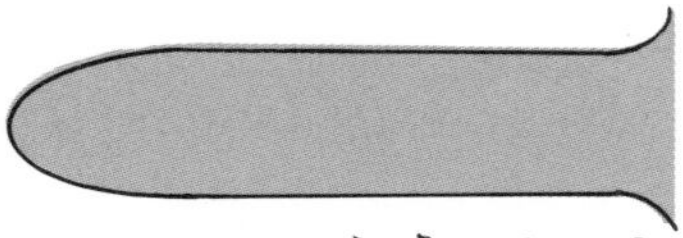 舌質이 선명한 紅色	一般的으로溫熱證에속한다 (혹은 陰虛火旺 체력이 약하고 몸이 비쩍 마르며 내부에서 火의 힘이 왕성…임을 나타낸다)
赤褐色	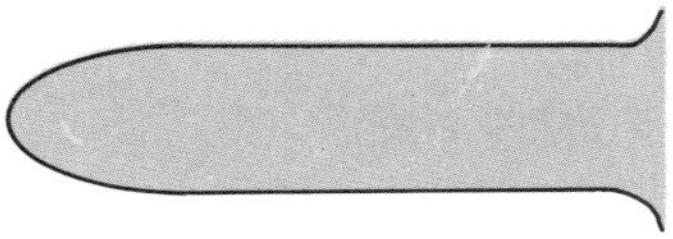	邪熱이 극에달하여 몸속 깊은 부분에까지침범해있음을보여준다
紫	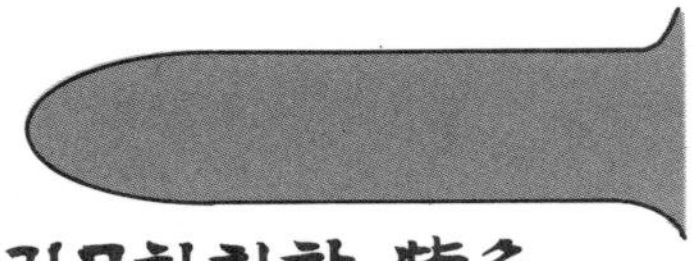 거무칙칙한 紫色	체내에 瘀血이 쌓여 있음을 보여준다
	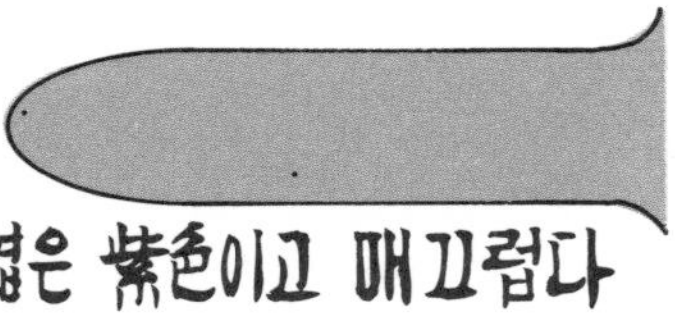 엷은 紫色이고 매끄럽다	陰證임을 보여준다
藍	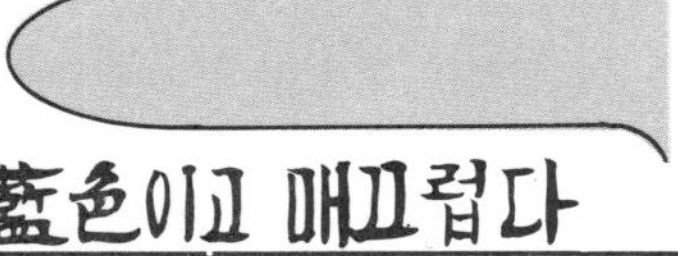 藍色이고 매끄럽다	陰虛證 } 모두 病이 重大함을 보여 준다
	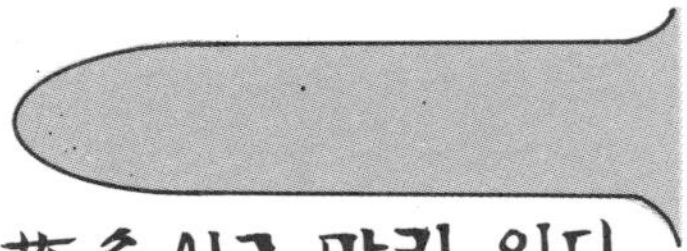 藍色이고 말라 있다	瘀血證

舌苔와 三色의 關係

단 우유을 먹으면 舌苔는 白色이고 밀감을 먹으며 黃色, 청과나 야채를 먹으면 灰黑色으로 변하는데 이것과는 구별할 것.

	舌苔		
白	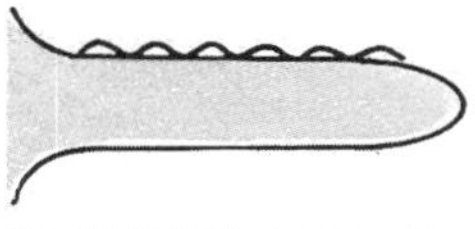	舌苔가 얇고 白色이며 매끈매끈하다	病邪가 몸에 침입하기 시작한 초기임을 나타낸다
	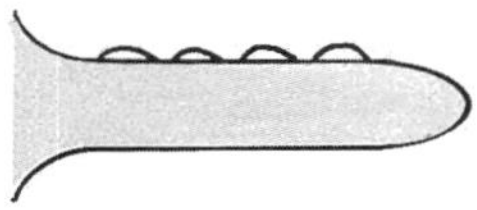	白色이고 끈적끈적하다	內에 痰濕이 가득 차 있음을 나타낸다
	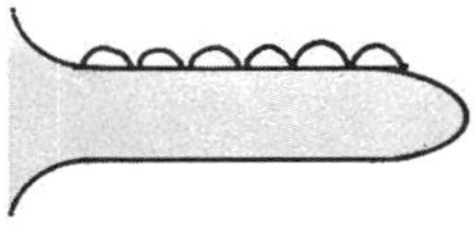	白色이고 舌苔가 두꺼우며 끈적끈적하다	濕邪가 극심함을 나타낸다
	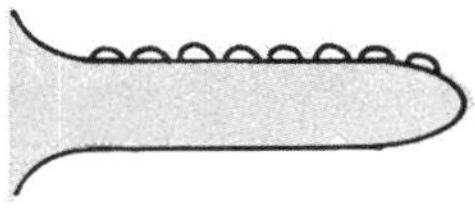	비누처럼 하얗고 끈적끈적하다	소화불량 기미가 있으며 內에 濕邪가 가득 차 있음을 나타낸다
黃	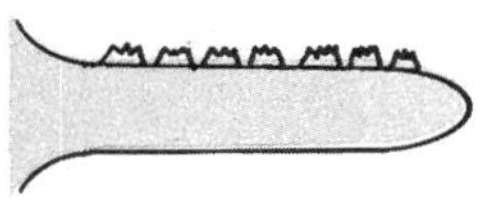	엷은 黃色이며 건조하다	病邪가 表에서 裏로 진행하고 있음을 나타낸다
	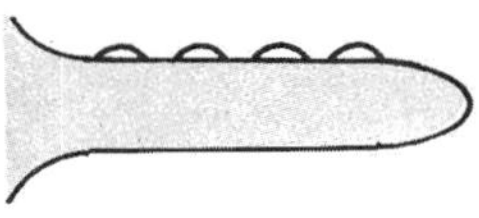	黃色이며 끈적끈적하다	濕熱임을 나타낸다
	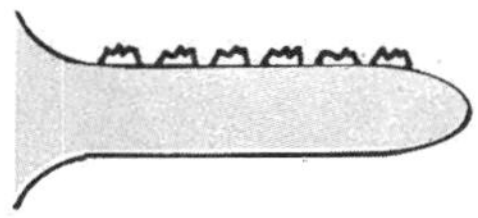	舌苔 위에 때가 끼어 있는 모양	濕이 熱보다 왕성함을 나타낸다
	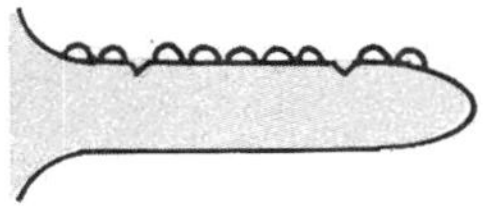	黃色이며 舌이 焦裂해 있다	熱이 濕보다 왕성함을 나타낸다
灰	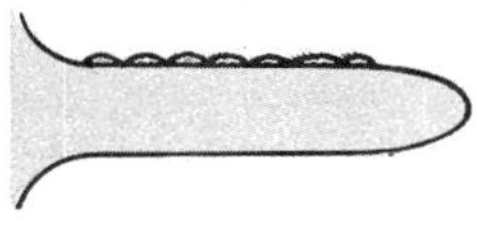	灰色이며 약간 매끈매끈하다	陰寒임을 나타낸다
黑	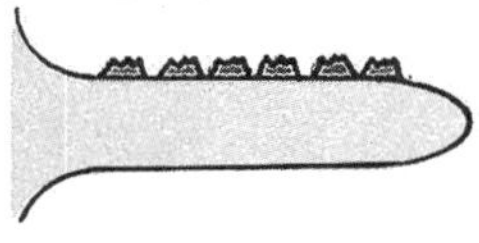	黑色이며 건조하다	熱이 盛하여 火가 極에 달해있음을 나타낸다
	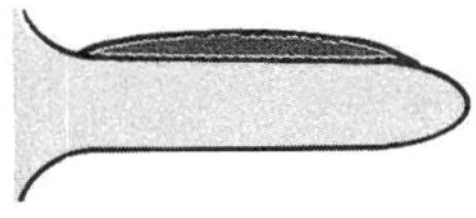	黑色이며 매끈매끈하다	陽虛寒盛임을 나타낸다

풀어오르는 상태의 것은 水濕에 속하고 메말라 있는 것은 心虛 또는 內熱이 亢進한 것이다.

苔가 없는 것을 光舌이라고 하며 이것은 대체로 陰虛이지만 특히 肝, 腎의 陰液이 극도로 부족하면 이상한 광택이 나타난다. 혀의 중앙 한 곳의 舌苔가 벗겨져 있는 것을 剝苔라고 하며 이는 陰虛有熱이다. 溫疫의 濕熱이 陰을 상하게 하면 도처에서 白苔가 벗겨진다. 光舌에 裂紋이 있는 경우 또는 舌苔의 燥裂은 모두 津液의 손상에서 온다.

혀에 紅刺(바늘, 가시)나 紅点이 있는 것은 內熱이 아주 심한 경우이다. 혀에 白点이 생기고 음식을 먹으면 찌르는 듯한 통증이 있는 것은 胃熱에 의한 것이다. 부스럼 같은 것이 혀나 口內에 퍼져 있는 것은 糜로써 熱이 정체하여 陰이 상했다는 증거이다.

● 舌質과 舌苔의 변화를 종합하여……

舌質과 舌苔의 변화를 별도로 관찰한 후 반드시 양자를 종합하여 생각하지 않으면 안된다.

(『診家直訣』[6)-1], 『通俗傷寒論』[6)-2], 『形色外診簡摩』[6)-3])

기타 혀의 診斷法

(건강한 혀)

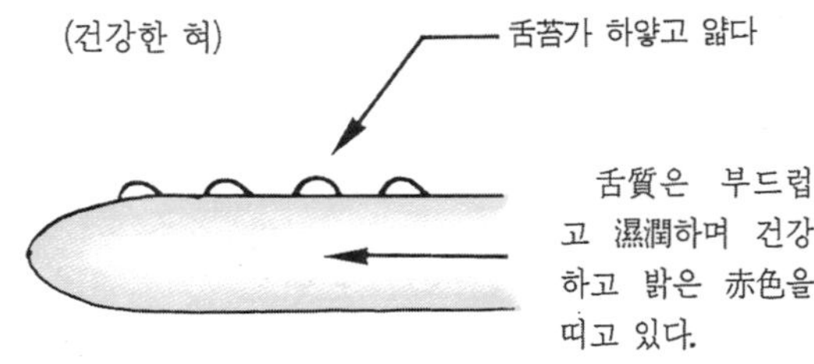

(크고 비대한 혀)

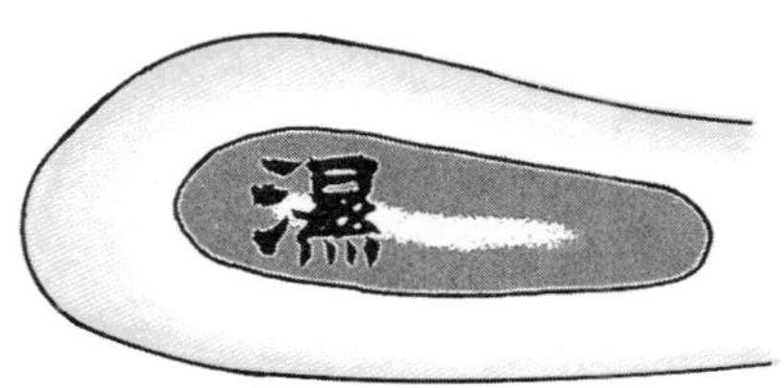

크고 비대한 혀는 濕邪가 가득 차 있음을 나타낸다('濕邪' 항목 167쪽 참조).

(위축되고 시들한 혀)

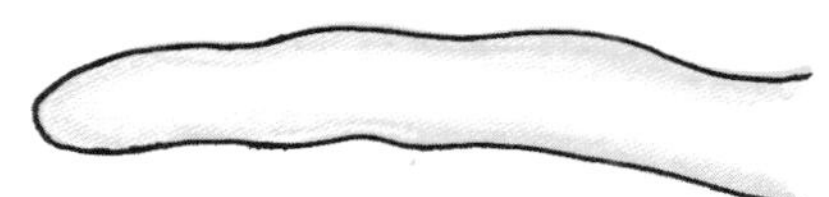

'心虛'임을 나타내며 체력이 쇠해 있음을 의미한다.

(바싹 마른 혀)

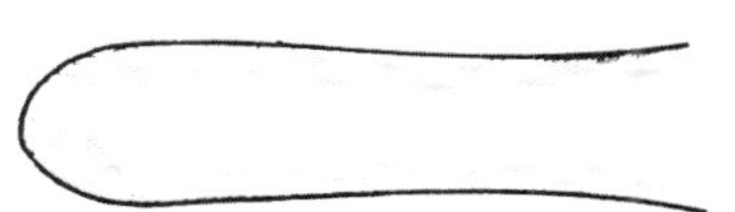

津液이 고갈되었음을 나타낸다('津液' 항목 97쪽 참조).

(혀를 출입할 때 고통스럽다)

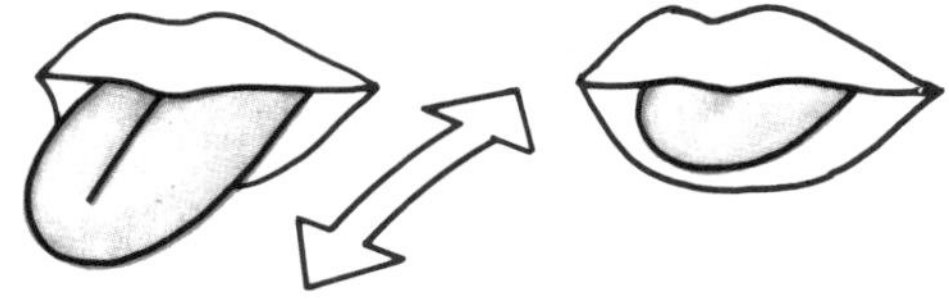

혀를 내고 들이는 것이 고통스러우며, 혀를 내민 채로 계속 두려고 하는 것은 '氣虛' ('氣虛' 항목 239쪽 참조).

(혀의 표면을 손톱으로 긁으면 舌苔의 하얀 것이 뭉쳐서 벗겨진다)

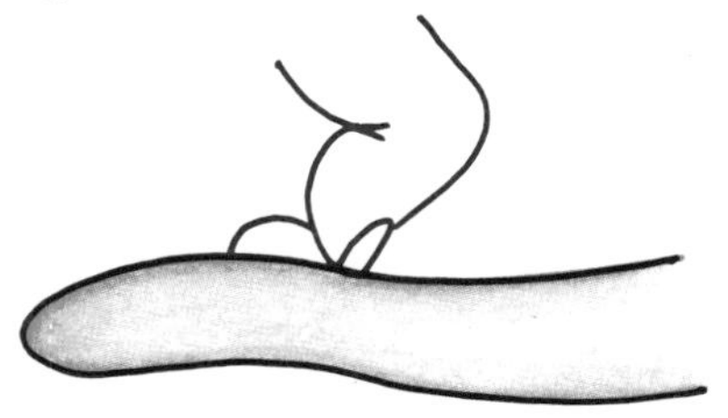

陽氣가 지나치게 강함을 나타낸다 ('陽氣' 항목 91쪽 참조).

(혀가 축 늘어져 원상회복되지 않는다)

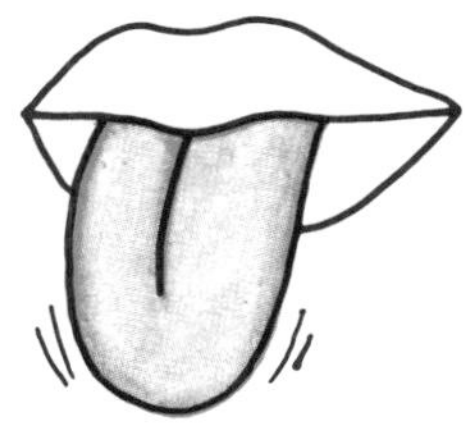

이미 心氣가 소멸하여 心 중의 '神', 즉 정상적인 정신력을 상실했음을 나타낸다

(舌質이 白色이거나 舌質에 혈색이 전혀 없다)

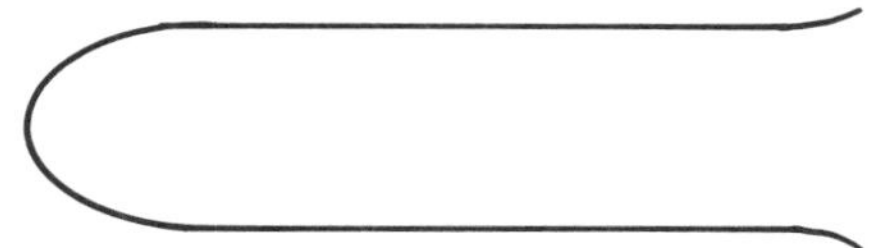

心脾의 氣血이 매우 부족함을 나타낸다 ('氣血' 항목 92쪽 참조).

(혀를 자주 내밀고 헐떡거린다)

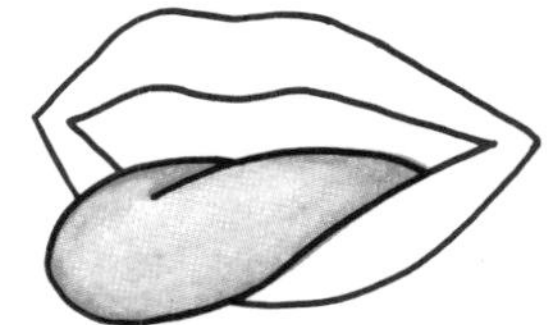

內에 열이 가득 차 있음을 나타낸다. 이른바 內熱의 증상이다.

(舌苔가 黃色)

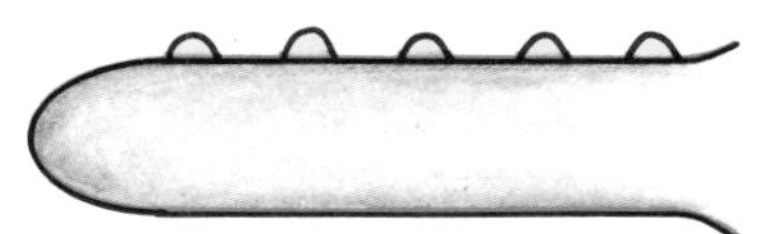

(脾)胃에 병이 있다고 생각하면 거의 틀림없다.

(혀가 떨려 소리가 나지 않는다)

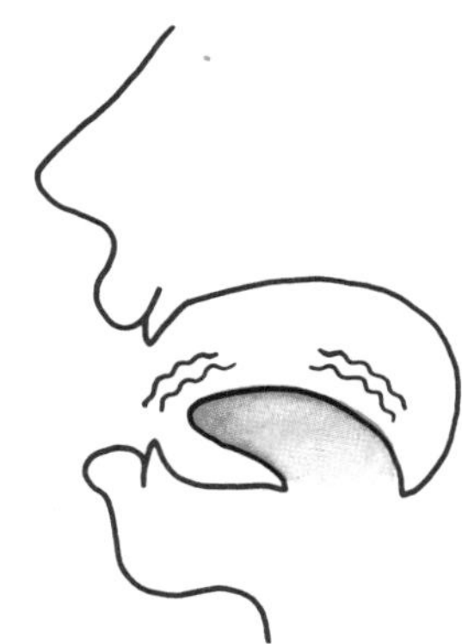

혀가 떨리고, 소리를 내려고 하면 혀가 더욱 더 떨리는 것은 心氣가 손상되었음을 나타낸다.

(舌質이 眞紅色)

'心火上炎'임을 나타낸다. 즉 心에 火邪가 가득 차고, 그것이 얼굴까지 올라와서 드러나 있음을 나타낸다.

(혀의 중앙에 붉은 선 하나가 있다)

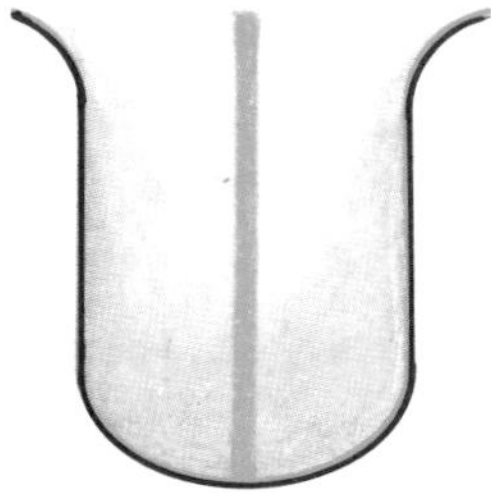

닭의 혀처럼 혀의 중앙에 붉은 선 하나가 그어져 있는 것은 '陰氣'가 결여되어 있음을 나타낸다('陽氣', '陰氣' 항목 91쪽 참조).

(혀의 끝에 반점이 있다)

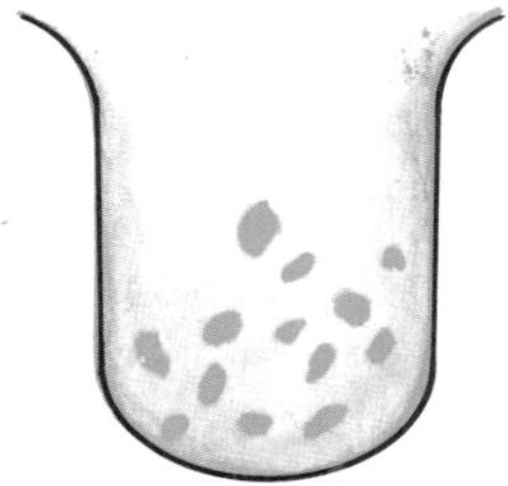

胃腎에 津液이 충분하지 않음을 나타낸다('津液' 항목 168쪽 참조).

(舌苔 위에 부패한 것 같은 白色의 물질이 붙어 있다)

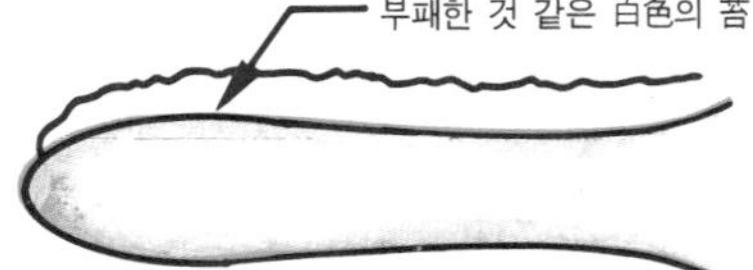

肺經(肺, 기관지)에 질병이 있음을 나타낸다.

(舌苔 위에 부패한 것 같은 灰白色 또는 青紫色의 물질이 붙어 있다)

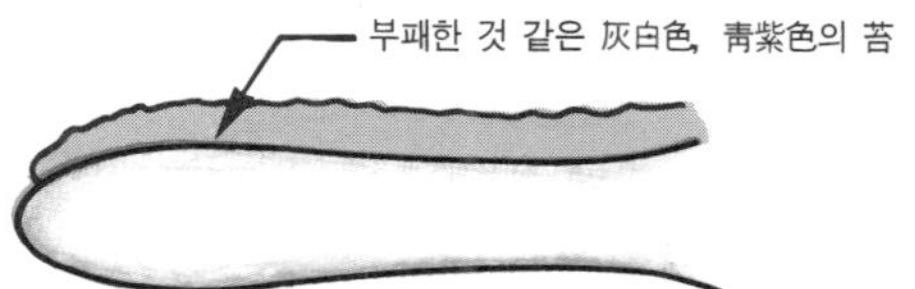

肝에 병이 있는가를 의심해 본다.

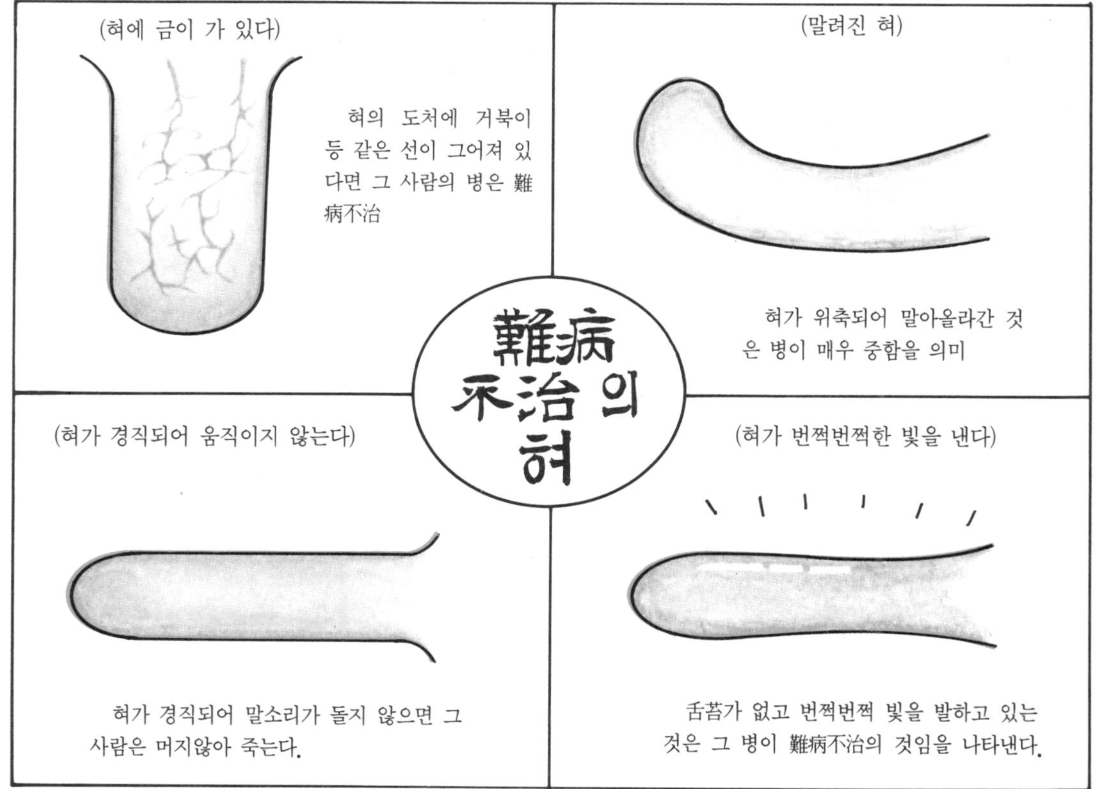

흰자위의 狀態로 아는 診斷法

白眼(眼球結膜)의 상태를 보아 그 사람의 病狀이 어떠한가를 알 수 있다

(눈이 붉고, 붉은 血脈이 달리고 있는 경우도 있다)

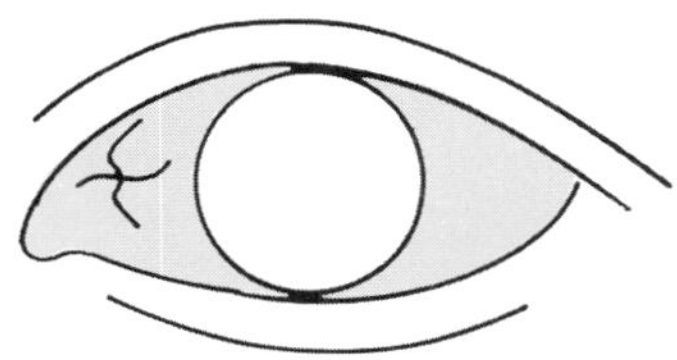

열이 있음을 나타낸다. 일반적으로 눈이 붉은 것은 '熱·火'가 왕성함을 나타낸다('熱·火' 항목 168쪽 참조).

(눈이 黃色)

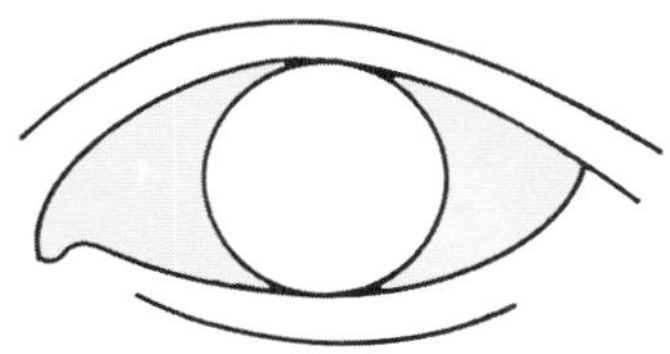

몸이 黃色으로 되기 전에 반드시 눈이 黃色으로 된다. 胃·脾의 움직임이 정상이면 밝은 黃色이며 이것은 병이 치유되고 있음을 나타낸다. 어두운 黃色, 흐릿한 黃色이면 요주의('顔色' 항목 187쪽 참조).

(눈이 건조하다)

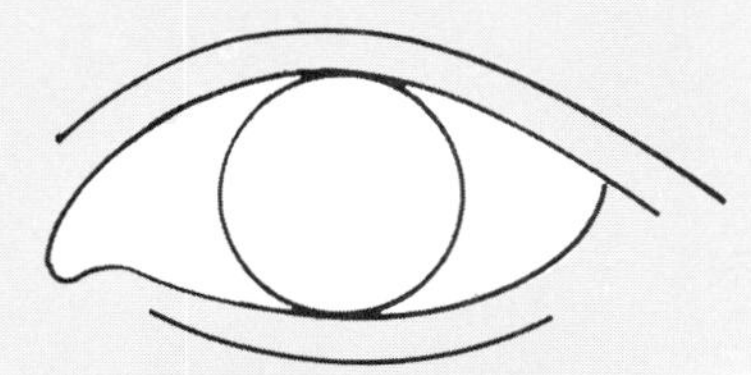

눈이 건조한 것은 燥病에 걸려 있음을 나타낸다.

(燥란 건조하다는 뜻)

(눈이 흐릿하다)

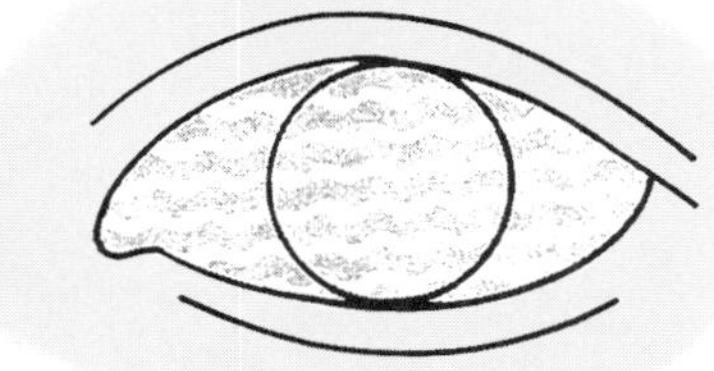

腎氣('腎氣'의 항목 참조)가 부족함을 나타낸다. 눈이 탁하게 흐려져 있다면 濕邪가 침입해 있음을 나타낸다.

눈의 望診

눈에 광채가 있고 眼神이 정상이면 질병이 치유될 가능성이 있지만 눈에 힘이 없고 眼神에 이상이 느껴지면 위독한 상태인 경우가 많다. 양눈이 위쪽을 응시하고 있는 것은 모두 肝風內動에 속한다. 동공이 열린 경우는 죽음이 찾아왔음을 의미한다.

結膜이 충혈되어 빨갛고 눈곱이 많은 것은 대부분 外感風熱이거나 心火 또는 肝火이다. 結膜이 담백한 것은 氣血兩虛이다. 鞏膜이 노랗게 되는 것은 황달이며 그 대부분은 濕熱이다. 눈자위가 까맣게 되는 것은 腎虛, 靑紫色으로 되는 것은 眼瞼 내의 출혈이다. 眼窩가 푹 꺼져 있는 것은 심한 傷津脫液이며 눈이 부어오르는 것은 水腫이 진행하기 시작한 것인데 노인의 경우는 腎氣의 쇠약이 그 원인이다. 안구가 돌출해 있는 것은 痰火鬱結에 의한 것이다.

顔面의 望診

● **鼻**

콧날개가 자주 움직이는 것은 肺熱에 의한 氣急이다. 콧구멍이 건조한 것은 肺熱 또는 燥邪에 의한 것이다. 건조하고 검은 것은 熱毒熾盛 때문이다. 어린아이의 鼻根에 靑筋이 나타나 있는 것은 체질이 그다지 강하지 못하고 장부가 위약함을 반영하고 있는 것이다. 만약 질병이 진행되는 도중에 이러한 현상이 나타나면 그것은 驚風이 발생할 前兆이다. 홍역의 경우 콧날의 발진이 적으면 邪熱이 내부로 침투해 들어가지 않도록 해야 한다.

● **口脣**

입술이 담백한 것은 氣血兩虛이다. 靑紫色은 瘀血이나 實證에서 나타나는데 이것은 氣血의 운행이 막혀 있기 때문이다. 입술이 건조한 경우는 津이 상해 있음을 의미하며 口角이 닫혀지지 않고 人中이 단축해 있는 것은 正氣가 곧바로 빠져나가려 하고 있기 때문이다. 취침 중에 침을 많이 흘리는 것은 脾虛 또는 胃熱로서 어린아이의 경우는 腸內에 기생충이 있을 가능성도 있다. 입을 다물고 이를 악무는 경우(牙關緊急)는 痙病에서 많이 나타난다. 또한 입에서 게거품을 품는 것은 간질에서 많이 나타나고, 눈과 입이 옆으로 비뚤어지고(口眼喎斜) 이를 악물거나 목에서 골골하는 가래 소리가 나는 것은 중풍에서 많이 나타난다.

얼굴의 狀態로 판단하는 診斷法

① 눈과 눈썹 사이의 색깔 변화로 그 사람의 병이 어디에 있는가를 알 수 있다. 예를 들면 '푸르스름한' 사람은 肝病, '희멀건한' 사람은 肺病이다.

② 또한 얼굴 각 부위에 나타나는 증상을 단서로 하여 그 사람의 병이 어디에 있는가를 알 수 있다. 예를 들면 白眼이 흐리면 肝病, 코가 막히면 肺病이다.

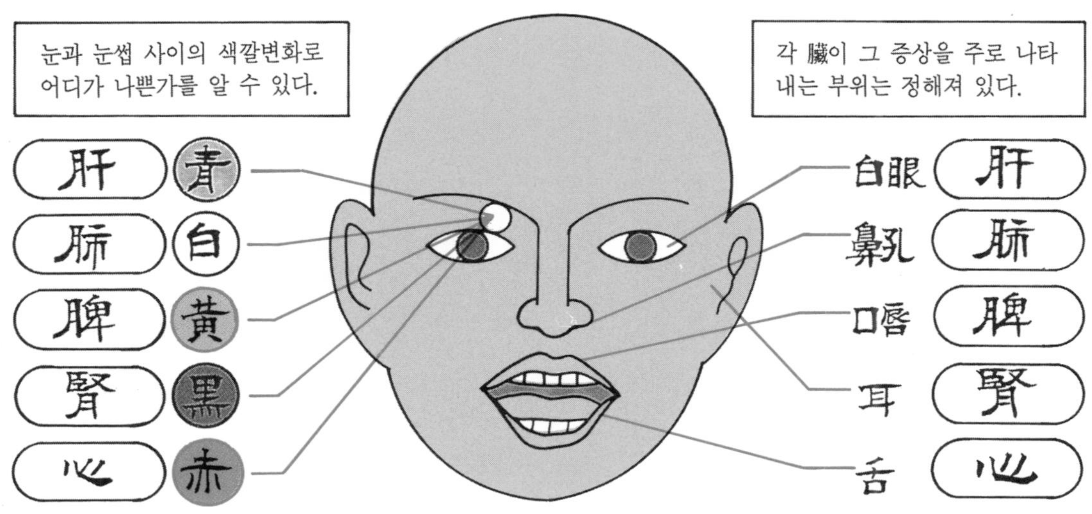

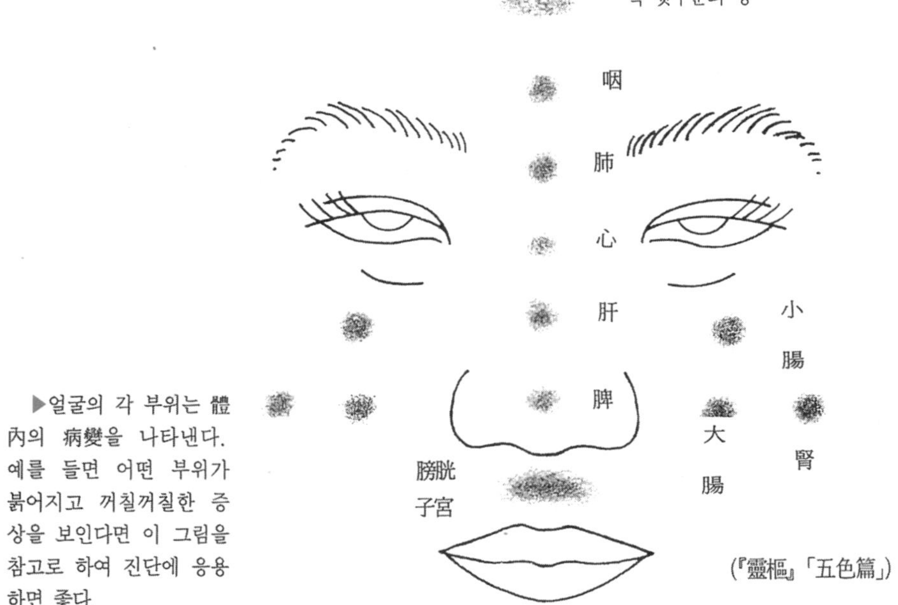

▶얼굴의 각 부위는 體內의 病變을 나타낸다. 예를 들면 어떤 부위가 붉어지고 꺼칠꺼칠한 증상을 보인다면 이 그림을 참고로 하여 진단에 응용하면 좋다.

(『靈樞』「五色篇」)

▼귀는 전신의 각 부위와 연관이 있다고 하며 그것을 이용하여 침치료에 이용하는 수도 있다. 이 그림은 귀와 몸 부위의 연관을 나타낸 것이다.

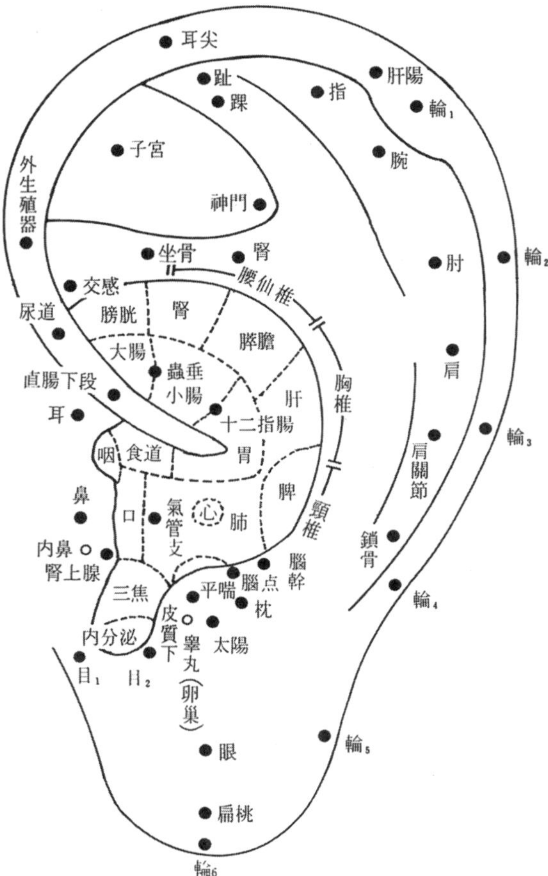

● **齒**

이가 건조한 것은 熱盛傷津인데 胃陰이 더해진 경우에는 이가 枯骨처럼 하얗게 된다. 잇몸이 빨갛게 부어오르거나 잇몸에서 출혈이 있는 것은 胃火에 의한 것이 많으며, 腎虛인 경우에는 이가 흔들거린다. 이의 상태 변화는 대체로 胃熱이나 腎虛와 관계가 있다. 어린이들이 이를 가는 것은 대부분 胃熱, 腸의 기생충, 疳積에 의한 것이다.

● **咽部**

목구멍이 빨갛게 되거나 부어오르고, 통증이 있는 것은 肺胃의 열이 上炎한 것이다. 黃白色의 腐点이 있는 것은 熱毒熾盛을 나타낸다. 목구멍이 빨갛고 아프며 건조하고 약간 부어있는 것은 陰虛火旺에 많다. 목구멍에 통증은 있지만 붓거나 열이 없고 淡紅色인 것은 虛火上浮이다. 목구멍이 아프고 붉은 빛을 약간 띠며 조금 부어오르고, 灰白色의 点狀이나 片狀의 僞膜이 있어서 잘 분간하기가 어려울 때는 디프테리아인지를 의심해 볼 수 있는데 이것은 燥熱의 邪가 肺胃의 陰津을 灼傷한 것에 속한다.

● **耳**

귀는 腎의 外竅(구멍)이며 전신의 경락이 모이는 곳이다. 귓바퀴가 말라서 파리하고(枯憔), 귓볼에 萎縮이 있으면 氣血이 쇠하여 腎氣가 분명히 끊어져 있음을 나타낸다.

● **頸部**

頸部에서 비교적 부드러운 멍울이 만져지고 痰核이 있으면 痰氣鬱結에 속한다. 눌러도 딱딱하여 움직이지 않으면 氣血이 凝滯한 것으로 腫瘤일 가능성이 있다. 또한 頸部의 人迎脈에서 확실한 박

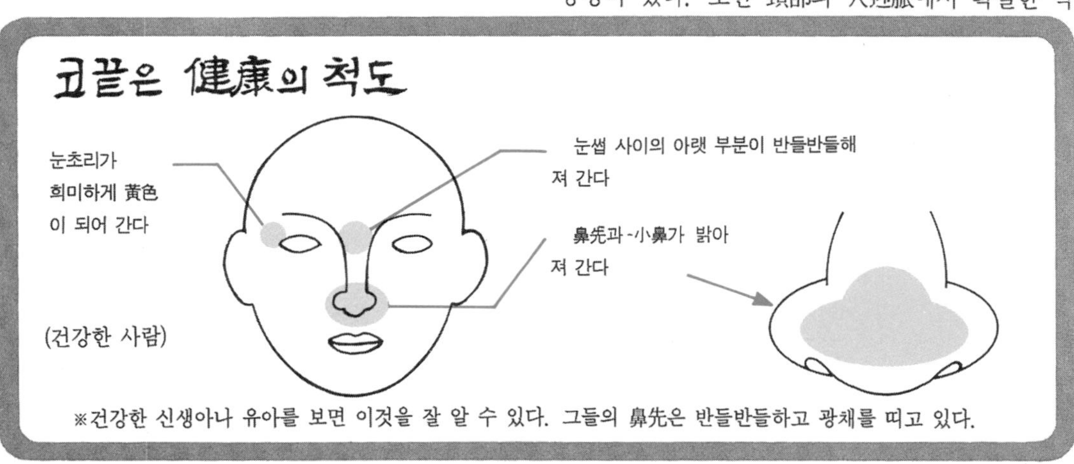

동이 느껴지고 이와 동시에 기침, 호흡곤란, 水腫 등이 나타나는 것은 心肺의 氣衰이거나 心腎의 陽衰인 경우가 많다.

분비물, 배설물의 望診

● **痰液**

痰의 색깔이 온통 하얀 경우는 寒, 白色이나 黃色으로 찰기가 있는 것은 熱, 적게 나오는 것은 燥나 熱, 쉽게 많이 나오는 것은 濕에 속한다. 痰이 진하고 비린내가 나는 것은 대부분 肺癰에 속하는데 이것은 熱毒이 肺에 깊숙이 잠복하고 있는 경우이다. 痰에 피가 섞여 나오거나 鮮血을 토해내는 경우에는 전신의 증상에 따라 그것이 陰虛火旺인가 아니면 肺熱이 끓어진 것인가를 분별해 내야 한다. 만약 피의 색깔이 紫黑色이면 瘀血일 가능성도 있다.

● **鼻汁**

콧물이 물과 같아서 코막힘을 가져오는 상태는 肺氣不宣(肺氣가 통하지 않는)의 증상으로, 傷風感冒의 초기에 많이 나타나며 급성 전염병의 초기에도 나타난다. 콧물이 물과 같은 상태에서 끈적끈적하게 변하는 것은 感冒가 치유되기 시작하기 때문이다. 콧물이 항상 黃色이고 악취가 있으며 두통을 수반하는 것은 鼻淵(副鼻腔炎)에서 많이 나타난다.

● **淚**

눈물에 대한 관찰은 小兒의 경우에 특히 필요하다. 울어도 눈물이 나오지 않으면 病狀이 상당히 깊음을 의미한다. (脫水)

● **吐瀉物**

痰水의 구토는 痰飮이 胃에 있으므로 대부분 寒에 속한다. 토사물에 음식물이 섞여 있고 酸臭가 없는 것은 虛寒 혹은 肝寒證에 속하며 酸臭가 있는 것은 食積, 胃熱, 肝膽의 濕熱에 속하고, 토사물이 적고 黃色인 것은 肝膽의 濕熱에 속하는 경우가 많다.

● **糞便**

대변이 묽고 黃色이며 악취가 있는 것은 濕熱에 속한다. 또한 양이 적고 대변을 보는 횟수가 많으며 혈액이나 점액이 섞여 있는 것은 치질로서 대부분 濕熱에 속한다. 물과 같은 모양으로 소화되지 않은 음식물이 섞여 나오는 것은 寒濕이다. 변에 섞여 나오는 피가 鮮紅色이고 출혈량이 많은 것은 腸風下血로서 대부분 항문이나 직장의 질병에 속한다. 대변의 색깔이 검고 희미한 광택이 있는 것은 상부 소화기관의 출혈이 많은 것으로 다른 증상과 아울러 관찰하여 진단을 내려야 한다. 대변이 딱딱하게 나오는 것은 腸에 열이 모여 津液이 고갈되었기 때문인데 이것은 噎膈(목이 메이거나 가슴이 답답함), 反胃(胃의 强度의 不消化) 등의 중증에서 나타난다.

손톱을 눌러서 아는 증상의깊이

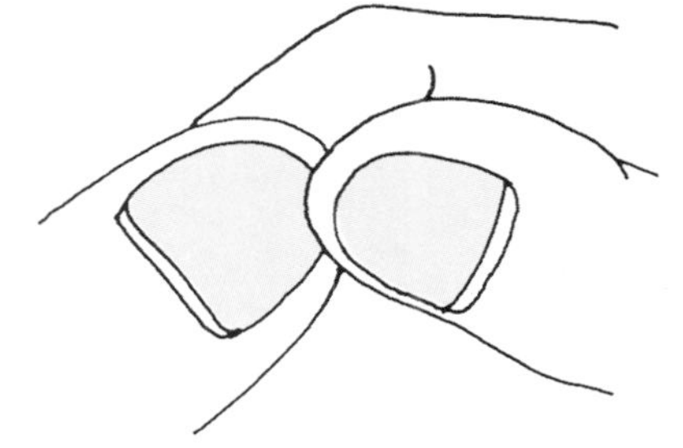

환자의 손톱 끝을 손가락으로 집었다가 팍 놓아 본다. 그때 붉은 색깔이 곧 바로 되돌아 오면 병이 치유되어 가고 있음을 나타낸다. '血'이 부족한가 어떤가도 이 방법으로 알 수 있다. 부족하면 붉은 색이 원래대로 되돌아 오는 시간이 길게 된다.

● **尿**

소변의 색이 맑고 양이 많은 것(淸長)은 대부분 寒證이고, 양이 적고 색이 짙은 것(短赤)은 대부분 熱證이며, 短赤에 頻尿와 尿意急迫 排尿痛이 있는 것은 下焦의 濕熱이다. 排尿時에는 소변이 탁한데도 그대로 두면 투명해지는 경우, 역으로 배뇨시에는 투명하지만 조금 지나면 탁해지는 경우는 모두 병이 아니다. 그러나 배뇨시에도 탁하고 그대로 두어도 탁한 기가 없어지지 않는 것을 膏淋이라고 하며 이것은 下焦의 濕熱 또는 腎虛일 가능성이 높다. 뇨에 피가 섞여나오는 원인은 下焦의 濕熱, 陰虛火旺, 石淋(결석), 종양 등 여러 가지가 있으며 전신의 증상에 따라 그 발생원인을 판별해 내야 한다.

聞診

의사의 청각과 후각으로 환자의 발음, 언어, 호흡, 咳嗽, 신음, 환자의 몸에서 나는 냄새, 분비물이나 배설물의 냄새로부터 病狀을 진단하는 방법을 聞診이라 한다.

소리의 狀態로 아는 診斷法

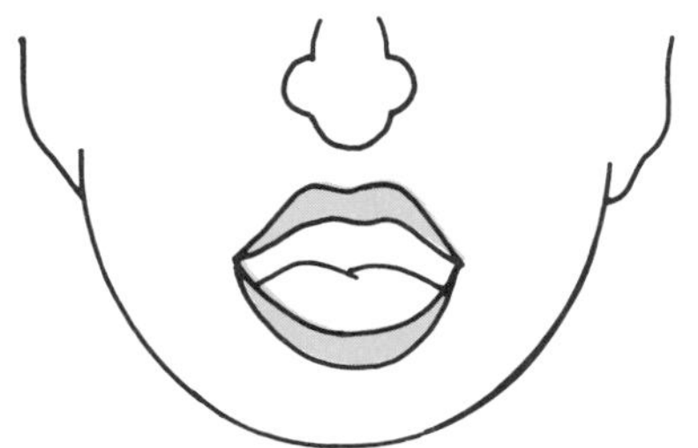

아름다운 울림이 있고 정감이 있으며 숨이 온화한 소리는

健康의 상징

(아주 희미하게 반복하여 말한다)

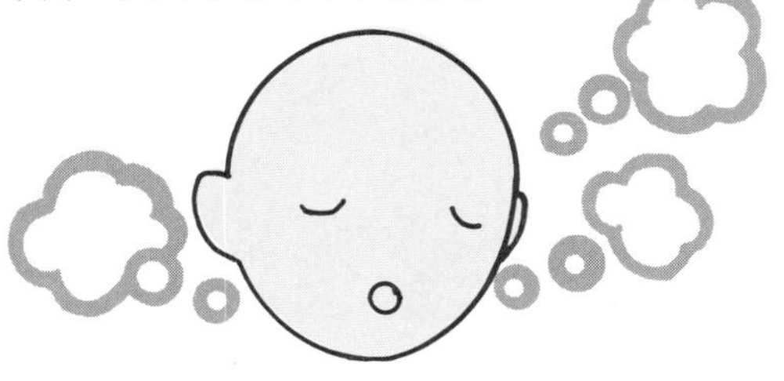

무언가 혼잣말을 하는 것처럼 희미하게 반복하는 것은

心氣의 不足

(새된 목소리)

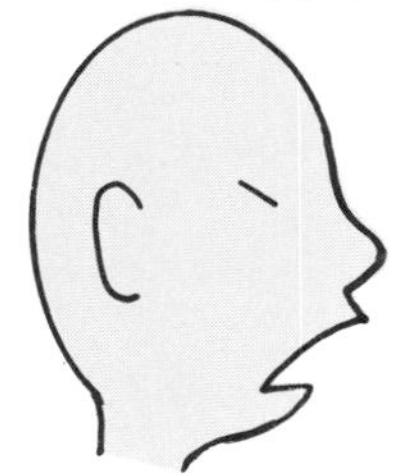

소리가 새되고, 맑고 선명하며 悲哀의 情을 담고 있다. 근근해하는 인상을 준다.

肺病

을 의심해 본다

(숨이 뚝 끊어지는 사람은)

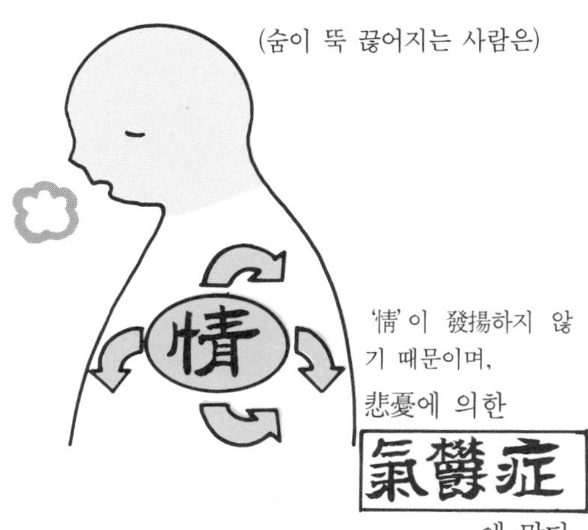

'情'이 發揚하지 않기 때문이며, 悲憂에 의한

氣欝症

에 많다

(呼氣가 세차다)

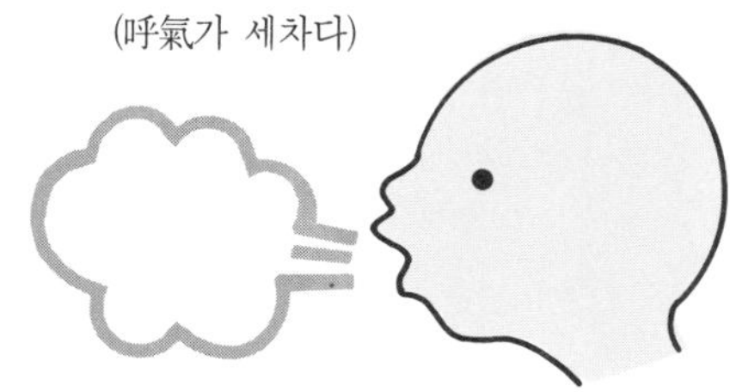

말을 할 때도 숨을 어디로 불어내는 듯이 토해낸다.

脾熱

(깃털과 같이 가벼운 소리)

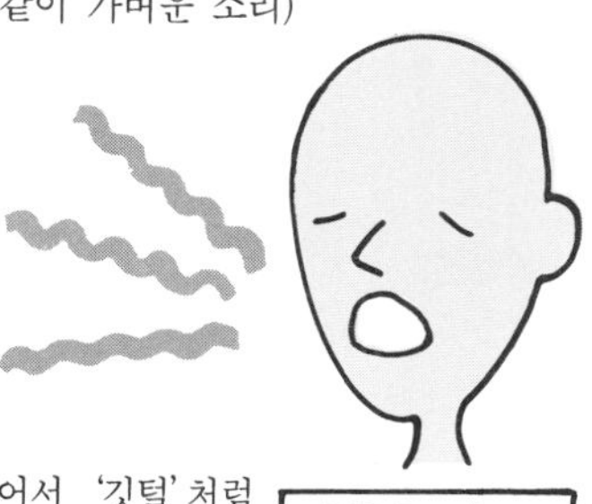

말투가 힘이 없어서 '깃털'처럼 가볍고 들떠있는 듯한 인상을 주는 것은

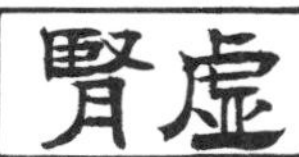

腎虛

음성의 聞診

● **발음**

음성이 낮고 가늘고 약하며 도중에서 끊어지는 것은 肺氣虛 또는 전신의 원기부족을 나타낸다. 음성이 거칠고 탁한 것은 外邪犯肺, 肺氣不宣에서 오는 수가 많으며 實證이다. 목이 쉬어 소리가 나지 않는 것을 失音이라고 하며 여기에는 虛와 實의 차이가 있다. 虛는 肺損에 속하고 實은 肺閉에 속하는데 이러한 증상은 전신의 다른 증상과 아울러서 판별할 필요가 있다. 신음, 驚呼, 尖叫 등은 脹, 悶, 痛 등의 증상이 있음을 의미한다. 예를 들어 병이 관절에 있는 경우 급하게 움직이면 통증이 심하여 갑자기 부르짖는 소리를 내기도 한다.

기도가 막히면 흉부가 아프며 아주 미미한 소리밖에 나지 않는다. 머리에 통증이 있는 경우는 큰 소리를 내면 머리가 울리므로 큰 소리를 낼 수 없지만 흉부와 기도가 정상이므로 소리는 작아도 맑고 또 오랫동안 계속할 수 있다.

● **언어**

말에 조리가 없고 응답이 혼란스러운 것은 心의 병에 속한다. 여기에는 虛도 있고 實도 있는데 일반적으로 소리가 높고 힘이 있으면 實, 소리가 낮고 힘이 없으면 虛이다. 外感熱病 중에서 헛소리를 말하며 소리가 높고 힘이 있는 것은 實證, 소리가 낮고 같은 얘기를 반복하는 것을 虛證으로 볼 수 있다.

● **호흡**

호흡이 미약하고 짧은 경우는 肺氣虛 또는 원기부족을 나타내며, 호흡이 거친 경우는 外邪犯肺의 實證인 경우가 많다. 호흡곤란(氣喘)에는 虛와 實이 있는데 實喘은 호흡이 길게 이어지지만 虛喘은 호흡이 짧고 이어지지 않는다. 전형적인 實喘은 기관지 천식이 급성발작할 때 나타나며 虛喘은 폐기종이나 심부전에 의한 질병에 걸렸을 때 나타난다.

● **咳嗽**

기침을 하면 氣가 위로 올라가는데, 목구멍에서 나는 삑하는 소리는 기도에 痰이 있어서 氣와 痰이 서로 만날 때 나는 소리이다. 이것은 寒飮咳喘에서 자주 나타나는 증상이다. 기침이 무겁고 탁하여 痰이 골골거리는 것은 痰濁壅肺(痰이 엉켜 肺氣의 흐름이 방해를 받는 것)이며, 乾咳로 痰이 없는

呼氣의狀態로 아는 診斷法

『素問, 「宣明五氣篇」
『靈樞』「九針論篇」

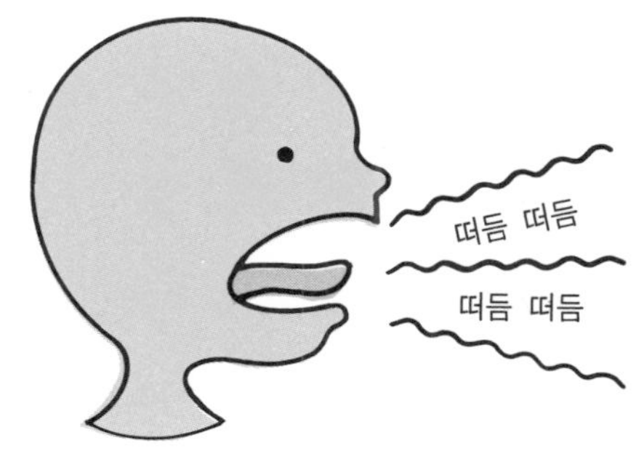

갑자기 말이 많아지면

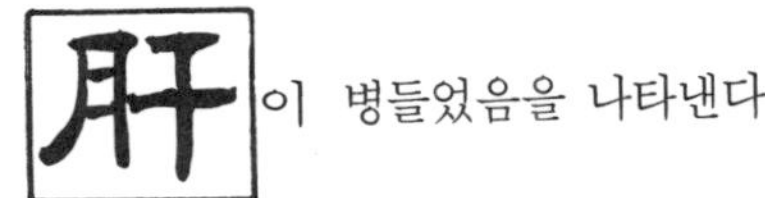

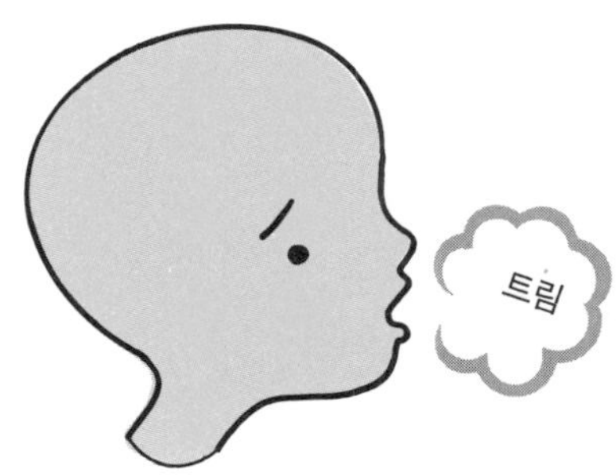

트림(위 속의 가스가 나오는)이 나오면

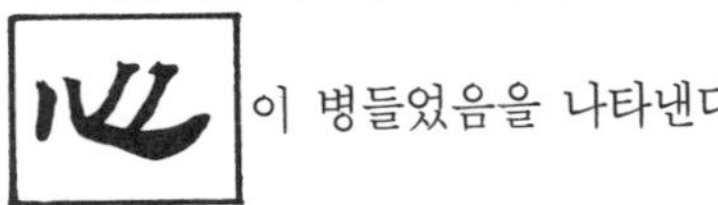

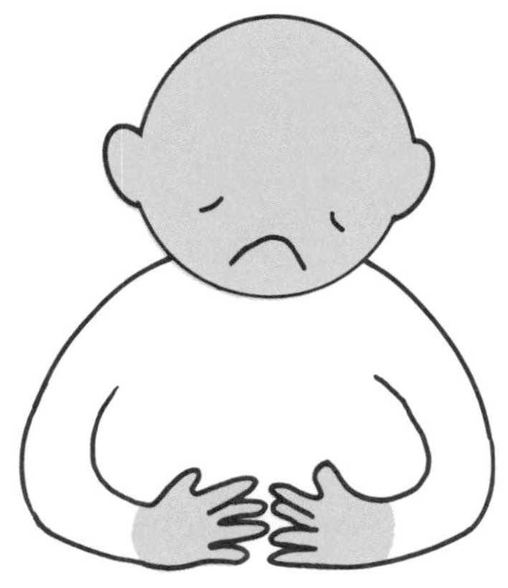

것은 肺燥 또는 陰虛이다. 기침이 가늘고 힘이 없는 것은 肺氣虛 또는 肺陰虛이다. 기침이 급하게 나와 그치지 않고 마침내는 닭의 울음소리와 같은 소리가 나며 얼굴이 부어 부석부석하게 되고 심한 경우에는 얼굴이 紫色으로 되는 것은 頓咳로서 百日咳이다.

● 吃逆(딸꾹질)

이따금씩 나오는 것은 염려하지 않아도 되지만 만성병이나 중병일 때 나오는 딸꾹질은 주의해야 한다. 딸꾹질이 강하고 짧은 것은 實熱, 약한 것은 虛寒에 속하며 모두 胃氣上逆으로 일어난다.

胃酸過多(含酸)가 되면

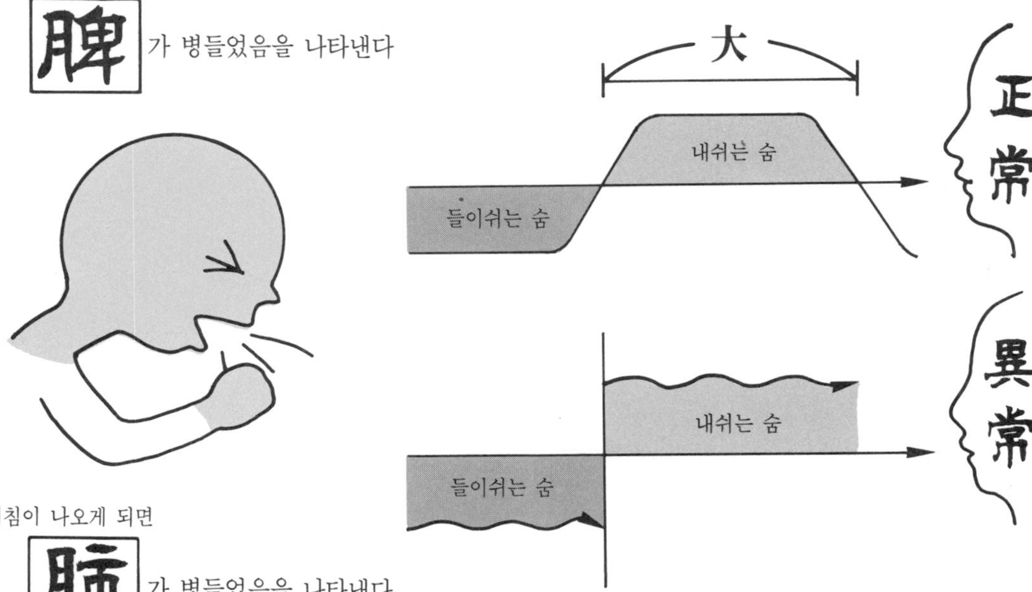

기침이 나오게 되면

肺 가 병들었음을 나타낸다

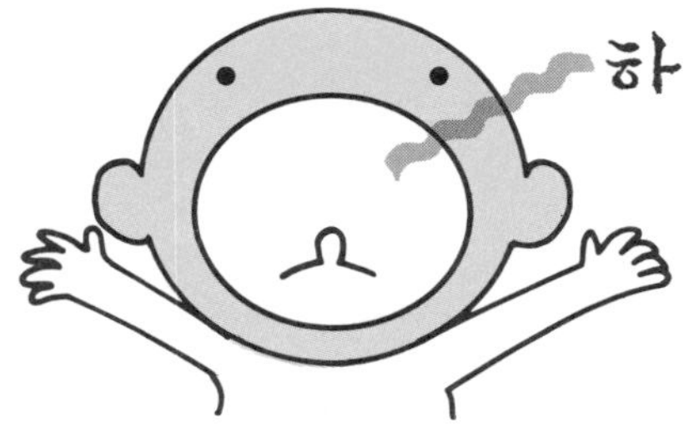

▲들이쉬는 숨과 내쉬는 숨이 쑥 하고 완만하게 줄어드는 식으로 숨을 쉬는 사람은 정상. 반대로 들이쉬는 숨과 내쉬는 숨이 중간에서 끊어지는 것은 肺, 즉 호흡기계의 질병을 의심해 본다. 또한 윗 그림에서처럼 내쉬는 숨의 길이가 길수록 건강한 사람이다.

하품이 나오게 되면

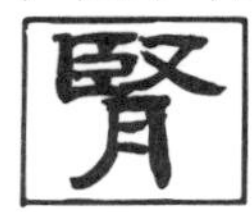

이 병들었음을 나타낸다

냄새의 聞診

● 몸의 냄새

口臭가 있는 경우는 대부분 胃熱에 속한다. 또한 소화불량, 口內炎, 齒槽膿漏, 충치 등이 원인이 된다. 트림할 때 신 냄새가 나는 것은 傷食(음식의 부절제에서 일어나는 위장 장해)에서 기인하며, 肝性昏睡인 환자는 이상한 악취를 풍긴다.

● 분비물의 냄새

痰液, 膿液, 대소변 등이 진해서 냄새가 나는 것은 濕熱 혹은 熱毒에 속하며 아주 약하게 구린내가 나는 냄새는 虛寒에 속하는 경우가 많다.

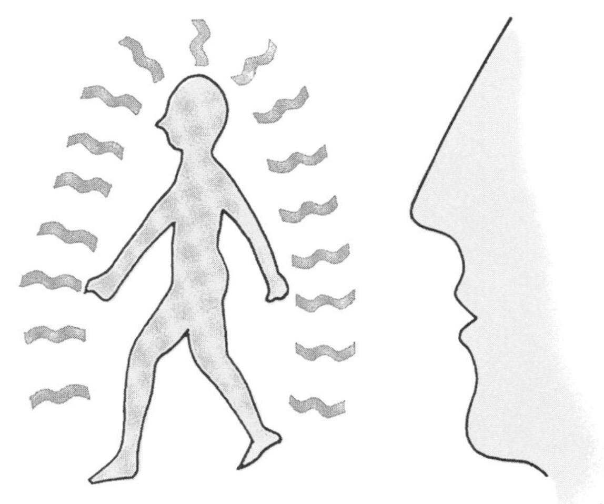

냄새로 아는 診斷法

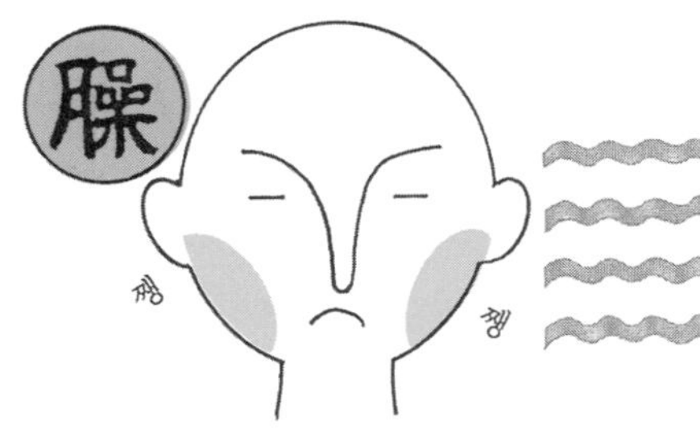

지방의 비린내, 獸肉 냄새

肝의病

을 의심해 본다

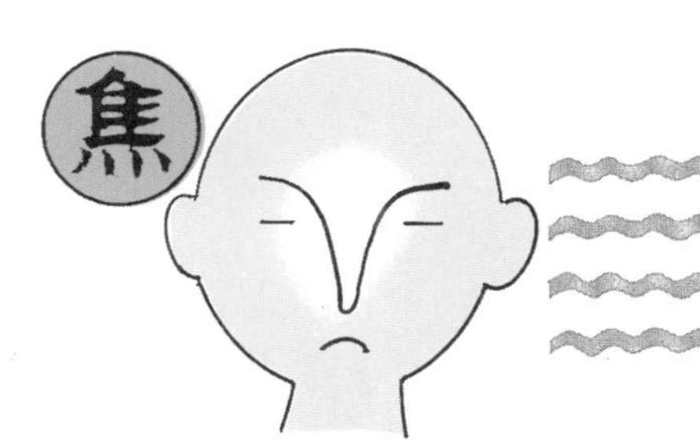

누린내가 나는 것은

心의病

을 의심해 본다

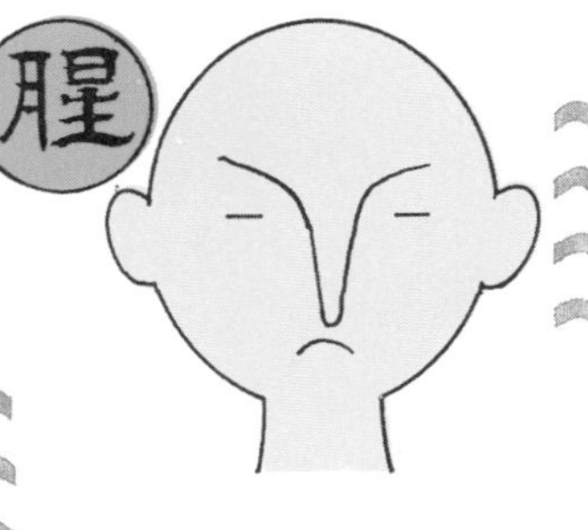

비린내가 나는 사람은

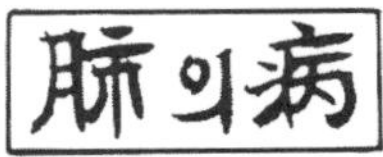

을 의심해 본다

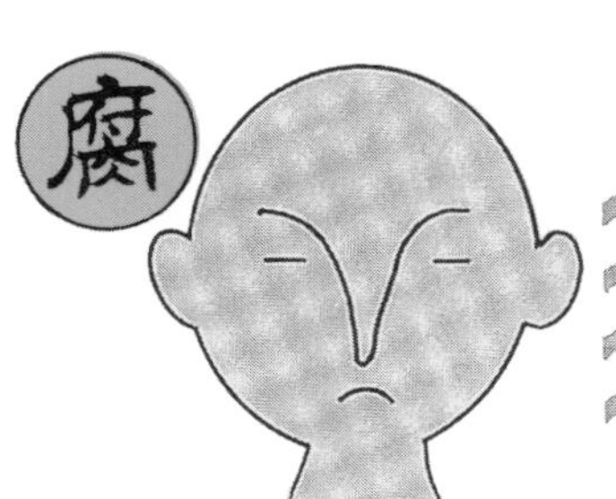

부패한 것 같은 냄새는

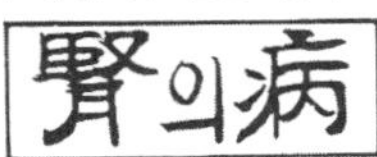

을 의심해 본다

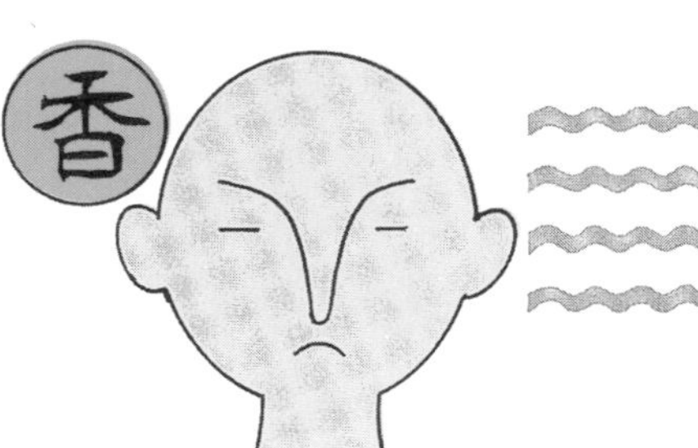

향기로운 냄새가 나면

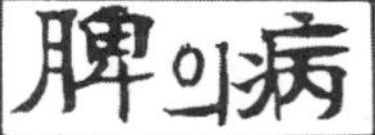

을 의심해 본다

●問診

질병을 진단하기 위해서는 환자의 생활습관이나 정신상태, 발병과정, 病狀의 변화를 파악해야 하며 필요에 따라서는 이전의 病歷이나 家系까지도 거슬러 올라가 알아야 할 경우도 있다. 일반적으로는 발병과정과 자각증상이 問診의 주요한 내용이다. 問診에는 일정한 순서가 있다. 張景岳은 이와 관련하여 다음과 같은 열 가지를 제시하고 있다. "첫째 寒熱을 묻는다. 둘째로 汗을 묻는다. 세번째는 頭身을 묻는다. 네번째는 便을 묻는다. 다섯번째는 음식을 묻는다. 여섯번째는 胸을 묻는다. 일곱번째는 聾을 분별하고 여덟번째는 渴을 분별한다. 아홉번째는 脈色으로 陰陽을 분별하고 열번째로는 氣味에 의해 神見을 소상하게 밝힌다."

望診, 問診, 切診은 몸의 객관적인 징후를 기초로 하는 데 대하여 問診은 주로 환자의 主觀이 많이 개입된다. 주관적인 감각은 전면적으로 믿어서는 안되는 것도 있다. 진단에 정확을 기하기 위해서는 四診의 종합적인 진단이 필요하다는 것은 말할 나위도 없다.

汗으로 아는 診斷法

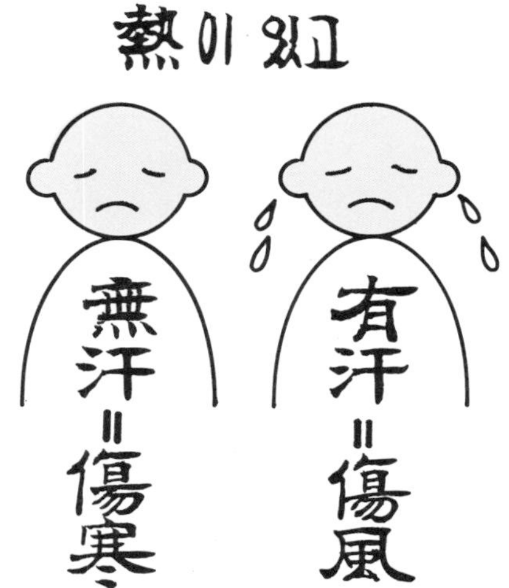

땀이 나오고 열이 내린다.

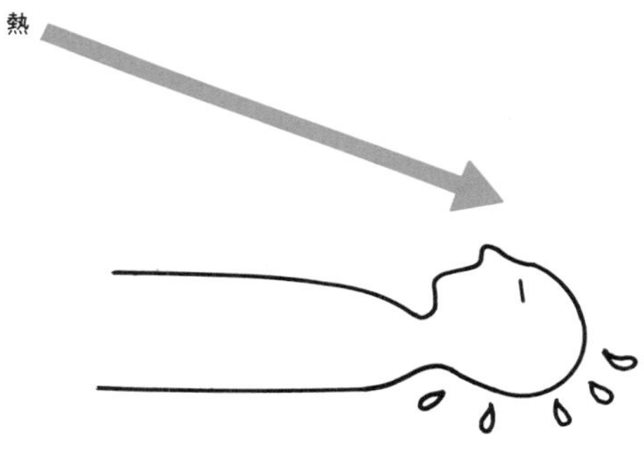

병세가 점차 약해져 감을 나타낸다(病狀은 치유되어 간다).

땀이 나온 후 다시 열이 올라간다.

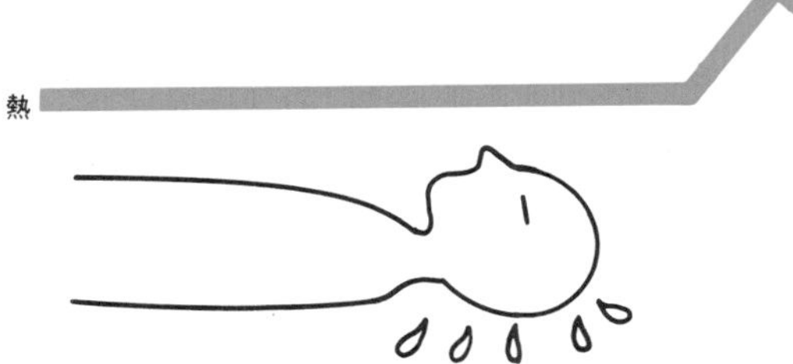

질병이 '表'에서 '裏'로 이행해 간다.

열이 급속히 내리는가 싶더니 급속히 오한이 시작된다.

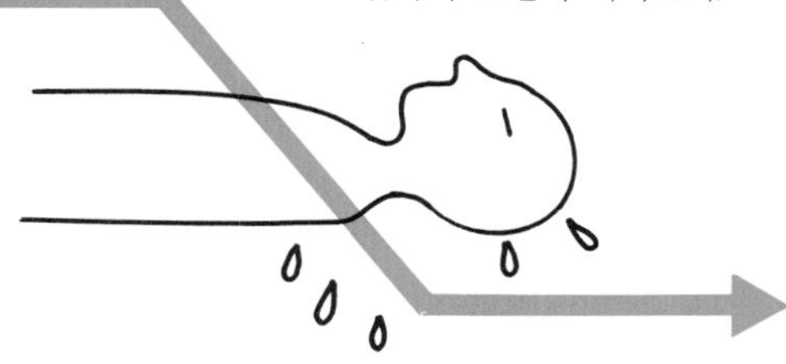

'陽氣'가 없어진 '亡陽'의 상태로 병이 위험한 상태에 들어갔음을 나타낸다.

寒熱의 問診

발열과 오한이 있는 병은 陽에 있으며, 열이 없고 오한이 있는 병은 陰에 있다. 寒熱이 있는 것은 表證 外感症이며, 寒熱이 없는 병은 대부분 裏證 또는 內傷의 雜症이다. 또한 그밖의 증상을 기초로 분석을 한다. 예를 들어 발열오한에 頭身疼痛이 따르면 太陽病이며, 발열은 있으나 오한이 없고 입이 마르는 것은 陽明病이다. 寒熱이 교차하고 입이 쓰며 목이 마르고 눈이 부시는 등의 증상이 따르는 것은 少陽病이다. 또한 발열이 없고 오한만 있으며 손발이 찬 것은 虛寒證이다. 열이 오르락내리락하고 손발이 灼熱하는 것은 虛熱證이다. 또한 아침에는 열이 낮다가 저녁에 올라가는 것은 時邪이며, 아침에는 낮고 저녁에 발열하거나 아침에 발열하고 저녁 때 열이 내리는 것은 虛勞이다. 간헐성 발열, 즉 하루에 한 번이거나 3일에 한 번 꼴로 열이 나는 것은 학질(말라리아)이다.

땀의 問診

寒熱과 땀은 밀접한 관계에 있다. 예를 들어 外感으로 발열하고 無汗인 것은 傷寒, 有汗인 것은 傷風이다. 땀이 나오고 열이 내리는 것은 병이 점차 나아진다는 징조이며 땀이 나온 후 다시 열이 높아지는 것은 邪가 점점 깊이 침투해 들어가는 증거이다. 虛證 중에서 陰虛盜汗(寢汗)은 땀이 나온 후 피로감이 있으며, 陽虛의 自汗은 땀이 나온 후부터 몸이 차가워지는 것을 느낀다. 한편 表證에서 發汗이 있고 땀이 멈추지 않고 열이 급속히 내려가 오한이 심하게 드는 것을 亡陽이라고 하는데 이는 허탈하고 위험한 상태이다. 고열이 지속된 후 오한 전율이 있고 그 후에 땀이 나와 열이 내리는 것을 戰汗이라고 하는데 이는 질병이 轉機를 맞을 징후이다. 땀이 玉처럼 나와 사지가 차가워지고 脈伏 상태를 보이는 것을 絶汗이라고 한다.

땀이 나온 후 피로감이 느껴진다

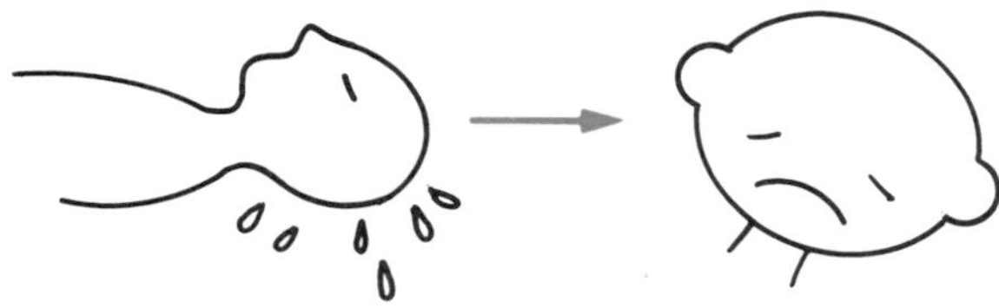

陰虛證임을 나타낸다.

땀이 나온 후 신체가 차거워짐을 느낀다.

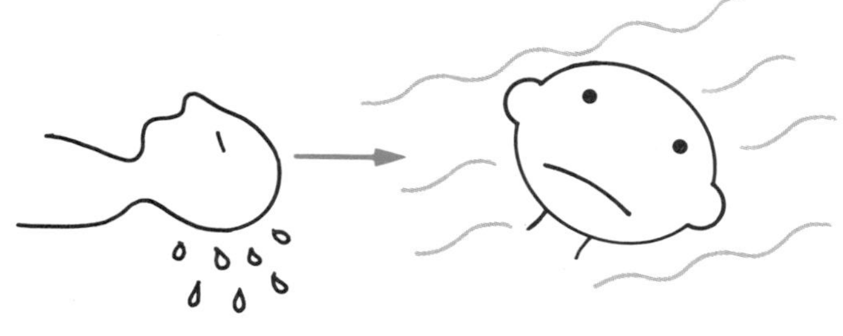

陽虛證임을 나타낸다.

玉과 같은 油汗이 나와 사지를 차게 한다.

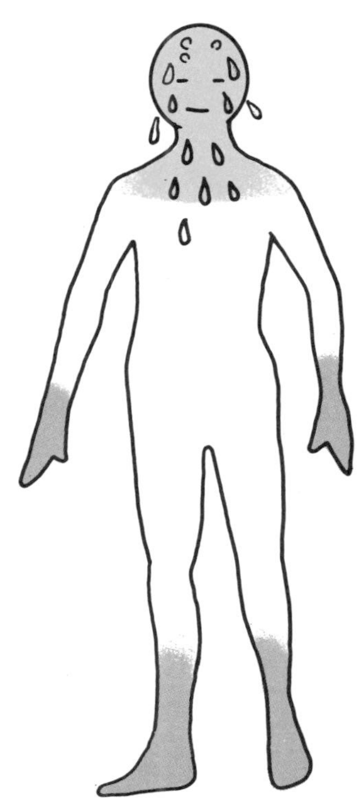

玉과 같은 油汗이 나와 사지를 차게할 때는 병이 위험한 상태임을 나타낸다. 한방에서는 이와 같은 땀을 '絶汗'이라고 한다.

두통의 問診

두통이 계속되고 寒熱이 있는 것은 外感病이다. 頭項痛은 太陽이며, 前額痛은 陽明, 兩側痛은 少陽, 巓頂痛(머리 맨꼭대기의 통증)은 厥陰에 속한다. 두통이 간헐적으로 나타나고 현기증과 頭重, 頭脹을 수반하는 것은 대부분 內傷의 雜症이다. 脹痛하고 熱感이 있는 것은 肝火에 속한다. 현기증이나 눈이 부시는 것은 肝陽에 속한다. 통증이 아주 심하고 안면이 창백한 것은 肝寒에 속하며, 頭重昏睡하여 코를 고는 것은 腦虛에 속한다. 전신에 동통이 있으며 발열오한이 있는 것은 대부분 表證이며, 통증이 있는 곳이 정해져 있거나 여기저기의 관절로 동통이 옮겨다니는 것은 대부분 痺證에 속한다. 氣血이 부족하여 血이 筋을 보양해 주지 못하면 筋骨이 저리게 되는데 통증은 비교적 가볍다. 몸이 무겁고 몸의 방향을 틀기가 어려운 것은 아주 중증에서 나타난다. 일반적으로 몸이 아프며 무겁고 움직이기 곤란한 경우는 濕이 경락을 저해하고 있기 때문이다.

頭痛의 位置로 아는 診斷法

(이 그림은 경락 이론을 응용한 것으로 針灸의 경락 치료에 응용하면 實益이 있다.)

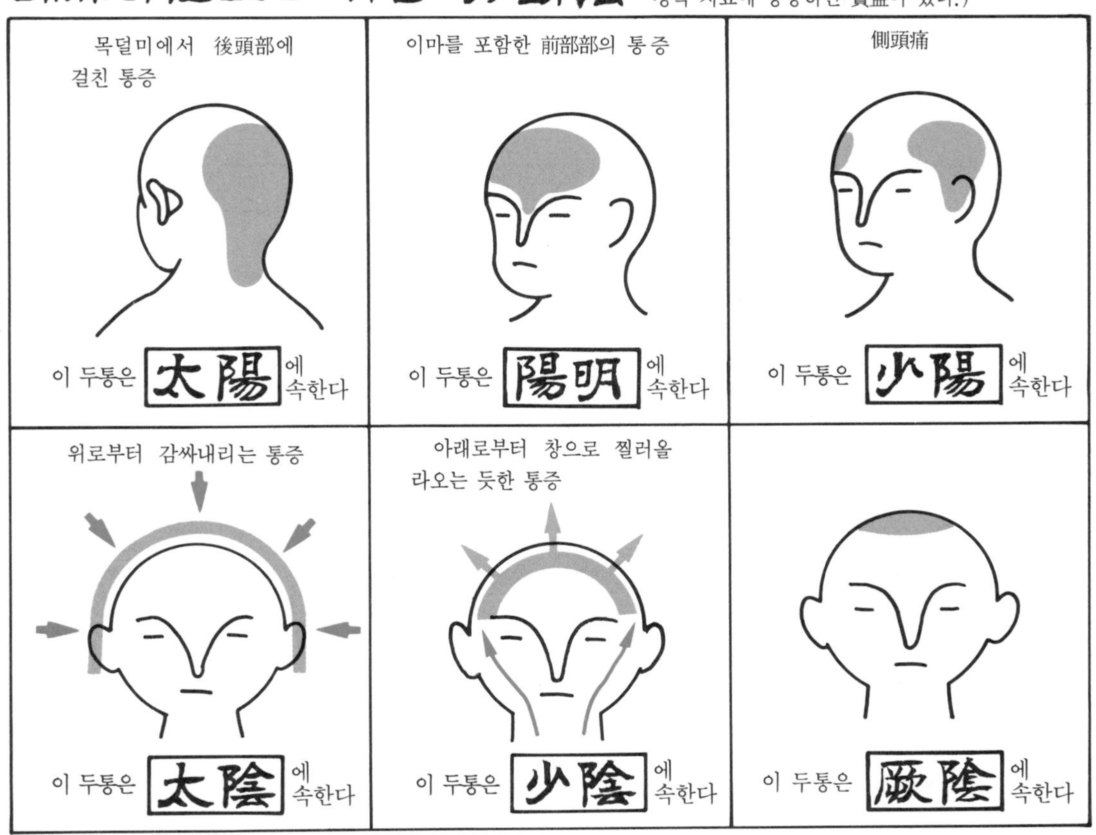

頭痛의 狀態로 아는 診斷法

구분	그림	증상	진단
急性頭痛 (열 惡感을 수반한다)	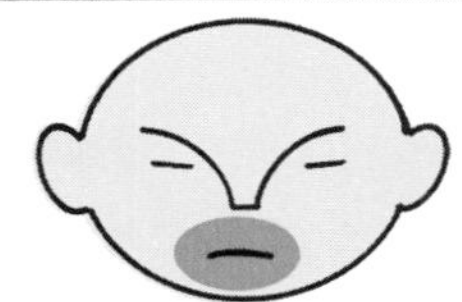	얼굴의 前面, 코 밑에서부터 입의 주변이 아프다. 수족이 차갑다.	寒邪에 의함
	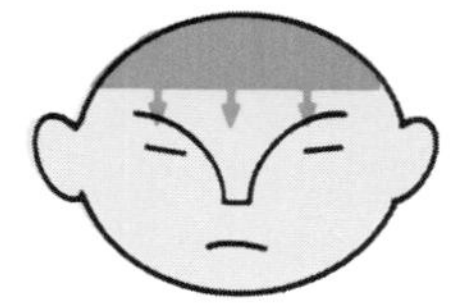	머리 전체가 무겁고 아래로 내리누르는 듯한 통증. 뜨끔뜨끔하여 기분이 나쁘다.	濕邪에 의함
	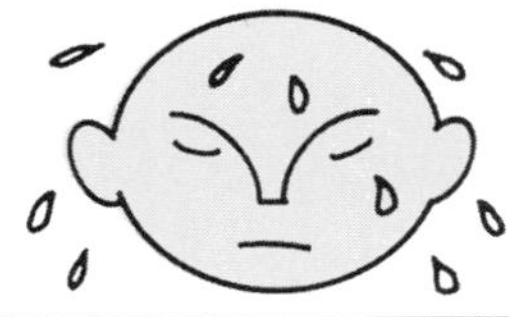	열이 나고 땀이 나온다. 찬 것을 즐겨 먹으려고 한다.	熱邪에 의함
	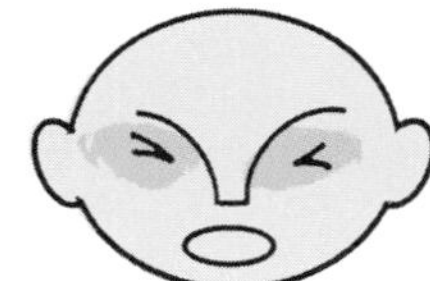	이른바 감기에 의한 통증.	風邪에 의함
慢性頭痛 (현기증을 수반한다)	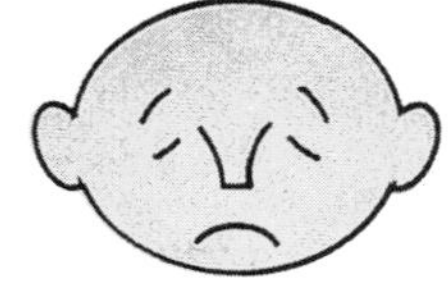	피로하면 생기는 두통. 몸이 나른하고 식욕도 없으며 안색이 나쁘다.	氣虛證
	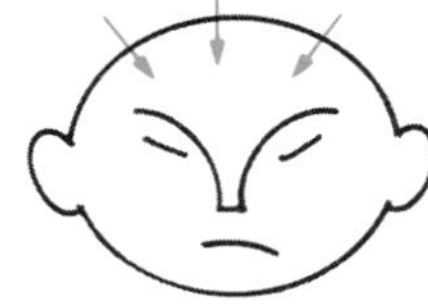	송곳으로 찌르는 듯한 두통으로 안색이 靑白色이 된다.	血虛證
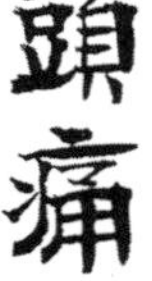	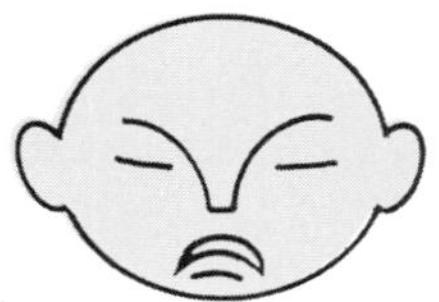	두통과 함께 속이 울꺽거리고 구역질이 난다.	痰濕에 의함
	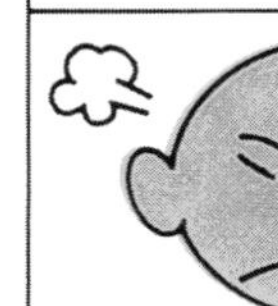	노하거나 괴로워할 때 생기는 두통. 발끈한 후에 심하게 된다.	肝火에 의함
	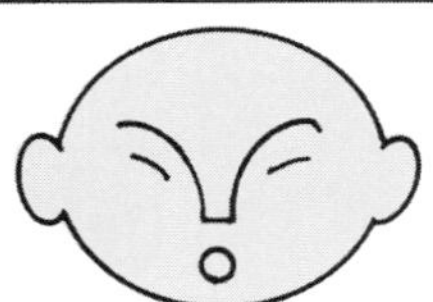	식후에 생기는 두통. 트림이 자주 나온다.	食滯에 의함

慢性下痢로 아는 診斷法

변을 보는 횟수가 많다

- 얼굴은 青白色이고 점점 여위어간다
- 몸이 나른하고, 무엇을 해도 氣力이 생기지 않는다
- 먹으면 곧바로 화장실에 가고 싶어진다

脾虛證

변의 勢가 세차다

- 아침에 일어나자마자 변이 마려운 것이 특징
- 변이 격하고 기세좋게 나오며 상태는 하얀 液狀
- 밤에 다리와 허리가 차갑고 잠이 오지 않는다

腎虛證

二便의 問診

대변이 秘結해 있어도 식욕이 있는 것은 陽結이며, 식욕이 없는 것은 陰結이다. 腹滿脹痛하는 것은 實證이며, 脹滿하지 않는 것은 虛證이다. 만성병의 경우 노인이나 임산부는 변비에 걸리기 쉽다. 이것은 血枯津燥 때문이다. 건조한 변이 나온 후 무른 변이 나오는 것은 中氣不足이다. 대변이 항상 무른 것은 脾虛이다. 이른 아침이나 새벽 전에 설사를 하는(五更泄瀉) 것은 腎虛이고, 복통을 수반하고 악취가 나는 설사는 食傷이며, 쿡쿡 찌르는 듯한 통증과 함께 赤白色의 粘液便이 나오고 裏急後重(배가 무지근한 것)인 것은 太陽濕熱에 속한다.

소변의 색깔이 青白인 것은 寒, 黃赤인 것은 熱, 혼탁하고 뇨가 시원하게 나오지 않는 것은 濕熱이다. 소변을 보는 횟수가 많은 것은 虛證, 목이 마르고 물을 자주 마시는 것은 消渴病(당뇨병과 유사한 질환)이다. 또한 배뇨시에 소변이 계속 찔끔찔끔 떨어지면서 그치지 않고 통증을 느끼는 것은 淋病이다. 소변이 기분좋게 나오지 않고 아랫배가 팽만한 것을 癃閉라고 한다. 설사하는 경우에는 일반적으로 소변이 적게 나온다.

急性下痢로 아는 診斷法

(단 세균에 의한 설사는 제외한다)

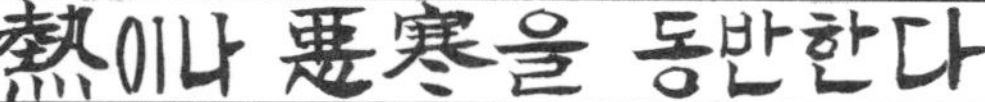

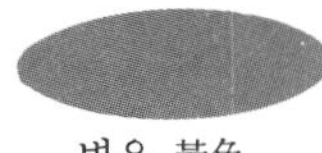

변은 黃色

설사하기 전에 격렬한 복통이 있고 설사할 대 항문 부위가 발작거리듯이 뜨겁게 된다.

熱證이다

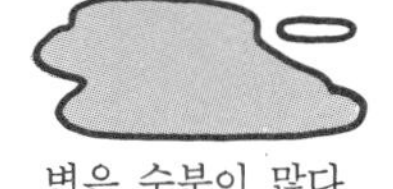

변은 수분이 많다

위나 배가 부어서 부석부석하고 몸이 나른하다. 배에서 소리가 난다.

濕邪가 침범해 있다

熱이나 惡寒을 동반하지 않는다

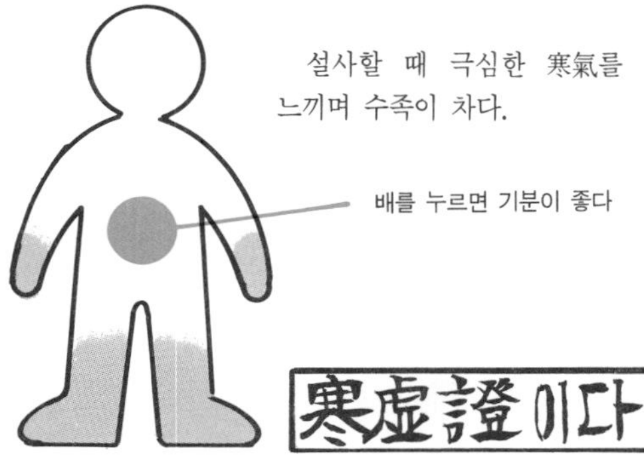

설사할 때 극심한 寒氣를 느끼며 수족이 차다.

寒虛證이다

변에 소화되지 않은 음식물이 섞여있는 것

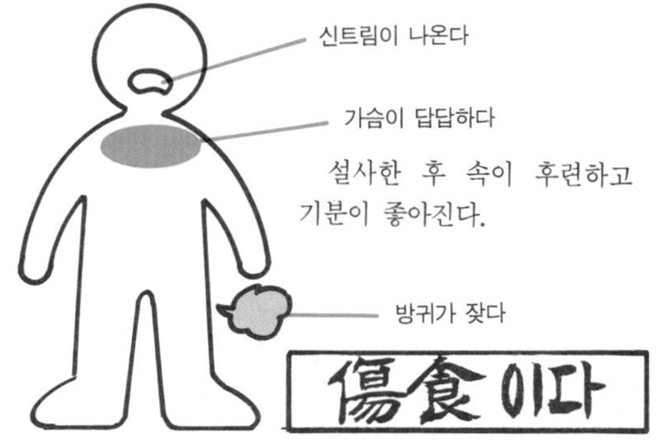

설사한 후 속이 후련하고 기분이 좋아진다.

傷食이다

음식의 問診

많이 먹어도 금방 배가 고픈 것은 胃强이며, 소화를 잘하지 못하는 것은 脾弱이다. 찬 것을 즐겨 먹는 것은 熱證이며, 아침에 먹은 것을 저녁에 토해내는 것은 寒證이다. 어린이들의 편식, 복통, 몸이 마르는 것 등은 蟲積이 원인이 되는 경우도 있다. 입이 쓴 것은 肝膽에 火가 있어서 그러하며, 입이 단 것은 脾에 濕熱이 있기 때문이다. 입이 신 것은 肝과 胃가 조화를 이루지 못하기 때문이며, 입이 짠 것은 腎虛의 水泛 때문이고, 입에서 희박한 唾液이 솟아나는 것은 胃寒 때문이다. 입이 자주 마르는 것은 眞渴이며 이것은 胃中에 火가 있기 때문이다. 물을 별로 마시지 않고, 물

찾는 맛으로 아는 診断法

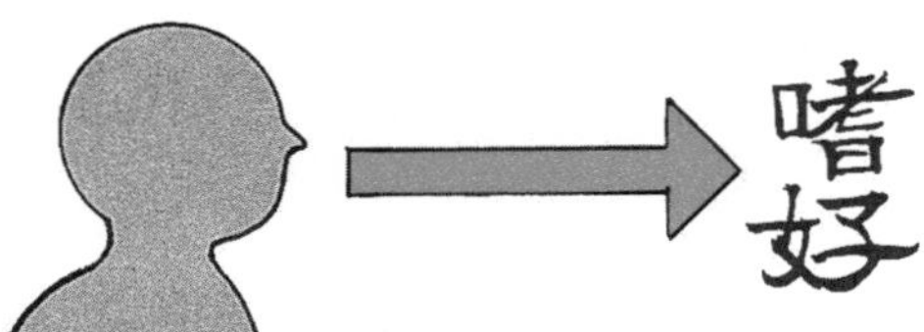

사람은 몸이 요구하는 것, 몸에 부족한 것을 찾게 된다. 그러므로 그 사람이 찾는 것을 알면 몸의 어디가 약해져 있는가를 알 수 있다. (五臟과 五味의 관계)

쓴것

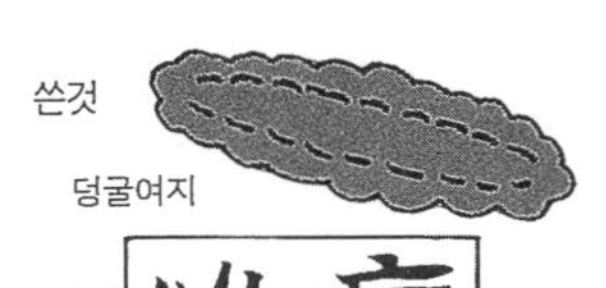

덩굴여지

쓴것을 먹고 싶어하면

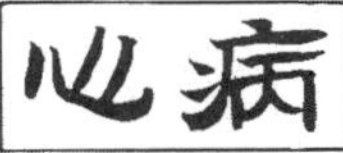

김치

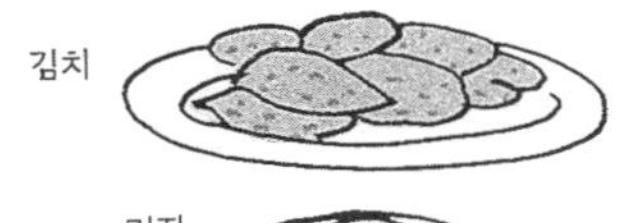

매운것

겨자

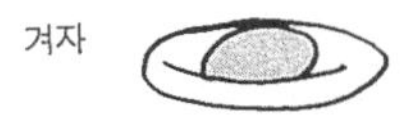

매운것을 먹고 싶어하면

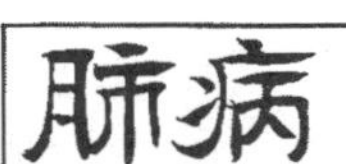

신것

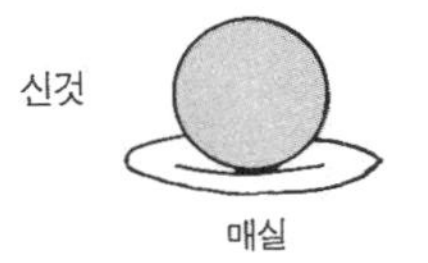

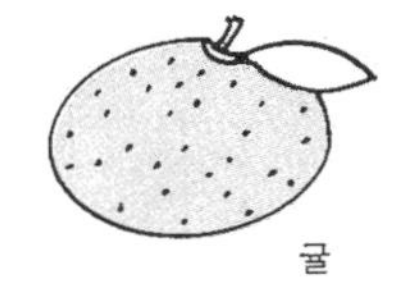

매실 귤

좋아하는 것이 신것이면

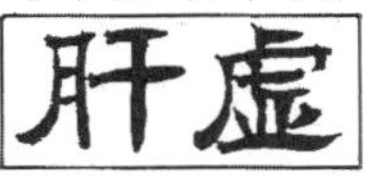

과자

단것

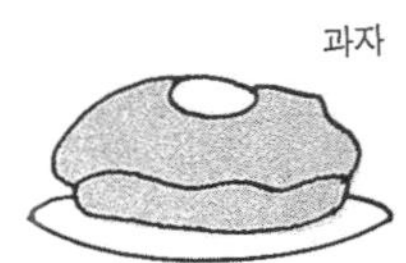

단것을 먹고 싶어하면

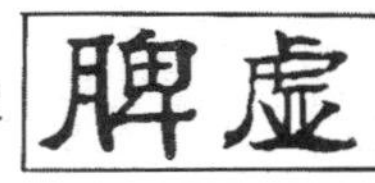

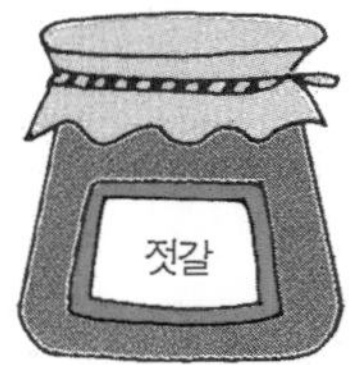

짠것

짠것을 먹고 싶어하면

腎弱

좋아하는 상태로 아는 診断法

뜨거운 것, 찬것

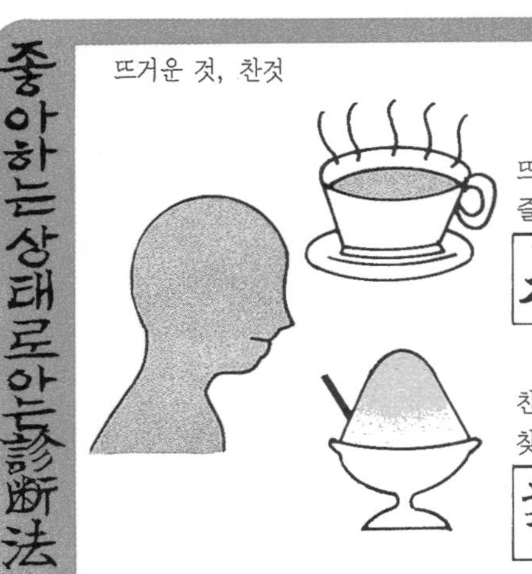

먹으면

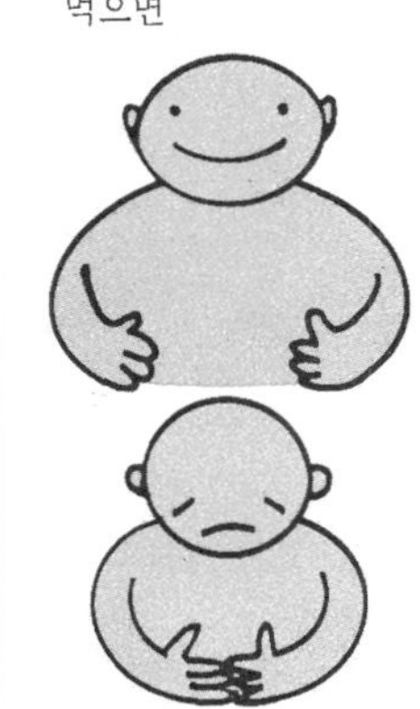

곧바로
속이 후련하다

胃強

곧바로
배가 부르다

脾弱

을 마시는 양이 많지 않은 것은 假渴이며 이것은 胃中에 濕이 있기 때문이다. 냉수를 자주 마시는 경우는 胃熱이며, 역으로 뜨거운 물을 즐기는 것은 內寒이다.

胸腹의 問診

통증이 上焦에 있으면 肺·胸膈 사이의 질병이며, 통증이 中焦에 있으면 脾胃 사이의 질병이고, 下焦에 있는 경우는 肝, 腎, 大小腸, 膀胱 사이의 질병이다. 급성병은 대부분 實에 속하고, 久病(만성병)은 대부분 虛에 속한다. 식후 통증이 완만한 것은 虛이고, 식후 배가 불러오는 것은 實이다. 통증이 완만하고 통증이 있는 곳이 일정하면 虛에 속하고 통증이 격하고 강하며 통증이 있는 곳도 일정하지 않으면 實에 속한다. 옆구리를 찌르는 듯한 통증이 있는 것은 瘀血이 있기 때문이며 脇腹이 불러서 아픈 것은 肝氣가 신장하지 못하기 때문이다.

胃痛의 모양으로 아는 診断法

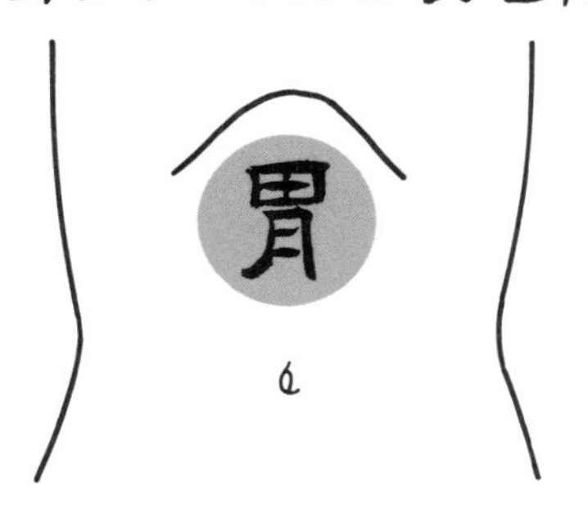

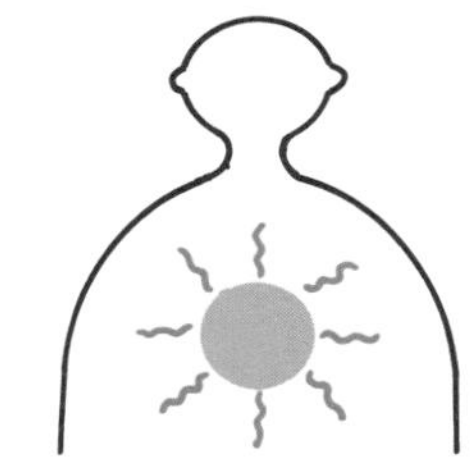

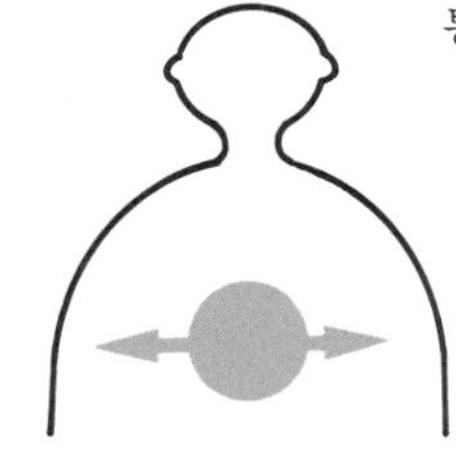

胃部가 괴롭고 식욕이 없으며 구역질이 난다
트림이 나오면 먹은 음식의 냄새가 난다
食滯에 의함

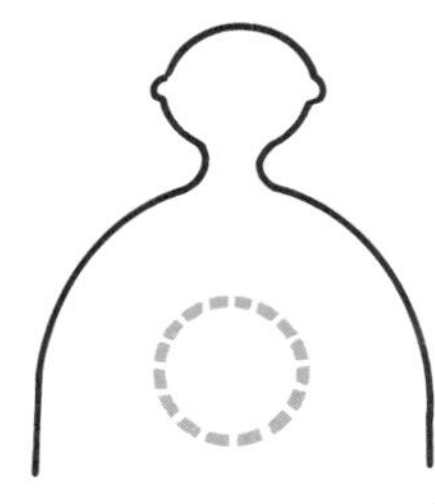

위가 찢어지는 듯이 아프다
대변이 검다
瘀血에 의함

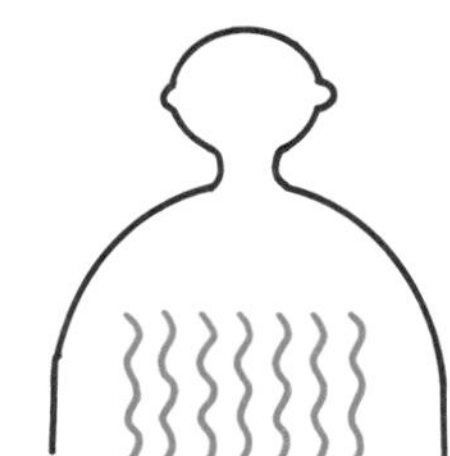

腹痛으로 아는 診斷法

배에 손을 대는 것을 싫어 한다 (實證)

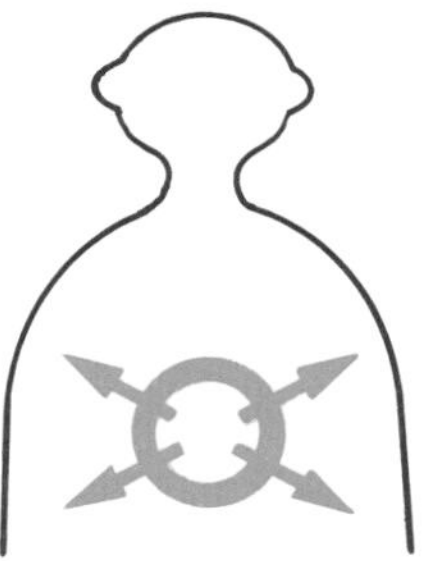

통증이 배꼽을 중심으로 하여 脇腹 쪽으로 뻗친다.

肝實證

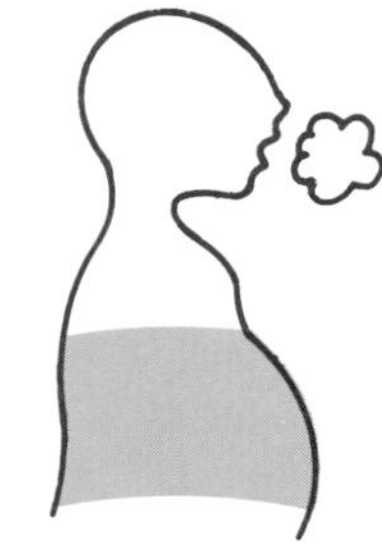

입냄새가 심하고 항상 배가 불러있는 느낌이 든다.

食積에의함

배에 손을 대는것을 좋아한다 (虛證)

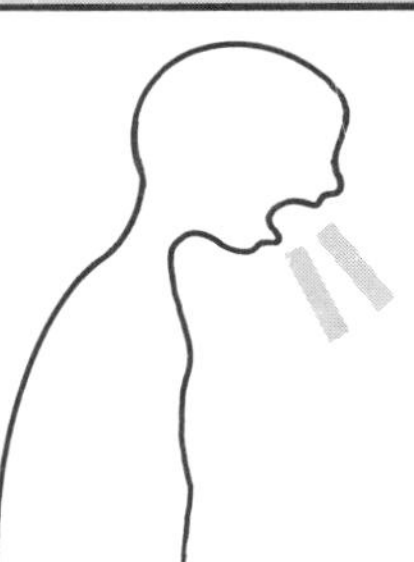

몸이 나른하고 일을 하면 통증이 아주 심해진다. 호흡이 얕고 짧다.

中虛證

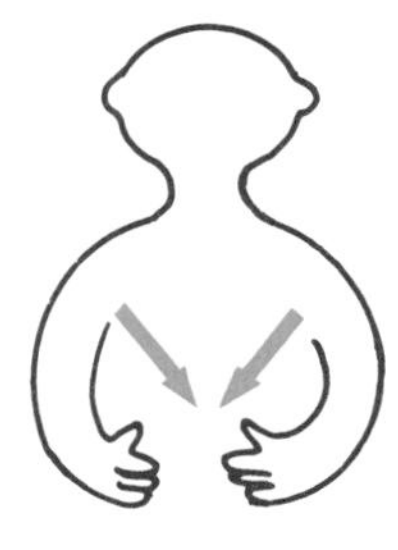

배가 콕콕 찌르는 듯이 아프며 불안, 불면. 血色은 생기가 없다.

血虛證

더운 음식물을 좋아하여 찾거나 아픈부분을 따뜻하게 하는것을좋아한다

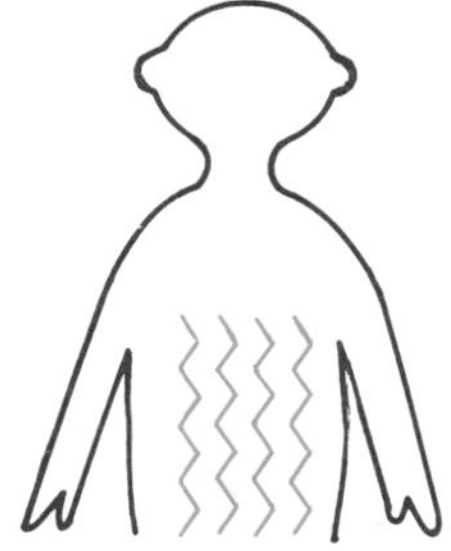

통증이 가늘고 길며 쌀쌀 아프다. 발, 허리, 손등이 차다.

實 證

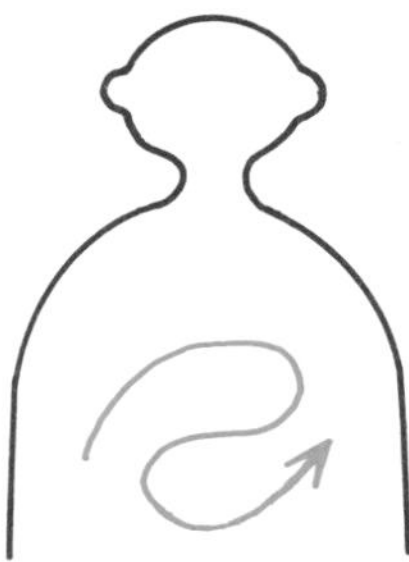

배가 부르며 통증이 여기 저기 옮겨다니고 밤중에 심하게 된다.

瘀血에의함

방귀를 뀌면 편안해 진다

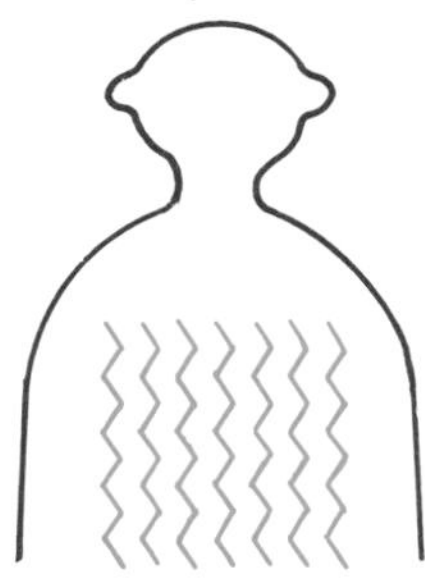

氣를 사용하면 찌르는 듯이 아프다.

혹은 배 밑에 공기가 차 있는 듯한 느낌이 든다.

氣滞에의함

急性症狀으로아는 診斷法

급성 증상은 ●로 표시한 부위에 나타나는 수가 많으며 五臟과 관계가 있다

肝

肺
心

脾

腎

가슴이 아프거나
손끝이 떨리는 것은

心에邪氣 가 침범해 있다

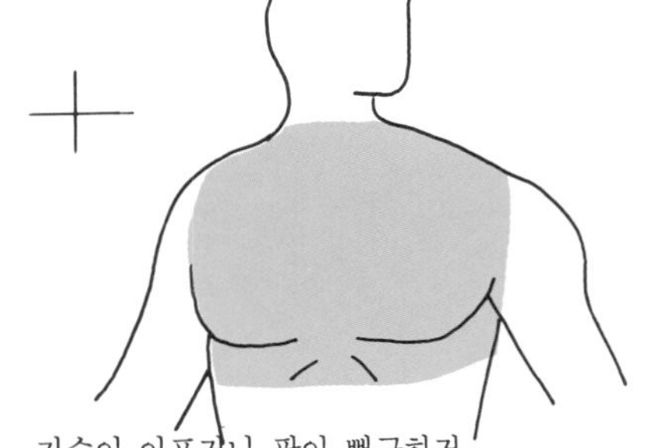

가슴이 아프거나 팔이 뻐근하거나 저리면

肺에邪氣 가 침범해 있다

〔五臟과 급성 증상의 관계〕

邪氣가 각 臟器를 침범하면 그림으로 나타낸 부위에 증상이 나타난다

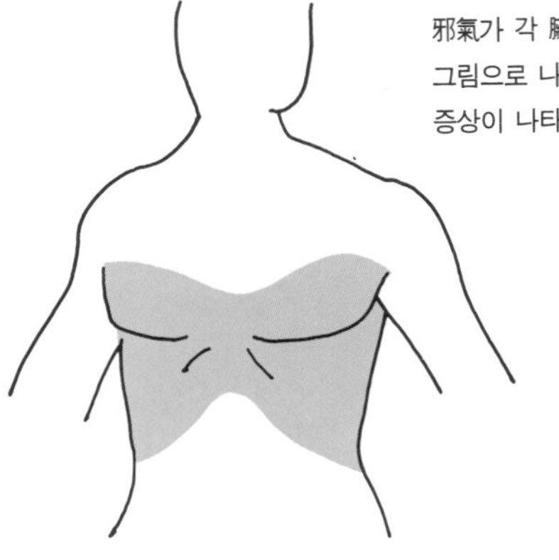

옆구리나 肋骨을 중심으로 아프거나 고통스러우면

肝에邪氣 가 침범해 있다

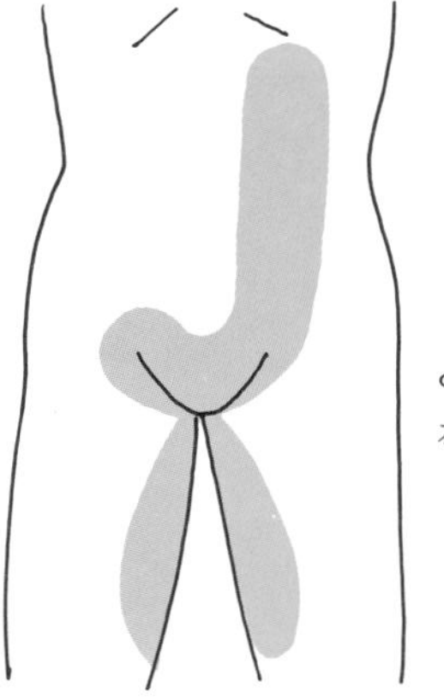

주로 배꼽 왼쪽을 중심으로 복통이 있고 다리 가랑이 쪽지에서 넓적다리 부근이 아프거나 나른하면

脾에邪氣 가 침범해 있다

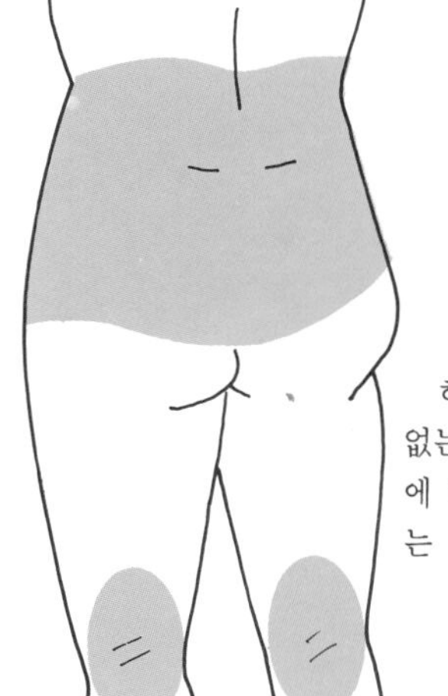

허리가 아프거나 허리에 힘이 없는 등의 증상. 오금(무릎 안쪽)에 힘이 없는 등의 증상이 나타나는 것은

腎에邪氣 가 침범해 있다

慢性症狀으로 아는 診斷法

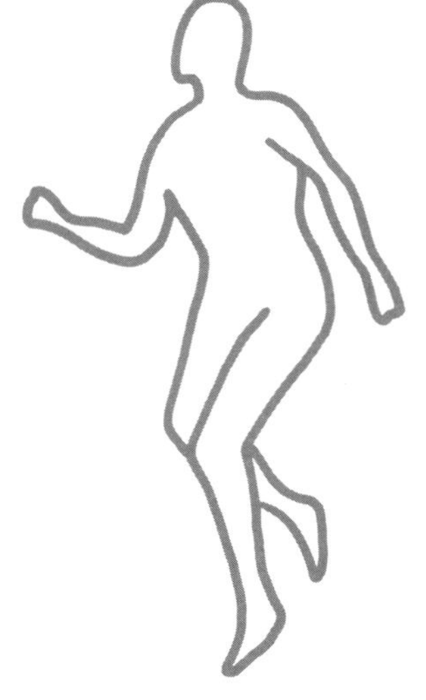

지속성의 증상에는
반드시 원인이 있다

머리나 목덜미를 중심으로…

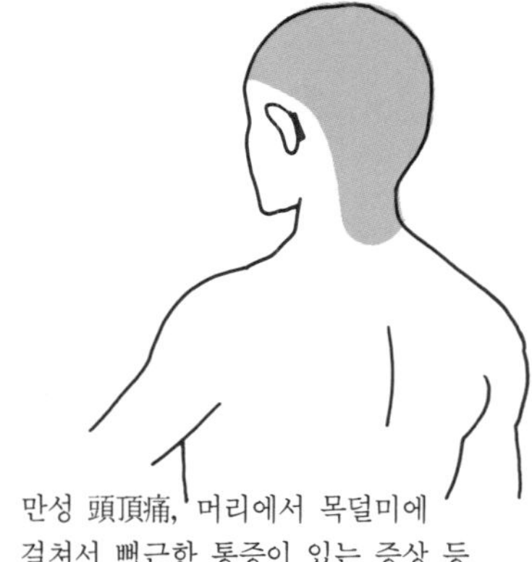

만성 頭頂痛, 머리에서 목덜미에
걸쳐서 뻐근한 통증이 있는 증상 등

肝 病 을 의심해 본다

가슴이나 옆구리를 중심으로…

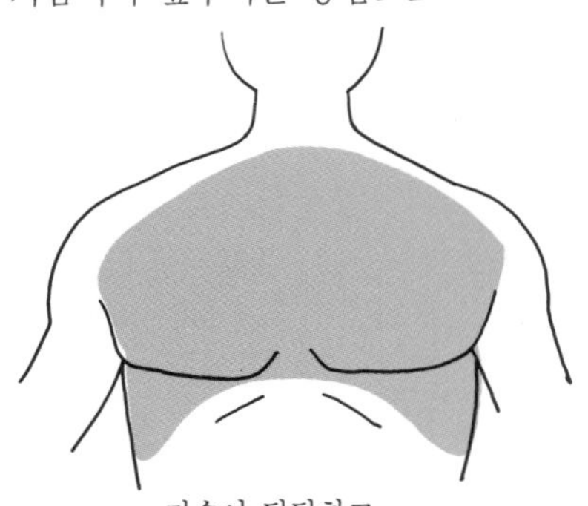

가슴이 답답하고
옆구리가 아픈 증상

心 病 을 의심해 본다

척추를 중심으로…

척추를 중심으로
만성 증상이 나타난다

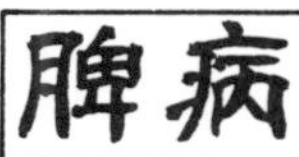

을 의심해 본다

어깨나 등을 중심으로 …

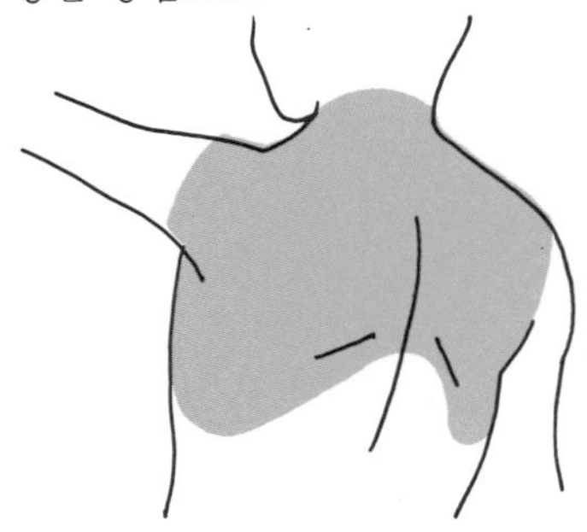

어깨가 결리고 등이 아픈 증상

肺 病 을 의심해 본다

허리나 가랑이를 중심으로…

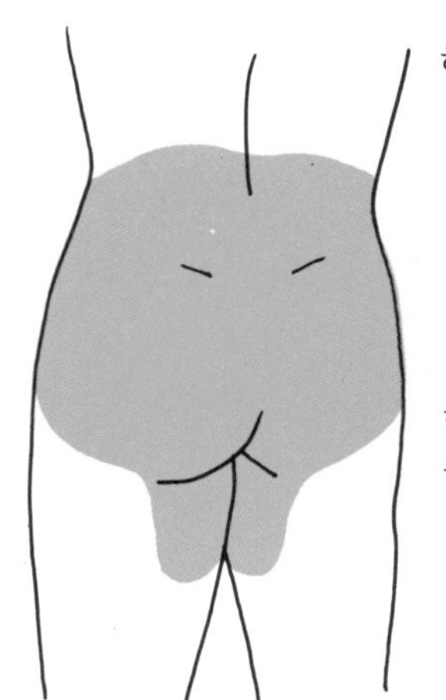

허리나 가랑이를 중심으로
통증이 있고 만성적으로 나른하다

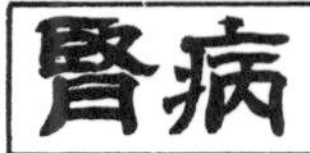

을 의심해 본다

귀의 問診

귀는 少陽의 경맥이 통하고 있는 곳이기 때문에 少陽病에서는 난청을 일으키는 경우가 있다. 습진에서도 耳聾이 생기는 수가 있는데 이것은 모두 實證에 속한다. 久病에서 일어나는 난청이나 耳聾은 대체로 氣虛, 腎虛에 속한다. 耳聾의 초기에는 흔히 耳鳴현상이 나타나며, 潮音과 風音과 같은 것은 風熱이며 매미 울음소리와 같은 것은 陰虛이다. 귀에서 膿이 나오거나 귀가 붓는 것은 濕熱에 의한 것이다.

수면의 問診

불면 또는 숙면을 이루지 못하고 자주 꿈을 꾸며, 심장이 뛰거나 심신이 불안한 증상을 수반하는 것은 心血不足, 肝血不足에 속한다. 잠을 전혀 자지 못하는 것은 陰虛火旺에 속한다. 중증의 불면이 계속되고 心火의 증상만이 아니라 腎虛의 증상까지 있는 것은 腎不交(心腎의 상호의존이 파괴된 상태)이다. 이밖에 痰火上擾(진한 痰이 胸中을 막아 현기증이 아주 심한 것), 脾胃虛弱, 소화불량에서도 불면이 생긴다.

그밖의 問診

과거의 病歷, 持病의 有無 등을 아는 것도 현재의 질병을 파악하는 데 중요한 요소이다. 부인의 경우에는 때로 月經歷이나 姙娠歷도 주의해서 물어보아야 한다. 乳幼兒의 경우에는 哺乳의 상황이나 예방접종 등을 보호자로부터 청취한다.

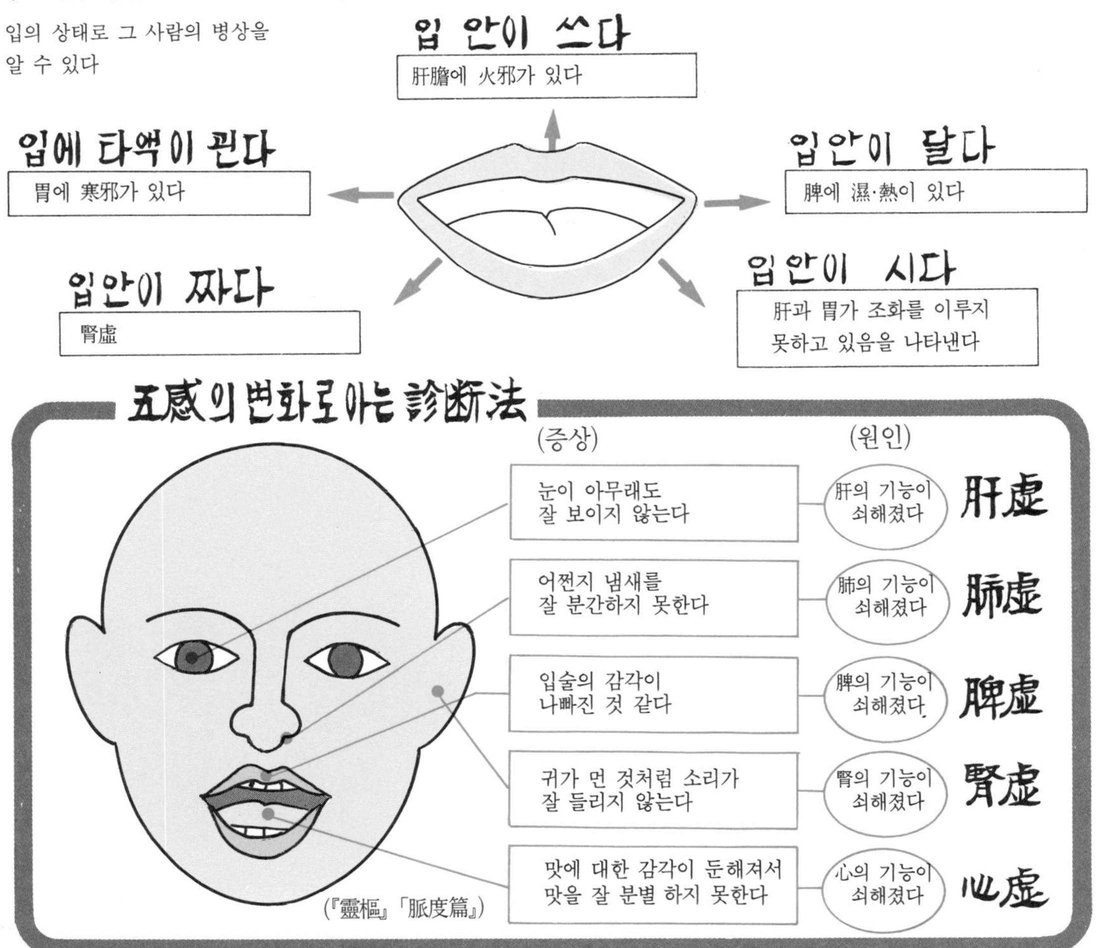

(『靈樞』「脈度篇』)

꿈으로 아는 診斷法 (『靈樞』「淫邪發夢篇」)

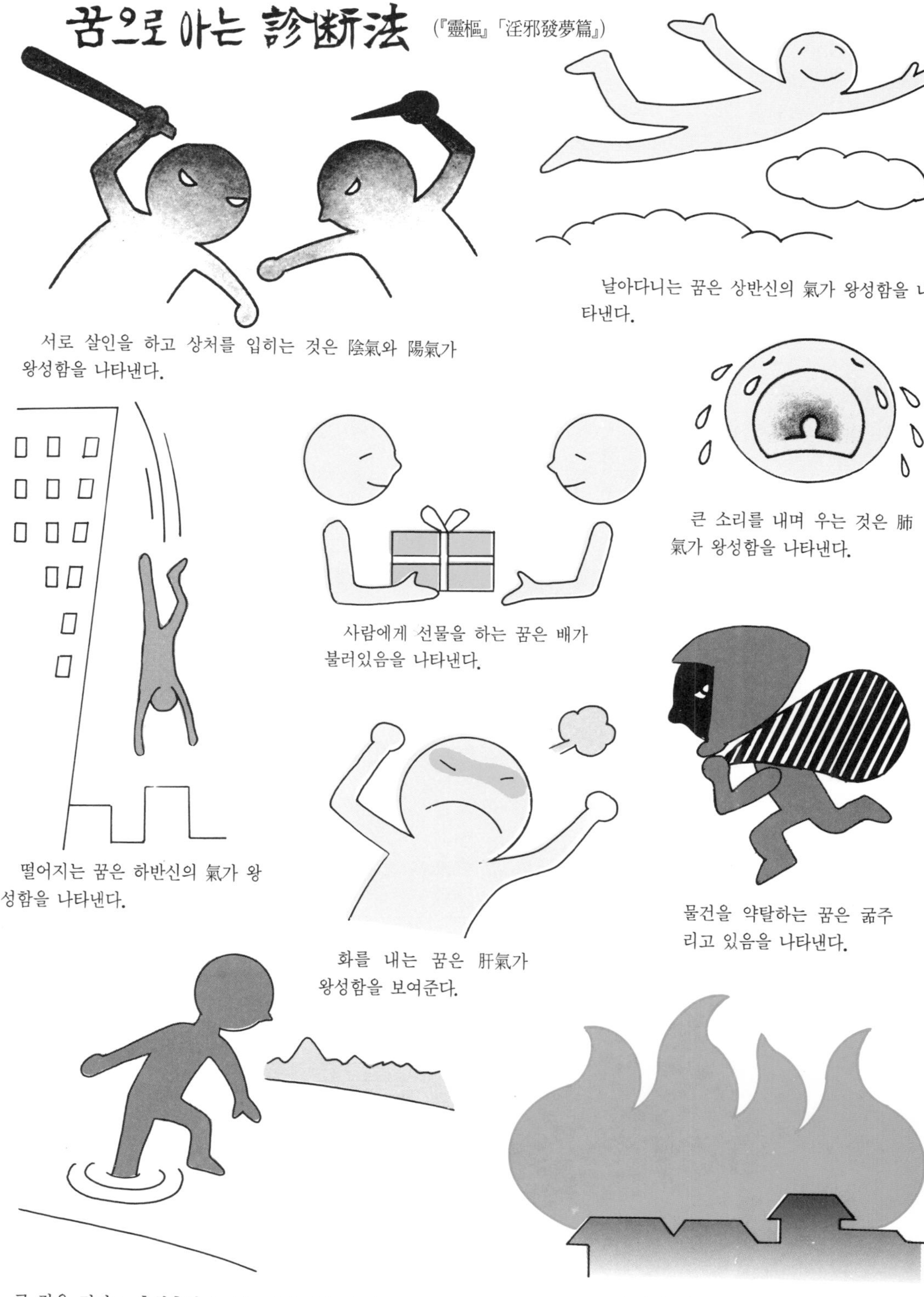

서로 살인을 하고 상처를 입히는 것은 陰氣와 陽氣가 왕성함을 나타낸다.

날아다니는 꿈은 상반신의 氣가 왕성함을 나타낸다.

큰 소리를 내며 우는 것은 肺氣가 왕성함을 나타낸다.

떨어지는 꿈은 하반신의 氣가 왕성함을 나타낸다.

사람에게 선물을 하는 꿈은 배가 불러있음을 나타낸다.

화를 내는 꿈은 肝氣가 왕성함을 보여준다.

물건을 약탈하는 꿈은 굶주리고 있음을 나타낸다.

큰 강을 건너고 흠칫흠칫 놀라는 꿈은 陰氣가 왕성함을 보여준다.

큰 불이 나는 꿈은 陽氣가 왕성함을 보여준다.

●切診

切診이란 의사의 손으로 환자 몸의 여러 부위를 쓰다듬거나 어루만져서 病狀을 파악하는 방법으로 여기에는 脈診과 觸診이 있다. 한방에서는 脈診과 觸診 모두가 중요하다.

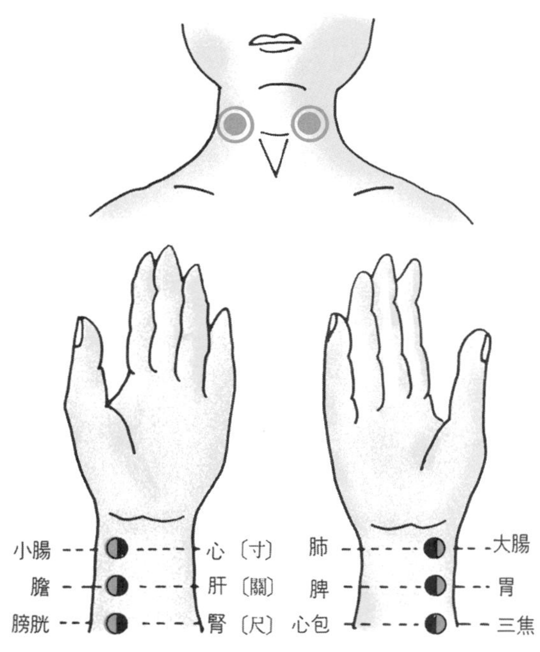

▲脈을 보는 위치는 人迎穴(結喉의 양측) 혹은 寸口(손목)이다. 그러나 현재 일반적으로 이용되고 있는 것은 寸口이다.

맥박의 陰陽 (『素問』「陰陽別論篇」)

陰	일반적으로 푹 들어가는 느낌 조용한 것 늦는 것
陽	일반적으로 밀어내는 느낌 움직이는 것 빠른 것

脈診

切脈, 候脈이라고도 한다. 인체의 經脈은 氣血이 운행하는 길이고, 氣血의 府이며, 心이 주관하는 곳이기 때문에 脈診은 환자의 氣血의 盛衰, 虛實의 趨勢, 病狀의 順逆이나 進退, 正氣의 상태를 분석하는 데 아주 유용하다.

● 脈診의 방법

의사가 食指와 中指, 藥指를 환자 양손의 寸口, 즉 橈骨動脈 부위에 갖다 대서 脈象(맥박의 상태)를 식별한다. 橈骨動脈이 박동하고 있는 곳을 寸, 關, 尺의 세 부위로 나누어 손바닥에 가까운 高骨(橈骨莖狀突起) 부위를 關이라고 하고 關의 앞을 寸, 關의 뒤를 尺이라 한다. 양손에 각각 세 곳이 있기 때문에 이것을 左寸, 左關, 左尺, 右寸, 右關, 右尺이라 하며 합하여 六脈이라고 한다. 이 六脈으로 내장의 氣를 미루어 알 수 있다. 左寸에서는 心과 小腸, 右寸에서는 肺와 大腸, 左關에서는 肝과 膽, 右關에서는 脾와 胃, 左尺에서는 腎과 膀胱, 右尺에서는 心包와 三焦의 氣를 식별하는 것이 현재 이용되고 있는 일반적인 방법이다.

맥을 짚을 때는 일반적으로 의사의 食指로 환자의 寸部를, 中指로 關部를, 藥指로 尺部를 切診한다. 세 손가락으로 동시에 切診하는 것을 總按이라고 하는데 세 손가락으로 따로따로 切診하는 경우도 있다. 즉 寸部를 切診한 후에 關部를, 그리고 나아가서 尺部를 切診하는 수도 있다. 이것을 單診이라고 한다.

● 脈象의 분류

切診할 때 느껴지는 맥박의 박동 形象을 脈象이라고 한다. 脈象에는 한 번 호흡하는 시간 내에 박동하는 횟수, 박동시의 힘의 강약, 형태의 大小, 粗細, 長短, 滑澁, 맥이 고르게 뛰고 있는가 아닌가 등이 포함된다.

정상적일 때 脈象은 완만하고 고르며 往來가 같고, 너무 빠르거나 늦지 않으며, 넓지도 좁지도 않고 높지도 낮지도 않으며, 균일한 상태로서 한

脈象		病象	
浮脈	가볍게 짚으면 손가락에 박동이 느껴지고 세게 짚으면 감이 약하게 된다.	表證	主病은 表證 久病은 虛證 유력한 表實 무력한 表虛
革脈	浮하며 아주 힘이 있다.	表寒	極盛
濡脈	가볍게 짚으면 손가락에 바로 감이 오지만 아주 약하고, 면화를 물에 적신 것 같이 느껴진다. 浮하며 매우 힘이 없다.	陽虛	腎虛 髓竭精傷 虛證 또는 有濕氣
實脈	浮中沈하며 모두 박동이 크고 또 힘이 있다.	實證	火邪
虛脈	浮中沈하며 모두 박동이 가늘고 연약하며 힘이 없다.	血虛	傷暑 虛證
芤脈	浮하고 大하며 짚으면 속이 비어있다.	大出血證	
沈脈	가볍게 짚으면 느껴지지 않고 세게 짚으면 느껴진다.	裏證	虛寒證 유력한 裏實 무력한 裏虛
伏脈	뼈에 도달할 때까지 누르면 비로소 느껴진다.	病邪의 深伏	
牢脈	沈하며 堅實	堅積	
弱脈	虛하고 沈小. 沈하고 힘이 없어서 살짝 짚어야 느껴진다.	陽衰	主病 : 血不足
遲脈	한 호흡에 3拍 이하(4拍에 이르지 못함)	寒證	유력한 積寒 무력한 虛寒
緩脈	한 호흡에 4拍	無病	대체로 건강한 사람의 脈. 病證이 있는 경우 대부분 寒 또는 濕 濕邪에 속한다. 혹은 병세 호전
結脈	늦고 정기적으로 멈춘다.	積滯	內凝
代脈	멈추지만 규칙적으로 멈춘다.	위독상태	
散脈	멈추는 횟수가 일정치 않으며 누르면 浮亂	腎氣衰敗	
数脈	한 호흡에 6拍 이상	熱證	유력한 實熱 무력한 虛熱
動脈	關上에 있으며 빠르고 頭尾가 없다.	驚證	痛證
促脈	빠르며 불규칙하게 멈춘다.	火證	기분의 沮害
疾脈	한 호흡에 7~8拍	陽邪의 亢盛	眞陰이 고갈되려 한다
滑脈	박동의 느낌이 원활하고 흐름이 좋으며 往來가 매끄럽다.	無病	痰證 宿食(食積) 孕婦(姙婦)
弦脈	손에 느껴질 때 탄력이 풍부하고, 활의 현에 손을 댄 느낌	肝氣	痰飮病證 主病 : 肝病 諸痛 痰疾
緊脈	去來에 힘이 있다.	寒證	痛證
長脈	크지도 작지도 않고 본래의 부위를 초과한다.	氣逆火盛	
洪脈	짚으면 크고 힘이 강한 맥이 오고, 약간 勢가 약해져서 간다. 크며 올 때 勢가 있고, 갈 때 勢가 약해진다.	邪盛火亢	主病 : 熱盛
澁脈	매우 澁滯하며 뻗어나지 못한다.	血少	血寒 血瘀 氣滯
短脈	손가락으로 짚으면 회전하며, 짧다.	不足의 證	元氣 虛衰
微脈	아주 가늘어 누르면 끊어지려고 한다.	亡陽	氣血兩虛
細脈	가늘고 실과 같다. 가늘지만 微脈에 비하여 힘이 있다.	血少	氣血兩虛 氣衰 濕證

脈의 種類

- 鉤脈 ── 힘이있는脈 (올 때 강하고 물러갈 때 수그러드는, 釣針과 같은 脈)
- 毛脈 ── 무력한脈 (극히 경미하며 바람에 날리는 깃털과 같은 脈)
- 弦脈 ── 强勁하고빠른脈 (활 시위를 당긴 느낌을 주는 脈)
- 石脈 ── 도중에 꼭 끊겨 버릴것같은脈 (물속에 가라앉은 돌과 같이 깊고 견고한 脈)
- 滑脈 ── 強하지도 弱하지도 않고 평탄하게흐르는脈
- 平脈 ── 各 季節에 따르는 正常狀態의 脈

(『靈樞』「邪氣臟腑病形篇」)

번 호흡할 때 4~5회 박동한다.

脈象은 28종류로 나누어진다. 그러나 이 28脈이 단독으로 나타나는 경우는 극히 적으며 통상 두 종류 이상이 같이 나타난다. 예를 들면 浮緊, 滑數, 微弱, 浮緊數의 상태로 나타난다. 脈象과 주요한 病象은 218쪽의 표에 나와 있다.

〔五臟과 脈〕 (정상적인 脈)

心脈	珠玉이 끊임없이 계속 굴러흐르는 듯한 脈
肺脈	마치 마른 콩깍지가 펄럭이며 떨어지는 듯한 脈
肝脈	손짓하여 부르는 것과 같으며, 대나무 장대 끝처럼 탄력성이 있는 脈
脾脈	닭의 걸음걸이처럼 온화하고 경쾌하며 규칙적인 脈
腎脈	끙끙대는 것처럼 빠르게 이어지며 원할하고 또 속이 견고한 脈

◀ "脈은 胃氣에서 來源한다"(『素問』, 「平人氣象論」)고 하며, 脈은 胃氣에 의해서 통제된다. 결국 胃氣가 정상이면 脈도 정상이며 胃氣가 어떠한 원인으로 인해 흐트러지면 脈도 흐트러진다. 또한 脈과 五臟을 결합하여 생각할 수도 있다. 즉 각각의 臟에는 왼쪽 표처럼 脈이 뛰는 방식에 특징이 있다.

〔五季와 脈象〕 (『素問』, 「平人氣象論篇」)

	脈의 상태	원 인	병 명
春	(정상적인 맥) 微弦脈(활의 시위를 약간 당긴 감이 있는 脈)		
	① 弦의 긴장이 어느 정도 강하다	胃氣가 적어 肝氣가 脈에 노골적으로 나타나기 때문	간 장 병
	② 弦만 급하고 온화한 胃氣가 없다		심 장 병
	③ 脈 중에 毛脈이 섞여 있다		가을이 되어 발병함을 의미한다
夏	(정상적인 맥) 微鉤脈(올 때-脈이 뛰기 시작할 때-강하고 갈 때 衰微하는 脈)		
	① 올 때 강함을 확실히 알 수 있다	胃氣가 약하여 心氣가 드러나게 된다	심 장 병
	② 올 때만 확실히 두드러진다	(胃氣가 없다)	死 病
	③ 脈은 매끄럽지만 石脈이 있다		겨울이 되어 발병함을 의미한다

長夏	(정상적인 맥) 微耎弱脈(아주 연약한 脈)		
	① 脈이 지나치게 약하다	胃氣가 부족하여 脾氣가 드러나게 된다	脾 病
	② 代脈이 느껴진다	胃氣가 없다	死 病
	③ 연약한 脈속에 石脈이 있다		겨울이 되어 발병함을 의미한다
秋	(정상적인 맥) 微毛脈(약간 경미한 脈으로 바람이 날리는 깃털과 같은 느낌의 脈)		
	① 脈이 공중에 떠 있고 아주 경미함	胃氣의 부족으로 肺氣가 드러나게 된다	폐 병
	② 완전히 毛脈	胃氣가 없을 때	死 病
	③ 脈 중에 弦脈이 있다		봄이 되어 발병함을 의미한다
冬	(정상적인 맥) 微石脈(물속에 가라앉은 돌처럼 견고한 느낌의 맥)		
	① 石脈만 드러나게 된다.	胃氣가 부족하여 腎氣가 드러나게 된다	腎 病
	② 완전히 石脈		死 病
	③ 脈속에 鉤脈이 섞여 있다		여름이 되어 발병함을 의미한다

▲각각의 계절에는 각 脈이 정상적으로 뛰는 방식이 있다. 이 표는 이것을 종합한 것이다.

각 계절에 정상적인 脈과 다른 이상한 脈이 있으면 이 상태를 보아 진단하거나 질병을 예측할 수 있다.

脈으로 아는 診斷法

	脈의 상태	원 인	병 명
1	脈의 반응이 짧다(短脈)	陽氣부족	두통이 있음을 나타낸다
2	脈의 반응이 길다(長脈)	陰氣과다	足脛痛이 있음을 나타낸다
3	반응이 급하고 비틀거리며(促脈) 그 위로 脈이 밀고 올라온다	上部의 陽氣가 왕성	肩背痛의 징후
4	脈이 沈하며 견고하다	陰氣과다	질병이 몸의 깊은 곳에 있다
5	脈이 浮하고 왕성하다	陽氣과다	질병이 體表에 있다
6	脈이 沈하고 약하다	陽氣有余 陰氣旺盛	寒熱病(발열오한을 前症으로 하는 병)임을 나타낸다
7	脈이 沈하고 옆으로 비스듬하다	陰이 內에서 뭉쳐 있다	脇下에 積滯가, 腹中에 鬱積이 있거나 거기에 疼痛이 있다
8	脈이 沈하고 급하다	過陰·過陽	寒熱이 往來함을 나타낸다
9	脈이 盛滑하며(오고가는 것이 크고 매끄럽다) 견고하다	陽脈	병이 體表에 있음을 나타낸다
10	脈이 작지만 충실하며(小實脈) 견고하다	陰脈	병이 體內에 있음을 나타낸다 (病邪가 깊이 침범한 만성병)
11	脈이 매끄럽고 浮하며 빠르다	實證	병의 초기임을 나타낸다
12	脈이 弦脈이며 급하다	陰氣滯積	腹部에 氣血이 뭉친 덩어리가 있음 (때로는 下腹部에 悶痛이 있다)
13	脈이 매끄럽고 빠르다	陽脈	風邪임을 나타낸다
14	脈이 막혀있는 느낌이 있다(澁脈)	陰脈	痺病임을 나타낸다
15	脈이 온화하고(緩) 매끄럽다		내부에 열이 있는 병
16	脈이 왕성하고 緊하다	陰陽相拍	脹滿病임을 나타낸다

〈참고〉

얼굴의 五色과 脈狀에 관하여(218쪽 참조)

"赤色인 사람의 脈은 鉤脈, 黃色인 사람의 脈은 代脈, 白色인 사람의 脈은 毛脈, 黑色인 사람의 脈은 石脈, 色과 脈이 일치하지 않는 사람으로서 그 불일치가 相剋關係에 있으면 死病이다"

(『靈樞』「邪氣臟腑病形篇」)

脈과 皮膚로 아는 診斷法

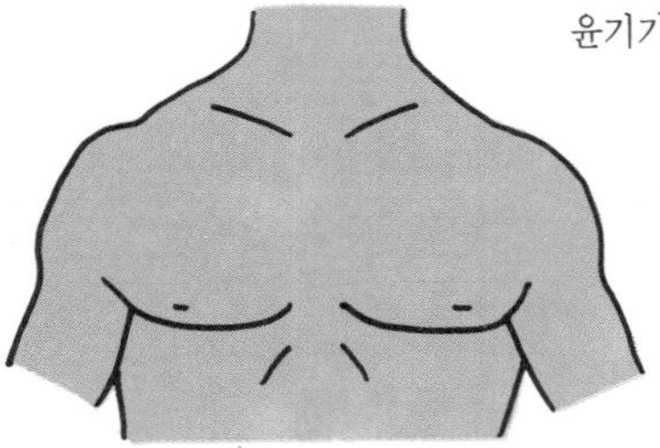

氣血不足으로 피부가 꺼칠꺼칠하고 윤기가 없다. 脈이 느슨하다.

(권태 · 脫力의 證)

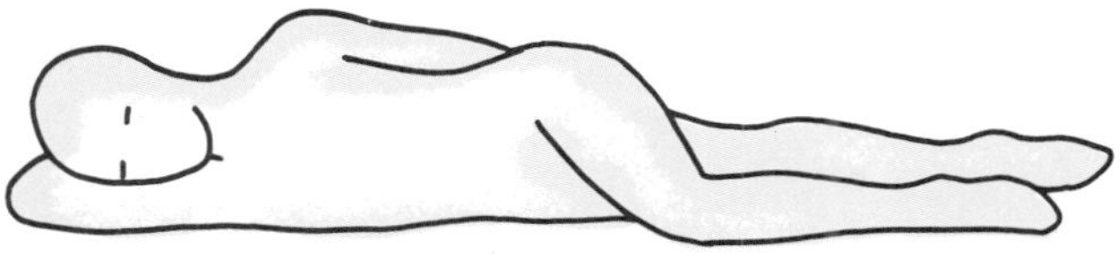

氣血不足으로 몸을 즉시 옆으로 눕히며, 북을 두드리듯이 脈만 빠르다.

배꼽 부분에 靜脈의 靑筋이 두드러지는 것은 氣血減少를 의미한다.

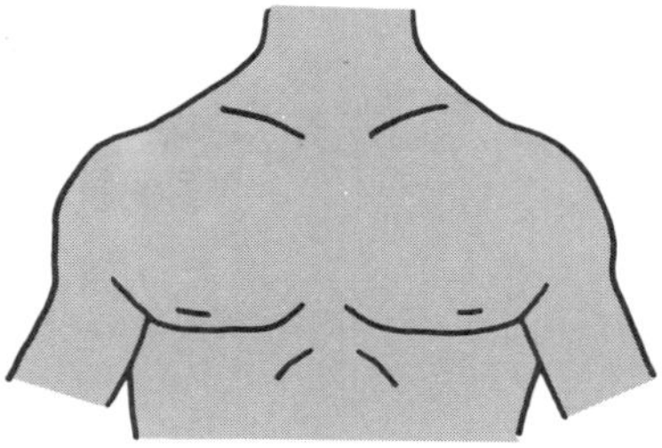

피부가 꺼칠꺼칠하고 脈이 매끄러우며 발한한다. (陽氣가 內에서 넘침을 나타낸다)

脈이 거칠고 피부에 열이 있다 (內에 寒氣가 있음을 나타낸다. 예를 들면 下痢症 등이 있다)

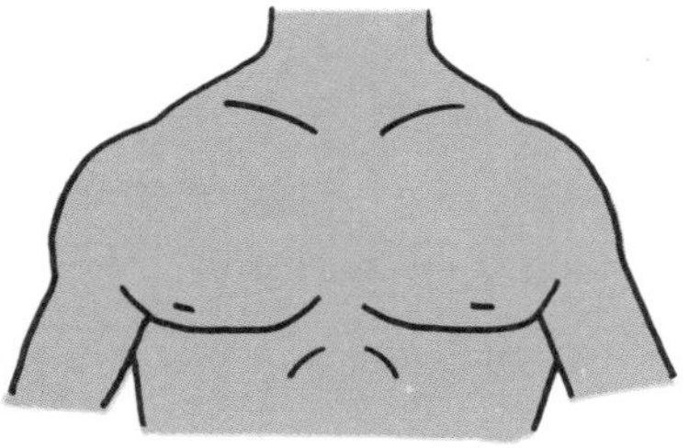

피부가 차고 脈이 가늘다. (內에 寒氣가 있음을 나타낸다. 예를 들면 下痢症 등이 있음을 나타낸다)

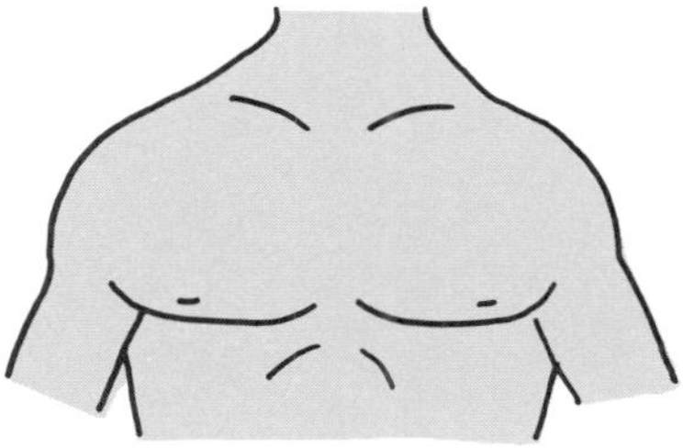

脈박수와 호흡의 관계

▶ 건강한 사람의 맥박수는 '들이쉬고 내쉬는' 吸 한 호흡 동안에 4회 박동하는 것을 표준으로 한다.

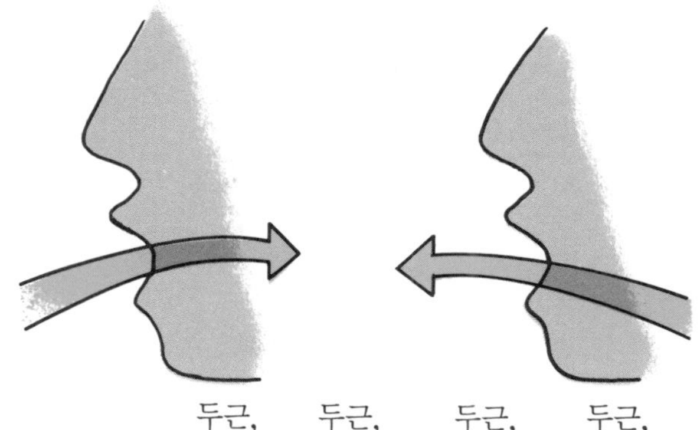

두근, 두근, 두근, 두근,

한 호흡 동안에 4박동‥‥
건강한 사람의 박동수

觸診

의사의 손으로 환자 몸의 특정한 부위를 按撫하여 그 반응을 관찰하는 것으로서 일반적으로는 皮膚觸診, 四肢觸診, 胸腹部觸診, 兪穴按診이 있다.

● 피부

(『難經』, 「十六難」)

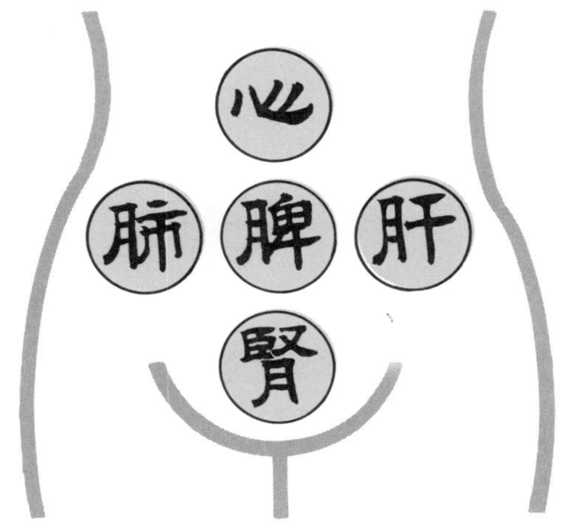

肝 —— 배꼽 왼쪽에 動氣가 있다
心 —— 배꼽 위쪽에 動氣가 있다
脾 —— 배꼽 부분에 動氣가 있다
肺 —— 배꼽 오른쪽에 動氣가 있다
腎 —— 배꼽 밑쪽에 動氣가 있다

} 이곳을 만지면 딱딱하거나(牢) 아프다

체표면의 寒, 溫, 潤, 燥를 식별한다. 피부 표면의 寒溫은 대체로 체온의 高低를 반영하고 있기 때문에 예를 들어 熱邪가 體內에 머물러 있을 때는 사지에 열이 상당히 높다. 또한 이 때에는 胸腹이 灼熱하고 있는 등의 경우도 있으므로 전신적인 진찰을 해야 한다. 또한 피부의 潤燥는 땀이 많고 적음을 반영하고 있는데 여기에서 중요한 것은 피부의 潤燥는 피부의 寒溫과 결합하여 판단해야 한다는 점이다. 질병의 초기에 체온이 높고 피부가 건조하면 이것은 表實의 熱이다. 또한 체온이 높고 濕潤하면 대체로 氣 부분의 熱이다(氣虛에 의한 熱, 땀이 나오고 열이 내려가는 경우도 있다). 피부가 濕冷하면 亡陽虛脫에 주의해야 한다(땀이 나오고 열이 내려 피부가 차가워지는 경우도 있으므로 주의해야 한다). 피부가 건조하고 잔주름이 촘촘하면 傷津脫液, 氣陰大傷이다. 만성병으로 피부가 건조하지 않고 만지면 손을 찌르는 듯이 꺼칠꺼칠한 것은 陰血이 부족하고 瘀血이 內結해 있기 때문이다. 體表를 가볍게 누르면 움푹 들어가 원래의 모습으로 되돌아 오지 않는 것은 水腫이고 탄력성이 있는 것은 氣腫 또는 虛胖이다.

● 四肢

'사지는 諸陽의 本'이기 때문에 사지의 寒溫을 진단하면 陽氣의 存亡을 예측할 수 있다. 사지에 온기가 없는 것은 陽虛의 일종으로 厥冷한 것은 亡陽 또는 熱邪의 內閉이다. 몸에 열이 있고 손가락 끝만 찬 것은 亡陽虛脫 또는 熱閉痙厥의 前兆이며 특히 어린이의 경우에는 주의해야 한다. 손바닥과 발바닥에 열이 있고 心中의 煩熱을 호소하는 경우는 陰虛에 의한 熱의 증상이다. 寒溫 이외의 사지 觸診으로는 운동마비, 奇形의 有無에도 주의할 필요가 있다.

魚腹은 小腸의 바로미터

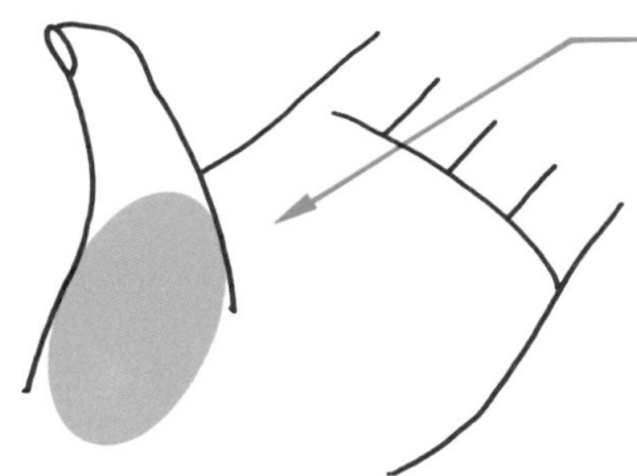

小腸에 이상이 있으면 이 魚腹의 피부색이 변화한다. 예를 들면 손바닥 전체와 비교하여 紫色을 띠고 있으면 요주의. 또한 한방에서는 魚腹의 탄력성을 봄으로써 그 사람이 長生할 수 있는가 아닌가를 조사한다. 물론 탄력성이 있는 것이 좋다.

● 胸腹

臟腑의 病變을 추측하는 觸診이다. 胸部에서는 주로 '虛里'의 박동을 진찰한다. 虛理는 좌측 유방 밑(심장)이다. 이곳을 만질 때 박동이 약하여 손으로 박동을 느낄 수 없거나(宗氣內虛), 지나치게 강하게 느껴지는 것(宗氣外泄)은 모두 心氣의 부족을 나타낸다. 복부에서는 病變이 脘腹(中上腹)에 있으면 胃, 양 옆구리 밑(左上腹과 右上腹)에 있으면 肝膽, 腰部에 있으면 腎, 배꼽 주위에 있으면 脾胃 또는 大·小腸, 下腹에 있으면 肝, 膀胱, 腎에 속한다. 또한 누른 후에 배가 더욱 불러오는 경우는 대체로 熱痛, 實痛에 속한다.

배가 땡땡해 있어서 이곳을 누르면 아픈 것은 實, 통증이 없는 것은 虛, 따뜻한 손으로 만져주는 것을 좋아하는 것은 寒, 찬 것에 가까이 가려고 하는 것은 熱에 속한다. 복부에 뭉친 데가 있어서 문지르면 부드러워지고 없어져버리는 증상은 氣滯에 의해서 생기는 경우가 많다. 뭉친 것이 비교적 딴딴하고 없어지지 않는 증상은 瘀血, 痰水 등의 實邪가 積滯하여 생긴 것이다.

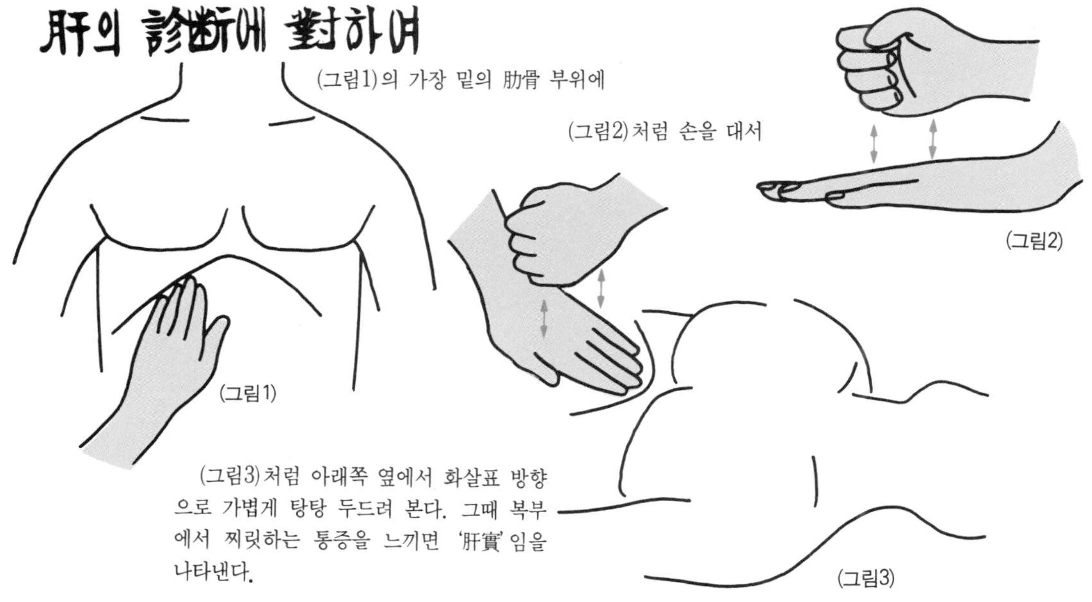

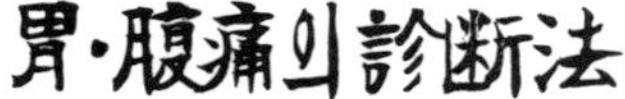

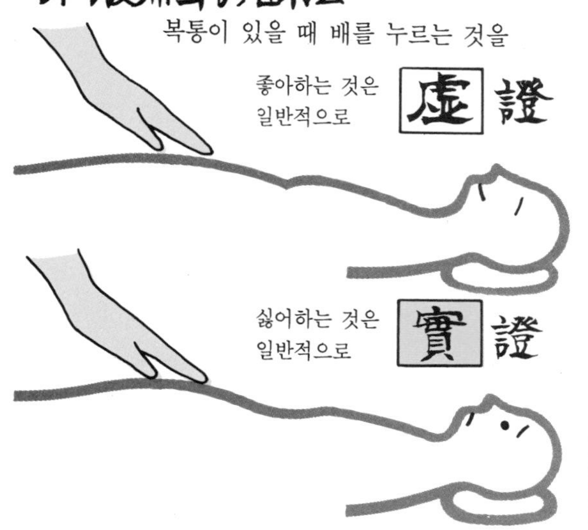

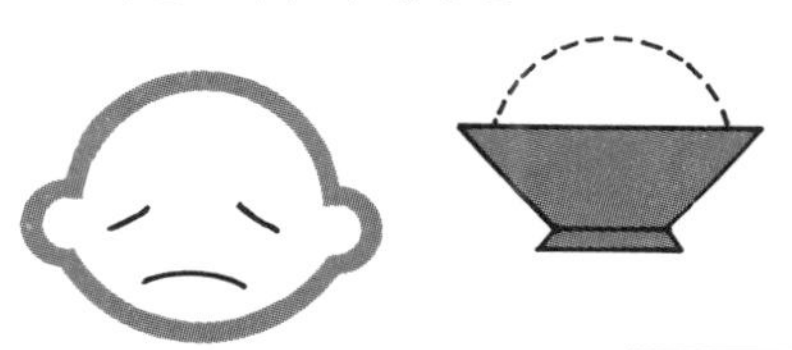

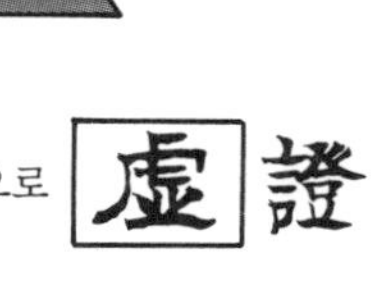

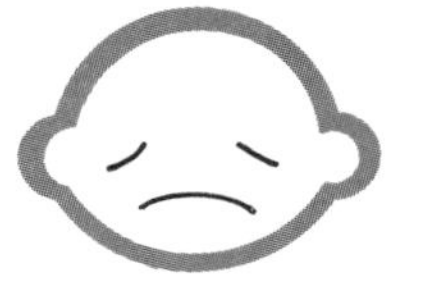

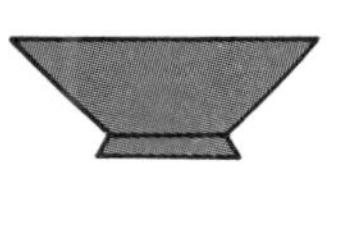

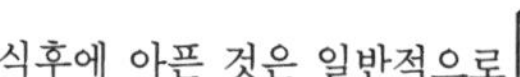

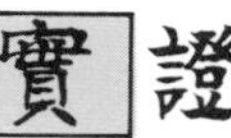

● **兪穴의 按診**

臟腑의 病變은 體表의 경혈에 압통이나 반응과민의 형태로 나타나는 경우가 많은데 이것을 이용하여 보조적인 진단을 할 수가 있다. 예를 들어 肺와 기관지의 질환에서는 中府, 兪府, 神藏 등에 압통점이 나타나고, 膻中이나 玉堂에 해당하는 곳에 압통점이 있는 것은 氣鬱症에서 많이 나타나며, 巨闕, 中脘, 不容, 梁門 등의 압통점은 心·胃의 질환에서 많이 나타난다. 급성충수염에서는 오른쪽 腹結에 해당하는 곳에 압통이 있다.

뜸자리로 아는 診斷法

여기에 소개하는 것은 거의 일부분이고 각각의 臨床분야에서 뜸자리로 보는 診斷法은 무수히 많다.

合谷에서 알 수 있는 腸의 상태

▼合谷을 손가락으로 눌러 본다(合谷의 부위는 131쪽 참조)

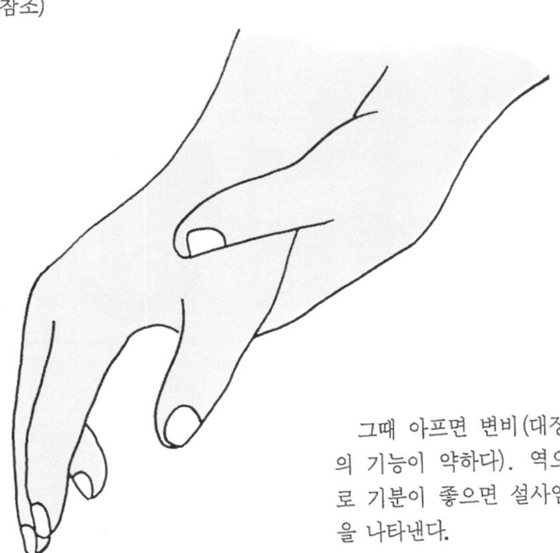

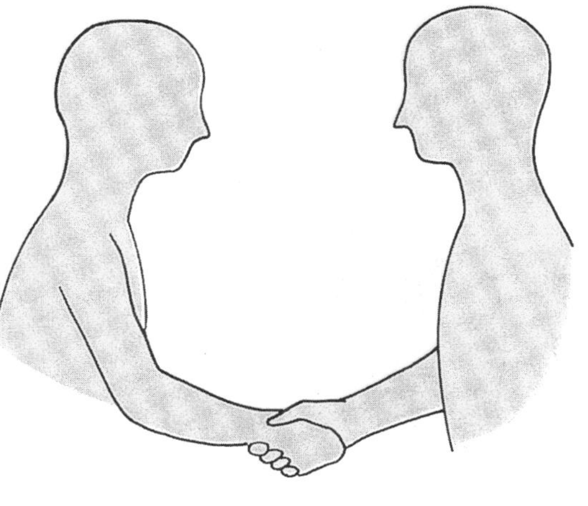

그때 아프면 변비(대장의 기능이 약하다). 역으로 기분이 좋으면 설사임을 나타낸다.

급성 胃痛의 증상은 입술의 주변에 나타난다

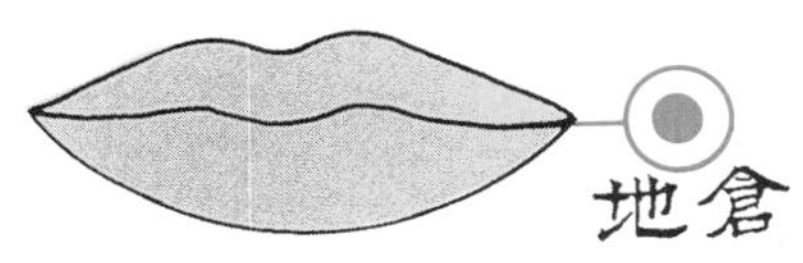

▲眼球에서 밑으로 일직선을 그을 때 입술의 한 중앙을 가로지르는 선과 만나는 곳에 地倉이라는 경혈이 있다. 地倉은 地氣의 창고, 즉 음식물을 저장해 두는 창고하는 뜻이다. 급성 胃病의 증상은 이 경혈의 주변에 나타난다. 이 경혈의 주변이 꺼칠꺼칠하거나 터지면 胃가 나쁘다는 것을 나타낸다. 일반적으로 입술의 表·裏와 잇몸의 뿌리에 病變이 있으면 우선 胃病을 의심해 보는 것이 좋다.

勞宮에 대하여

◀中指와 藥指의 중앙선과 손바닥의 제2横紋이 교차하는 지점에 이 경혈이 있다. 이 勞宮은 心苦勞가 모이는 중심이라는 의미이며 心勞가 무거우면 이 경혈에 증상이 나타난다.

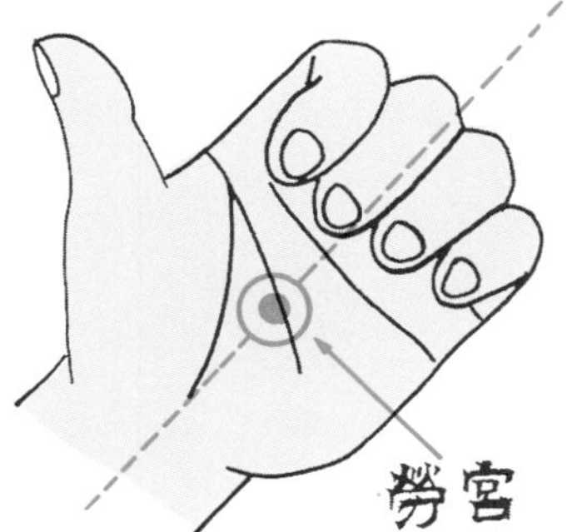

지나치게 초조해하고, 不眠이 거듭되며, 心勞가 쌓이고 노이로제 기미가 있는 등의 증상이 있으면 이 勞宮을 중심으로 땀이 나오거나 이 주변이 꺼칠꺼칠하게 된다.

일반적으로 손바닥이 미끄러운 사람은 신경질적이다라고 하는 것은 그 때문이다.

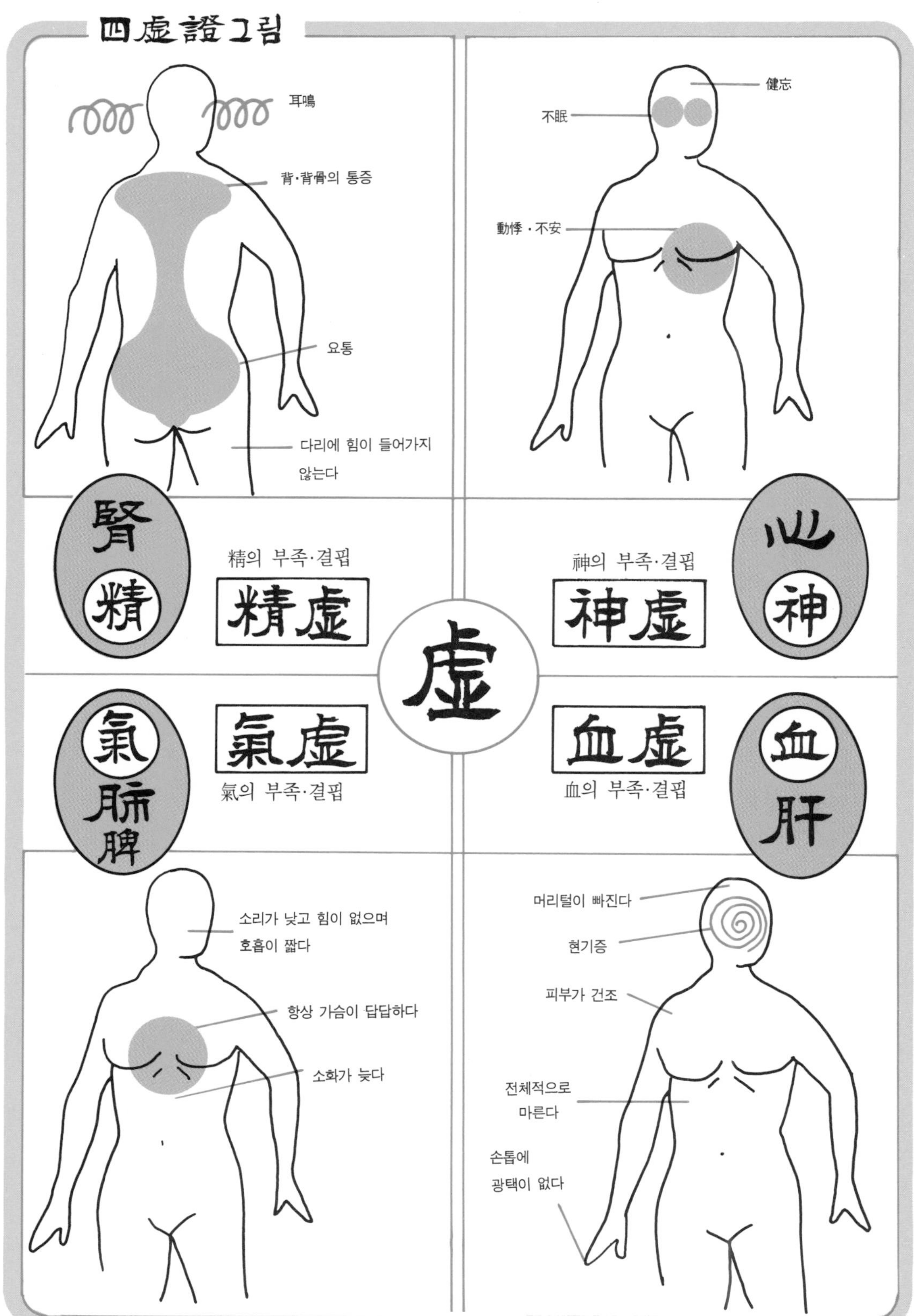

精神氣血이 虛하면 위의 그림과 같은 증상이 나타난다.

〈출전〉

1) 『靈樞』「千年篇」

失神者死, 得神者生也.

神을 잃은 자는 죽고, 神을 얻은 자는 살아나게 된다.

2)-1 『素問』「脈要精微論篇」

頭者精明府, 頭傾深視, 精神將奪矣. 背者胸中府, 背曲肩隨, 府將壞矣. 腰者腎之府, 轉搖不能, 腎將憊矣. 膝者筋之府, 屈身不能, 行則僂附, 筋將憊矣. 骨者髓之府, 不能久立, 行則振掉, 骨將憊矣.

頭는 精明의 府(=중심, 모이는 곳)로서 머리를 기울이고 깊게 주시하면 정신이 빠져나가게 된다. 背는 胸中의 府로서 등이 굽고 어깨가 따라서 그렇게 되면 府는 당연히 부서지게 된다. 腰는 腎의 府로서 轉搖가 불가능하면 腎은 당연히 병들게 된다. 膝은 筋의 府로서 굴신이 불가능하고 걸어갈 때 상반신이 앞으로 구부러지면 筋은 당연히 병들게 된다. 骨은 髓의 府로서 오랫동안 서있지 못하고 걸어갈 때 떨리게 되면 骨은 당연히 병들게 된다.

2)-2 『傷寒論』「平脈篇」

보행이 늦는 것은 굳어져 있음을 나타내고, 앉아서 엎드리면 短氣, 앉아서 다리를 뻗으면 腰痛, 裏實로 배를 보호하여 알을 품는 것과 같은 것은 心痛.

3) 『靈樞』「邪氣臟腑病形篇」

十二經脈, 三百六十五絡, 其血氣皆上於面.

십이경맥과 365絡의 氣血은 모두 (顏)面으로 올라온다.

4) 『靈樞』「決氣篇」

血脫者, 色白, 夭然不澤, 其脈空虛.

피가 빠져나간 사람은 色이 白色이고 가냘프며 광택이 없고 그 脈은 공허하다.

5)-1 『金櫃要略』「臟腑經絡先後症脈證第一」

가령 肝이 盛하면 色은 青色이라는 것을 예로 들면, 四季 각각의 색에 따르는 것이기 때문에 肝의 季節色이 青色인데도 色이 白色이라면 그것은 때에 따른 脈色을 나타내는 것이 아니라 병든 상태이다.

5)-2 『靈樞』「五色篇」

青黑爲痛, 黃赤爲熱, 白爲寒.

青色, 黑色은 痛이며 黃色, 赤色은 熱이고 白色은 寒이 된다.

5)-3 『素問』「脈要精微論篇」

赤欲如白裹朱, 不欲如赭. 白欲如鵝羽, 不欲如鹽, 青欲如蒼璧之澤, 不欲如藍. 黃欲如羅裹雄黃, 不欲如黃土. 黑欲如重漆色, 不欲如地蒼.

赤은 白裹(하얀 絹에 둘러싸인) 朱와 같은 것을 바라며 赭(赤土)를 바라지 않는다. 白은 거위 깃털과 같은 것을 바라며 鹽과 같은 것을 바라지 않는다. 青은 蒼璧(=碧玉)의 빛과 같은 것을 바라며 藍과 같은 것을 바라지 않는다. 黃은 羅裹(비단으로 감싼) 雄黃(硫化砒素의 천연물)과 같은 것을 바라며 黃土와 같은 것을 바라지 않는다. 黑은 두꺼운 漆色과 같은 것을 바라며 地蒼(=黑土)와 같은 것을 바라지 않는다.

6)-1 『診家直訣』

무릇 혀를 살필 때는 舌苔와 舌質을 나누어 살펴야 한다. 舌苔가 좋지 않더라도 舌質에 이상이 없으면 단순한 胃氣穢濁이다.

6)-2 『通俗傷寒論』

舌苔는 그 색이 어떻든 쉽게 원상회복된다. 舌質이 이미 변했다면 우선 그 색의 死活을 본다. 活이란 舌質을 면밀히 살필 때 은은한 생기가 도는 紅色이 보이는 것을 말하는데, 이것은 氣血이 澁滯하지 않고 臟器의 손상이 없음을 나타낸다. 死란 舌質이 완전히 말라서 色이 검고 위축되어 있어서 전혀 생기가 없는 것을 말한다. 臟의 氣가 (여기에) 이르지 못하기 때문인데 이른바 眞臟의 색이다.

6)-3 『形色外診簡摩』

苔는 胃氣가 燻蒸한 것이고, 五臟은 모두 胃에서 氣를 받으므로 이러한 관계를 이용하여 苔로 五臟의 寒熱虛實를 살핀다.

제5장

八綱과 證候分類法

八綱

● '八綱理論'을 읽기 전의 주의 일본 한방의 古方派는 『傷寒論』을 가장 중요한 原典으로 삼아 존중한다. 『傷寒論』은 질병의 변화와 그 대응방법(치료법)을 사실에 기초하여 간결한 표현으로 기술한 책으로 극히 실증적인 고전이다. 그런데 세월이 흐르면서 이 질병의 변화를 漢民族의 의학이론인 陰陽五行說로 설명하려는 여러 가지의 注釋이 덧붙여졌다. 이 注釋文이 장기간의 세월을 거치면서 본문 가운데 섞이게 되어 『傷寒論』은 난해한 글이 되어버렸다.

일본의 古方派는 江戶 시대 300년 동안 이 협잡물을 제거하여 본래의 문장을 추출하고 실증적인 의학을 성립시키기 위해 연구를 진척시켰다. 그 결과 古方派의 한방은 극히 간명한 것이 되었다.

중국에서는 『黃帝內經』을 의학의 정통으로 하고 있으며, 그 원리는 음양오행설로 일관하고 있다. 그러던 것이 宋代 이후에는 性理說과 五運六氣說 등을 내용으로 하는 宋學의 영향을 받았고, 또 引經報使說, 즉 특정한 약물이 특정한 경락에 작용한다는 說도 덧붙혀져서 사변적인 경향을 강하게 띠게 되었다. 『傷寒論』의 연구도 이 이론들과 불가분한 관계를 가지면서 진행되었고 일본의 古方派가 제거한 後代 사람들의 注釋도 본문과 동등한 가치를 가지고 있다고 할 수 있다.

八綱理論은 『傷寒論』의 골격인 陰陽, 虛實, 寒熱의 조합을 이론적으로 완성하고 그 해석을 『黃帝內經』에서 구하고 있는 것이 특징이다. 이 조합은 整然한 것이므로 초보적인 연구자가 『傷寒論』의 치료원칙을 이해하는 데는 편리하다. 그러나 그 중에는 일본의 古方派가 300년에 걸쳐서 제거한, 현실에 부합하지 않는 것도 있다는 점을 염두에 두고 이 이론에 구애받지 않는 것이 좋다고 생각한다. 사변적인 이론과 실제의 임상에 차이가 있다는 것은 당연한 일일 것이다. 참고로 소개하지만 실질적인 해악이 예상되는 점은 하나하나 注를 덧붙여 놓았다. (山田光胤)

● 八綱의 基本概念

八綱은 한방치료의 방침을 세우기 위해 환자의 病型, 病位, 病性, 病勢를 분류·파악하기 위한 개념이다. 여기서는 주로 진단에서 시작하여 증상에 대하여 분석·귀납하는 방법을 취하고 치료원칙을 끌어내는 것을 설명해보고자 한다. 八綱의 기본 개념은 먼저 '陰陽'에 의해 病狀의 유형을 大別한다. 病證의 過不足, 盛衰强弱은 모두 陰陽을 기초로 분류하여 그 '型'을 결정할 수 있다. '表裏'는 주로 病變이 있는 부위를 가리킨다. 예를 들면 피부, 근육, 관절, 經絡은 表이며 內臟, 즉 오장육부는 裏이다. 진단할 때는 주로 表裏로서 病證의 深淺(病位)를 인식한다. '寒熱'은 병의 징후, 性狀(病性)을 가리키는 것으로 예를 들어 寒氣가 들거나 따뜻한 것을 좋아하거나 찬 것을 두려워하는 상태가 나타나면 임상에서는 이것을 寒證이라 부르고, 역으로 열을 두려워하고 身熱·갈증 등의 상태가 나타나면 이것을 熱證이라 한다. '虛實'은 正邪의 消長(病勢)를 가리키는 것으로서 虛란 正氣(精氣)의 虛를 가리키고, 實이란 邪氣의 實을 가리킨다(後述).

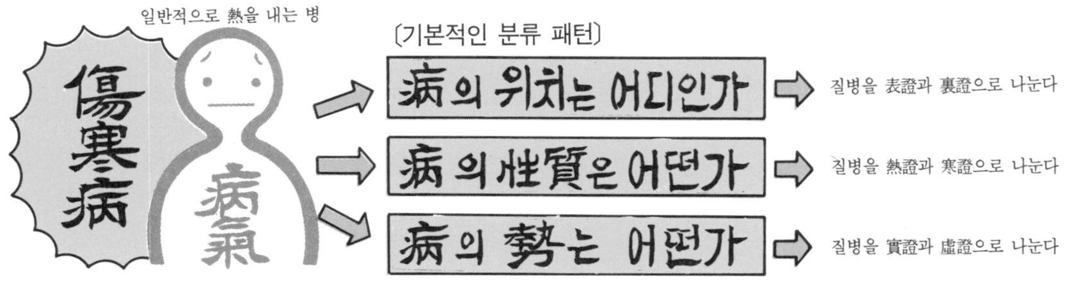

▲ 먼저 병을 그 위치와 성질, 세에 따라 분류하고 나아가서 위치는 表와 裏, 성질은 熱과 寒, 勢는 實과 虛로 분류한다.

八綱의 상호관계는 복잡하며 또 밀접하다. 예를 들어 陽 중에 陰이 있거나 陰 중에 陽이 있으며, 表에서 裏로 들어가기도 하고 裏에서 表로 나오기도 하며, 寒熱이 착종하거나 虛實이 동시에 나타나는 수가 있다. 그러므로 八綱은 증후의 전체적인 상황에 기초하여 분석·귀납하고, 하나의 증상 개념을 이끌어 내서 질병 전체를 인식하는 근거로 삼는다.

●陰陽

八綱의 총괄이 陰陽이며 陰陽은 表裏, 寒熱, 虛實을 개괄한다. 예를 들면 表·熱·實은 陽의 범주에 속하고, 裏·虛·寒은 陰의 범주에 속한다. (『素問』, 「陰陽應象大論篇」[1)-1], 『景岳全書』, 「傳忠錄陰陽篇」[1)-2])

(주 : 여기에서도 湯液이론과 針灸이론을 결합한 八綱이론의 모순이 드러난다. 陽에는 表도 있고 裏도 있으며, 熱도 있고 寒도 있으며, 實도 있고 虛도 있다. 陰 또한 마찬가지이다. 이것이 사실에 기초한 傷寒論 의학의 湯液이론이며 八綱이론과는 차이가 있는 점이다.)

이후로는 陰陽 二綱의 진단상의 구체적인 판정 방법에 관하여 예를 들어 설명한다.

陽證과 陰證

陽證과 陰證은 복잡하며 변화가 많은 증후를 陰과 陽이라는 두 개의 형으로 정리한 것이다.

• 陽證——얼굴을 밖으로 향하여 눕는다. 눈을 뜨고 밝음을 찾는다. 사람과 만나는 것을 좋아한다. 수족을 반듯이 뻗는다. 몸이 가볍다. 고민한다. 말이 많고 호흡이 거칠다. 시원한 곳에 있으려 한다. 입이 말라 물을 먹으려 한다. 소변이 붉은색이고 변비가 있다. 脈은 浮 또는 數이며 身熱이 있고 수족이 따뜻하다.

• 陰證——얼굴을 벽쪽으로 하여 눕는다. 눈을 감고 밝음을 피한다. 사람을 만나려 하지 않는다. 몸이 차고 수족을 움츠린다. 마음이 고요하고 소리가 없다. 호흡이 가늘다. 따뜻한 것을 취하려 한다. 입이 마르지 않으며 소변은 무색이고 대변은 냄새가 없다. 脈은 沈 또는 遲이며 몸이 차고 수족이 차다. 또한 장부 氣血의 증후를 陰陽으로 나누는 경우도 있다. 臟은 陰, 腑는 陽, 血은 陰, 氣는 陽에 속한다.

眞陰의 부족, 眞陽의 부족

陽氣나 陰氣 한 쪽이 허해서 眞陰의 부족, 眞陽의 부족 등 다른 病狀이 나타난다. (『沈氏尊生書』[2)-1], 『醫學心悟』[2)-2])

• 眞陰부족——脈은 數하며 힘이 없고 때로는 虛火가 炎上하여 입이 마르고 혀가 바싹 마르며, 內熱하여 변이 秘結하고 氣逆上衝한다.

• 眞陽부족——脈이 크고 힘이 없으며, 사지권태감이 있다. 입술 색이 엷고 미각에는 이상이 없다. 피부가 차며 변이 무르거나 물과 같다. 소화불량.

亡陰과 亡陽

亡陰과 亡陽은 질병의 경과 중에 나타나는 중요한 증상으로 대부분 高熱蒸暑, 發汗過多, 吐瀉過度, 失血過多의 경우에 나타난다. (徐靈胎의 『亡陰亡陽論』[3)])

• 亡陰——땀이 많고 피부가 灼熱하며 사지가 따뜻하다. 표정은 煩躁하며 심하면 昏糊口渴하여 찬 것을 즐기며 氣短促으로 이어져 간다. 혀는 붉고 건조하며 맥이 빠르고 힘이 없다.

• 亡陽——땀이 나와 피부가 차고 사지가 厥冷하며 표정은 무표정하거나 煩躁하다. 심하면 昏糊하며 口渴은 없으나 뜨거운 것을 즐긴다. 脈은 沈伏微細하고 급하고 빠르다. 혀는 색이 엷다.

虛寒證과 寒熱證

陰陽으로 생사를 판별하는 것은 대부분 중병일 경우이다. 陰陽의 存亡을 관찰하여 豫後의 길흉을 판단하는 것이다.

• 虛寒證——陽氣의 存亡으로 생사를 결정하며 陽氣가 內에 있으면 그 병은 낫는다. 陽氣가 없어졌다면 대체로 불치병이다. (『傷寒論』「少陰篇」[4)-1])

• 寒熱證——陰氣의 存亡으로 생사를 결정하며 陰氣가 아직 다 없어지지 않았다면 살아날 희망이 있지만 陰氣가 완전히 소모되었으면 병은 낫기 힘들다. (『傷寒論』「太陽篇」[4)-2], 「陽明篇」[4)-3])

(주 : 傷寒論에서는 氣를 陰陽으로 나눈다는 관념론은 후대 사람의 추론으로 간주한다. 또한 질병의 길흉에 관한 것도 본문에는 없다. 모두 후대 사람의 說이다.)

●表裏

〔병의 위치〕

陰	陽
裏	表
病狀이 턱에서 아래로, 혹은 밖에서 안으로 향한다	病狀이 턱에서 위로, 혹은 안에서 밖으로 향한다

▲ 먼저 질병을 그 질병이 있는 위치에 따라 분류한다. 그것이 表와 裏이다. 병이 턱보다 위에 있으면 表, 턱보다 아래에 있으면 裏이다. 예를 들면 두통은 턱보다 위에 있는 증상이기 때문에 表證이며, 복통은 턱보다 밑에 있는 증상이기 때문에 裏證이 된다. 여기에서 말하는 '證'이란 밖으로 드러난 '증상'을 종합한 것이라고 생각하면 이해하기 쉽다.

주로 病變이 있는 부위를 구별한다. 六淫의 邪가 외부로부터 침입하면 먼저 體表와 皮毛의 경락을 상하게 한다. 이것이 表病이다. 病邪가 내부에까지 전해져 장부에 들어가면 裏病이 된다.

병이 처음부터 내부에서 발생하거나 七情, 勞倦, 음식 등에 의해 내부가 상하게 되어 內臟에까지 病變을 일으키는 것을 裏病이라고 한다.

어떤 류의 증상은 表裏의 중간에서 나타난다. 이것을 '半表半裏'의 證이라고 부른다. 동일한 表證, 裏證, 半表半裏證에도 寒, 熱, 虛, 實이 있다. 그러므로 表裏를 구별하는 경우에는 반드시 그 傳變의 동향, 寒熱虛實의 관계에 주의해야 한다. 아래에 각각의 證을 기술한다.

	陰		陽
	裏	半表半裏	表
1	腹內苦	心胸悶	頭身痛
2	潮熱	寒熱往來	發熱
3	沈脈 (깊고 느껴지지 않아 잘 알 수 없는 脈)		浮脈 (살짝 짚는 것만으로도 알 수 있는 脈)

▲ 그러나 表裏를 분류한다고는 해도 실제의 질병은 복잡하다. 만약 질병이 있는 위치로 表裏를 결정할 수 없는 경우에는 熱의 상태를 본다. 潮熱(파도처럼 왔다갔다하는 熱)이면 裏證, 지속적으로 발열하면 表證이 된다. 熱의 상태로도 잘 분간되지 않는다면 그 다음으로는 脈의 상태로 表裏를 구별한다.

表裏의 寒熱虛實證

• 表寒——두통, 오한, 無汗, 骨節煩疼, 脈의 沈遲.

• 表熱——발열, 두통, 微惡風寒, 有汗 혹은 無汗, 身痛, 脈의 浮數.

• 表虛——발열, 惡風, 自汗(漏汗), 脈의 浮弱.

• 表實——발열, 오한, 無汗, 脈의 浮緊.

• 裏寒——舌苔의 白潤, 사지의 冷, 惡心嘔吐, 下痢腹痛.

• 裏熱——극심한 발열, 오한이 들지 않고 오히려 惡熱이 있다. 혀는 붉고 苔는 黃色, 口渴하여 찬 것을 먹는다. 煩躁, 脈은 大 혹은 洪數, 뇨는 赤色.

• 裏虛——혀는 색깔이 엷고 부드럽다. 舌苔는 얇고 白色, 氣弱하여 말하는 것을 귀찮아한다. 적게 먹게 된다. 사지가 차다. 머리가 흔들거린다. 皮倦, 脈은 沈弱.

• 裏實——舌苔가 黃色이며 두껍다. 수족에 땀이 없다. 발열, 대변이 나오지 않는다. 腹脹滿症이나 통증이 있으며 배를 누르지 못하게 한다. 心煩, 방귀가 잦다. 脈은 沈實, 심하면 헛소리를 한다. 발광.

〔表·裏를 간단하게 구별하는 방법〕

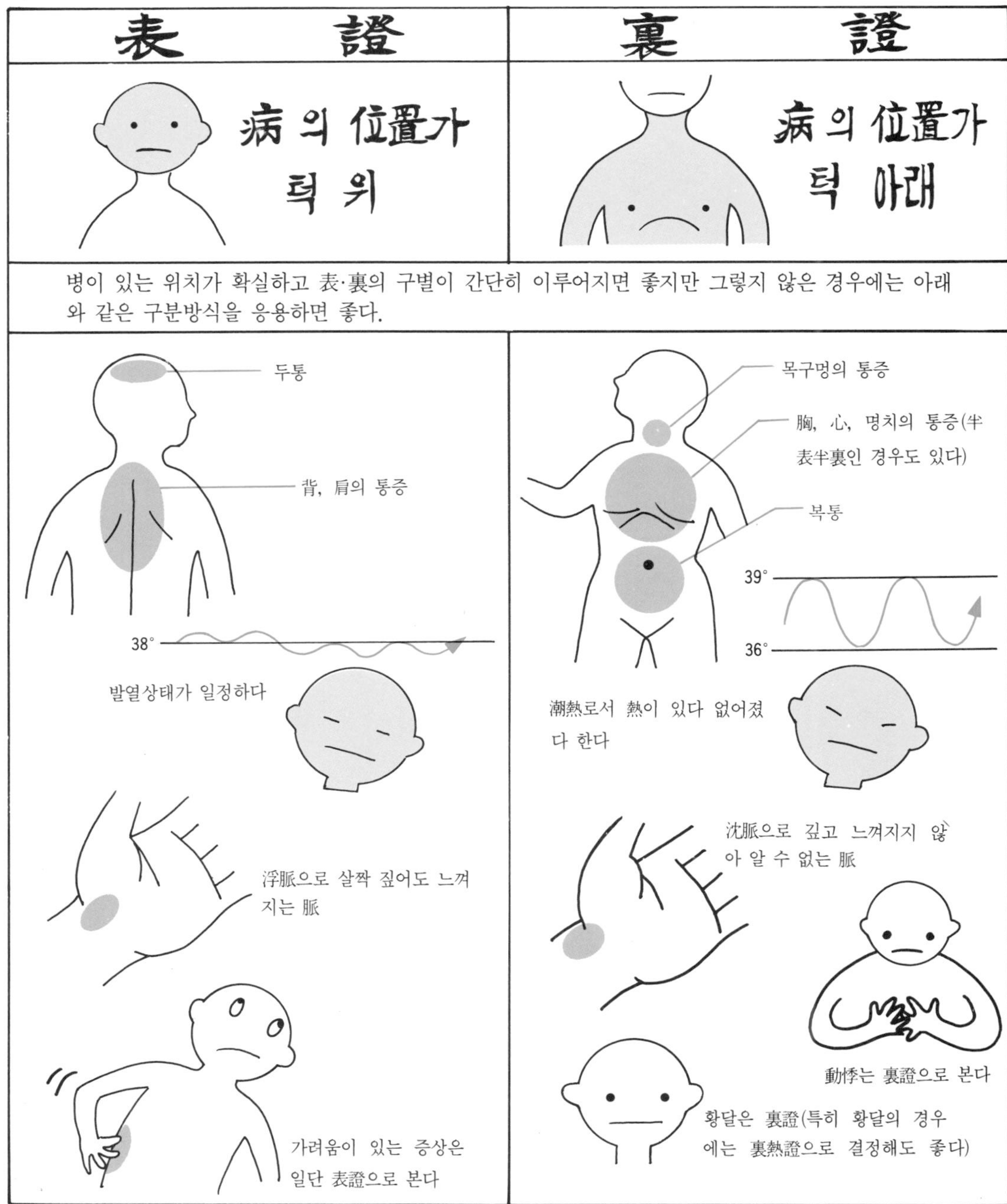

表裏同病(倂病 또는 合病)

한 가지 병에 表證과 裏證이 함께 있는 것을 表裏同病이라 한다. 이 경우에는 어느 쪽이 먼저인가, 또 어느 쪽이 중한가를 판별해야 하고 그 寒熱虛實을 구별해야 한다.

• 表寒裏熱——表寒이 아직 떨어지지 않았는데도 이미 裏熱이 형성되어 脈은 浮緊하고 발열과 오한이 있으며 몸이 아프고 땀이 나오지 않고 煩躁한다. 表寒과 裏熱 중에서 어느 쪽이 많은가를 분명히 할 필요가 있다. (주 : 이러한 현상은 실제로는 일어나지 않는다. 관념의 유희이다.)

• 表熱裏寒——두통발열, 微惡風寒, 脈沈, 下痢 등의 증상이 있다. (주 : 『傷寒論』에서는 直中의 少陰이라고 한다. 表에 熱을 약간 남기면서 裏에 寒을 생기게 하는 것이다. 麻黃細辛附子湯으로 약간 발한하게 함과 동시에 裏를 따뜻하게 하여 치료하는 경우이다.)

• 表虛裏實—— 表虛인데 裏의 食滯痰積이 덧붙혀진 것이다. 때로는 땀이 나오고 惡風이 있다. 배는 脹滿하고 대변이 나오지 않는다.

(주 : 『傷寒論』에서는 先表後裏의 치료원칙에 따른다. 우선 表를 桂枝湯으로 치료하고 그 후에 裏를 承氣湯으로 공략한다.)

• 表實裏虛——몸이 아프고, 脈이 沈遲하며 下痢가 있고 배가 부르고 아프다. 이것은 表邪가 아직 떨어지지 않았는데 이미 裏氣가 虛해진 것이다.

• 表裏 모두 寒——太陽의 表寒이 아직 떨어지지 않는 가운데 裏寒이 일어난 것으로 少陰의 裏寒이 내부에서 일어남과 동시에 表寒이 體表에 모인 것. (주 : 八綱이론에서는 太陽病을 表寒으로 간주한다. 이것이 이 이론의 오류의 시작이다. 傷寒論의 太陽病은 表熱이다. 인체에 風寒이라는 원인이 더해져서 먼저 體表를 침범하여 熱性의 病變이 일어난 것이 太陽病이다. 八綱이론에서는 이러한 경우의 원인과 현상을 혼동하여, 風寒이 體表를 침범하여 그곳에 그대로 존재한다고 생각하는데 이것은 오류이다. 表裏 모두 寒인 證은 少陰病이며 신체나 手足이 차고 脈이 微細하며 일어날 힘이 없어서 드러눕게 된다.)

• 表裏 모두 熱——밖에 表熱이 있어 숨이 차고 땀이 나며, 脈이 促하고 내부에 裏熱이 있어서 下痢를 하는 것.

(주 : 表裏가 모두 熱證인 것은 三陽의 合病으로 배가 부르고 신체가 무거우며 입맛이 없고 헛소리를 하며 尿失禁, 발한의 증상이 있고 수족이 차다. 白虎湯의 적응증이다.)

• 表裏 모두 虛——太陽의 表證으로 줄줄 설사를 하거나 땀을 흘리며 振寒, 脈의 微細 등의 證을 초래하는 것.

(주 : 表裏 모두 寒인 證과 동일한 범주로 생각된다)

• 表裏 모두 實——表證이 아직 떨어지지 않았는데 裏에 宿食이나 積熱, 積水, 停痰 등이 있는 것. (주 : 表裏 모두 熱證과 동일한 범주로 생각된다)

半表半裏證

病邪가 表裏에 있지 않고 表와 裏의 사이에 개재하여 발생하는 證을 말한다. 주요한 증상으로는 寒熱이 往來하고 胸脇苦滿하며, 心煩하고 구역질이 나며, 움직이지 않아 식욕이 없고 입이 쓰며, 목이 마르고 현기증이 있으며, 舌苔는 白色이고 매끈매끈하며, 脈이 沈緊하다. 半表半裏證은 대부분 질병이 表에서 裏로 진행되는 것인데 때로는 裏에서 表로 나오는 수도 있다. 대부분의 경우 전자는 병이 중하게 되는 때이며 후자는 가볍게 되는 때이다. 그러므로 반드시 병이 진행되는 경향을 파악할 필요가 있다.

• 表證이 裏로 들어간다——이미 表證이 있어서 구토, 惡心, 口苦, 心胸의 滿悶, 식욕부진 등의 증상이 있은 후에 表邪가 裏로 전해지는 것이다. 만약 煩躁, 불면, 口渴, 헛소리, 복통, 自利가 나타나면 邪가 裏로 들어간 증상이다. 소변에 색이 없고 또 잘 나오면 邪는 아직 裏에 전해지지 않고 있는 것이다.

(주 : 구토에서 식욕부진에 이르기까지의 症狀群은 半表半裏證으로 小柴胡湯과 그밖의 柴胡劑를 이용하는데 이것은 일본 한방의 古方派가 쓰는 방법으로 치료효과가 확실하다. 腹滿, 변비, 煩躁, 헛소리는 裏實(熱)의 陽明病으로 承氣湯類의 적응증이다. 그러나 헛배가 부르고 때로는 아프며 自下利하는 것은 裏虛(實)의 太陰病으로 桂枝加芍藥湯에서 眞武湯까지의 약방을 골라서 써야 한다. 이것을 그르치면 목숨을 잃게 된다.)

• 裏證이 表로 나온다——煩躁, 기침, 횡경막부위의 고통 등의 裏證으로부터 발한하여 땀이 나거나 홍역으로 발진이 생기거나 반점이 생기면 裏에서 表에 도달한 증상이다.

(주 : 본래 病邪는 表에서 裏로 침입하므로 裏에서 表로 나아가는 것은 예외적인 것이다. 裏(熱)實證의 陽明病이 치유되는 과정에서 병이 가볍게 되었을 때 半表半裏證의 少陽病 형태로 되돌아 갔다가 치유되는 수가 드물게 있다.)

이렇게 증후를 복잡하게 하는 주요한 원인은 환자의 체질의 강약, 病邪의 종류가 다양하기 때문이라고 생각된다. 반드시 證과 그 상호관계를 고려해야 한다.

●寒熱

단순한 寒證과 熱證은 쉽게 구별되지만 그것이 病象에 반영되는 것은 복잡하다. 全身性의 寒證과 熱證 이외에 上 또는 下에 치우치거나 寒熱이 착종된 증후가 있는 것이다. 가장 주의해야 할 것은 寒熱의 眞假이다. 만약 裏가 眞寒이고 外가 假熱이며, 裏가 眞熱이고 外가 假寒이면 이 病狀은 매우 복잡한데 이것은 중병에서 나타난다.

〔병의 성질〕

陰	陽
寒	熱
病狀이 급성이며 어쩐지 환자가 위축되어 가는 인상을 받는다.	흥분해 있으며 體內의 수분결핍, 病狀이 점진적, 급진적이다.

▲ 病性의 상태를 보고 나서 熱寒을 판단한다. 熱證이란 흥분된 熱感을 보이는 증상을 말한다. 寒證이란 일반적으로 惡感을 보이는 증상이라고 이해하면 알기 쉽다.

寒證과 熱證

寒證과 熱證은 口渴, 배설, 사지, 맥박 등으로 구별한다.

• 寒證——입이 마르지 않고 또 말라도 물을 찾지 않는다. 물보다 뜨거운 것을 먹으려 한다. 수족이 厥冷하고 안색도 창백하며 소변이 투명하고 下痢가 있다. 舌苔가 白色이고 매끈매끈하며 脈이 늦다.

• 熱證——입이 마르고 물을 자주 마시며 潮熱이 있고 煩躁하다. 얼굴은 붉고 소변은 短赤하며 대변은 閉結한다. 舌苔는 黃色이며 거칠고 脈이 자주 뛴다.

寒熱의 上下

• 寒이 위에 있는 것——대개는 음식물이 목에

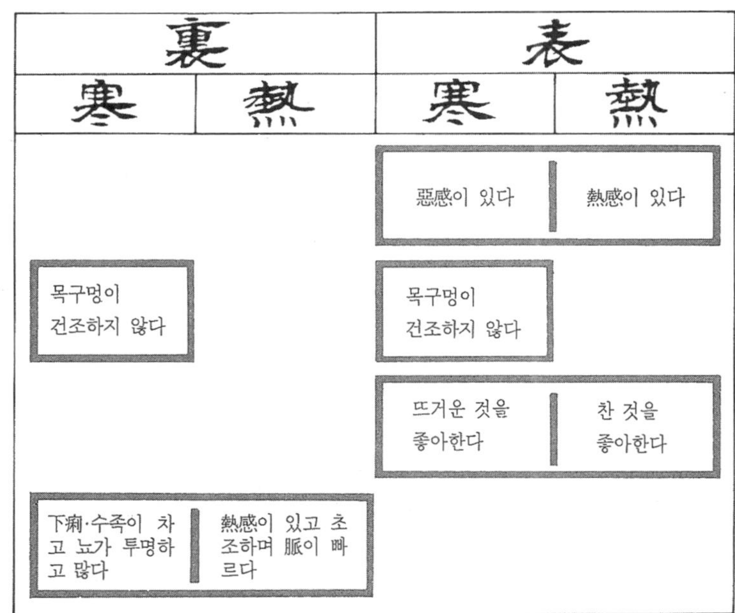

▶ 表裏를 다시 熱과 寒으로 나누면 네 가지의 조합이 만들어진다.

그림은 왼쪽부터 裏寒證, 裏熱證, 表寒證, 表熱證이다. 각각의 주요한 증상은 그림 속에 나와 있다.

걸리고 먹은 것이 소화되지 않아 배가 부르며 딸꾹질이 있는 證.

• 寒이 아래에 있는 것 ── 대개는 清濁이 나누어지지 않고, 下痢, 복통, 疝氣(하복통)가 있으며 수족이 차다.

• 熱이 위에 있는 것 ── 대개는 두통, 目赤, 목의 통증, 치통.

• 熱이 아래에 있는 것 ── 대개는 足腰의 腫痛, 대변 秘結, 탁하고 黃色 또는 赤色의 소변.

寒熱 증상이 나타나는 방식은 일정하지 않다. 上熱下寒, 上寒下熱, 腸寒胃熱, 腸熱胃寒 등 寒에 치우치거나 熱에 치우치는 상황이 자주 나타난다.

(주 : 上熱下寒은 傷寒論에서는 厥陰病이며 말기의 상태이다.)

寒熱의 眞假

寒證이 발전하여 극한점에 달하면 熱의 假象이 나타나는 것도 있고, 또 熱證이 극한점에 달하며 寒의 假象이 나타나는 것도 있다(『素問』「陰陽應象大論篇」[5)-1)]) 眞熱假寒은 일반적으로 말하는 陽厥(熱厥)의 證이다. 眞寒假熱에는 格陽의 證(寒水가 上을 침범한 證)과 戴陽의 證(腎氣가 心을 침범한 證)이 있다 (『傷寒論』[5)-2)])

〔熱·寒을 간단하게 구별하는 방식〕

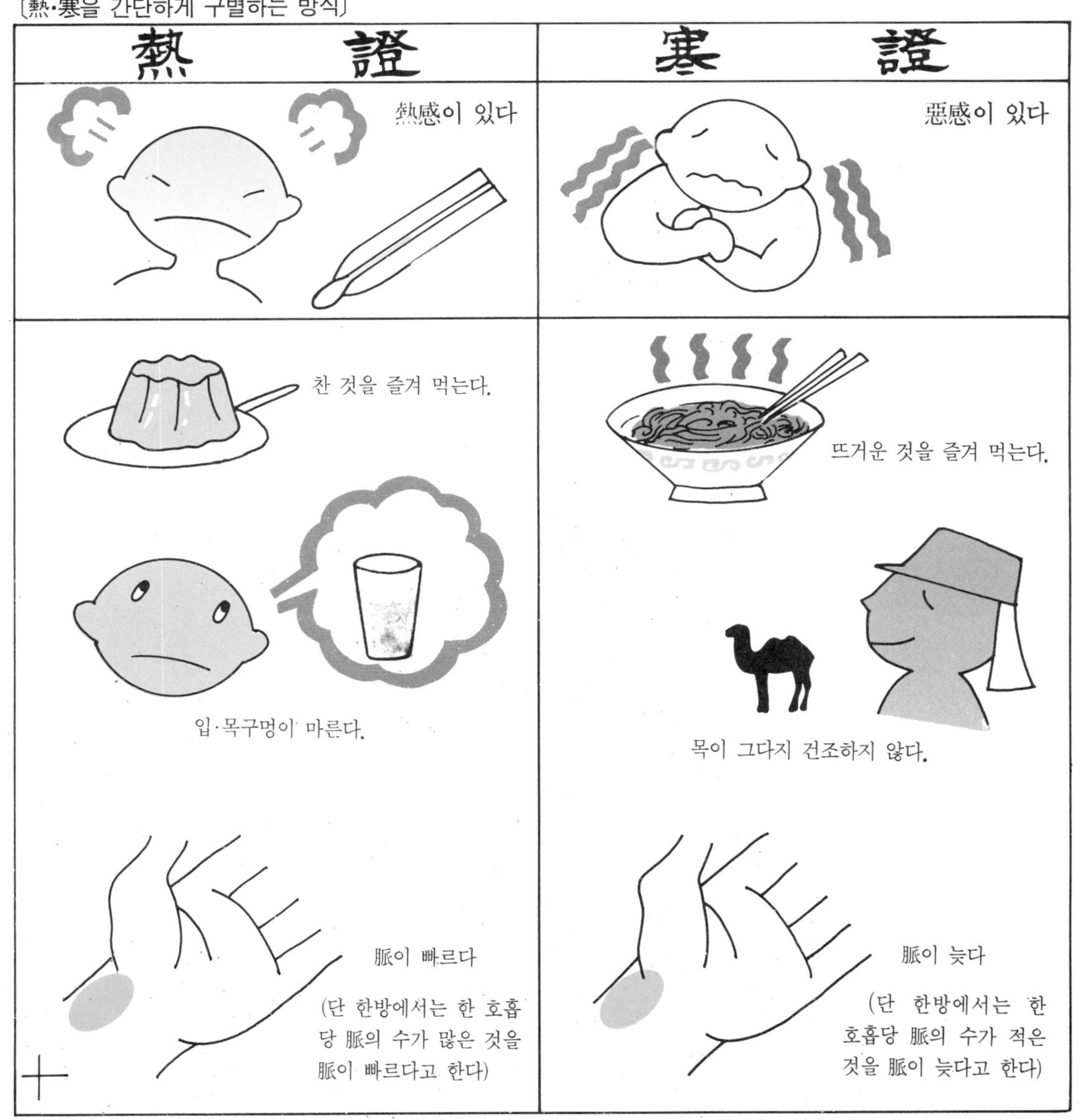

格陽의 證이란 陰이 내부에서 盛하여 陽을 외부로 쫓아내, 내부는 眞寒이고 외부는 假熱인 것을 말한다. 戴陽의 證이란 陰이 아래로 쏠리고 陽이 위로 넘어가 아래가 眞寒이고 위가 假熱인 것을 말한다. 病狀이 실제로 이 지경에 이르면 변화가 매우 쉽게 발생하며 양자의 病狀이 교대로 나타나 식별할 수 없다. 寒熱의 眞假를 식별하기 위해서는 脈과 證의 두 가지 점에 중점을 두어 착안해야 한다. (주 : 眞寒假熱은 『傷寒論』에서는 少陰 또는 厥陰病이다. 치료는 四逆湯이나 眞武湯을 사용하는 수가 많다. 古方派는 證候와 脈證을 종합하여 판단한다.)

虛實

虛實이란 邪와 正의 盛衰를 가리키는 것이다 (『素問』「通評虛實論」[6)-1]). 虛證이란 正氣가 허약함을 말하며 實證이란 邪氣가 亢盛함을 말하는 것으로, 환자의 正氣의 강약과 邪氣의 消長을 관찰하여 虛實을 판별하며, 약을 쓸 때 공략할 것인가 補할 것인가를 결정하는 근거로 삼는다. 한편 氣虛와血虛 어디에 속하는가 하는 虛實의 眞假를 감별할 필요가 있다. 또한 虛 중에 實이 섞이고 實 중에 虛가 함께 존재하는 복잡한 증후일 때는 虛와 實 중에서 어느 쪽이 많고 어느 쪽이 적은가를 판별해야 한다. 이것은 病狀을 파악하여 補瀉를 取捨하는 데에 필요하다. (주 : 正氣란 정상적인 생명활동, 각종의 대사나 신진대사 등의 생체기능이며 여기에는 질병, 創傷의 회복력도 포함된다. 實證은 邪氣가 亢盛해 있는 것이라고는 하지만 실제로 어떠한 상태를 말하는가를 이해하기가 어렵다. 이것은 鬪病반응이 현저한 상태라고 이해할 수 있을 것이다.)

虛證과 實證 (『素問』「玉機眞藏論篇」[6)-2], 『醫學正傳』[6)-3])

일반적으로 몸이 강건하여 처음으로 병에 걸린

〔病勢〕

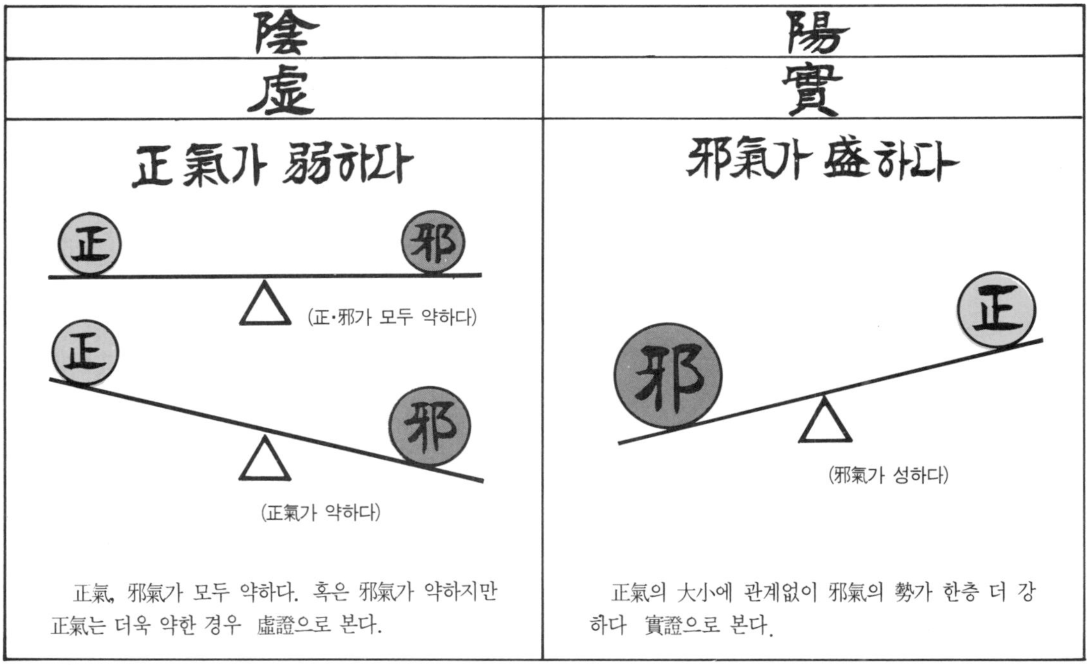

陰	陽
虛	實
正氣가 弱하다 正 邪 (正·邪가 모두 약하다) 正 邪 (正氣가 약하다) 正氣, 邪氣가 모두 약하다. 혹은 邪氣가 약하지만 正氣는 더욱 약한 경우 虛證으로 본다.	邪氣가 盛하다 正 邪 (邪氣가 성하다) 正氣의 大小에 관계없이 邪氣의 勢가 한층 더 강하다 實證으로 본다.

▲正氣는 건강을 유지하는 데 필요한 체력이다. 邪氣는 밖에서 體內로 침입하여 병을 일으키는 원인이 되는 것을 말한다. 건강은 이른바 이 正氣과 邪氣의 균형 위에서 성립한다. 正氣가 약한 것을 虛證, 邪氣가 성한 것을 實證이라고 한다.

〔實·虛를 판단하는 데는 땀의 有無가 하나의 수단이다〕

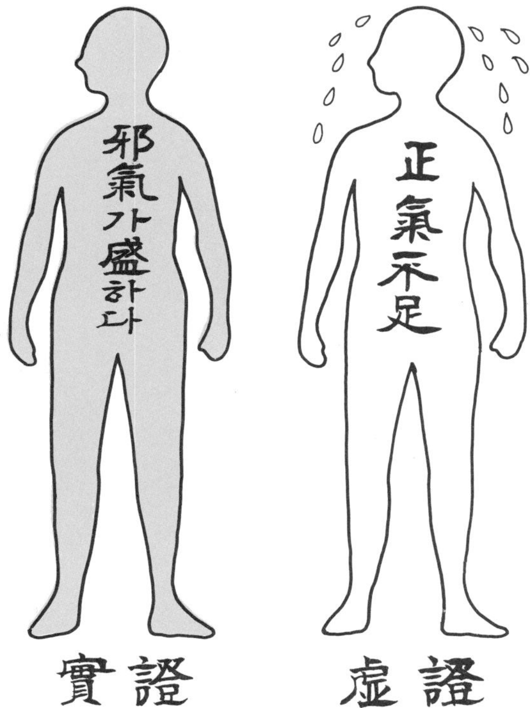

▲서양의학에서는 '결핵균에 의해서 결핵이 생긴다'고 생각한다. 그러나 한방에서는 '결핵에 걸리기 쉬운 체질이기 때문에 결핵에 걸렸다…… 결핵균은 주변에 많이 있지만 그 결핵균에 대한 저항력이 저하되었기 때문에 결핵에 걸렸다…… 즉 正氣가 부족하기 때문에 결핵에 걸렸다'고 생각한다.

그러므로 그 치료법도 서양의학에서는 결핵균의 박멸을 주안점으로 삼고 있는데 대하여 한방에서는 체질의 개선을 주안점으로 삼는다. 즉 한방에서는 正氣가 邪氣보다 우세하게 되면 질병은 치료된다고 생각하는 것이다.

것은 대부분 實證에 속하고, 몸이 약하여 오랫동안 병들어 있는 것은 虛證에 속한다. 환자의 체질과 증후가 여유있고 강성한 현상을 보이는 것은 대부분 實證이고 부족하고 쇠약한 현상을 보이는 것은 대부분 虛證이다. 예를 들어 발열하여 惡感이 있는 것은 邪가 피부 표면에 있으며, 땀이 나오지 않으면 表實, 땀을 흘리면 表虛이다. 胃腸에 증상이 나타나면 邪가 裏에 있으며 腹滿便秘는 裏實이고 배가 무르고 변이 물 같으면 裏虛이다.

氣血과 虛實

• 氣虛——호흡이 얕고 짧으며 음성이 낮고 기어들어간다. 말하는 것을 귀찮게 여기고 自汗, 心悸, 불안 등의 증상이 있으며 머리가 흔들거리고 귀에서 소리가 난다. 피로하여 먹는 것도 적고 소화력이 떨어지며 脈은 微 혹은 虛大하다. 한편 대체로 노동은 거의 하지 않고 비만하며 사지가 연약하여 힘이 있는 사람이나 육체노동을 하고 있는 사람에게서는 탈항이나 탈장이 나타나기도 하며 부인에게는 자궁출혈 등의 증상이 있다.

• 氣實——痰熱, 溫熱, 食滯, 鬱結, 伏火 등이 원인이 되어 일으키며 대체로 가슴이 답답하고 속이 울꺽거린다. 痰이 많은 喘鳴, 大便秘結, 腹脹, 呑酸, 噯氣 등의 증상이 있다.

• 血虛——이것을 일으키는 원인은 대체로 영양불량, 失血 또는 기타 만성질병이다. 증상으로서는 心煩, 少眠, 조급하여 노하기 쉬운 것, 夜熱盜汗, 피부의 건조, 입술이 담색으로 시들시들하고 脈이 가늘어 힘이 없는 것 등이다.

• 血實——瘀血, 蓄血 등이 원인이 되어 일으킨다. 瘀가 살결에 있으면 寒熱이 왕래한다. 瘀가 피부에 있으면 潮熱盜汗이 있다. 瘀가 경락에 있으면 筋의 경련이 나타나고, 瘀가 上焦에 있으면 胸脇의 刺痛, 紫暗色의 혀, 건망증 등의 증상이 나타난다. 瘀가 中焦에 있으면 위복부의 刺痛, 黑色 대변 등의 증상이 있고 瘀가 下焦에 있으면 하복부의 裏急, 腹滿, 小便自利, 광기 등이 나타난다.

虛實眞假의 판별

매우 實한데도 여위고 쇠약하다거나, 虛한데도 왕성한 상태인 것은 眞熱假寒, 眞寒假熱과 동일하다. 그러므로 眞實假虛, 眞虛假實을 판별하는 데는 반드시 그 證을 소상하게 살피고 脈을 참고하며 체질의 강약, 病變의 新舊를 관찰하여 정확한 진단을 내려야 한다.

〔實證·虛證을 간단하게 구별하는 방법〕

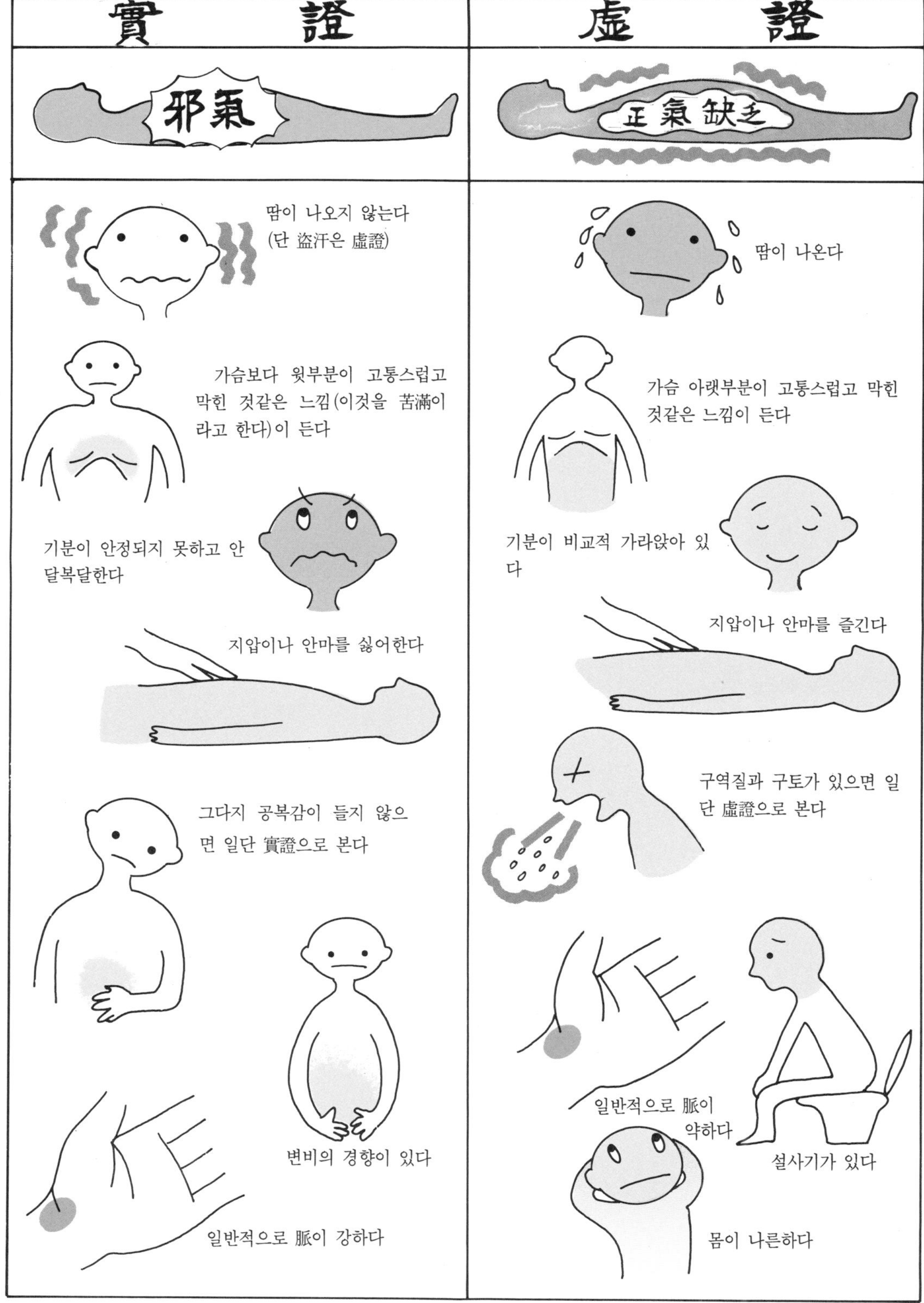

〔八綱〕

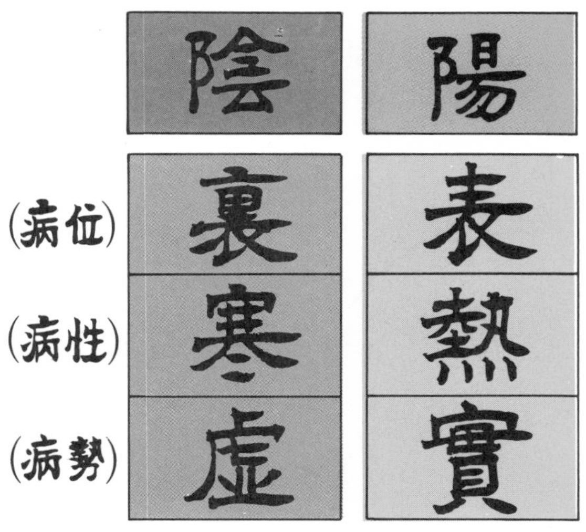

◀ 陰陽論에 따라서 病證을 病位와 病性, 病勢의 관점에서 유형별로 분류해 왔다. 즉 병의 위치에 따라 表·裏를, 병의 성질에 따라 熱·寒을 그리고 正邪의 상태에 따라 實·虛를 판단하여 온 것이다.

裏證·寒證·虛證을 종합하여 陰證,

表證·熱證·實證을 종합하여 陽證이라고도 한다.

● 그래서 이렇게 분류된 것의 조합을 생각해 보면…

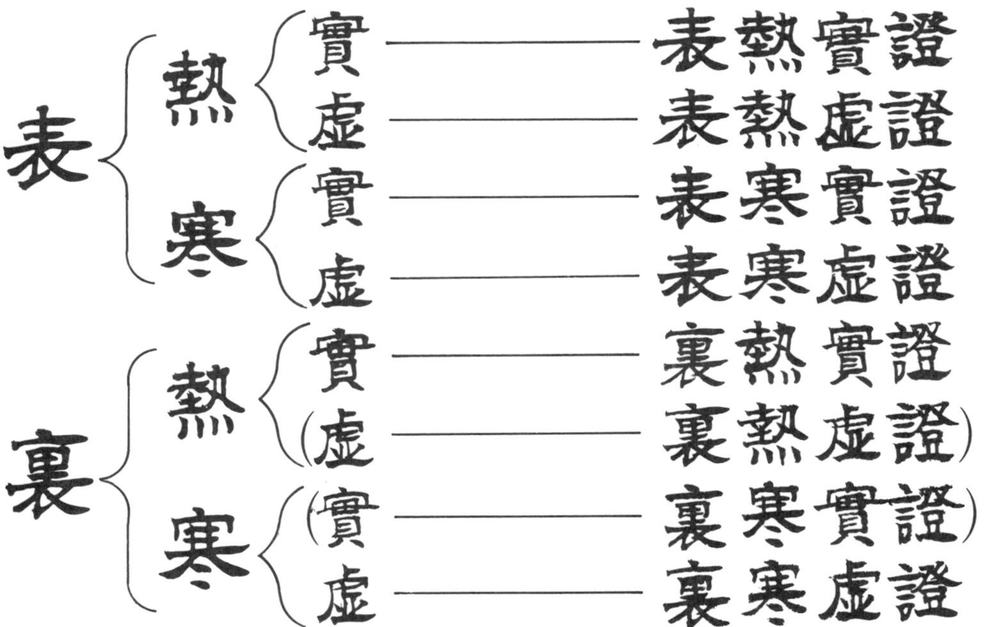

▲ 이상과 같이 여덟 개의 조합이 만들어지는데 이것을 종합하여 八綱이라고 한다. 八綱은 여덟 개의 중요한 유형이라는 의미이다. 여기서 미리 말해 두지만 陰·陽·表·裏·熱·寒·實·虛 등 여덟 개의 문자가 있기 때문에 八綱이라고 하는 것이 아니다. 表裏, 熱寒, 實虛의 조합이 여덟 개의 유형이기 때문에 八綱이라고 한다. 단 ( )내의 裏熱虛證과 裏寒實證은 傷寒論 의학에서는 실제로는 보이지 않는다.

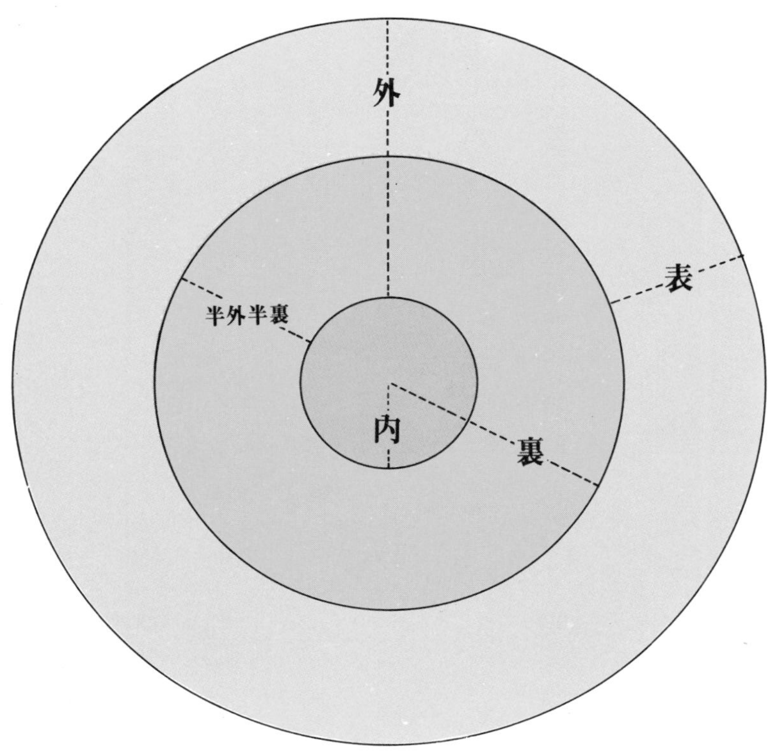

〔表裏內外의 관계〕

일본의 한방(傷寒論 의학을 실제로 응용하고 있는 의학)에서는 病位(病證이 존재하는 위치)를 表·裏·內·外로 보고 있다. 傷寒論에 따르면 表·半外半裏·裏가 중요하다(傷寒論에는 半表半裏라는 것은 없으며 후대의 사람이 편의적으로 사용한 것이다). 위의 그림은 이러한 관계를 나타내고 있다. 또한 上·中·下의 분류는 신체를 머리에서부터 발까지 세로로 나누는 방법으로 上은 劍狀突起(胸骨의 하단)에서 올라가 胸部, 頸項部, 上肢, 頭部 등을 포함하며, 中은 劍狀突起에서 배꼽에 이르는 사이로 腹部가 여기에 해당한다. 下는 배꼽 이하로서 허리, 다리에 이르는 사이를 말한다. (大塚敬節, 矢數道明 共著『漢方診療醫典』에서)

〈출전〉

1)-1 『素問』, 「陰陽應象大論篇」

善診者, 察色按脈, 先別陰陽.

診을 잘하는 사람은 (顔)色을 살피고 脈을 짚어 먼저 陰陽을 구별한다.

1)-2 『景岳全書』, 「忠錄陰陽篇」

무릇 병을 진단하여 치료할 때는 먼저 陰陽을 소상히 밝히는 것이 바로 醫道의 강령이다. 陰陽의 식별에 오류가 없다면 그 치료에 차이가 없다. 醫道가 복잡하다고는 하지만 한 마디로 말하자면 陰陽 뿐이다.

2)-1 『沈氏尊生書』

陽虛陰虛는 腎에 속한다. 陽虛는 腎 중의 眞陽이 虛하게 된 것이다. 眞陽은 眞火이다. 만일 火虛라면 틀림없이 右尺이 약하다. 陰虛는 腎 중의 眞陰이 虛하게 된 것이다. 眞陰은 腎水이다. 만약 水虛하다면 脈은 분명히 細하고 數하다.

2)-2 『醫學心悟』

만약 脈이 數하고 힘이 없으며, 虛火가 때때로 炎上하고 입이 말라 혀가 타며, 內熱하여 便은 秘結하고 氣逆上衝한다면 이것은 眞陰의 부족이다. 만약 脈이 크고 힘이 없으며, 사지에 권태감이 있고 입술색이 엷으나 口和하며(미각에는 이상이 없으며), 피부가 차고 변이 무르거나 물과 같으며, 음식이 소화되지 않는다면 이것은 眞陽의 부족이다.

3) 徐靈胎의 「亡陰亡陽論」

亡의 陰汗은, 身은 열을 두려워 하고 수족은 따뜻하며 피부는 열이 있고, 맛은 짜고 매우며 口渴하여 찬 것 먹기를 좋아하고, 氣가 거칠고 脈은 洪實한데 이것이 그 증거이다. 亡의 陽汗은, 身은 오히려 오한이 들고 수족은 차며 피부는 차가와 땀이 차고, 그 맛은 담백하고 약간 찰기가 있으며 입이 마르지 않고 뜨거운 음식을 좋아하며, 氣는 미미하고 脈은 微數하며 空한데 이것이 그 증거이다. 보통의 正汗·熱汗·邪汗·自汗은 이 양자의 계열에 있지 않다.

4)-1 『傷寒論』, 「少陰篇」

"少陰病으로 下痢를 하다가 저절로 멈추고 오한이 들며 몸을 웅크리고 수족이 따뜻한 것은 치료할 수 있다" "少陰病으로 오한이 들고 몸을 웅크리며 下痢를 하고 수족이 逆冷하는 것은 不治이다"

4)-2 『傷寒論』, 「太陽篇」

太陽病의 中風으로 燒針으로 발한하게 하며, ‥陽이 盛하면 코피가 나오고 陰이 虛하면 소변을 누기가 어려우며, 陰陽이 모두 虛하면 신체가 枯燥한다, 오래되면 헛소리를 하고, 심하면 딸꾹질을 하고 수족을 고통스럽게 움직이며 옷을 틀어쥐고 방바닥을 더듬거리게 된다. 소변이 나오는 사람은 치료할 수 있다.

4)-3 『傷寒論』, 「陽明篇」

傷寒하여 만약 토하거나 설사를 한 후 풀리지 않고 아주 심하면 사람을 알아보지 못하고 옷을 벗고 방바닥을 더듬으며 두려워 어쩔줄 몰라 하고 微喘하고 直視하며, 脈이 弦한 사람은 살고 澁한 사람은 죽는다.

5)-1 『素問』, 「陰陽應象大論篇」

重寒則熱, 重熱則寒.

寒이 거듭되면 熱이 나고, 熱이 거듭되면 추워진다.

5)-2 『通俗傷寒論』

寒水가 上을 침범한 證 : 吐瀉腹痛, 手足厥逆, 冷汗自出, 근육경련 등의 증상. 말에 힘이 없고 조금만 먹어도 배가 부르며 양발이 특히 차고 소변은 맑고 백색이다. 舌質은 두껍고 부드러우며 舌苔는 검고 매끄럽고 혀의 한중앙이 검다. 맥은 沈微하여 끊어지려고 한다. 이것은 모두 眞의 裏寒이라는 증거이다. 피부 표면에 열이 있으며 세게 누르면 열이 없어진다. 煩躁하여 갈증이 나고 물을 먹고 싶어 하지만 많이 먹지 않는다. 입이 말라 목구멍이 아프며 물을 자주 찾지만 먹을 수 없다. 이것은 無根의 陰火로서 陰이 내부에서 왕성하여 양을 밖으로 내쫓으므로 외부가 假熱하고 내부는 眞의 陰寒이 된다. 이것이 格陽의 證이다.

腎氣가 心을 침범한 證 : 호흡이 짧고 빠르며, 頭暈心悸하고, 발은 차고 소변은 맑으며 대변은 溏(무르거나 물과 같음) 혹은 설사이다. 호흡량이 적고 말을 할 수 없으며 무리하게 말을 해도 다음 말이 이어지지 않는다. 舌苔는 혀끝까지 검고 舌質은 부어서 부드럽다. 이것은 모두 裏가 眞의 虛寒인 증거이다. 가끔 입과 코에서 피가 나며 입이 마르고 이가 흔들거리며 얼굴은 붉은 광택이 있고 흰 빛을 띤다.

煩躁하여 옷을 완전히 벗으려고 하며 흙탕물 속에 앉으려 한다. 脈은 浮數하며 누르면 흩어지거나 혹은 浮大하여 손가락에 가득 찬 느낌이 오지만 누르면 공허하다. 이것이 無根의 火로서 陰이 아래로 쏠려 陽이 위로 올라가므로 위가 假熱하고 아래가 眞의 虛寒이다. 載陽의 證이다.

6)-1『素問』,「通評虛實論篇』

邪氣盛則實, 精氣奪則虛.

邪氣가 성하면 實하고, 精氣를 빼앗기면 虛하다.

6)-2『素問』,「玉機眞藏論篇」

脈盛, 皮熱, 腹脹, 前後不通, 悶瞀, 此謂五實.

脈이 왕성하고, 피부에 열이 있고, 배가 땡땡하며, 前後(대·소변)가 통하지 않고, 悶瞀(번민하여 산만함)하다. 이것을 五實이라 한다.

脈細, 皮寒, 氣少, 泄利前後, 飮食不入, 此謂五虛.

脈이 가늘고, 피부가 차며, 氣가 적고, (排)泄利(=痢) 前後하며, 음식을 먹지 않는다. 이것을 五虛라고 한다.

6)-3『醫學正傳』

虛란 正氣의 虛이다. 안색이 좋지 않고 몸이 마르고 神氣가 쇠약하다. 혹은 自汗이 그치지 않고 계속되며 대·소변이 줄줄 흐르고, 혹은 夢精, 遺精이 있으며, 혹은 구토하고 음식이 넘어가지 않으며, 혹은 병이 오래 지속되어 심하게 고통을 당하고, 혹은 숨이 거칠게 되며, 혹은 과중한 노동을 하면 의식이 흐려진다. 증상은 實과 유사하고 脈이 약하여 힘이 없는 것은 모두 虛證이며 補를 필요로 한다. 實이란 邪氣의 實이다. 외부에서는 경락을 막고 내부에서는 장부에 결합되어 氣의 유통을 막거나 혈액의 순환을 막아 凝滯하게 한다. 이것은 脈과 病을 함께 공략해야 하는 實證이다.

證候分類法

● 나타나는 증상을 종합하여 型으로 분류

몸이 정상적인 기능을 잃을 때 나타나게 되는 증상을 종합한 것을 證(候)이라고 한다. 證에는 일정한 규칙이 있으며 또 서로 밀접한 관계를 가지고 있다. 병의 본질을 찾아내고 나타나는 증상을 몇 개의 型으로 분류하여 파악하기 쉽도록 한 것이 證候分類法으로서 六經, 三焦, 衞氣營血, 五臟六腑 등이 있다.

● 六經(三陰三陽)

〔주 : 六經이란 손과 발에 대응하는 여섯 개의 경락을 말하는 것으로서, 太陽, 陽明, 少陽, 太陰, 少陰, 厥陰의 六對가 있다. 경락은 침구치료의 原典인 『黃帝內經』의 「靈樞」에 기재되어 있는 침구치료의 대상이다. 『傷寒論』에서는 질병의 경과에 따라 변화하는 病態를 三陽病과 三陰病의 여섯 가지 병으로 분류하고 그 각각에 六經과 동일한 병명을 붙여 부르고 있다. 그러나 이것은 그 경락이 병들었다는 의미가 아니라 단지 六經의 이름을 빌린 것이므로 病態의 의미는 완전히 다르다. 그래서 古方派는 이것을 三陰三陽(病)이라고 부르고 있다.〕

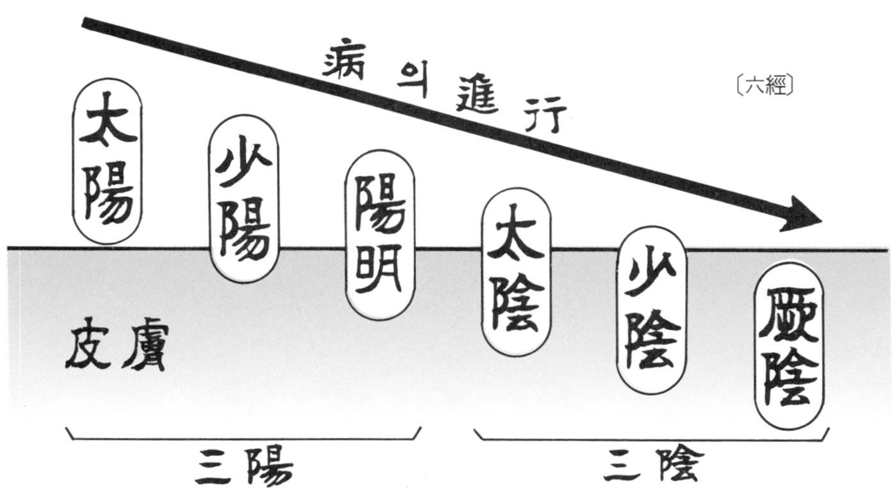

▲ 八綱과 더불어 자주 이용되고 있는 것이 이 六經理論이다. 이것은 병이 외부에서 體內로 침입하는 경우에 그 증상의 변화를 분류하는 방법이다. 병은 三陽(太陽, 陽明, 少陽)에서 三陰(太陰, 少陰, 厥陰)으로 진행된다고 간주한다. 원래 六經病으로 분류하여 생각하게 되었던 근거는 일반적으로 '열병'이라 부르는, 열을 내는 '傷寒病'의 진행 순서를 참고로 했던 데에 있다. 즉 밖으로부터 邪(대부분 寒邪)가 신체를 침범한 경우 그 병은 어떻게 진행되어 가는가를 이것을 통해 알 수 있다는 것이다. 그러나 때로는 병이 太陽에서 少陰으로 급변하는 수도 있다. 이것은 太陽(방광)과 少陰(腎)이 表裏관계에 있기 때문이며 이처럼 화살표 방향으로 병이 급변하는 것을 表裏相傳이라고 한다. (「臟腑의 表裏관계」 55쪽 참조)

●『素問』의 「熱論篇」(246쪽)에서는 병의 진행에 관하여 陽明→少陽이라 하고 있다. 여기에서 굳이 少陽→陽明이라는 식으로 표현한 것은 이러한 방식이 실정에 부합된다고 생각하기 때문이다. 六經이론은 광범위한 病態의 분류를 목표로 한 것이고, 『素問』의 「熱論篇」은 열병이 경락에 전달되는 모양을 설명한 것이기 때문에 이와 같은 해석상의 차이가 생긴 것으로 생각된다.

아래의 표는 病狀의 변화를 구체적으로 나타낸 것이다.

●『素問』,「熱論篇」에 의한 질병의 진행 순서

(『素問』,「熱論篇」)

일수	병	진행	증상
첫째날	太陽病	먼저 太陽經이 寒邪의 침범을 받는다	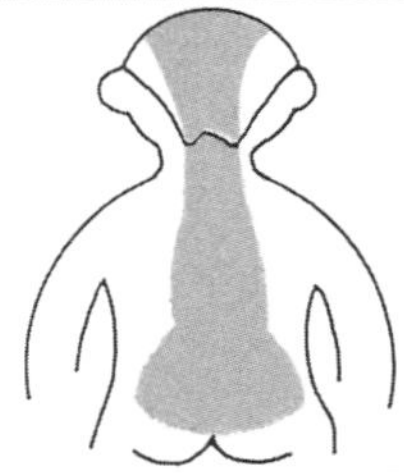 그러므로 이 太陽經을 둘러싼 頭項部가 아프고, 腰背部가 딱딱해지는 증상을 일으킨다
둘째날	陽明病	다음으로 陽明經에 寒邪가 침입한다	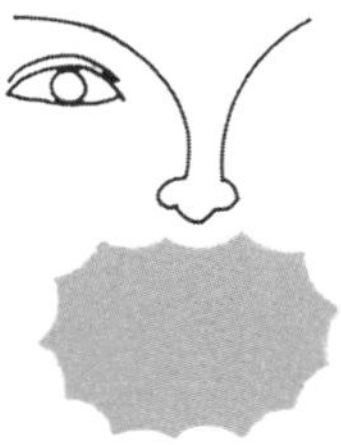 陽明은 肌肉을 주관하며, 그 陽明經은 코를 포함하여 눈에 연결되어 있으므로 전신이 발열하고, 眼痛, 콧물을 초래하며 편안히 누울 수 없게 된다
셋째날	少陽病	寒邪는 더 깊이 침입하여 少陽經이 손상된다	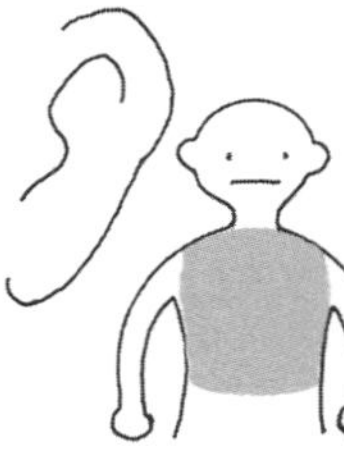 少陽은 膽을 주관하며, 그 少陽經은 胸脇을 돌아 귀에 연결되어 있으므로 胸脇痛이나 耳聾을 일으킨다 (여기까지는 발한에 의해서 치유될 수 있다)
넷째날	太陰病	병이 더욱 진행되면 太陰經이 受病한다	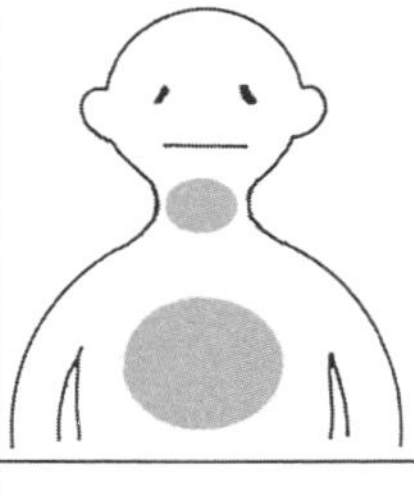 太陰經脈은 胃中에 분포하며 위로 올라가 咽喉部에 연결되어 있으므로 腹中 脹滿이나 인후의 건조를 호소하게 된다
다섯째날	少陰病	病邪가 더 깊이 전파되어 少陰經으로 나아간다	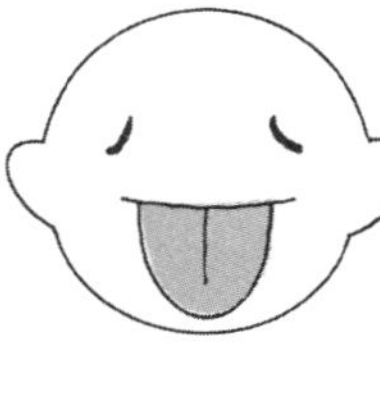 少陰經脈은 腎을 관통하여 위로 올라가 肺에 연락되며 나아가서는 舌根에 접속되어 있으므로 口燥, 舌乾에 의한 갈증을 호소하게 된다
여섯째날	厥陰病	마지막으로 병은 厥陰經에 도달한다	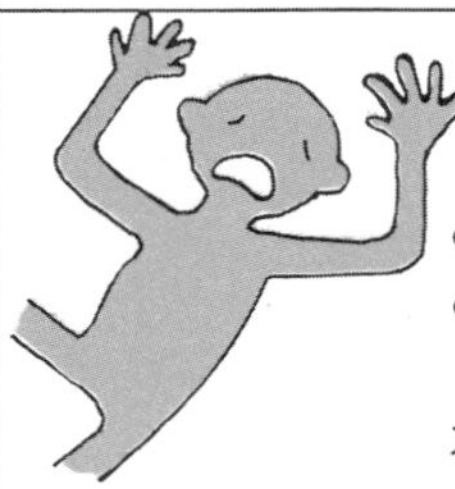 厥陰經은 陰部를 돌아 위로 올라가 肝에 연결되어 있으므로 煩悶을 일으키거나 음낭이 수축된다 (榮衛의 氣를 돌지 못하게 하여 五臟이 통하지 않게 되어 죽음에 이른다)

※ 왼쪽 끝의 일수는 병의 진행을 일에 비유한 것이다.

● **外感病의 분류법에서 여섯 종류로 유형화한 것**

三陰三陽(六經病症)은 太陽, 陽明, 少陽, 太陰, 少陰, 厥陰의 여섯 종류로 분류한다. 우선 최초로 병의 성질에 따라 三陰三陽으로 구분하여 太陽, 陽明, 少陽은 三陽病으로서 陽證에 포함시킨다. 대부분 熱證에 속한다. 병이 진행되는 도중에 환자의 正氣가 쇠약해져 가면 陽證에서 太陰, 少陰, 厥陰의 陰證, 즉 三陰病으로 이전된다. 이것은 대부분 寒證에 속한다. 이처럼 外感病邪는 모두 表에서 裏로 들어가는 것이다.

太陽病

● **外感病의 초기에 나타나는 表證**

風寒 外邪는 처음에는 피부를 침범하여 病變이 대부분 體表面에 나타나므로 表證이라고 한다. 주요한 증상과 脈證은 발열, 오한, 두통, 浮脈이다. 발열, 오한은 衛氣가 外邪와 싸우는 것의 반응이다. 邪가 太陽經脈을 구속하기 때문에 浮脈이 나타난다.

(주 : 邪가 太陽經을 침범했다고 보는 것을 葛根湯證 또는 桂枝加葛根湯證 뿐이며 실제로 太陽病에서는 그밖의 證은 太陽經과 관계가 없다.)

한편 太陽病에는 表虛와 表實의 구별이 있다. 또한 위에서 기술한 증상 외에 惡風, 발한, 脈緩이 나타나는 것을 中風이라고 하며 이것은 輕症에 속한다. 오한, 無汗, 脈緊 등이 나타나는 것을 傷寒이라 하며, 重症으로 생각하여 병의 輕重을 구별한다.

이외에도 中醫學에서는 일종의 溫病을 구별한다. 처음에는 太陽病의 증상을 가지고 있지만 傷寒, 中風과는 구별된다. 현대의 中醫學은 中風, 傷寒은 風寒이 表를 속박함으로써 생긴다고 하지만 한방에서는 風寒의 침범을 받은 表에서 熱邪가 생기는 것으로 생각한다. 溫病은 따로 鬱熱이 있어서 대개는 입이 마르고 脈이 자주 뛰는 등의 증상을 수반하는데 오한도 가볍고 그렇게 오래가지 않는다. 古方派는 이것을 桂枝二麻黃一湯 등의 證으로 보며 溫病을 따로 취급하여 치료하지는 않는다.

陽明病

● **裏熱實證이라 부른다**

表熱이 떨어지지 않고 熱邪가 점점 왕성해지면 필연적으로 裏를 향하여 발전하여 陽明病이 된다.

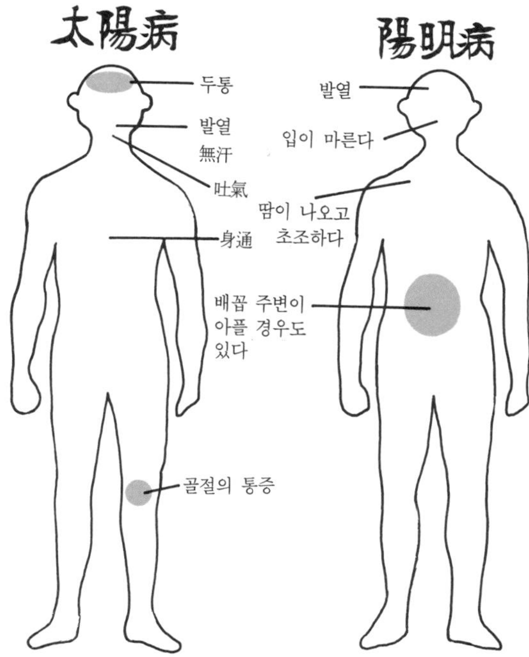

▲질병은 먼저 체표면에 나타난다. 이것은 아직은 體內의 正氣가 강하고 邪氣에 대하여 저항력이 있기 때문이다. 그러나 正氣가 약하여 邪氣가 성하게 되면 병은 점점 몸속으로 침범해 간다.

裏熱이 왕성하므로 裏熱實證이라 부른다.

陽明病에는 經證과 腑證의 구분이 있다.

經證(三陽의 合病) 熱邪가 表, 裏, 半表半裏를 모두 침범하여 腸 중의 가스가 미처 견고한 대변이 되지 못하고, 高熱이 나고 발한이 많으며 오한이 들지 않고 역으로 惡熱이 나타나며 口渴, 脈의 洪大가 나타난다. 裏熱이 밖을 향하여 증발하기 때문에 땀이 많이 난다. 열이 津液을 상하게 하므로 입이 마른다. 熱邪가 왕성하므로 脈이 洪大하게 된다.

腑證 熱邪가 胃·腸에 들어가 熱毒이 裏에 집결하여, 腸에는 마른 대변이 정체하고, 발열 이외에도 저녁이 되면 열이 높아지는 증상이 나타난다. 변비, 腹滿, 복통, 煩躁, 헛소리 등의 증상을 일으키며 심한 경우에는 神志가 혼미해진다. 脈象은 沈實이다. 이것이 陽明胃實의 證이다.

少陽病

● **半表半裏의 證이다**

열병이 진행되는 도중에 나타나는 口苦, 咽乾, 현기증, 寒熱의 往來, 胸脇의 苦滿, 心煩, 吐氣, 식욕부진, 脈弦 등의 증상을 半表半裏의 證候라고

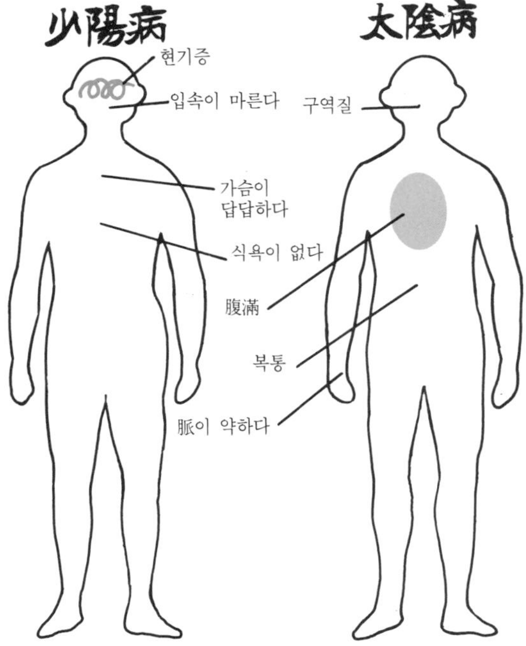

▲일반적으로 三陽은 熱證, 實證에 속한다. 그러나 正氣가 소진되고 邪氣가 점점 성하게 되면 병은 三陰으로 이행한다. 이때 병은 대체로 만성화하는 경향을 보이게 된다.

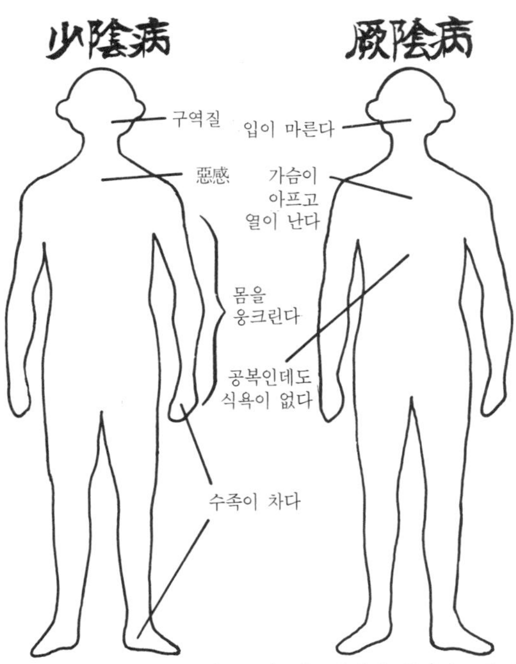

▲六經이론은 八綱이론보다 대중적이지 못하다. 중국에서는 八綱이론에 따라 열 사람의 한방 의사가 동일한 진단을 내리지만 六經이론에서는 열 사람의 의사가 열 가지의 진단을 내린다고 말해진다. 여기에서 치료법을 위한 직접적인 실익을 성급하게 구하는 것은 위험하다.

한다. 太陽의 表證이나 陽明의 裏證에도 속하지 않고 表裏의 중간에서 생기기 때문에 半表半裏의 證이라고 하는 것이다.

입이 쓰고 불안초조하며 구토를 하고 식욕이 없는 것은 胃氣가 조화를 이루지 못하고 있기 때문이다. 열이 나서 津液이 감소하므로 목구멍이 마르게 된다. 陽明의 경우처럼 입이 말라 찬 것을 찾으며 열이 盛하여 津液이 손상당할 정도로 심하지는 않다. 현기증은 膽火가 炎上하기 때문에 나타난다. 寒熱이 往來하는 것은 正·邪가 서로 싸우기 때문이다. 胸脇部는 少陽經脈이 달리고 있는 부위로서, 邪가 少陽의 經에 뭉쳐서 胸脇이 苦滿하게 된다.

少陽病이 表證과 裏證의 사이에서 일어나므로 表證과 裏證을 겸한 증후가 나타나기도 한다. 예를 들어 발열하고 약간의 오한이 있으며 골절이 욱신거리고 吐氣가 있으며 가슴 밑이 답답한 것은 少陽病이 太陽表邪를 겸하여 아직 풀리지 않은 증후이며, 胸脇苦滿하고 日晡潮熱(저녁때 열이 높아진다)하거나 대변이 잘 나오지 않는 것은 少陽이 陽明裏實을 겸하고 있는 증후이다.

太陰病

● 脾胃(裏)의 虛寒證이다

일반적으로 발열 증상이 비교적 약하다. 太陰病의 주요한 증상은 배가 불러 吐氣가 있고 음식물이 넘어가지 않으며, 自利하고 때때로 배가 아프며 입이 마르지 않고 脈이 이완되어 약한 것 등인데 이것은 일종의 脾·胃의 虛寒證이다. 脾·胃의 활동이 부진하여 水濕이 運化되지 못하면 설사, 구토, 입이 마르지 않는 등의 증상이 나타난다. 氣가 뭉쳐 풀리지 않으면 腹滿하여 복통이 된다. 太陰病과 陽明病은 모두 胃·腸의 증상을 가리킨다. 단 虛한가 實한가, 陰인가 陽인가에 따라서 성질이 상반된다. 陽明病은 燥熱의 實證이며 太陰病은 濕寒의 虛證이다.

少陰病

● 表 또는 裏의 虛寒證이며 특히 虛熱證이 있다

虛寒證　일반적으로 脈은 微細하고 오한이 있으며 사지가 차고 淸穀下痢하는 등의 것이 주요한 증상이다. 이것은 陽氣不足이 전신의 虛寒證으로 나타나기 때문이다.

虛熱證 陰虛 때문에 內熱이 생긴 증후이다. 心煩, 橫臥不能, 咽痛, 胸滿 등의 증상이 나타난다.

厥陰病

● 外感病의 말기적 증상으로 上熱下寒이 되며 陰陽의 氣가 나누어진다.

三陰經의 최후의 經이다. 正氣가 지탱되지 못하며 陰陽의 조절이 흐트러지고 寒證과 熱證이 섞여서 나타나는 경우가 많다. 예를 들면 口渴이 심하고 기가 胸部 쪽으로 上衝하거나 心 중에 疼痛과 熱感이 있으며, 배는 고프지만 식욕이 없다.

이 證의 특징은 厥(冷)과 熱이 교대로 나타나는 것이다. 그러나 厥하고 있는 시간이 熱이 있는 시간보다도 많거나, 혹은 厥이 회복되지 않으면 豫後가 좋지 않다. 만약 熱이 厥보다 많고, 厥이 사라져 열이 회복되면 이것은 正氣가 회복될 조짐이며 치유를 기대할 수 있다.

病邪가 傳變하는 방식

傳經 하나의 經이 다른 經에 영향을 미치는 현상을 傳經이라고 한다. 傳經현상이 일어났는가, 하나의 經만으로 치료할 것인가는 病邪와 체력의 대비에 따라 결정된다. 邪氣가 盛하고 正氣가 약하면 傳經의 기회가 많고 正氣가 盛하고 邪氣가 약하면 傳經할 기회는 적다. 또한 체력이 있을 때는 傳經은 三陽에 그치지만 체력이 약한 때는 三陰에까지 쉽게 영향을 미친다. 그러므로 傳經은 六經 모두에 미치는 것이 아니라 太陽에서 멈추는 경우도 있고 陽明까지만 미치는 경우도 있으며 三陽 모두에 傳變되었다가 치유되는 경우도 있다.

傳經의 순서 六經의 순서에 따르지 않으므로 하나의 經이나 두 經을 뛰어넘어 傳經하는 경우도 있다. 예를 들면 太陽에서 陽明(少陽)을 뛰어넘어 少陽(陽明)에 이르거나 혹은 少陽에 전해지지 않고 직접 陰經으로 들어가기도 한다. 이것은 대부분 邪氣가 盛하고 正氣가 虛하여 病邪가 虛를 타고 침입하기 때문이다. 이외에 三陰病에는 病邪가 陽經에서 전입되지 않고 직접 三陰으로 들어가 처음부터 太陰 혹은 少陰(直中의 少陰)의 病狀을 나타내는 수도 있다.

合病과 倂病 六經의 각각에는 주요한 증상이 있는데 임상에서는 자주 착종하여 나타난다. 예를 들면 太陽表證이 있는데도 그 위에 陽明의 裏證이 있거나, 太陽表證이 아직 완전히 없어지지 않았는데도 陽病의 裏證이 나타나기도 한다. 전자를 合病, 후자를 倂病이라고 한다.

合病이란 두 經 혹은 세 經이 동시에 邪의 침범을 받는 것으로서, 傳變에 의해서 생긴 것이 아니다. 이와 유사한 증상이 나타날 경우 이것을 太陽陽明의 合病, 三陽의 合病이라고 한다.

倂病이란 하나의 經의 병이 아직 치유되지 않았는데 다른 經에 전해지는 것이며 반드시 前의 經의 증상이 아직 남아 있는데도 後의 經의 증상이 더해지는 식으로 나타난다. 이러한 류의 증상이 나타날 경우 이것을 太陽陽明의 倂病, 陽明少陽의 倂病이라고 한다.

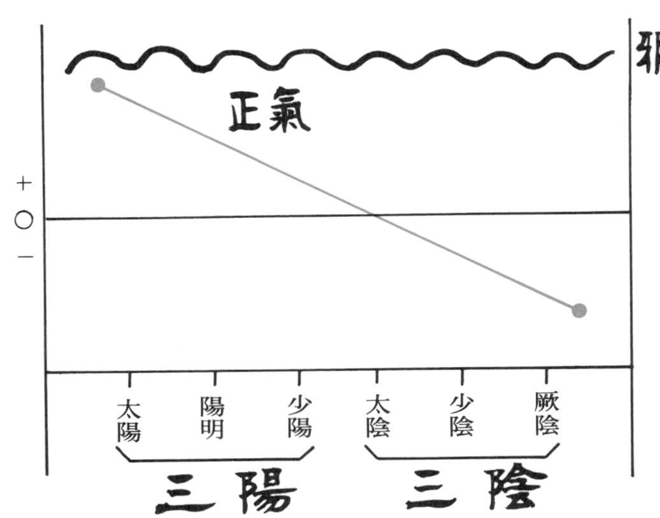

◀이 그림은 반드시 정확한 것만은 아니다. 그러나 正氣, 邪氣와 六經이론을 종합하여 생각해 보면 대체로 이와 같은 그래프가 된다. 이 그래프는 正氣는 三陰으로 이행하면 할수록 약하게 되며 邪氣는 상대적으로 성하게 되는 것을 나타낸다. 참고하기 바란다.

●衛氣營血과 三焦의 病證

衛氣營血과 三焦의 病證은 溫熱病의 증후분류방법으로서 六經 부분의 證을 기초로 하여 더욱 발전시키고 보충한 것이다. 이 증후분류법은 溫熱病의 진전이나 그 병리 변화의 특징을 정확히 반영하고 있으므로 실제로 진료할 때 이 분류법을 적용하면 病狀을 정확히 파악할 수 있으며 적절히 치료할 수 있게 된다.

● 病證의 변화

衛氣營血의 증상　　衛氣營血의 증후분류는 病變의 얕고 깊은 상태를 네 단계로 나타낸 것이다. 일반적으로 溫熱病은 대부분 衛 부분에서 시작되는데 이때가 가장 얕고 점차 內傳하여 氣에 들어가고, 다음에는 營으로, 마지막으로는 血에 들어가 가장 깊게 된다. 따라서 外邪가 인체에 침입하면 가장 먼저 나타나는 것이 衛 부분의 상태이며 더욱 내부로 전입해 가면 氣 부분, 營 부분, 血 부분의 순서로 증상이 나타나게 된다. 그러나 이 네 단계는 실제상에서는 혼합되어 나타나고 확실히 구분하기기 어렵다. 즉 衛 부분의 邪가 아직 제거되지 않은 상태인데 이미 氣 부분에 들어가버린 경우, 혹은 熱邪가 광범위하여 氣 부분만이 아니라 血 부분도 열을 받아 氣血 모두 타오르는 경우도 있다. 특히 血 부분에 들어가버린 경우에는 대부분 營 부분의 증상도 합병하여 나타난다. 또한 邪가 이미 體內에 잠복하고 있는 溫熱病에서는 반드시 衛 부분에서부터 시작하지 않고 처음부터 氣 부분의 증상이 나타나기도 하며 營 부분의 증상이 발생하기도 한다. 한편 새로이 體內에 침입한 熱邪가 이미 體內에 잠복하고 있는 溫病을 유발하면 氣 부분의 증상에 衛 부분의 증상이 더해지는 수도 있다.

三焦의 증상　　일반적으로 外邪가 體內에 새로

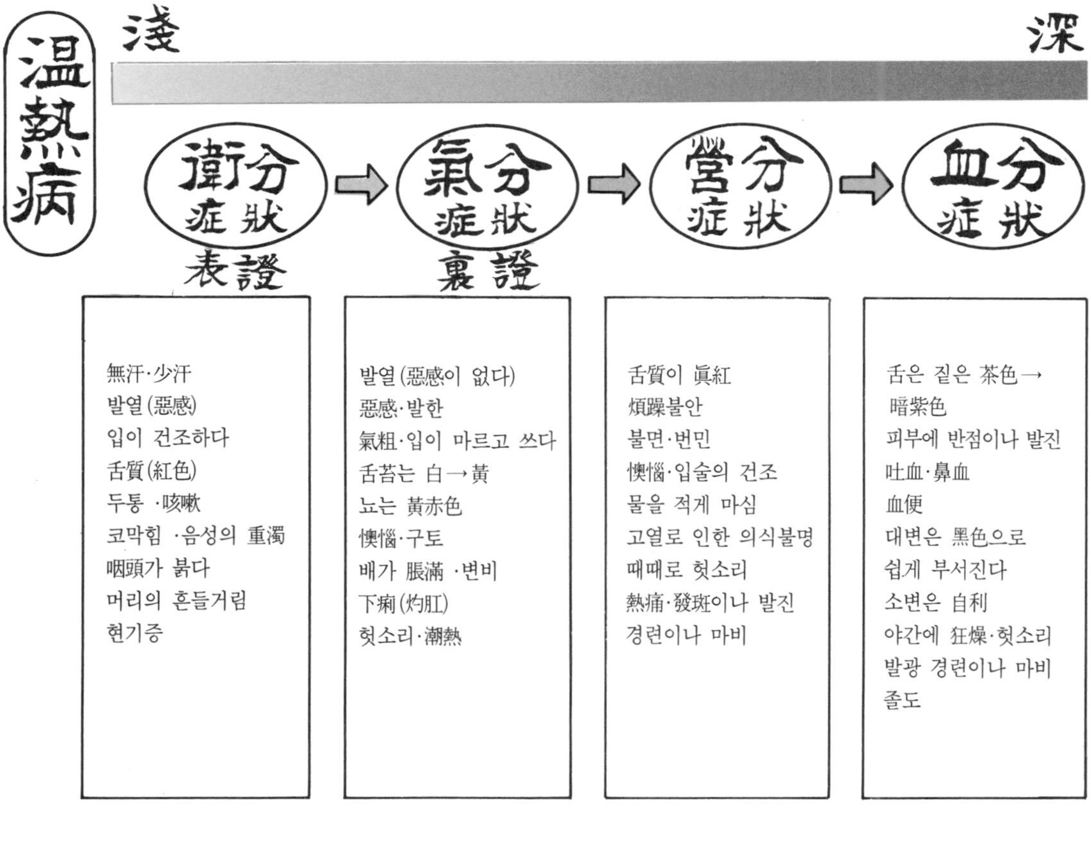

溫熱病

淺 → 深

衛分 症狀 (表證)	氣分 症狀 (裏證)	營分 症狀	血分 症狀
無汗·少汗 발열(惡感) 입이 건조하다 舌質(紅色) 두통 ·咳嗽 코막힘 ·음성의 重濁 咽頭가 붉다 머리의 흔들거림 현기증	발열(惡感이 없다) 惡感·발한 氣粗·입이 마르고 쓰다 舌苔는 白→黃 뇨는 黃赤色 懊惱·구토 배가 脹滿 ·변비 下痢(灼肛) 헛소리·潮熱	舌質이 眞紅 煩躁불안 불면·번민 懊惱·입술의 건조 물을 적게 마심 고열로 인한 의식불명 때때로 헛소리 熱痛·發斑이나 발진 경련이나 마비	舌은 짙은 茶色→ 暗紫色 피부에 반점이나 발진 吐血·鼻血 血便 대변은 黑色으로 쉽게 부서진다 소변은 自利 야간에 狂燥·헛소리 발광 경련이나 마비 졸도

이 들어오면 처음에는 증상이 上焦에서 일어나는 경우가 많다. 따라서 上焦의 病變은 가볍고 또 얕은 부위의 病變에 속한다. 그리고 순차적으로 中焦에 전해지고 나아가서 病變이 下焦에 이르게 되면 대개 가장 복잡하고 중대한 단계에 들어간 상태가 된다.

그러나 이것도 고정된 것은 아니다, 溫熱病 중에는 上焦의 手太陰經에서 시작하여 中焦의 陽明經에 전입하는 경우도 있지만 어떤 것은 陽明經에 전해지지 않고 心包絡에 전입되는 경우도 있으며, 어떤 경우에는 항상 上焦에서 직접 下焦로 전해지는 수도 있다. 또한 어떤 것은 中焦에서 바로 肝腎으로 전해지는 것도 있고 처음부터 足太陰經의 증상이 나타나는 수도 있다.

앞에서 설명한 六經과 衛氣營血 및 三焦의 증후분류법을 外感 질병에 응용하고 또 陰陽, 表裏, 寒熱, 虛實 등의 八綱과 결합하여 분석하면 목전의 病症의 속성과 환부의 위치를 측정할 수 있다. 이 세 종류의 분류법에는 공통점이 있으며 임상에서 실제로 응용할 때, 이 세 가지를 종합적이고 유기적으로 이용하면 병상을 적절히 파악할 수 있다.

이후에서는 衛氣營血과 三焦의 증후분류에 관해서 나누어 설명한다.

● 衛 부분의 증상

衛 부분의 증상은 대부분 外感 열병의 초기에 공통적으로 나타나는 증상으로 八綱辨證에서는 表熱證에 속한다. 또한 衛 부분의 證과 六經辨證을 결합하면 太陽病에 대응하여 表證에 속한다.

衛部位 證의 주요 증상은 대체로, 外邪가 피부와 肌肉에 접하는 곳(腠理)를 발판으로 삼아 신체의 방위력과 싸우게 되므로 汗腺의 개폐가 좋지 않게 되어 땀이 나오지 않거나 나와도 양이 적다. 또한 발열하지만 때때로 가벼운 오한이 있으며 그 오한도 잘 떨어지지 않는다. 또한 입이 말라 舌質이 홍색에 치우치며 脈은 浮數(脈이 浮하고 맥박수가 많은 것)하게 된다. 동시에 두통, 咳嗽, 코막힘, 음성의 重濁, 인두가 빨갛게 되어 통증이 있는 것 등의 증상이 나타나고 頭脹, 頭昏(머리가 흔들거리고 현기증이 있는 것), 胸悶, 惡心 등의 증상을 수반하게 된다. 衛란 방위한다는 의미로서 病邪가 가장 바깥쪽에서 싸우고 있으므로 반드시 '表證'이다.

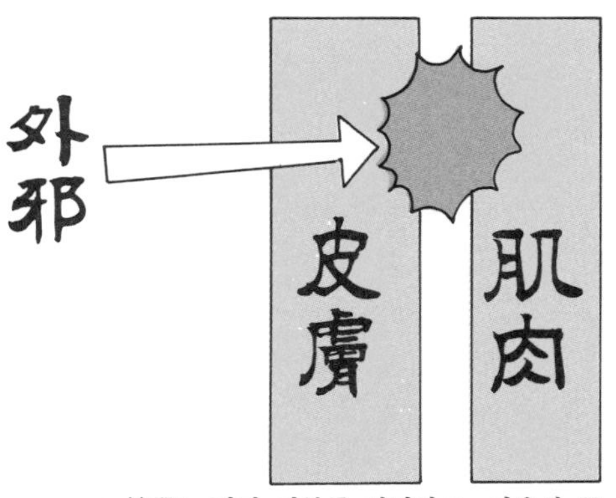

▲ 外邪는 먼저 피부를 침범하고, 다음에 肌肉에 이른다

● 氣 부분의 증상

일반적으로 邪가 氣 부분에 들어갈 때는 表邪는 이미 없으며 裏熱이 점차 왕성하게 된다. 이것은 邪의 勢가 확대되기 시작하여 신체의 방위 반응도 강한 것을 나타낸다.

氣部位 證의 주요 증상은 흔히 말해지듯이 '기분이 나쁜' 상태에 해당하며 대개 발열해도 오한이 없고, 惡熱, 발한(땀이 나와도 상쾌하지 않거나 열이 내리지 않는다), 氣粗(호흡이 거칠다)가 일어나며 입이 마르고 쓰게 된다. 脈은 滑數(또는 洪大)하게 되며 舌苔는 白色에서 黃色으로 변하고 눈는 黃赤色이 된다. 만약 熱邪가 胸膈 위로 전입하면 胸中이 煩悶하고 懊憹(가슴이 답답하고 吐氣가 있지만 토해지지 않는다), 구토 등의 증상이 합병한다. 또한 腸이나 胃에 전입하면 배가 脹滿하여 아프고 변비 혹은 下痢(自利)가 있으며 항문이 아프다(灼肛). 그리고 헛소리, 潮熱 등이 나타나며 눈가 막히고 色은 黃色 또는 赤色이 된다. 脈은 數實하며 舌苔는 두껍고 黃色이 되며 건조하는 등의 증상이 나타난다. 이것을 일반적으로 裏證이라고 한다.

● 營 부분의 증상

營部位의 證은 外感에 의한 溫熱病의 열이 가장 왕성한 시기에 나타나며 氣部位의 證보다 더욱 더 진행된 상태로서 그 病狀은 상당히 위험한 상태이다.

營部位 證의 주된 증상은 舌質이 眞紅色이 되고 煩躁하고 불안해하며, 밤에는 불면으로 고민하고 번민하며, 가슴이 답답하여 토하려 해도 토해지지 않으며(懊憹), 입술이 마르고 먹고 마시는 것이 적게 되며 항상 꾸벅꾸벅 존다. 또한 고열 때문에 의식불명의 상태가 되며 때로는 헛소리를 한다.

뇨는 막히고 양이 적으며, 열통이 있고 심한 경우에는 피처럼 붉어진다. 熱勢가 수그러들지 않고 지속되며 저녁때에 특히 심하게 된다. 때로는 發疹이나 發斑이 나타나고 경련이나 抽搐(근육마비)이 나타난다.

● 血 부분의 증상

血部位의 證은 熱邪가 內陷한 상태로서 營部位의 證에 비하여 더욱 깊은 곳으로 전입했음을 나타낸다. 血 부분이 熱邪에 찌들려 혀가 짙은 茶色으로 변하고 病狀이 더욱 더 진행하면 暗紫色이 된다. 熱이 血 부분에 들어가면 피부에 반점이나 발진이 생기고 吐血, 鼻出血, 血便 등의 증상이 발생하며 대변이 黑色이 되어 쉽게 부서지고 소변은 줄줄 흐르게 된다. 또한 낮에는 조용하지만 밤이 되면 헛소리를 하며 발광한다. 경련이나 抽搐(근육마비)이 일어나고 졸도하는 등의 증상이 나타난다.

● 三焦의 증상

여기에서는 三焦의 外感熱證에 대해서만 해설했다. 다른 三焦病의 증후에 관해서는 臟腑辨證을 연구하기 바란다.

上焦의 증상　　상초는 주로 手의 太陰肺經과 手의 厥陰心包經의 증상을 포괄하고 있다.

手의 太陰肺經의 증상은 두통, 발열오한, 발한, 口渴, 咳嗽 등이며 脈은 不緩不緊하며 動數하게 된다.

또한 熱邪가 手의 厥陰心包經에 傳入하면 舌質이 붉어지고 口渴을 호소하며 심하면 의식불명이 되어 헛소리를 하게 된다. 또한 煩躁하여 불면에 빠지고 혀가 꼬부라지고 수족이 차가운(肢厥) 등의 증상이 나타나게 된다.

中焦의 증상　　中焦는 주로 足의 陽明胃經과 足의 太陰脾經의 증상을 포괄한다.

足의 陽明胃經의 주요 증상은 발열해도 오한이 없고 오히려 惡熱이 생기며 특히 저녁에 심하게 된다. 또한 땀이 나고 脈이 크며 안색이 붉게 되고 호흡은 거칠어진다. 입은 건조하여 마르고 舌苔는 黃色이나 黑色으로 변화하며 혀에 가시가 돋고 변비나 排尿 곤란 등의 증상이 일어난다.

足의 太陰脾經에서는 열은 그다지 심하지 않지만 의식이 확실하지 않으며 舌苔가 하얗고 끈적끈적하며 脈은 緩하다. 또한 머리가 땡땡하고 몸이 무거우며 胸悶을 호소한다. 식욕이 없으며 가벼운 구역질이 일어난다. 排尿가 곤란하게 되고 변은 不調 현상을 보이며 때로는 물과 같은 변이 된다. 이 증상들은 특히 오후에 비교적 심하게 된다.

下焦의 증상　　下焦는 주로 足의 少陰腎經과 足의 厥陰肝經의 증상을 포괄한다. 病狀이 이 단계에 이르면 진액이 이미 고갈되는 시기이다. 少陰腎經의 증상은 낮에는 비교적 평온하지만 밤이 되면 煩躁한다. 입은 건조하지만 물을 많이 먹지 않으며 咽喉頭가 아프고 자유롭게 말하지 못하게 된다. 心煩이 생기고 뇨는 짧고 赤色이 되며 下痢 등의 증상이 나타난다.

한편　厥陰肝經의 증상에서는 肢厥(수족이 찬 것)과 熱이 교대로 나타나며 心 중에 疼痛이 있고 熱이 있으며 煩悶懊憹(가슴이 답답하며 토하려고 해도 토해지지 않는다)하고, 空腹으로 飢嘈(꼬르륵 소리가 난다)하지만 식욕이 없다. 입은 건조하여 진무르고 배가 무지근하며(裏急後重), 복통을 호소하고 耳聾(귀머거리) 등의 증상이 생긴다. 수족이 경련을 일으키듯이 움직이고 음낭이 수축한다. 심한 경우는 경련이 일어난다.

제6장

예방과 치료의 법칙

인간도 자연의 일부이다. 그 자연에 거스를 때 질병에 걸리게 된다. 이것을 『素問』에서는 다음과 같이 말하고 있다. "陰陽의 大原理에 순응하여 생활하면 생존할 수 있으며, 그것에 배치될 때는 죽는다. 그러므로 순응하면 태평하며 배치되면 소란을 초래한다" (『素問』, 「四氣調神大論篇」)

따라서 병을 예방하고 치료하기 위해서는 모든 것을 자연 가운데 두고 자연에 同調하게 하는 것이 바로 한방에서 말하는 치료의 대원칙이다.

● 질병의 예방

豫 防

治療
- 藥物療法
- 鍼灸療法
- 導引法
- 按摩療法

養生 · 看護

한방의 치료법은 다음의 네 가지로 대별된다.

① 한방약으로 알려진 약물요법

② 鍼과 灸에 의한 鍼灸요법

③ '氣의 안정'을 목적으로 하는 정신요법으로서의 導引

④ 안마요법

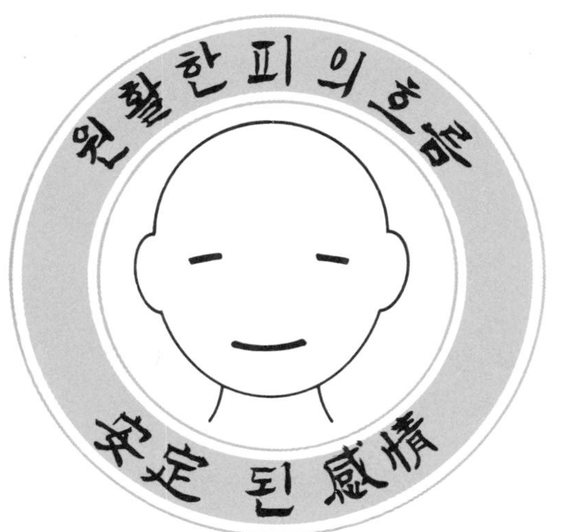

▲원활한 피의 흐름은 안정된 감정에 의해서 얻을 수 있다.

한방에서는 질병의 예방을 강조한다. 『素問』의 「四氣調神大論篇」에서는 이렇게 말한다. "聖人은 지금 있는 병을 고치지 않고 발병하기 전에 그렇게 되지 않도록 예방한다. 또한 눈앞의 난을 평정하는 것이 아니라 그것이 발발하기 전에 그렇게 되지 않도록 한다. 대저 발병 후에 약을 복용하거나 난이 폭발한 후에 평정하려고 하는 것은……(중략) 너무 늦어 기회를 놓치고야 만다." 질병을 예방하기 위해서는 ① 감정을 안정시킬 것 ② 자연과 조화를 이룰 것 ③ 체력을 단련할 것 ④ 전염병으로부터 몸을 지킬 것 등이 필요하다.

● 감정의 안정

氣血의 원활한 흐름에는 감정의 안정이 불가결한 요소이다. 氣血의 흐름이 원활하게 되어 체력이 길러지면 저항력이 생긴다. 반대로 氣血의 흐름이 난삽하면 陰陽의 균형이 무너져 질병의 원인이 된다. 『素問』의 「上古天眞論篇」에서는 이것을 다음과 같이 구체적으로 말하고 있다. "八風의 理에 잘 순응하고 세속의 관습에 스스로의 기호와 취미를 무리없이 적응시키며 한이나 노여움 등의 감정이 깊어지지 않게 한다. 행동이나 服飾도 모두 속세의 사람들과 다르지 않게 하고 스스로의 숭고성을 표면에 일부러 드러내지 않는다. 신체적으로는 무리하게 활동하여 과로에 빠지지 않게 하고 정신적으로는 고민없는 平靜樂觀을 목표로 自足에 전념한다."

● 자연과의 조화

한방에서는 인간의 건강이라는 것이, '조용한 호수 위를, 바람에 실려 흘러가는 배와 같은 것'이라고 가르친다. 바람에 거슬러서도 안되며 배 위에서 당황하여 몸을 동요해서도 안된다. 자연의 흐름 속에 몸을 느긋하게 맡기라는 것이다. 다음에 四季에 따른 자연과의 조화법을 소개해 보겠다.

〔자연과의 조화〕(素問 : 四氣調神大論 257쪽 참조)

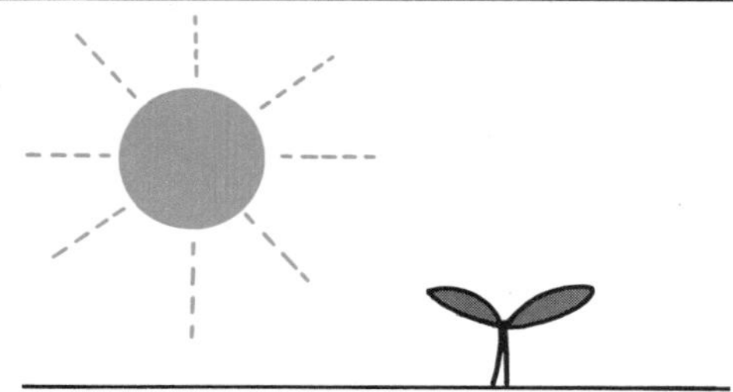

봄을 '發陳'이라고 하며, 春陽上昇과 함께 潛氣發散하여 천지 간에 만물이 발생한다.

○ 취침시간은 약간 늦어도 좋지만 아침에는 일찍 일어나 산보하는 것이 좋다.

○ 두 발은 묶지 말고 풀어서 전체를 낙낙하고 자유롭게 한다.

○ 마음속의 의욕을 불러일으키고 기른다. 일으킨 의욕은 억제하지 말고 자유롭게 성장시켜야 한다.

○ 生長에 도움이 되는 것은 모두 베풀어야 하며 빼앗아서는 안된다.

(이것이 春氣에 대한 적응법이며, 그 生氣를 保養하는 길이다)

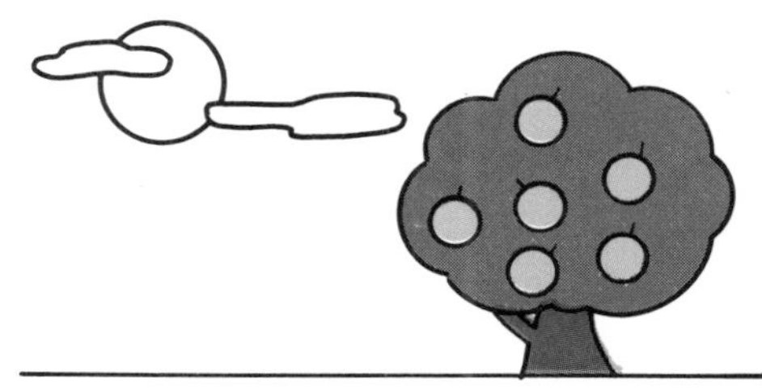

가을을 '容平'이라 부른다. 만물이 성숙하여 결실을 맺고 容(모양)이 平定되는 것을 의미한다. 地氣는 肅淸하며 사물의 모든 색채는 선명하다.

○ 일찍 자고 일찍 일어나야 한다.

○ 닭처럼 해가 지면 자고 밝아 오면 일어난다.

○ 志氣는 평정을 유지하도록 힘쓰고, 秋月의 초목을 고사시키는 肅殺의 氣가 인체에 미치는 악영향을 완화하도록 하지 않으면 안된다.

○ 신도 충분히 다잡아 秋氣와 인체의 융화를 도모해야 한다.

○ 이런 노력으로 肺氣를 淸淨하게 유지할 수 있다

(이것이 秋氣에 대한 적응법이며, 그 收氣〈肺를 통해 天氣를 몸에 거두어들인다는 뜻〉을 保養하는 길이다)

春 秋
夏 冬

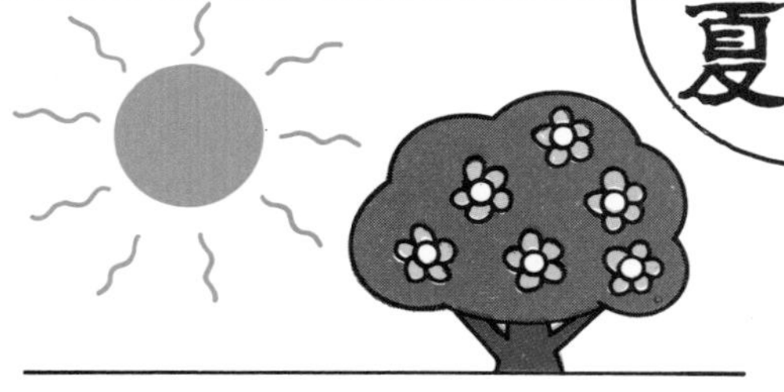

여름을 '藩秀'라고 부른다. 만물이 성장하여 繁榮華美한 것을 말한다. 天地陰陽의 양 氣가 왕성하게 交合하며 만물에 꽃이 피고 열매가 맺힌다.

○ 밤늦게까지 자지 않는 것은 어느 정도 괜찮지만 아침에는 일찍 일어나 炎天의 긴 낮에 지치지 않고 일할 수 있도록 해야 한다.

○ 항상 기분을 유쾌하게 유지하고 노여움을 갖지 않도록 해야 한다.

○ 식물이 꽃을 피우듯이, 인체에서도 내부의 陽氣를 피부를 통하여 밖으로 宣通放散할 수 있도록 전체가 外界를 지향하도록 해야 한다.

(이것이 夏氣에 대한 적응법이며, 그 成長의 氣를 保養하는 길이다)

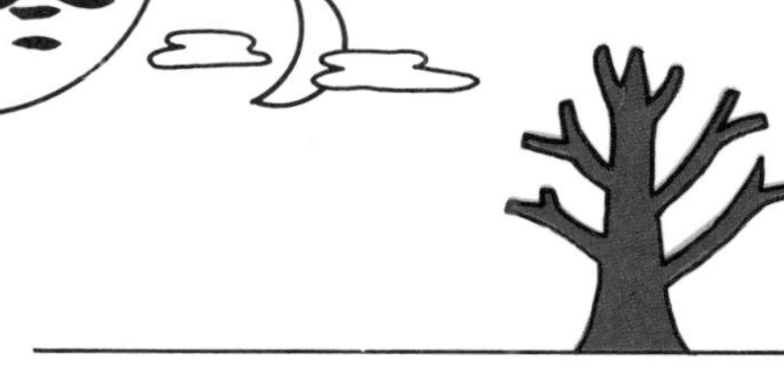

겨울을 '閉藏'이라고 부른다. 만물이 문을 닫고 陽氣를 잠복하게 하는 것을 의미한다. 강물은 얼고 지면은 凍裂한다.

○ 반드시 일찍 자고, 아침에는 반드시 늦게까지 침상에 있는다.

○ 해가 뜨고 나서 일어나는 등으로 몸을 寒氣로부터 보호하도록 노력한다.

○ 뜻을 마음속에 감추고 또 다른 사람에게는 말하지 않는 비밀을 간직하는 등으로, 여하튼 그대로 가만히 두어야 한다.

○ 잠복하고 있는 陽氣가 급작스럽게 탈취되지 않도록, 땀이 나서 피부가 열리지 않게 해야 한다.

(이것이 冬氣에 대한 적응법이며, 그 藏氣를 保養하는 길이다)

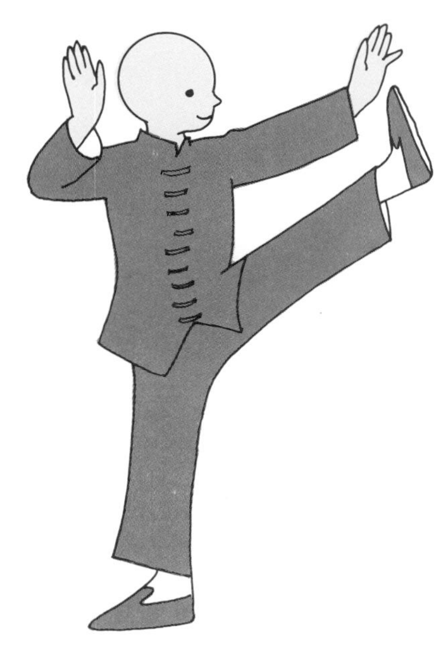

●**체력의 단련**

예방법의 한 수단으로 날마다 체력을 단련하는 것도 중요하다. '흐르면 썩지 않고, 집의 기둥(집을 떠받치는 기둥――유용한 기둥)은 벌레가 먹지 않는다'는 교훈이 있다.

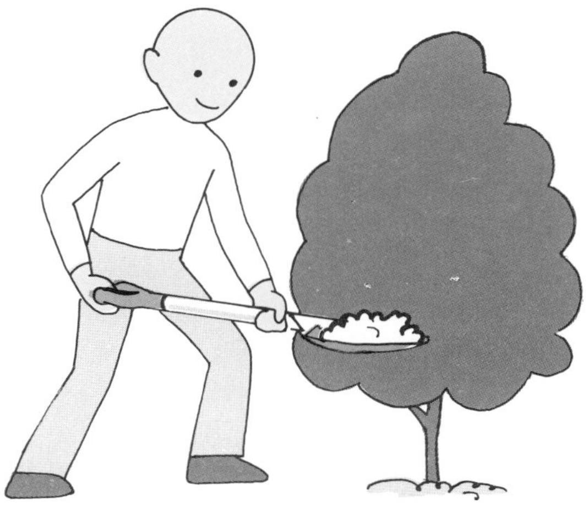

〈『素問』「四氣調神大論篇」〉

春三月, 此謂發陳. 天地俱生, 萬物以榮. 夜臥早起, 廣步於庭. 被髮緩形, 以使志生. 生而勿殺, 予而勿奪, 賞而勿罰. 此春氣之應, 養生之道也. 逆之則傷肝, 夏爲寒變, 奉長者少.

春三(個)月, 이것을 發陳(發=발생, 발육. 陳=나란히 늘어서다)이라 한다. 天地가 모두 생기고 만물이 번창한다. 밤에는 눕고 일찍 일어나 정원을 廣步한다(천천히 걷는다). 머리를 풀고 느슨하게 하며(머리카락도, 복장도 느슨하게 하고) 志生(의지, 의욕을 발생)하게 한다. 살게 하고 죽이지 않으며, 베풀고 빼앗지 않으며, 상을 주고 벌하지 않는다. 이것이 春氣에 (적)응하고 養生하는 길이다. 이것에 거스르면 肝을 상하여, 여름에 寒變이 되고, 奉長하는 사람은 적다.

夏三月, 此謂蕃秀. 天地氣交, 萬物華實. 夜臥早起, 無厭於日, 使志無怒, 使華英成秀. 使氣得泄, 若所愛在外, 此夏氣之應, 養長之道也. 逆之則傷心, 秋爲痎瘧, 奉收者少, 冬至重病.

夏三(個)月, 이것을 蕃秀(蕃=繁)라고 한다. 天地의 氣가 交合하며 만물이 꽃을 피고 열매를 맺는다. 저녁에는 눕고 일찍 일어나며, (긴) 낮을 싫어하지 않고 志로 하여금 노여워하지 않게 하며 華英(영=화)이 뛰어나게 한다. 氣로 하여금 배설하게 하고(흘러나오게 한다. 발산한다) 만약 사랑하는 바가 밖에 있다면 이것이 夏氣에 따르고 養長하는 길이다. 이것에 거스르면 心을 상하여 가을에 학질이 되고 奉收하는 사람이 적으며 겨울에 이르러 중병이 된다.

秋三月, 此謂容平. 天氣以急, 地氣以明. 早臥早起, 如鷄俱興, 使志安寧, 以緩秋刑, 收斂神氣, 使秋氣平, 無外其志, 使肺氣淸. 此秋氣之應, 養收之道也. 逆之則傷肺, 冬爲飱泄, 奉藏者少.

秋三(個)月, 이것을 容平(容=사물의 형태, 平=안정한다)이라 한다. 天氣는 급하고 地氣는 밝다. 일찍 자고 일찍 일어나며, 닭과 같이 일어난다. 志로 하여금 安寧(녕=평안)하게 함으로써 秋刑(가을이 되고 나서 생기는 여러 가지 후회, 비난)을 완화시키고, 腎氣를 收斂(斂=모으다. 거두다)하며 秋氣를 평온하게 하고, 그 뜻을 밖에 두지 않으며(밖을 향하여 발산하지 않으며), 肺氣를 맑게 한다. 이것이 秋氣에 따르고 養收하는 길이다. 만약 이것에 거스르면 肺를 상하고 겨울에 飱泄(飱=음식). 泄=새다)하게 되고 奉藏하는 사람이 적다.

冬三月, 此謂閉藏. 水氷地坼. 無擾乎陽. 早臥晩起. 必待日光. 使志若伏若匿. 若有私意, 若已有得, 去寒就溫, 無泄皮膚, 使氣亟奪. 此冬氣之應, 養藏之道也. 逆之則傷腎, 春爲痿厥, 奉生者少.

冬三(個)月, 이것을 閉藏이라 부른다. 물은 얼고 땅은 갈라진다. 陽(氣)를 괴롭히지 않고, 일찍 자고 늦게 일어나며, 반드시 日光을 기다린다. 志로 하여금 伏하게 하는 것과 같이, 匿(감춘다. 匿伏=잠기어 있다. 숨어 있다)하는 것과 같이, 私意가 있는 것과 같이, 이미 얻은 것과 같이 하게 하고, 寒을 내쫓고 溫을 취하며 피부가 泄(汗)하지 않게 하여 氣가 급속히 탈취되지 않도록 한다. 이것이 冬氣에 따르고 養藏하는 길이다. 만약 이것에 거스르면 腎을 상하며 봄에 痿厥이 되고 奉生하는 자가 적다.

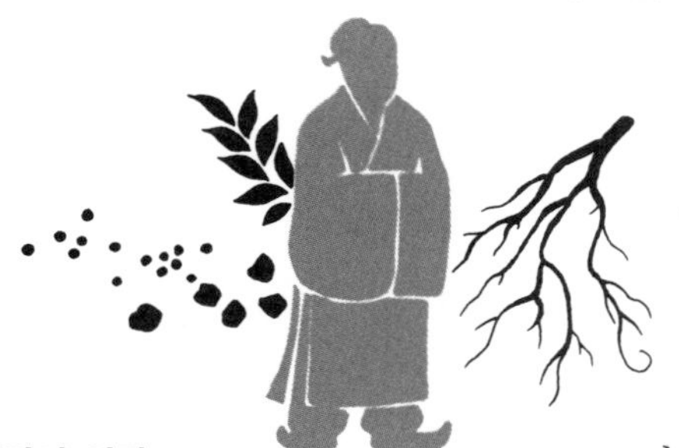

● **일본 한방의 입장**

일본의 한방은 室町 시대 말기에 명 나라의 金元醫學을 도입하면서부터 점차 형성되어 왔다. 초기에는 李朱醫學이 중심이었는데 그 의학은 陰陽, 五行說을 근간으로 하고 있었다. 이 유파는 安土, 桃山 시대에 曲直瀨道三이 확립하였기 때문에 道三流라고 불렀다. 그 후에는 이 유파를 後世派라고 불렀고, 그 의학은 後世方이라 하였다.

江戶 시대 중엽에 『傷寒論』을 연구하고 이것에 기초하여 치료를 행하는 유파가 일어났는데 이것을 古方派라고 하며 그 의학을 古方이라 부른다.

古方派는 『傷寒論』과 『金櫃要略』(원래의 『傷寒雜病論』) 외에도 隋唐 시대의 『外台秘要』, 『千金方』 등에 기초하여 치료를 행했는데, 그때 急性熱性病에 대한 치료법이 쓰여 있는 『傷寒論』을 열이 없는 만성병 치료에도 응용했다. 이 점이 古方派의 커다란 특징 중의 하나이다.

그후 古方을 중심으로 하고 後世方의 藥(처방)을 함께 이용하는 유파가 나타나 이 유파를 折衷派라고 불렀다. 그러나 折衷派는 後世方의 처방을 이용하면서도 後世派의 이론인 陰陽·五行說에는 그다지 구애받지 않고 소위 입으로 전하는 비결(口訣)에 따라 그것을 이용하는 경우가 많았기 때문에 일부에서는 이 유파를 口訣派라고도 부른다.

● **中醫學의 입장**

중국 의학은 고대의 『黃帝內經』의 이론에 宋金元 시대의 五運六氣, 引經報使 등의 개념을 모두 포함시키고 明淸 시대를 거쳐 현재에 이르고 있다. 또한 淸代 말기부터 중화민국 시대에 이르는 기간에는 현대의학의 영향도 일부 받은 것으로 볼 수 있다. 현대의 中醫學은 이 전통 위에서 정리되어 가고 있는 것으로 생각할 수 있다.

그래서 여기에 소개한 中醫學的인 이론은, 질병에 대한 동양의학적인 파악과 치료법이 초보자도 알기 쉽게 정리되어 있다고 생각한다.

● **中醫學的인 치료법칙을 읽기 전의 주의사항**

그런데 일본의 현황을 보면 수입되는 한약의 종류와 수량은 많은데 한방치료를 행하는 데는 古方 식의 치료가 가장 적합하다. 또한 明治 이후 현대에 이르기까지 겨우 전해져 오는 한방의학의 계승자는 古方派 또는 折衷派가 그 주체가 되어 있다. 그래서 실제로 치료할 때는 여기에 쓰여진 것과 같은 방식은 거의 시행되지 않고 오히려 다음과 같이 하고 있다.

(1) 汗·吐·下·和는 傷寒論의 방법으로서 주로 급성병에 이용한다. 단 吐方(吐法)은 현재 전혀 쓰이지 않으며 과거에도 일부 의사만이 사용했을 뿐이다.

(2) 만성병에는 補·瀉와 溫·淸(凉)을 실시하지만 이는 각각 별개의 개념이다. 먼저 補·瀉 어느 것을 실시해야 하는가를 생각하고 동시에 또 溫·淸(凉) 어느 것을 취할 것인가를 생각하여 실시하는 것이다. 한편 瀉法의 대부분은 汗·下 및 淸을 취하게 된다.

중국의 처방은 주로 柴胡湯類를 이용하지만 환자의 虛實에 따라서는 오히려 瀉를 취해야 할 경우도 있으며 때로는 補의 목적으로 처방을 내리는 경우도 있다(예를 들면 補中益氣湯).

이러한 점 때문에 동양의학을 지식으로서 이해하려는 경우에는 이 책을 읽는 것만으로 충분하지만 실제로 한방치료를 修習하려고 생각한다면 다른 한방의학의 해설서를 연구하기 바란다. (山田光胤)

치료의 법칙

● 법칙에 따라서 치료한다

치료의 목적은 病邪를 제거하고 인체의 正氣를 도와 정상적인 생리상태로 회복하게 하는 것이다. 질병의 病態는 다양하게 변화하기 때문에 치료의 방법도 다종다양하다. 病狀에 맞는 여러 가지 치료법을 적절하게 구사하기 위해서는 일정한 규칙에 따라야 한다.

●八法

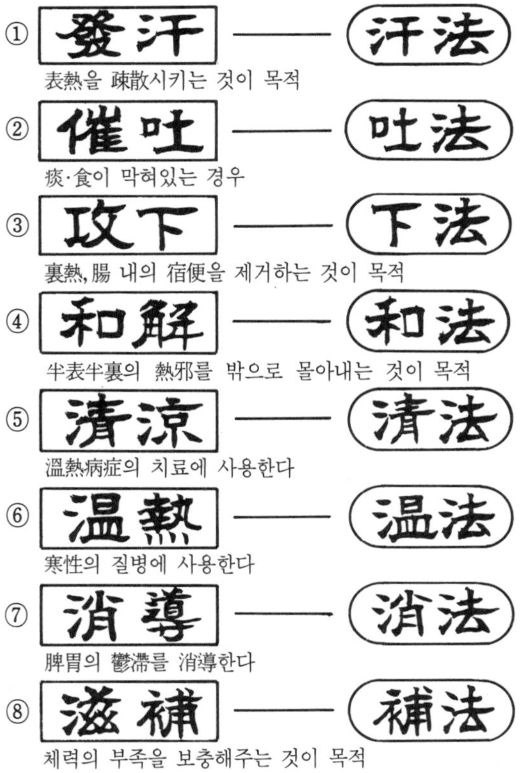

① 發汗 —— 汗法
表熱을 疎散시키는 것이 목적

② 催吐 —— 吐法
痰·食이 막혀있는 경우

③ 攻下 —— 下法
裏熱, 腸 내의 宿便을 제거하는 것이 목적

④ 和解 —— 和法
半表半裏의 熱邪를 밖으로 몰아내는 것이 목적

⑤ 清涼 —— 清法
温熱病症의 치료에 사용한다

⑥ 温熱 —— 温法
寒性의 질병에 사용한다

⑦ 消導 —— 消法
脾胃의 鬱滯를 消導한다

⑧ 滋補 —— 補法
체력의 부족을 보충해주는 것이 목적

▲예를 들면 發汗法은 體表의 熱을 疎散시키는 것을 목적으로 하며, 攻下法이란 裏熱, 腸 내의 宿便을 제거하는 것을 목적으로 하고 있듯이 각각의 한방약은 이러한 목적을 가지고 方劑된다.

여기에서는 임상에서 상용되는 八法을 중심으로 생각해 보고자 한다. 八法은 汗·吐·下·和·温·清·補·消이다. 八法과 그 배합·운용, 正治와 反治, 標治와 本治 등도 포함된다.

汗法

● 外感病의 表證에 사용한다

汗法은 발한을 촉진하는 약물을 사용하여 汗腺을 열고 邪를 體外로 쫓아내는 방법이다. 外邪는 대체로 體表를 통하여 침범하고 그 후에 안으로 들어가기 때문에 아직 邪가 體表에 있어서 안으로 들어가지 않은 경우에는 이 汗法을 사용하여 病邪를 배제한다. (『素問』, 「陰陽應象大論篇」[1]) 그래서 外感病의 表證에 사용된다. 그러나 병세가 진행되어 邪가 이미 안으로 들어간 경우에는 더이상 汗法으로 치료할 수 없다. 또한 病邪가 體表에 있는 경우에도 체질의 차이나 다른 질병과의 합병, 內因과 外因의 결합 등으로 초기의 증상이 복잡할 때는 다른 치료법과 배합하지 않으면 안되는 경우도 있다.

또한 발한하게 하는 경우도 그것이 너무 지나쳐서는 안된다. 왜냐하면 津液이 과도하게 소모되기 때문이다.

吐法

● 病邪가 上焦에 있을 때 사용한다

토하게 하는 작용이 있는 약물을 사용하여 病邪나 유해물질을 體內로부터 유도하여 입으로 토해내게 하는 방법이다.

胸胃에 형체가 있는 邪가 머물러 있어서 汗法도 下法도 사용할 수 없는 상태인 경우에는 吐法이 좋으며, 邪가 上焦에 있어서 밖으로 나오려고 하는 때에는 효과가 있다. 吐法은 病狀이 매우 중하고 급히 진행되어 신속히 토해 내지 않으면 안되는 實證에 응용된다. 그러나 吐法은 어디까지나 응급처치이기 때문에 합당한 경우에는 효과가 있지만 그렇지 않을 때는 元氣를 상하게 하여 胃陰을 해치기 쉽다.

노약자, 妊婦, 産婦, 失血·氣虛·천식이 있는 환자에게는 吐法을 사용해서는 안된다.

下法

● 대변을 통하게 하는 방법으로서……

體內의 結滯를 제거하고 대변을 통하게 하는 방법으로, 동시에 蓄積을 취하고 신진대사 작용을 한다. 邪가 胃腸에 있어서 건조하고 딱딱한 宿便이 막혀있을 때에 사용한다. 下法은 承氣湯類에 의해서 실시되며 실시할 때는 환자의 체질의 강약과 病勢의 경중·완급을 고려하여 적절한 약방을 골라서 사용한다.

下法은 邪가 表에 있는 것, 병이 半表半裏에 있어서 구토하는 것, 陽明病이지만 腑가 아직 實하지 않는 것 등에는 사용하지 않는다. 그리고 高齡으로 津液이 고갈되어 변비가 있는 경우, 몸이 허약하여 陽氣가 쇠미한 사람, 産後에 榮血이 부족한 사람은 비교적 완화된 약방을 신중하게 사용해야 한다.

和法

● 邪를 少陽에서 해제시키는 방법

인체의 기능을 조정하는 방법이다. 邪가 半表半裏에 있어서 汗法도 下法도 실시할 수 없을 때 和法이 사용된다. 주로 少陽病에 대처하는 치료법이다.

病邪가 表에 있어서 아직 少陽에 들어가지 않은 것; 혹은 邪가 이미 안으로 들어간 경우에는 이 방법을 피한다.

溫法

● 實證을 위한 치료법

溫性 또는 熱性의 약물을 이용하여 寒邪를 제거하고 환자의 陽氣를 補하여 裏寒證을 치료하는 방법이다. 원래 온법은 寒證을 위해서 사용되는 방법이기 때문에 實熱의 陽證에 속하는 것에는 절대

〔汗法〕

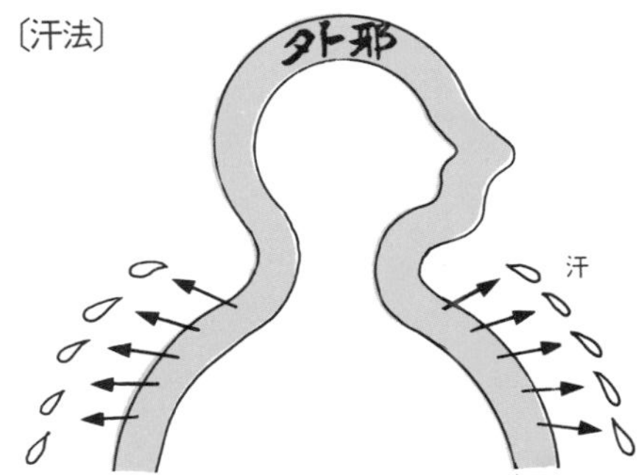

▲外邪가 피부의 표면(表)를 침범하여 熱이 생긴 경우, '汗하여 發하게 하는' 것에 의해 열을 발산하게 하여 치료한다.

〔吐法〕

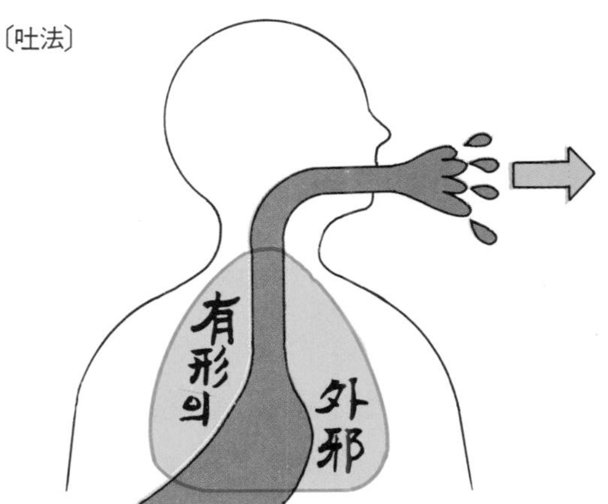

▲胃의 상부와 胸에 형체가 있는 實邪(해로운 熱이나 음식물)를 토해 내게 함으로써 치료한다.

〔下法〕

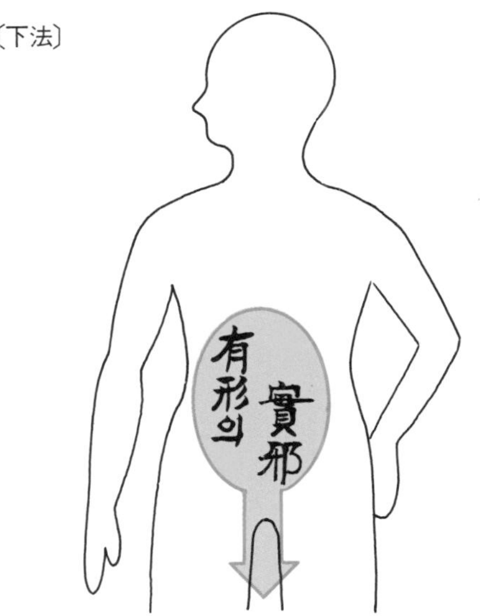

▲裏(胃腸)에 熱이 있을 때 대변을 통하게 하여, 腸管에서 열을 발산하게 하거나 형체가 있는 實邪(宿便, 痰·食의 不化, 瘀血의 응결 등)을 제거함으로써 치료한다.

〔溫法〕

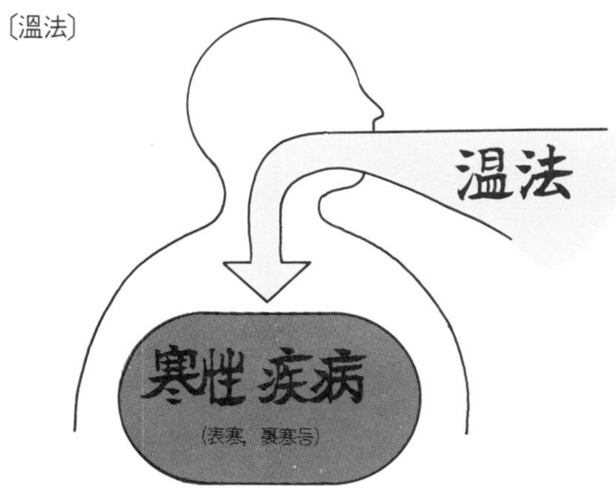

▲寒性의 질병(表寒證, 裏寒證)에 대하여 溫熱性의 약물을 사용하여 치료한다. 溫法에는 陽氣를 補하는 것도 포함된다.

〔清法〕

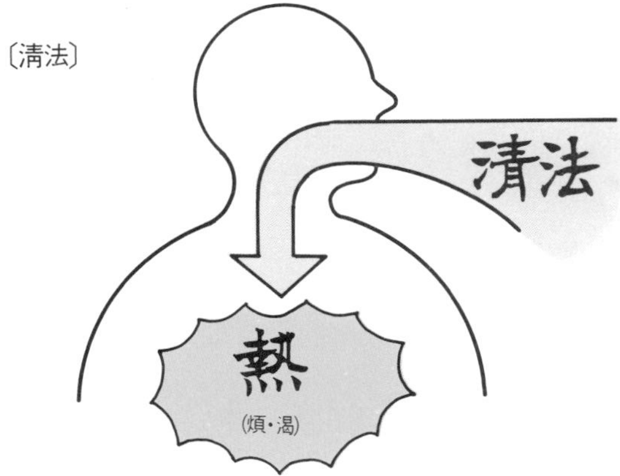

▲溫熱病症의 치료법을 淸法이라고 하며 寒凉한 약물을 사용한다. 淸法은 진정과 해독의 작용을 겸하고 있는 경우가 많다.

〔補法〕

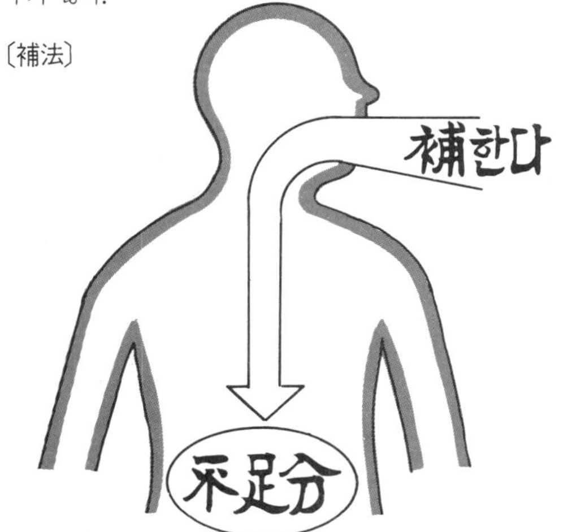

▲체력을 補하여 치료한다. 그 내용으로는 補氣, 補血, 益精, 安神 등이 있다. 이것들은 모두 '虛(부족)하면 補한다'는 한방의 원칙에 따른다.

로 사용하지 말아야 한다. 附子劑를 주로 사용하므로 이것을 잘못 쓰면 심한 경우에는 죽음에 이르게 된다.

淸法

● 熱性의 질병을 치료하는 방법

寒凉한 성질을 가진 약물을 이용하여 치료하는 방법으로 熱性의 질병을 치료하는 경우에 사용된다.

淸法은 각종 裏熱證, 예를 들면 氣 부분의 熱, 血 부분의 熱, 溫熱, 瘡瘍의 陽證 등에 사용되는데 특히 表邪가 裏에까지 영향을 미쳐 裏熱이 왕성하더라도 胃腸에까지는 아직 영향을 미치고 있지 않을 때 이 방법을 사용한다. 이 방법으로 熱病을 치료할 수는 있지만 사람의 陽氣를 손상시키는 수도 있으므로 사용할 때는 정확한 진단에 기초하여 사용해야 한다.

補法

● 體內의 결손을 보충한다.

이것은 각종의 약물을 이용하여 부족한 血氣를 채워주고, 쇠퇴한 장부의 기능을 扶助하기 위한 방법이다. 또한 正氣가 허약하여 病邪를 구제할 힘이 없는 경우에 이 방법을 사용한다. 그리고 補法은 虛를 補하고 弱을 도울 뿐만 아니라 간접적으로 邪를 제거하는 효과도 있다.

消法

● 體內에서 뭉치고 막힌 것을 제거한다.

『素問』의 「至眞要大論篇」에서 말하는, "견고한 것은 이것을 깎는다", "뭉친 것은 이것을 흩어뜨린다"는 치료원칙에 기초하여, 氣·血·痰·食 등에 의해서 생긴 응어리나 체내가 막힌 것은 모두 消法을 이용하여 치료할 수 있다.

消法은 그 작용이 下法과 유사하지만 下法은 급박하고, 형체가 있는 實邪에 대하여 사용하는 방법인 데 비해서 消法은 대체로 비교적 만성의 질환, 즉 腹中에 있는 응어리나 종양 등을 서서히 흩어뜨려 가는 방법이다.

■ 八法의 배합

病狀이 복잡하여 하나의 방법만으로 치료할 수 없는 경우에는 八法의 여러 가지 방법을 조합하여 사용한다. 아래에서 설명하는 네 종류의 倂用法 이외에도 滋陰發汗, 助陽發汗, 寒下溫下, 和解發表, 和解攻擊 등의 방법이 있다.

● **汗下併用**

表에 病邪가 있을 경우에는 汗法을 사용하고 裏에 病邪가 있는 경우에는 下法을 사용하지만, 이미 表證이 있는데 그 위에 裏證도 함께 있는 경우에는 먼저 表를 해소하지 않고 裏를 공격해서는 안된다는 경고사항이 있어 곤란하게 된다. 그러나 內外에 邪가 막혀 實하고 表裏 모두가 급박함을 요구할 때는 先表後裏의 규칙에 구애받지 않고 먼저 急症을 치료한 후 緩症을 치료한다.

● **溫清併用**

원래 溫法과 清法은 서로 상반되는 치료법이다. 그러나 어떠한 상황 하에서는 이 두 가지 방법을 併用하지 않으면 안되는 경우가 생긴다. 예를 들어 陰陽虛實이 변화하는 경우에 上寒下熱이나 上熱下寒 등의 복잡한 증상이 나타나는 수가 있는데 만약 단순하게 溫法과 清法 한 가지만을 사용하여 치료하면 變症을 일으키게 되기 때문에 溫과 淸의 두 가지 작용을 겸한 약방을 사용한다. 이것이 溫淸併用이다.

● **攻補併用**

虛證은 補하고 實證은 공격한다는 것이 도리이다. 그러나 어떤 종류의 증후에서는 신체의 일부에 邪가 實하고, 또 邪가 깊이 들어가 正氣가 虛하여 한 부분만이 虛한 경우가 있다. 이때 만약 補法만을 사용하면 일부의 邪氣는 점점 왕성하게 되어 전체적으로는 위험에 빠진다. 따라서 先攻後補 또는 先補後攻의 어느 것도 적합하지 않고 攻補를 동시에 실시해야 할 필요가 있게 된다.

〔消法〕

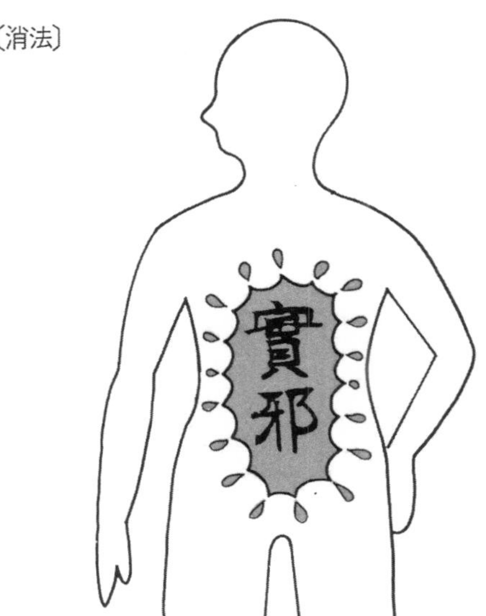

▲胃나 腸에 쌓여있는 實邪(氣·血·食 등의 鬱滯)를 흩어지게 하여 없애는 방법. 下法과 같은 급격한 효과는 기대할 수 없다.

● **消補併用**

消化와 補益을 아울러 사용하는 방법이다. 예를 들어 脾胃가 약해서 소화불량을 일으키고, 거기에다 먹은 음식이 지나치게 많은 결과 음식물이 막혀 胃와 腹이 답답하고 나른하며, 호흡이 얕아지게 되고 식욕부진의 증상이 나타나게 되면 消補併用을 실시한다.

正治와 反治

正治

증상에 대처하는 방식이 걸린 병의 성질과는 반대되는 약을 사용하는 방법으로 '거꾸로 된 것을 올바로 다스리는(正治)' 것이다. 예를 들어 寒證에는 熱藥을, 熱證에는 寒藥을, 實證에는 攻法을, 虛證에는 補法을 사용하는 것처럼, 정면에서 공격하는 치료법이나 八法과 그 배합운용은 모두 正治의 범주에 들어간다.

〔正治法〕

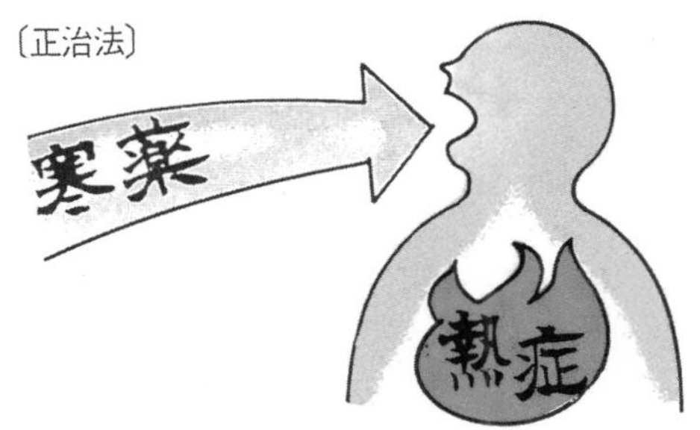

▲약물치료의 원칙에는 正治와 反治가 있다. 예를 들면 熱性의 질병을 寒性의 약으로 치료하는 것이 正治이다. 또한 寒性의 질병을 熱性의 약으로 치료하는 것도 正治이다.

〔反治法〕

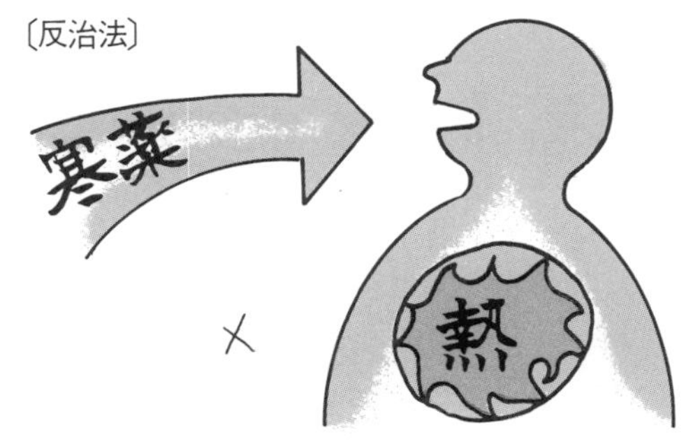

▲反治란 寒을 寒으로 치료하는 경우인데 드물게 쓰이는 방법이다. 예를 들면 體內의 깊은 곳에 熱이 잠복하고 있는데 증상만 實證을 보이는 경우 寒으로 치료한다. 그러나 正治와 反治가 기본(목적)으로 하는 바는 동일하다.

反治

從治라고도 하며, 질병에 假象이 나타날 대 病狀에 따라 치료하는 수가 있다.(『素問』, 「至眞要大論篇」)

예를 들면 외부에 熱象이 보여도 熱藥을 사용하거나, 밖에 寒象이 보여도 寒藥을 사용하는 방식이다. 正治法과는 상반된다. 虛證에 寒象이 나타나 보약을 사용하거나 實證과 유사한 虛象에 瀉藥을 사용하는 것도 從治法이다.

補瀉의 原則

虛하면 이것을 補하고, 實하면 이것을 瀉한다.

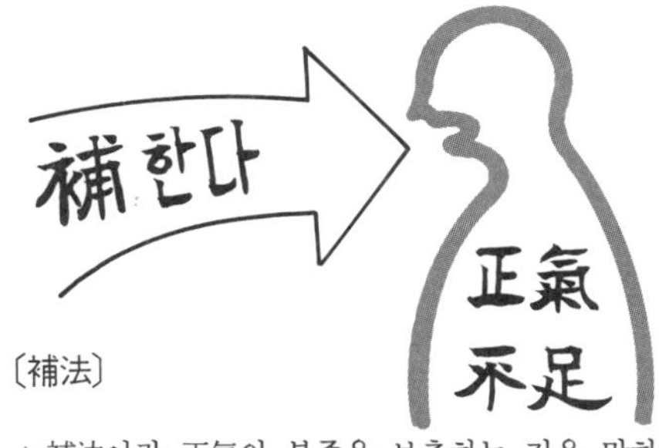

〔補法〕

▲補法이란 正氣의 부족을 보충하는 것을 말하며, 瀉法은 體內의 邪氣를 제거하는 방법이라고 생각하면 이해하기 쉽다.

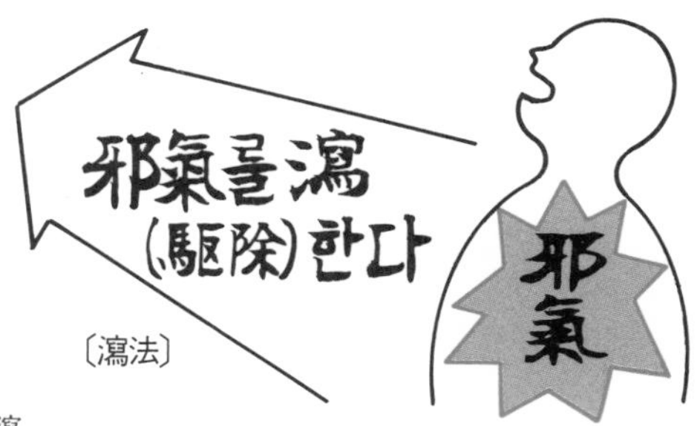

〔瀉法〕

▲虛(부족)한 경우에는 補하고, 實한 경우에는 瀉(제거)한다는 것이 한방의 원칙이다.

標本

● 치병은 반드시 본을 구하지만 ……

'本'과 '標'는 서로 대응하는 개념인데, 中醫學에서는 病證의 主次, 本末, 輕重, 緩急을 확실히 구별하여 치료방침을 세우는 법칙이 있다. 질병에 관해서 말하자면 病因은 本이며, 나타난 症狀은 標이다. 발병의 前後에 관해서 말하자면 먼저 걸린 병이 本이고 후에 걸린 병이 標이다. 질병이 발생하는 부위에 관해서는 內를 本, 外를 標로 간주한다. 질병은 천차만별이지만 대체로 標本의 범위를 벗어나지 않기 때문에 標本을 확실히 함으로써 적절한 처치를 할 수가 있다. (『素問』, 「標本病傳論篇」[2])

치료는 本에서부터 착수해야 한다. 이것이 원칙이다. 예를 들어 陰虛發熱의 환자에게는 發熱이 標이며 陰虛가 本이다. 그러므로 滋陰이라는 방법을 취하면 熱을 떨어뜨릴 수 있다. 그러나 경우에 따라서는 標를 먼저 치료해야 하는 症例도 있다. '급하면 그 標를 치료하고, 그렇지 않으면 그 本을 치료한다'는 임기응변의 법칙도 있다. 또한 表證이 標에 속하고 裏證이 本에 속한다고 하지만 標와 本을 동시에 치료하는 경우도 있다. 이것은 標本同治의 법칙이다.

〔本治와 標治〕

人体와 疾病의 관계로 말할 경우

治療

人體

疾病

病의 原因과 症狀의 관계로 말할 경우

治療

症狀

原因

痰

治療는 반드시 本에서 찾는다

▲인체와 질병의 관계에서는 인체가 本(=main)이고 질병이 標(=sub)이다. 치료의 원칙은 '本을 求하는' 것이기 때문에 인체의 회복을 제일로 생각한다. 즉 질병에 대한 공격만 생각하게 되면 설령 질병이 낫더라도 '本인 인체'가 상하게 될지도 모른다. 이 本인 인체를 치료하는 것을 本治라고 하며, 질병 그 자체를 치료하는 것을 標治라고 한다.

한방에서 "환자의 건강을 회복시키는 것이 목적이지, 질병과 싸우는 것이 목적이 아니다"라고 말하는 것은 이러한 의미이다.

▲질병의 원인과 증상의 관계에서는 원인을 치료하는 것을 本治라고 하고 증상을 치료하는 것을 標治라고 한다.

王應震이 "痰을 보고, 痰을 치료하지 말라"라고 했던 말은 痰을 보고 그 痰만을 그치게 하려고 化痰하는 방법을 사용하는 것은 효과가 없다는 것을 말하고 있다. 즉 원인을 치료하지 않으면 안된다는 것이다.

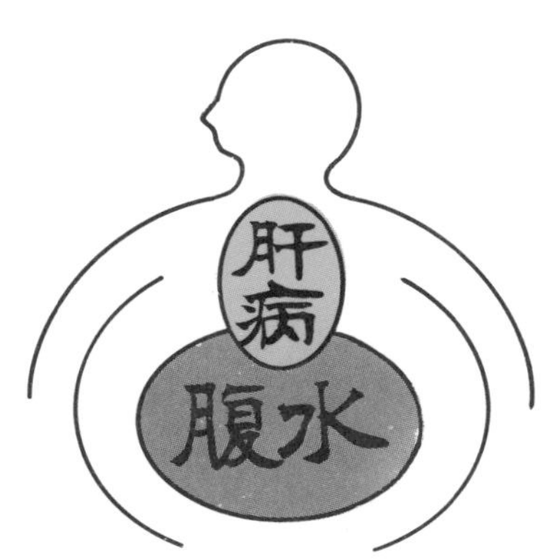

▲標治가 되는 경우의 一例. 예를 들어 肝病이 중하게 되면 腹水가 차는 증상이 나타나게 된다. 이때는 肝病이지만 腹水가 차는 증상이 중대한 국면을 맞아 생명을 좌우하는 경우 우선 그 증상을 치료한다. 이것은 증상인 標를 치료하는 것이기 때문에 標治라고 한다.

先發疾病과 後發疾病의 관계로 말할 경우

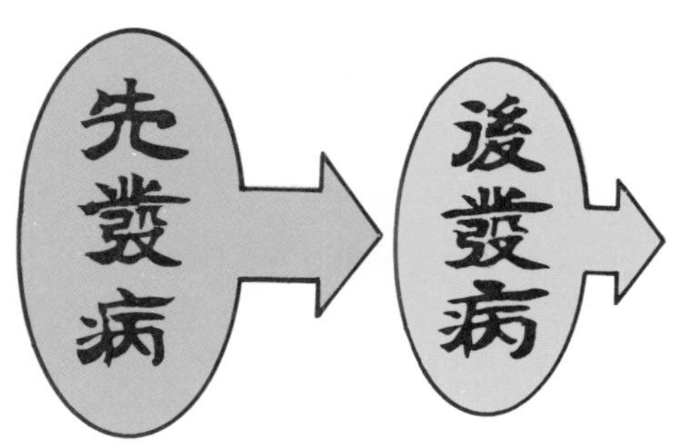

▲또한 먼저 생긴 병과 뒤에 생긴 병의 관계에서는 먼저 생긴 병을 本, 뒤에 생긴 병을 標라고 하기도 한다.

肺病은 바로 大腸病으로 진행되기 쉽다. 이 경우 肺病이 本, 大腸病이 標이다. 그리고 肺病의 치료를 本治라고 한다.

(부록 I)

方劑의 원칙

〔식물의 藥用 부분〕

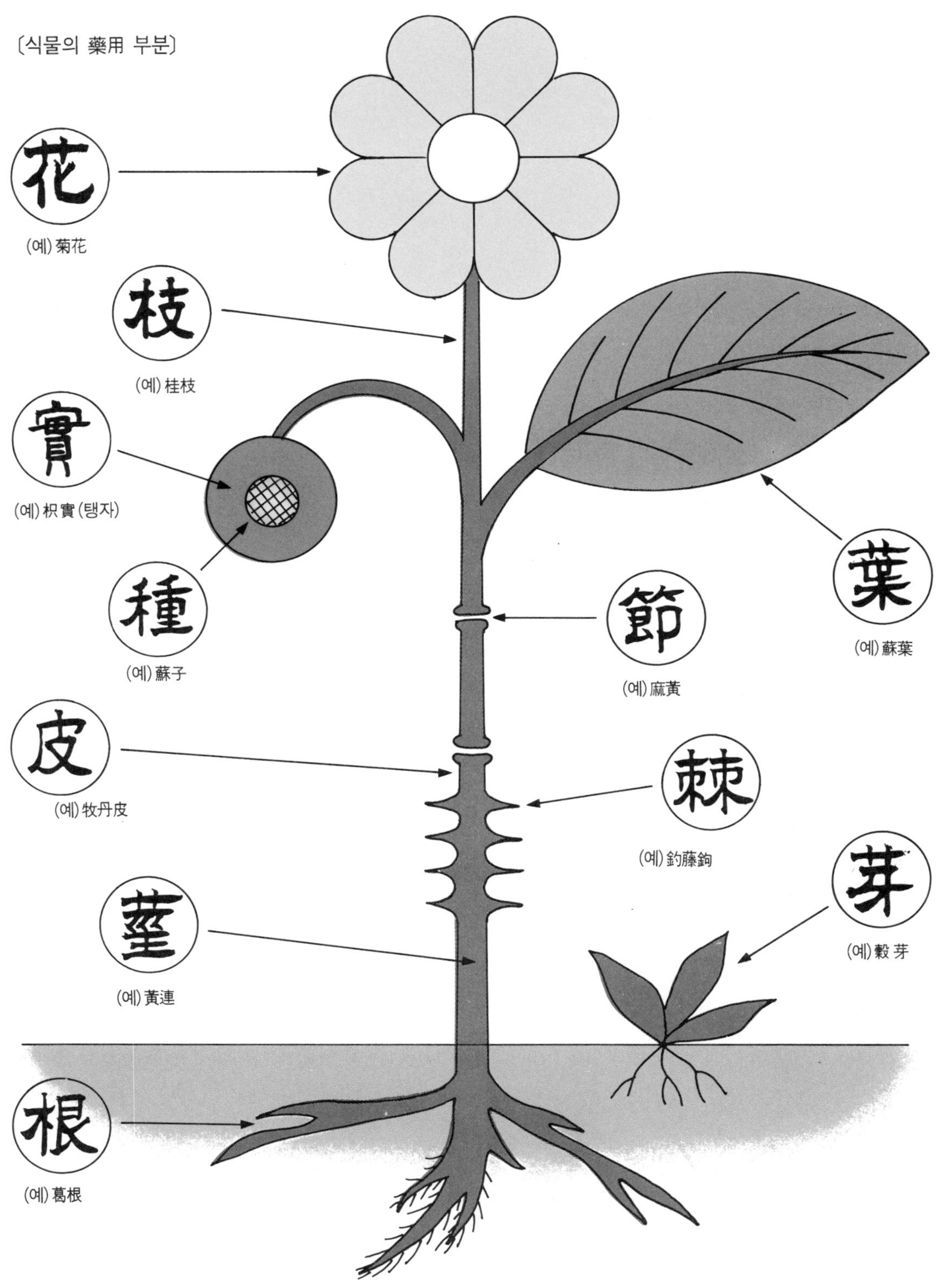

식물의 藥用 부분은 여러 가지가 있으며 花, 枝, 莖, 根 등이 사용된다.

〔方劑를 하는 방법〕(君·臣·佐·使의 원칙)

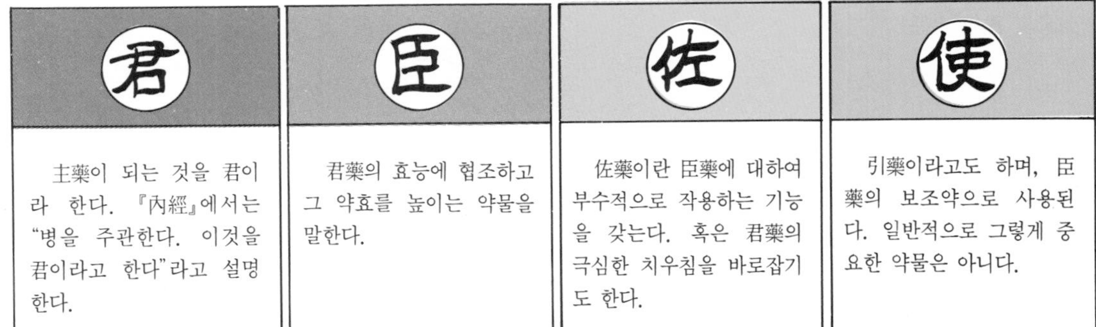

君	臣	佐	使
主藥이 되는 것을 君이라 한다. 『內經』에서는 "병을 주관한다. 이것을 君이라고 한다"라고 설명한다.	君藥의 효능에 협조하고 그 약효를 높이는 약물을 말한다.	佐藥이란 臣藥에 대하여 부수적으로 작용하는 기능을 갖는다. 혹은 君藥의 극심한 치우침을 바로잡기도 한다.	引藥이라고도 하며, 臣藥의 보조약으로 사용된다. 일반적으로 그렇게 중요한 약물은 아니다.

方劑에도 일정한 질서가 있다. 그냥 내키는 대로 약을 조합해서는 안된다.

이 법칙을 한방에서는 '方製'라고 한다.

치료목적에 맞춘 方製의 하나로서 君-臣-佐-使의 원칙이 있다.

한방약은 모두 이 君-臣-佐-使의 원칙에 따라 方劑된다. 그렇지 않으면 '藥은 있으되 方이 아닌' 것이 된다.

〔方製의 예〕(麻黃湯)

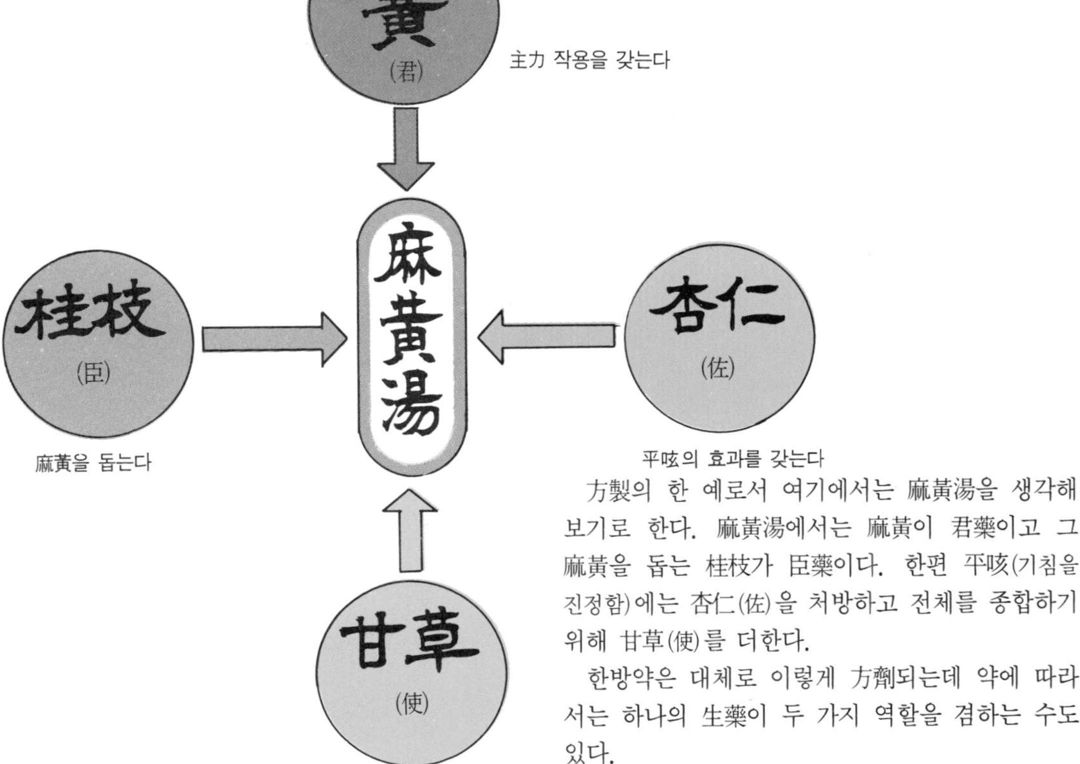

方製의 한 예로서 여기에서는 麻黃湯을 생각해 보기로 한다. 麻黃湯에서는 麻黃이 君藥이고 그 麻黃을 돕는 桂枝가 臣藥이다. 한편 平咳(기침을 진정함)에는 杏仁(佐)을 처방하고 전체를 종합하기 위해 甘草(使)를 더한다.

한방약은 대체로 이렇게 方劑되는데 약에 따라서는 하나의 生藥이 두 가지 역할을 겸하는 수도 있다.

〔經方과 時方〕(方劑法의 出典)

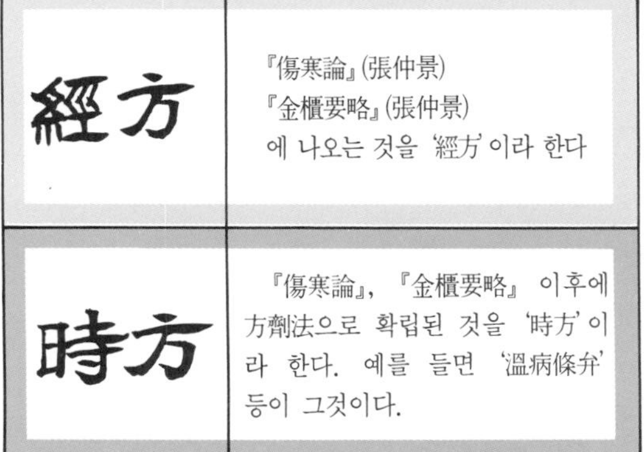

한방약의 方劑例를 보면 '經方', '時方'이라는 표현이 자주 눈에 띈다.

經方이라는 것은 張仲景이 저술한 『傷寒論』, 『金櫃要略』에 소개되어 있는 方劑 방법을 말한다.

그 후에 나온 後世의 方劑 방법을 時方이라고 한다.

한방약에서는 그 方劑 방법의 출전을 밝히는 것이 관례로 되어 있다.

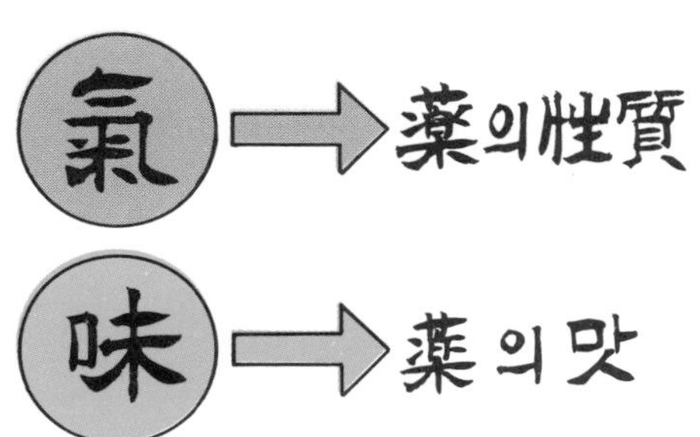

한편 약물(여기에서는 生藥)의 효용을 분류하여 '氣'와 '味'로 나누는 수도 있다.

〔약의 氣味〕(藥性)

〔약의 맛에 따라 잘 통하는 목적지가 있다〕

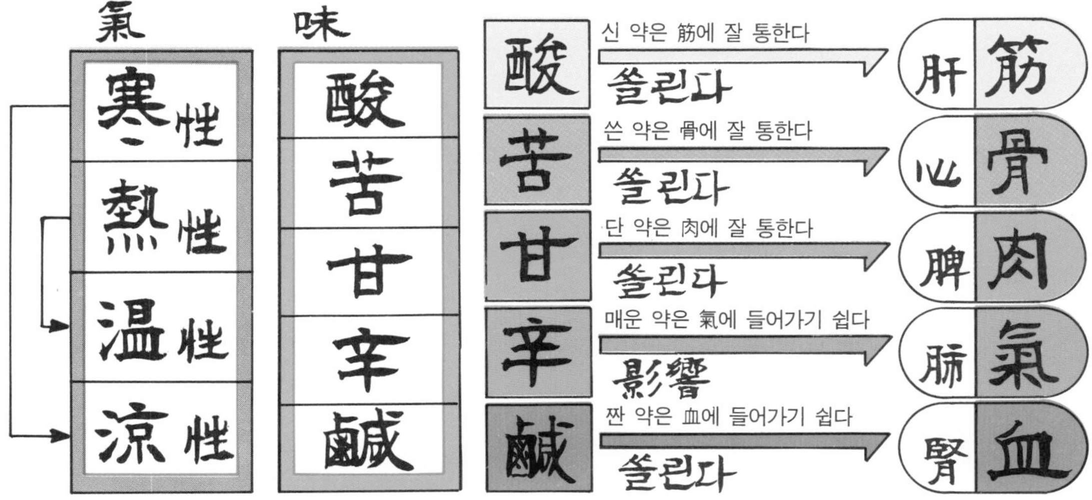

氣란 그 약이 갖는 기본적인 성질을 말하며, 味란 그 약의 맛을 말한다. 예를 들면 寒性藥이라는 것은 體內에서 寒性으로 작용하는 기능이 있으며 熱性의 질병에 효과가 있다.

寒性의 질병에 寒性의 약을 사용하는 것은 대단히 위험하기 때문에 주의해야 한다.

그 중에서 '藥味'는 잘 통하기 쉬운 부위가 결정되어 있는데, 예를 들어 '신 약'은 筋에 잘 통하는 것으로 되어 있다.

따라서 약의 맛이 어떤가에 따라서 어디를 치료하는 것인가를 대체로 알 수가 있다.

(『素問』, 「宣明五氣篇」)

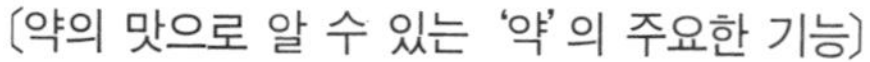

〔약의 맛으로 알 수 있는 '약'의 주요한 기능〕

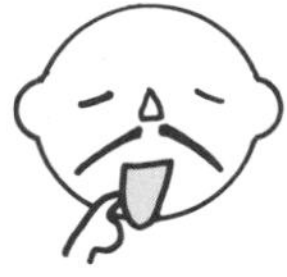

옛 사람들은 스스로 맛을 보아 약의 맛을 판단했다고 한다.

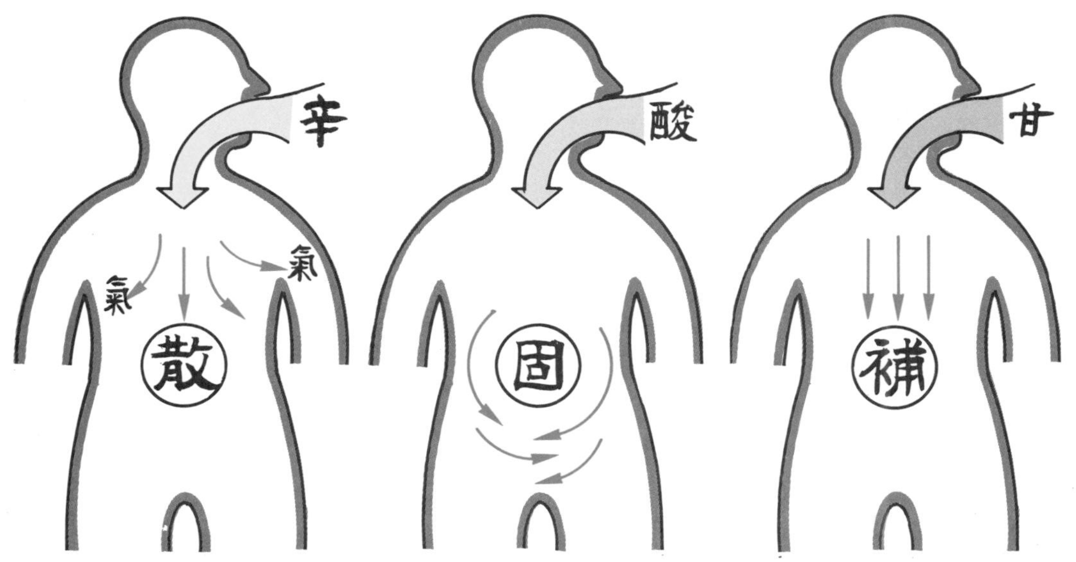

▲表邪을 발산시키고, 氣를 골고루 퍼지게 하며 가슴을 풀리게 한다.

▲일반적으로 '뭉치게 하는' 작용이 있어 固腸, 止脫 등의 기능이 있다.

▲부족한 것을 보충하는 작용을 한다.

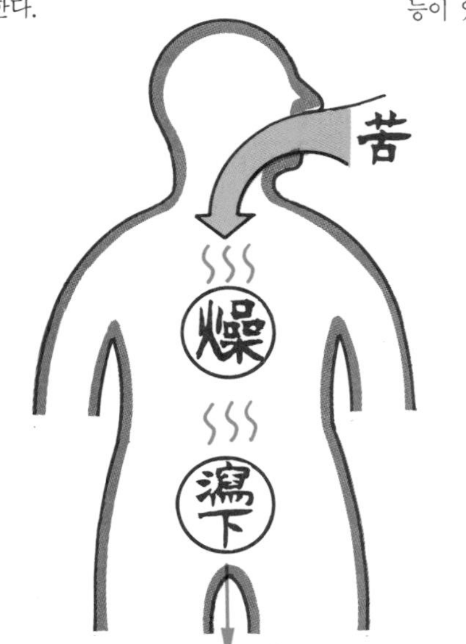

▲濕을 건조하게 하고 瀉下(예를 들면 변을 통하게 함)하게 하는 등의 작용을 한다.

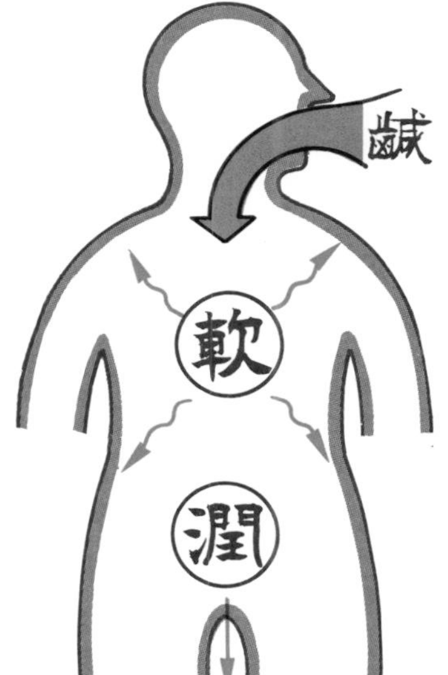

▲단단한 것(예를 들면 痰結)이 있으면 그것을 부드럽게 하며, 腸을 축축하게 하고 변을 통하게 하는 등의 작용을 한다.

內經에는 "매운맛은 잘 풀어주고 신맛은 잘 거두어주며, 단맛은 잘 補해서 섞어주고, 쓴맛은 건조하게 해서 쏟아내게 하며, 짠맛은 軟해지게 한다"라고 쓰여있다. 藥味를 봄으로써 그 藥用에 대해 대략 알아낼 수 있다. 예를 들면 매운맛의 약은 대체로 表邪를 發散시키고 氣를 널리 퍼지게 하는 작용이 있다… 등등이다.

(참고『素問』「臟氣法時篇」)

〔五臟과 한방약〕

		生藥名
肝	肝血을 補한다 (肝血虛)	當歸身、白芍、製首烏、
	逆上한 肝陽을 떨어뜨린다	左牡蛎、生石決、鈎藤、天麻
心	心血을 補한다 (心血虛)	細生地、麥冬、酸棗仁、柏子仁
	神의 不安을 억제한다	龍齒、雲茯神、
脾	中氣를 補한다 (中氣虛)	黨參、白朮、山薬、炙甘草
	下陷한 中氣를 上昇시킨다	炙升麻、軟柴胡、
肺	肺氣를 補한다 (肺氣虛)	生晒人參、生黄耆、冬虫草
	肺陰을 補한다 (肺陰虛)	北沙參、麥冬、川百合
腎	陰을 補한다	熟地、山萸肉、天冬
	陽을 補한다	枸杞子、鹿茸、海狗腎
	精을 안정시킨다	金櫻子、煆龍骨、煆牡蛎

(秦伯未)

주

1) 『素問』, 「陰陽應象大論篇」
其在皮者, 汗而發之.
그 피부에 있는 것은 땀을 흘려 그것을 발산하게 한다.

2) 『素問』, 「標本病傳論篇」
知標本者, 萬擧萬當, 不知標本, 是謂妄行.
標와 本을 아는 사람은 萬擧萬當(=백발백중)하게 되고, 標本을 모르면 그것을 妄行이라 부른다.

(부록 Ⅱ)

용어해설•색　인

용어 해설

(ㄱ)

가(痂) 딱지를 말하며 痂皮라고도 한다.

가열(假熱) 寒證이 발전하여 극한점에 달하면 熱의 假象이 나타나는데 이것을 假熱이라고 한다.

가한(假寒) 熱證이 극한점에 달하면 寒의 假象이 나타나는데 이것을 假寒이라고 한다.

각궁반장(角弓反張) 頭項部가 强直되고 背部가 뒤로 젖혀져서 등 쪽으로 활처럼 휘어진 상태.

간기(肝氣) 肝氣는 신경기능을 작동시키고 조정하는 역할을 담당한다. 이 肝氣가 흐트러지면 히스테리, 신경증, 쉽게 화를 내는 등의 증상을 보인다.

간실증(肝實證) 肝經이 實하여 생기는 病狀을 肝實證이라고 하는데 격렬한 胸脇苦滿, 氣逆頭暈, 뒷목이 뻣뻣한 등의 증상을 말한다.

간양(肝陽) 肝의 陽氣를 말한다. 陽氣를 참조

간울(肝鬱) 氣 부위가 막혀있는 상태(病狀)을 말하며, 신경통, 히스테리증을 가리킨다.

간적(肝積) 쉽게 화를 내고 불안초조해하며 신경과민이 되어 있는 상태를 말한다.

간풍(肝風) 머리가 어찔어찔하고 현기증이 나며, 눈까풀이 실룩거리고 정신적으로 불안정하여 초조해하는 것. 內風이 일어나 이러한 증상을 일으키기 때문에 肝風이라고 한다. 肝氣를 참조.

간허증(肝虛證) 『素問』에 의하면 肝虛證은 '肝經이 허하여 생기는 병상'이며 그 증상은 '눈이 어지러워 보이지 않고 귀로 들을 수도 없으며, 잘 놀라서 사람을 막 붙들려고 하는 것과 같은 상태'이다.

간화(肝火) 肝火上昇을 참조.

간화상승(肝火上昇) 소화기능이 장애를 받아 신경이 흥분하고 氣가 逆上하는 것을 말한다. 초조해하고 쉽게 화를 내며, 번민하고 괴로워하는 것을 말한다.

갈병(暍病) 일사병.

감(疳) 幼小兒의 신경과민을 총칭하여 疳이라고 한다. 疳은 '五疳이라 하여 風疳(肝), 驚疳(心), 食疳(脾), 氣疳(肺), 急疳(腎)의 다섯 종류'로 나누어진다.

감적(疳積) 얼굴이 黃色이고 몸이 마르며 배가 부풀어오르고, 영양장애가 있어서 소화불량인 상태. 허약한 小兒에게서 발생한다.

건구(乾嘔) 헛구역질로서 아무것도 나오지 않는 嘔를 말한다.

건해(乾咳) 기침소리가 있으나 痰이 나오지 않는 咳를 말한다. 乾咳란 이른바 헛기침(마른기침)을 말한다.

격양(格陽)의 證 내부에 陰이 성하여 그 陰이 바깥쪽에서 陽과 싸우는(격투하는) 것을 말한다. 내부는 直寒이며 외부는 假寒인 상태가 그 증상이다.

견식(肩息) 호흡이 곤란하여 어깨로 숨을 쉬는 것을 말한다.

결독(決瀆) 水分代謝 기능.

경기(經氣) 『難經』에 "脈經은 血氣를 순환시키고, 陰陽을 통하게 하여 몸을 營爲하는 것"이라고 쓰여 있는데, 經脈을 따라 인체의 영양에 필요한 물질을 순환시키는 원동력을 經氣라고 한다. 예를 들면 脈중의 經水는 그 자체로는 운동능력이 없으나 經氣의 작용을 받아 비로소 脈 중을 운행할 수 있다.

경락(經絡)의 해(海) 海란 氣血이 넓게 모이는 모양을 말한다. 海는 '크다 또는 중요하다'라는 뜻으로서, 衝脈이 氣血에서 가장 중요하기 때문에 그렇게 부른다(119쪽 참조).

경병(痙病) 熱性病의 과정에서 나타난다. 몸이 활처럼 구부러지고, 입을 악물고 열지 않는 증상.

경수(經水) 天發, 經發, 經血과 같은 의미로서 여성의 월경을 말한다.

경풍(驚風) 소아의 경련을 말한다.

고(膏) 외용약과 빨아먹는 약에 대한 총칭.

고열증서(高熱蒸暑) 고열을 수반하는, 무더운 감을 말한다. (232쪽 참조)

고장(固腸) 설사를 그치게 하는 것을 말한다. 설사가 배가 부드러워져서 일어난다고 생각하는 데 대한 상대적인 개념이다.

골증(骨蒸) 骨까지도 찌는 듯이 뜨겁게 느끼는 열을 骨蒸熱이라고 한다. 이것이 潮熱이 되어 나타나는 것을 骨蒸潮熱이라고 한다.

구(嘔) 吐와 구별한다. 즉 嘔는 토해도 어떠한 물질이 나오지 않는 것을 말하고, 吐란 물질이 나오는 것을 말한다.

구규(九竅) 인체의 눈, 귀, 코, 입, 항문, 尿道口 등의 아홉개 구멍을 말한다.

구후두발양(口喉頭發痒) 목구멍의 가려움.

궐역(厥逆) 몸의 맨 바깥쪽에서부터 내부를 향하여 역으로 냉각하는 것. 四肢厥逆이라고 할 때는 수족의 끝에서부터 차가워지는 것을 의미한다. 四逆이라고도 한다.

기(氣) 부위의 열 氣 부위에 들어간 열을 말한다. 즉 熱邪가 어느 부위에 침범해 있는가에 따라 氣 부위, 營 부위, 血 부위의 熱證으로 구분하는데 그 중의 하나이다. 氣 부위의 열은 발열해도 惡感이 느껴지지 않고 오히려 惡熱하며, 땀이 나와 입이 마르는 등의 증상을 보인다. 營 부위의 열, 血 부위의 열을 참조.

기역(氣逆) 氣, 肝氣의 逆上을 氣逆이라고 하며, 흔히 '기가 거꾸로 올라간다'는 표현에서도 알 수 있듯이 폭발하듯이 화를 낼 때 발생한다. 호흡이 거칠어지고, 숨이 막히는 등의 증상이 나타난다. 이러한 증상이 매우 심한 것을 大逆上氣 또는 氣逆上衝이라고 한다.

기울증(氣鬱證) 氣가 막혀서 정상적으로 기능하지 않는 상태.

기조(飢嘈) 배가 고파 뱃속에서 꼬르륵 소리가 나며 시끄러운 것을 말한다.

기종(氣腫) 浮腫, 浮腫 속의 氣의 정체에 의해 생기는 것을 氣腫이라고 한다. 水毒의 정체에 의한 것은 水腫이라 하여 구별한다.

기천(氣喘) 숨이 차는 것. 그러나 이 숨이 차는 것이 아주 급박한 것을 氣喘이라고 하는 경우도 있다. 喀痰은 나오지 않는다.

기허증(氣虛證) '氣'의 부족을 원인으로 하는 일반적인 기능감퇴증을 의미한다. 元氣가 쇠퇴하고 움직임이 둔하게 되며, 물에 부은 것처럼 퉁퉁하게 살이 찌는 등의 증상이 나타난다.

(ㄴ)

노권(勞倦) 피로.

농(膿) 고름. 化膿한 분비물을 말한다.

뇌수(腦髓) 腦와 髓. 腦는 청각, 시각을 기능하게 한다. 髓는 골을 채우는 것이라고 말해지는 것처럼 골격을 성장시키는 기능이 있다. 骨髓라고도 한다. 따라서 腦가 충족되어 있으면 눈과 귀가 확실하게 기능하고 그렇지 않으면 기능이 흐려져 가며, 髓가 충족되어 있으면 골격이 늠름하게 된다.

뇨실금(尿失禁) 소변을 무의식 중에 흘리는 것.

뇨폐(尿閉) 소변이 통하지 않는 것.

누한(漏汗) 땀이 나올 상태가 아닌데도 땀이 비정상적으로 흐르는 상태

(ㄷ)

단기(短氣) 호흡이 촉박하여 숨이 차는 것을 말한다. 氣短이라고도 한다.

단독(丹毒) 일종의 피부병으로서 膿血이 오랫동안 계속되어 수족에 그것이 있으면 절단해야 하며, 죽음에 이를 수도 있는 병. 증상은 "몸이 갑자기 불에 타는 듯이 뜨거워지고 마치 수족에 붉은 칠을 한 듯이 붉어져서 손바닥 크기만 하게 되며, 모두 풍열독이 된다"(丹源)고 한다.

단전(丹田) 세간에서 下三寸이라고 말하는 經穴로서 關元이라고도 한다.

담(痰) 우리가 보통 말하는 喀痰을 말하는 것이 아니라, 비정상적인 점막의 분비물 중에서 찰기가 있는 것을 痰이라고 하여 飮과 구별한다. 大塚은 "古人은 괴병은 痰으로서 치료하라고 했는데, 이것은 진단하기 어려운 난해한 병은 水의 變(水毒)으로

치료하라는 것"이라고 말한다.

담식(痰食)의 불화(不化) 痰 또는 음식물이 소화되지 않고 정체해 있는 것을 말한다.

담즙(膽汁) 서양의학에서는 간장에서 생성되어 膽에 일시적으로 저장되었다가 십이지장으로 흘러가는 소화액을 말하지만 한방에서는 膽이 저장하는 액을 말하는 데 불과하다.

담탁옹폐(痰濁壅肺) 痰은 찰기가 있고 농도가 진한 분비물이다. 壅은 막히다라는 뜻. 따라서 痰濁壅肺란 痰이 엉켜 肺氣의 유통이 방해를 받는 것을 말한다.

대복(大腹) 보통 횡격막 이하의 腹을 말하는데 배꼽 위를 大腹이라고 하여 배꼽 밑의 小(少)와 구별한다.

대양(戴陽)의 증(證) 下가 眞寒이고 上이 假熱인 것. 陽을 위에 이고 있으므로 戴陽이라고 한다. 格陽의 證에 대한 상대적인 개념. 格陽의 證 참조.

대하(帶下) 세상에서 말하는 '냉, 대하'로서 자궁에서 나오는 분비물이다. 『漢方概論』에는 "脾가 허하여 濕熱이 아래로 흘러들어가기 때문에 일어나는 것은 색이 赤色 또는 黃色이고 비린내가 난다. 氣가 허하여 下陷하고, 혹은 濕熱을 같이 가지고 있는 것은 색이 白色이고 비린내가 나며 液은 그 농도가 비교적 엷다"라고 쓰여 있다. 또한 그 색깔은 赤, 白, 靑, 黃, 黑의 다섯 가지가 있다. 赤色은 血의 불순, 白色은 氣의 불순으로 본다.

도인(導引) 안마를 말하는 것으로 筋節을 움직여 氣血을 돌게 하는 일종의 건강법.

도한(盜汗) 취침 중에 나오는 땀. 寢汗이라고도 한다.

동계(動悸) 心悸亢進하여 심장의 고동이 평상시보다 강해진 것.

동기(動氣) 動悸. 心悸亢進한 상태를 말한다.

두로(頭顱) 두개골.

(ㄹ)

륭폐(癃閉) 소변이 통하지 않는 것. "癃은 淋의 古字"(西山)이다. 『中醫學 基礎』에는 "癃은 소변이 기분좋게 나오지 않고 찔찔 나오는 것을 말하며, 閉는 소변이 나오지 않고 병세가 극심한 것을 말한다. 이를 아울러 癃閉라고 한다"고 쓰여 있다.

리급후중(裏急後重) 뱃속이 불쾌한 것을 腹裏急痛, 약칭하여 裏急이라고 한다. 後重은 肛重이라는 의미로 便意가 계속되고 항문부에 고통을 느끼는 것을 말한다. 설사를 한 후 대변이 남아 있는 듯이 무지근한 느낌을 後重이라고 하는 수도 있다.

리병(裏病) 裏에서 발현하는 병을 裏病이라고 한다. 일반적으로 裏病은 발병의 후기 또는 병이 만성화한 경우에 나타난다.

리증(裏證) 病證이 裏에 있으며, 그것이 원인이 되어 일으키는 증상들을 裏證이라고 한다. 복통, 변비, 下痢 등.

리허(裏虛) 裏는 내장 방면의 생활기능 전체를 말하며 그 기능이 허탈해있는 상태를 裏虛라 한다.

(ㅁ)

망양(亡陽) 陽을 상실하는 것. 元氣의 소모를 말한다.

망혈(亡血) 어떠한 원인으로 출혈하여 빈혈인 것을 말한다.

명문(命門)의 화(火) 『漢方概論』에는 "'門'은 생명의 근본이라는 의미이다. 相火라고 하는 것은 心이 君火를 주관한다는 것에 대한 상대적인 개념이며, 동시에 君火를 돕는다는 의미가 있다. 왜냐하면 腎臟은 水를 주관하며, 精을 저장하고 또 命門의 火를 주관하며 人身의 '元陰 元陽'의 氣가 소재하는 곳인데, 무릇 인체의 내장의 기능과 생장발육 및 생육번식은 腎水, 命火의 구원에 의존하지 않으면 안되기 때문이다"라고 쓰여 있다.

목계(目系) 눈과 腦髓를 연결하는 경락을 의미한다. 『中醫學 基礎』에는 "안구 내에서 뇌로 연결되는 경락으로 手少陰心經과 연계되어 있다"고 쓰여 있다.

무한(無汗) 有汗에 대한 상대적인 개념. 한방에서 無汗이라고 할 때는 단지 땀이 없는 상태를 말하는 것이 아니라 '당연히 땀이 나와야 하는데도 땀이 나오지 않는' 비정상적인 상태를 의미한다.

(ㅂ)

반위(反胃) 脾胃虛寒으로 일어나는데 식후에 배가 땡땡하고 아침에 먹은 것을 저녁 때, 저녁 때 먹은 것을 다음날 아침에 토한다. 토사물에는 소화되지 않은 음식물이 섞여 있다. 정신적인 피로 등이 그 원인이다. 혀는 淡白色이고 脈은 細하다. '翻胃'라고도 한다.

반표반리(半表半裏) 表와 裏의 중간이 병든 것을 말하며, "해부학적으로는 횡격막에 접속하는 臟器, 즉 胃, 肝, 肺, 心, 늑막, 식도, 기관 등이 있는 부위를 가리킨다"(西山).

발열자한(發熱自汗) 발열을 수반하는 自汗. 自汗을 참조.

백(魄) 체력, 기력을 말한다. 『靈樞』에는 "天이 인간에게 부여한 것이 德, 地가 인간에게 부여한 것이 氣, 天의 陽과 地의 陰이 교합하여 만물이 태어나고, 德과 氣가 교류하여 사람이 태어나는데 이것을 生이라고 한다. 그 生의 근본이 되는 생명의 원천을 精이라고 하며, 이 精이 작용하면 정신활동인 神을 가진 개체가 태어난다. 이 정신활동의 기능을 魂이라고 한다. 또한 精에서 태어난 육체활동의 기능을 魄이라고 한다. 인체에서 이것을 주재하는 것이 心, 心에는 사물을 분별하는 기능이 있는 데 이것을 意라고 한다. 意가 있고 난 후에 志가 생긴다. 志가 있으면 여러 가지 생각을 가지게 되는데 이것을 思라고 한다. 사람은 끝까지 생각한 뒤에 이상을 그리는데 이것을 慮라고 한다. 그리고 그 이상을 달성하기 위하여 방법을 선택하는데 이것을 智라고 한다"고 쓰여 있다.

번열(煩熱) 손바닥과 발바닥이 화끈 달아오르는 불쾌한 열.

병병(倂病) 合病을 참조.

보기(補氣) 氣의 부족을 滋補하여 氣의 쇠약 증상을 제거하는 것.

보혈(補血) 血의 부족을 滋補하여 血의 쇠약 증상을 제거하는 것.

복창만(腹脹滿) 배가 부른 것. 대변의 정체, 裏熱이 원인이 되어 일으킨다. 胃實脹滿과 구별한다.

본초(本草) 치료의 목적을 위해 사용하는 동·식·광물에 대한 총칭. 이른바 한방약에 해당한다. 그러나 식물이 그 주류를 이루기 때문에 本草라고 부르게 되었다.

분육(分肉) 골과 근육 사이의 부위에 대한 총칭. 肌肉을 말하는데 바깥층을 白肉, 赤肉으로 나누므로 分肉이라고 한다.

불인(不仁) 知覺의 마비. 마비의 別稱이다.

붕(崩) 출혈이 급하여 혈액이 진한 덩어리로 대량으로 나오는 것을 崩이라고 한다. 혈액이 희박하여 양이 적은 漏와 구별한다.

붕루(崩漏) 격렬한 자궁 출혈.

붕루대하(崩漏帶下) 대하의 상태가 비정상적으로 심한 것을 말한다. 자궁의 내부가 진무르게 되어 출혈하는 것을 말한다. 대하 항목을 참조.

비(痺) 四肢의 근육이나 관절 혹은 체구에 동통이나 마비를 일으키는 病症을 말한다. 그 원인은 風·寒·濕의 三氣가 虛에 편승하여 체내로 들어와 경락간에 체류하여 氣血이 유통되지 못하기 때문에 일어나는 것이라고 생각되며, 行痺, 痛痺, 着痺 등 세 가지로 나누어진다.

비기(脾氣) 脾는 음식물의 精氣의 運化를 주관하며 血을 통할한다. 그 脾를 기능하게 하는 氣를 脾氣라고 한다. (64쪽 참조)

비위허(脾胃虛) 음식물의 소화흡수 능력을 주관하는 脾胃의 기능이 감퇴한 것을 말한다. 소화불량, 脾胃虛弱과 같은 의미.

비허(脾虛) 脾는 胃와 小腸에서 소화흡수된 음식물 중의 정미한 물질을 차례로 받아들이는 기관이다. 따라서 이 脾의 氣가 쇠하면, 즉 脾의 기능이 쇠퇴하면 腹滿, 腹鳴 등의 증상이 나타난다. 또한 脾는 精을 전신에 운반하는 역할을 하고 있기 때문에 脾의 기능이 쇠퇴하면 몸이 마르게 된다(64, 89쪽 참조)

비허증(脾虛證) 脾는 음식물의 소화흡수 및 영양물질의 운반을 주관한다. 따라서 脾虛이면, 즉 脾의 기능이 감퇴하면 腹滿, 腹鳴, 소화가 되지 않고 피부가 건조하며 안색이 나빠지게 되는 등의 증상이 나타난다.

(ㅅ)

사기오미(四氣五味) 약물의 藥性을 寒, 熱, 溫, 凉의 네 가지로 나누어 생각하는 것을 四氣라고 하고, 약의 맛을 辛, 酸, 甘, 苦, 鹹의 다섯 가지로 나누어 생각하는 것을 五味라고 하며 이를 아울러 '藥性의 四氣五味'라고 한다.

사말(四末) 사지.

사지권태(四肢倦怠) 사지가 피로한 것을 말한다. 勞虛라고도 하며, 장기간에 걸쳐 七情 혹은 六淫이 침범을 받음으로써 眞元(元氣)이 소모되어 초래하는 증상이다. 陽虛, 陰虛, 氣虛, 血虛로 분류된다.

사지침중(四肢沈重) 사지를 움직이는 것을 부담스럽게 생각한다. 즉 나른한 것을 四肢沈重이라고 한다.

삭(數) 脈의 수가 많은 것을 말하는데 '의사의 한 호흡당 여섯 번 이상인 脈을 말한다.'

산(疝) 복부와 하복부의 극심한 통증, 경련을 일으키는 통증을 말한다. 疝氣, 疝痛이라고도 한다. 발작성의 복통을 疝痾, 下痢를 수반하는 것을 疝痢라고 한다. 이러한 증상이 있는 것을 疝症이라고 한다. 病源에 따라서 石疝, 血疝, 陰疝, 妬疝, 氣疝의 다섯 가지가 있다.

산기(疝氣) '疝'을 참조.

산증(疝症) '疝'을 참조.

삼관(三關) 食指의 각 마디를 기준으로 삼등분하여 위로부터 命關, 氣關, 風關이라고 하며 합하여 三關이라고 한다. 診法의 하나로서 응용된다.

삼부구후(三部九候) 신체를 상, 중, 하 세 부분으로 나누고 다시 그 각각을 天, 地, 人의 세 부분으로 나누어 진단하는 脈診의 기본원리이다. 상부(頭)의 천·지·인 삼후는 兩額, 兩頰, 前耳前, 중부(手)의 천·지·인 삼후는 太陰脈, 陽明脈, 少陰脈, 하부(足)의 삼후는 厥陰, 少陰, 太陰이다. 이것들에 해당하는 경혈은 다음과 같다.

(경 혈 명)

上	天	太陽
	地	巨髎
	人	耳門
中	天	(寸口部)
	地	合谷
	人	神門
下	天	厥陰
	地	太溪
	人	箕門

삼음삼양(三陰三陽) 『黃帝內經』에서 말하는 三陰三陽과 『傷寒論』에서 말하는 三陰三陽은 구별해야 한다. 즉 『黃帝內經』에서는 일정한 분류 질서를 폭넓게 三陰三陽이라고 하는 데 대하여 『傷寒論』에서는 이것을 病狀의 진행에 따른 증상 분류 기준으로 삼고 있다.

상식(傷食) 음식의 不攝生에 의한 위장장해.

상열하한(上熱下寒) 신체의 상부에서는 熱證을 나타내고 하부에서는 寒證을 보이는 것을 말한다. 上寒下熱에 대한 상대적인 개념. 寒熱 증상이 일정하지 않으며 또 일률적이지도 않은 상태이다.

상작(傷灼) 상처가 나서 불에 타는 듯이 아픈 것. 火邪가 경락을 침범하면 대부분 격렬한 熱感을 수반하기 때문에 이렇게 부른다. (169쪽 참조)

상전(相傳)의 관(官) 相傳은 宰相이라는 뜻이다. 각 臟器간의 조정을 맡기 때문에 肺를 相傳의 官이라고 한다.

선표후리(先表後裏) 먼저 表證을 공략하고, 후에 裏證을 공략하는 것. 한방치료에서 하나의 원칙.

설건소진(舌乾少津) 혀가 건조하고 津이 적음을 말한다(津은 본문 97쪽 참조).

설사(泄瀉) 설사는 痢疾과 구별되며, 비전염성의 下痢를 말한다. 泄은 대변의 완만한 배설을 말하고 瀉는 변이 下痢 상태로 배설되는 모양을 말한다.

설태후이(舌苔厚膩) 舌苔가 두껍고 매끈매끈한 것.

섬어(譫語) 병적인 헛소리를 말한다. 讝語라고 쓰기도 한다.

소갈(消渴) 오줌을 누는 횟수가 많고 또 口渴이 심한 것을 消渴 혹은 消渴病, 消中病이라 한다. 당뇨병에서 나타난다. 증상에 따라 上消, 中消, 下消로 나누는 경우도 있다.

소기(少氣) 氣虛不足. 숨결이 아주 미세하고, 말투에 힘이 없는 것.

소변자리(小便自利) 뇨의 양이 비정상적으로 많은 것.

수(嗽) 기침을 말하는데, 上氣嗽, 食嗽, 燥嗽, 冷嗽, 邪嗽 등의 다섯 가지를 말한다. 咳는 痰을 수반하지 않는 것이고, 嗽는 痰을 수반하는 것이어서 咳와 嗽는 서로 구별된다.

수독(水毒) 수분의 代謝 장해를 총칭하여 水毒이라 하며, 또 그것이 원인이 되어 발생하는 증상을 말하기도 한다. 水毒의 주요한 증상은 浮腫이다. 또한 水毒이 원인이 되어 발생하는 현기증을 水暈이라고 한다. '痰病의 원인이 되는 水'라고도 한다(大塚).

수성(受盛)의 관(官) 음식물을 흡수하는 것이기 때문에 小腸을 受盛의 官이라고 한다.

수액(水液) 인체가 水液(예를 들면 땀)을 생성하고, 분포하게 하며, 조정·轉化하는 것은 肺(氣化 작용), 腎(水를 주관한다), 방광(津液을 저장한다), 三焦(水의 소통)의 네 가지 작용 때문이다. 만약이 네 가지 중에서 어느 하나가 不調 상태에 빠지면 水腫, 消渴(당뇨병) 등의 증상을 일으키게 된다.

수종(水腫) 氣腫을 참조.

숙수(宿水) 胃 속에 정체한 水를 말한다.

숙식(宿食) 소화흡수되지 않고 胃腸 내에 정체하고 있는 음식물.

시(屎) 尿에 대한 상대적인 개념으로 변을 가리킨다. 한방에서 屎라고 할 때는 숙변이나 異常便을 가리키며, 정상적인 변에 대해서는 屎라는 표현을 쓰지 않는다.

시병(時病) 六淫이 사계절에 따라 邪氣가 되어 신체를 침범하여 일으키는 병을 時病이라고 한다. 시기에 따라서 일으킨다는 데서 유래한 말이다.

신기(神氣) 현대어의 '精神'을 神이라고 하며, 이것을 기능하게 하는 원동력을 神氣라고 한다. 神氣가 충실하면 이른바 '정신력'이 강인하게 되고, 반대로 부족하면 불안하게 된다. 神과 氣 두 가지를 아울러 神氣라고 하는 경우도 있으므로 주의.

신명요란(神明擾亂) 神은 정신을 가리킨다. 정신 착란을 말한다.

신수(腎水) 腎은 水를 저장하여 전신의 수액대사를 관리하는데, 이 腎에 의해서 관리되는 '水'를 총칭하여 腎水라고 한다. 또한 좁게는 생명력의 근원을 의미하기도 한다.

신실증(腎實證) 邪氣가 腎을 침범하면 '腹脹大, 脹腫, 喘咳, 身重, 寢汗'(西山) 등의 증상이 나타난다.

신열(身熱) 身은 표면을 의미하며, 전신의 표면에 퍼져있는 열을 身熱이라고 하여 潮熱과 구분한다. '발한이 없는 열'(大塚)이다.

신열기복(身熱起伏) 身은 '表'라는 의미이며, 전신의 표면에 퍼진 열을 身熱이라고 한다. 그 열이 불안정하게 오르락내리락하는 것을 말한다. 潮熱과는 구별된다.

신지혼미(神志混迷) 정신상태가 불안정하고 혼란스러운 것. 神과 志는 구별된다. (魄을 참조)

신체곤권(身體困倦) 피로한 것, 피로하고 고달픈 것을 말한다.

신허증(腎虛證) 腎氣가 허한 것. 腎氣는 腎을 기능하게 하는데 비뇨기계로서의 腎과, 생식기계의 腎 두 가지를 의미한다. 따라서 이 腎氣가 허하면, 多尿, 陰萎, 허리 아래쪽의 피로 및 나른함, 정력감퇴, 시력감퇴 등의 증상이 나타난다. 下焦가 허한 것과 동일하다.

실기(失氣) 氣를 잃는 것, 氣絶, 졸도와 같은 의미.

실천(實喘) 風寒이 肺를 침범하여 일으키며, 급히 발병하고 목소리가 높고, 눈이 침침한 등의 증상이 있다.

심번(心煩) 心, 즉 胸廓 내에 苦悶感이 있는 것. 心中煩이라고도 한다.

십이경근(十二經筋) 경락의 내용. 이외에도 十二經脈, 奇經八脈, 十五別絡, 十二經別 및 三百六十五絡이 전신의 경락으로 존재한다.

십이경별(十二經別) 十二經筋을 참조

(ㅇ)

안광(眼眶) 눈자위, 눈의 언저리.

안신(安神) 정신을 편안하게 위무하여 진정시키는 것을 말한다. 自己法과 他力法이 있다. 氣功 요법도 그 중의 하나.

암경(暗經) 월경이 없는 상태를 말한다.

애기(噯氣) 트림. 脾胃澁滯, 소화불량, 食滯內積에 의하여 기가 逆上함으로써 생긴다. 시고 썩은 냄새가 그 특징이다. 단 噯氣는 脾氣와 胃氣의 역상에 의해서도 생기는데 이 때는 시고 썩은 냄새가 없어서 이것과 구별된다.

액역(呃逆) 딸꾹질. 吃逆.

양기(陽氣) 陰氣 항 참조.

양명병(陽明病) 病因에 대하여 적극적인 반응을

보이는 것을 陽病이라고 하며 그 중에서 "위장의 질병으로 腹 내에서 신진대사 亢進 현상이 생겨 위장 내에 病毒이 충만하고 이것을 만지면 堅硬하여 저항감이 있는 것과 헛소리, 潮熱, 惡熱, 변비 등의 증상이 있는 것"(西山). (본문 247쪽 참조)

양위(陽萎) 임포텐스. 남자의 성기를 陽物이라고 하며 房事를 할 때 제구실을 못하는 것을 陽萎라고 한다. 足腰가 나른하고 힘이 없으며 머리가 무겁고 현기증이 있는 증의 증상을 호소한다.

양허(陽虛) 陰氣는 육체 그 자체, 陽氣는 그것을 기능하게 하는 힘이다. 陽虛란 이 陽氣가 허한 것을 말하는데 그 증상은 "일반기능은 쇠약감퇴하고, 체질은 무력하게 되며. 피로권태, 嗜臥(눕는 것을 좋아한다), 식욕부진, 호흡短少, 自汗, 현기증이 나타난다"(西山)고 한다.

어(語) 헛소리류를 말한다. 『素問』에는 "肝에 침을 잘못 찌르면, 5일 안에 사망하며 語를 말한다."고 쓰여 있다.

어열(瘀熱) 열이 밖으로 발산되지 못하고 신체 내부에 정체하고 있는 것을 말한다. 黃疸을 수반하기도 한다.

어적(瘀積) 瘀滯와 같은 의미. 오랫동안 막혀있는 것을 말한다.

어혈(瘀血) 瘀는 瘀滯라는 의미를 가지며, 血이 어떠한 원인으로 원활히 흐르지 못하고 막혀 있는 상태를 瘀血이라고 한다.

여자포(女子胞) 자궁. 子戶, 子臟, 子腸이라고도 한다.

역(疫) 원래 전염성의 병을 疫이라고 한다. 疫癘라고도 하는데 癘는 鬼癘라고도 하며 천지간의 不正氣를 말한다.

연(涎) 농도가 옅은 喀痰으로 津液이 변화한 것을 말한다. 도중에서 끊어지지 않고 계속 나오는 것이 특징. 군침을 가리킨다. 한편 농도가 진한 喀痰을 唾라고 한다.

열(熱) 熱感炎症을 말하며 본인의 자각과 의사의 他覺으로 판단된다. 그러므로 설령 체온을 재면 열이 없더라도 본인이 熱感을 느끼면 '열'이 있다고 판단한다. 열은 그것이 나타나는 방식에 따라 發熱, 寒熱, 潮熱, 晡熱, 內熱, 外熱 등으로 구별한다.

열격(噎膈) '噎'이란 목이 막히는 감을 말하며, '膈'이란 가슴이 답답하여 음식물이 통하지 않는 것을 말한다. 식도협착이나 식도경련, 식도암이나 위암의 경우에 나타난다.

열궐(熱厥) 表寒裏熱.

열병(熱病) 열이 아주 심한 질환을 말하는데 열이 가벼운 溫病과 구별된다.

영(營) 부위의 열 熱證을 血 부위, 氣 부위, 營 부위의 熱로 나누는데 그 중의 하나. ('氣 부위의 열' 항목 참조)

영고(榮枯) 望診할 때는 환자가 발하는 광채를 본다. 그때 광채가 있는 것을 榮이라고 하며, 건조하여 광채가 없는 것을 枯라고 한다. 榮은 길함을 나타내고 枯는 불길함을 나타낸다.

영양부족의 증(證) 음식물로부터 획득되는 精이 부족하여 나타나는 증상을 말한다. 우선 몸이 마르고, 血이 생산되지 않아서 빈혈이 되며, 元氣가 생기기 않기 때문에 쉽게 피로하고 또 外邪에 대해서도 약하게 된다.

영혈(營血) 營은 榮養의 榮이라는 의미를 갖는 것으로서, 水穀의 精微한 물질 중에서 五臟을 조화시키고 六腑에 흘러들어가 신체의 榮養이 되는 것을 營이라고 한다. 營은 바로 脈 속에 들어가 脈을 돌게 하는데 그 중에서 赤色의 汁을 받은 것은 血이 된다. 營血이란 이 血液을 말한다. 脈 중의 營과 血을 말하는 경우도 있다.

오감(한)(惡感) 오싹오싹 추운 것을 惡感 또는 惡寒이라고 한다.

오노(뇌)(懊憹) '가슴이 아프고, 토하려고 해도 토해지지 않으며, 말할래야 말할 수도 없는 心地'을 懊憹라고 한다. 번민하고 또 비탄하는 상태를 말한다.

오심(惡心) 구역질. 胃 속에 寒이 있을 때는 맑은 물을 토하고, 胃 속에 熱이 있을 때는 신 물을 토한다.

오열(五噎) 목이 메는 것을 열이라고 하며, 憂噎, 思噎, 氣噎, 勞噎, 食噎 등의 다섯 가지를 五噎이라 한다.

오열(惡熱) 熱感을 싫어하는 것을 말하는데, 신체에 불쾌한 熱感을 느끼는 것을 말한다. 惡風, 惡寒에 대한 상대적 개념. 보통 惡熱이라고 할 때는 惡風, 惡寒을 동반하지 않는다. 열로 고통스러워하는 것을 가키리는 경우도 있다.

오운육기(五運六氣) 木·火·土·金·水의 다섯 가지를 五運이라고 하며 風·寒·暑·濕·燥·火를 六氣라고 한다.

오울(五鬱) 五臟에 氣, 血, 痰, 濕, 熱, 食 등의 어느 하나가 막혀있는 것을 말한다.

오풍(惡風) 風을 싫어하는, 風에 접하면 추위를 느끼는 것을 말한다. 피부를 보호하는 陽氣가 허한 것이 그 원인이다.

온병(溫病) 디푸스 등과 같은 전염병을 말한다. 溫疫이라고도 한다. 열이 경미하게 조금씩 나기 때문에 溫病이라고 하는데, 이와는 반대로 열이 급속하게 발생하고 심한 것을 熱病이라 하여 구별한다.

완(脘) 좁게는 '胃', '胃의 내부'를 의미한다. 혹은 腹部 전체를 脘이라고 하는 경우도 있다. 또한 脘을 세 부분으로 나누어 上脘, 中脘, 下脘이라고 하는 수도 있다.

외사(外邪)의 전반(傳搬) 『素問』의 「繆刺論篇」에는 다음과 같이 쓰여 있다. "대저 外邪가 인체를 침범하면 초기에는 반드시 皮毛에 머무른다. 다음에는 孫絡에 머무른다. 다음에는 絡脈에 머무른다. 다음에는 經脈에 머무르며 五臟에 이어지고 六腑에 들어간다."

외사범폐(外邪犯肺) 外邪가 肺를 침범한 것을 말한다.

운화(運化) 운반하는 것. 脾의 주요한 기능 중의 하나로서, 음식물로부터 얻어진 '精'을 전신의 각 부위에 운반하는 것이 밝혀지면서 '脾에는 運化의 기능'이 있다고 한다. (64쪽 참조)

울(鬱) 막혀있는 상태를 말하며, 보다 심한 경우를 滯, 積, 結 등으로 구별하는 수도 있다.

위(痿) 마비되는 것을 말한다. 운동마비, 즉 근육의 힘이 없어지는 것을 말한다.

위궐(委厥) 뇌졸증을 가리킨다.

위기(胃氣) 위의 기능을 발휘하게 하는 元氣를 胃氣라고 한다. 좁게는 소화기능을 의미하기도 한다.

위실(胃實) 위에 병사가 鬱滯한 상태를 말한다. 배가 땡땡하고, 배를 눌러 보면 딱딱해져 있는 경우가 많다.

위허(胃虛) 胃氣가 허한 상태를 위허라고 하는데 일반적으로 소화불량, 구토 등의 증상이 나타난다.

유뇨(遺尿) 소변을 참지 못하고 싸는 것을 말한다.

유시(遺屎) 대변을 참지 못하고 싸는 것을 말한다. 屎는 尿에 대한 것.

유정(遺精) 꿈을 꾸다가 정액이 흘러나오는 것을 夢精이라고 하는데, 그 중에서 몽정으로 인한 병적인 증상을 호소하는 것을 한방에서는 遺精이라고 하여 건강인의 夢精과 구별한다. 또한 밤낮을 가리지 않고 欲情이 일어나면 바로 정액이 나오는 것을 滑精이라고 한다. 夢精과 滑精을 통괄하여 폭넓게 遺精이라고 하는 수도 있다.

육불치(六不治) 1) 교만하여 理를 論하지 않을 때 2) 몸을 가볍게 여기고 재물을 重하게 여길 때 3) 衣食이 부적당할 때 4) 陰陽 모두에서 藏氣가 부족할 때 5) 形이 피로하여 약을 복용할 수 없을 때 6) 呪術을 믿고 醫를 믿지 않을 때 이상을 六不治라고 하며 이 때에는 병이 치료되지 않는다고 한다(『千金方』).

육울(六鬱) 氣鬱, 血鬱, 痰鬱, 濕鬱, 熱鬱, 食鬱의 여섯 가지를 총칭하여 六鬱이라고 한다. 한편 막혀있는 상태가 심한 것을 滯, 積, 結이라고 한다. 예를 들면 氣滯, 血滯 등 처럼.

음(淫) 인체를 둘러싸고 있는 자연계의 氣가 흐트러져 있는 상태를 淫이라고 한다.

음(飮) 痰과 구별한다. 색이 옅고 맑은 것을 飮이라고 한다. 이에 대하여 痰은 찰기가 있고 탁한 것을 말하는데 水毒을 총칭하여 넓은 의미에서 痰飮이라고도 한다. 胃內停水가 원인이 되어 발생한다.

음기(陰氣) 인체에 대해서 말할 때, 陽氣 또는 陰氣라고 하는 것은 다음과 같이 생각할 수 있다. 즉 天은 陽, 地는 陰이다. 天의 氣는 호흡을 통하여 체내로 들어가고, 地의 氣는 음식물을 통하여 체내로 들어간다. 이 2대 元素 중에서 天으로부터 획득되어 인체의 기능활동을 주관하는 것을 陽氣, 인체의 구성물질을 주관하는 것을 陰氣라고 한다. 이것을 『素問』에서는 "陽이 집적된 것이 天이 되어 나타나고, 陰이 집적된 것이 地로서 모양을 이룬다. 또한 陽은 발생의 근원이며, 音은 양육의 근본이다"라고 하고 있다.

음양사시(陰陽四時) 春溫, 夏熱, 秋凉, 冬寒을 陰陽四時라고 한다. "陰陽四時란 만물의 始終, 생사의

本이다. 이것에 거스르면 재앙이 생기고, 이것에 따르면 큰 병이 생기지 않는다"고 한다.

음허(陰虛) 이 경우 '陰'이란, 氣를 陽으로 하고 血을 陰으로 하는 경우와, 눈에는 보이지 않는 활동력을 陽으로 하고 육체를 陰이라고 하는 경우의 두 가지 의미를 갖고 있다. 따라서 陰虛란 빈혈, 영양부족 등으로 인해 몸이 마른 형태의 체질을 갖고 있는 상태를 말한다. 그밖의 증상으로서는 소화불량, 心悸亢進, 식은땀 등이 나타난다. 이상과 같은 病狀을 음허라고 한다.

음허내열(陰虛內熱) 陰虛(陰虛 항 참조)일 때, 신체의 내부에 열이 있고 밖으로 발산하지 않는 것을 말한다.

음허발열(陰虛發熱) 陰虛이면서도 신체의 표면에서 발열하는 것을 말한다.

음화상염(陰火上炎) 본래 火는 陽에 속하며, 陽證에 수반하여 나타나는 것이다. 그러나 病狀이 '寒', '沈狀'인데도, 火가 있어 발열하는 상태를 특히 陰火라고 한다. 이 陰火가 신체의 상부를 침범하고 있는 상태를 陰火上炎이라고 한다. 결핵성 질환이 그 예이다.

익정(益精) 精, 즉 인체에 필요한 기본적인 영양물을 보양하는 것을 말한다.

인(咽) 식도의 입구에 위치하며 음식물의 유입을 콘트롤하는 부위를 咽이라고 한다. '天의 氣'의 유입을 조정하는 喉와 구별된다.

인경보사(引經報使) 경락에 대한 약물의 선택적 작용을 論한 것. 經에 작용하는(효과가 있는) 사용약이라는 의미.

일식(一息) 한 호흡을 一息이라고 한다.

(ㅈ)

자음발한(滋陰發汗) 환자가 대체로 陰虛인 경우 發汗法을 사용하면 땀(陰液이 化한 것)이 나옴으로써 陰이 오히려 상하게 된다. 滋陰發汗이라는 것은 陰虛인 환자이면서 表邪에 침범당해 있는 경우에 사용되는 치료법의 하나이다.

자한(自汗) 땀이 나와야 할 상태가 아닌데도 땀이 나오는 것을 自汗이라고 한다. 피부의 陽氣가 허한 것이 그 원인이다.

작강(作强)의 관(官) 강하게 만드는, 즉 『素問』에서 "강하게 만들어, 肝이 배려하는 계략에 세밀한 기교를 가지고 힘을 더해, 肝腎이 함께 방위의 중심이 된다"고 하는 바에서 알 수 있듯이, 腎을 作强의 官이라고 한다.

작항(灼肛) 불에 타서 뜨거운 것을 灼이라고 하는데 항문이 그처럼 아픈 것을 灼肛이라고 한다.

장열(壯熱) 왕성한 것을 壯이라고 하며, 壯熱이란 고열을 뜻한다.

장하(長夏) '여름의 土用'(西山)으로 음력 6월 무렵. 중국에서는 이 무렵에 강우량이 많아서 기후가 다습하게 된다.

적수(積水) 水毒이 외부로 배출되지 않고 체내에 정체하고 있는 것.

적열(積熱) 열이 적체하여 외부로 발현되지 않는 것.

전(煎) 약초를 끓여 거기에서 유효한 약용 성분을 뽑아내는 것, 이러한 방법을 煎法이라고 한다.

전화(傳化)의 부(腑) 위, 대장, 소장, 삼초, 방광을 말한다.

정담(停痰) 痰이 정체하는 것.

조(燥) 燥는 乾燥의 燥로서 마르는 것을 말한다. 燥는 熱과 관계가 있으며 어떠한 것을 마르게 한다는 뜻이다. 건조하여 딱딱하게 된 宿便을 燥屎라고 하며, 또 燥가 아주 심한 것을 火라고 한다.

조(躁) 괴로워서 소란을 피우는 모양, 안달을 하면서 돌아움직이는 모양. 暴躁라고 할 때는 안달복달하는 모습을 말한다. '靜'의 반대말.

조양발한(助陽發汗) 發汗法은 원래 外邪가 表에 체류하고 있을 때 汗腺을 열어 땀과 함께 外邪를 밖으로 쫓아내는 방법을 말하는데 그것은 당연히 양기를 희생하는 기능을 갖는다. 助陽發汗이라고 하는 것은 예를 들어 陽虛이면서 外感을 겸하고 있는 환자에 대하여 사용하는 것으로서 발한 중에도 陽氣의 보호를 도모하는 치료법이다.

조열(潮熱) 바닷물의 간만처럼 매일 일정한 간격을 두고 열이 나는 것. 그 특징은 "惡感을 수반하지 않으며, 조수가 가득 차 오는 것처럼 되는 때에 열이 아주 높게 되며, 그때는 전신의 모든 부위에서 땀이 나온다. 마치 바닷물이 가득 찰 때 해안의 모래나 바위가 모두 젖는 것과 같이 된다"(大塚)고 한다.

조질(躁疾) 靜의 반대가 躁이다. 躁를 참조.

종기(宗氣) 氣 중에서 호흡작용을 기능하게 하는 것을 宗氣라고 한다. '天에 있는 氣를 코를 통해서 받으며'(『張氏類經』), 또 上焦에 있으면서 호흡작용을 營爲하는 근본적인 힘을 宗氣라고 한다. 宗은 크다(大)는 의미.

종기내허(宗氣內虛) 宗氣가 부족하고 쇠퇴한 것.

주리(腠理) 살결.

주저(酒疽) 酒毒에 의해 발생하는 악성 종기.

주적(酒積) 酒毒이 체내에 정체함으로써 일어나는 병폐에 대한 총칭. 눈은 황색이며 입이 마르고 배가 불러 아픈 등의 증상을 보인다.

중정(中精) 의 부(腑) "正邪를 분별하여 正을 취하고, 邪를 몰아내는 결단을 내리는 기관이다"(『素問』)라는 표현에서 알 수 있듯이 膽을 中正의 官이라고 부르며, 또 청정한 液을 저장하기 때문에 中精의 腑라고도 한다.

중풍(中風) 사지가 마음 먹은 대로 움직여지지 않는 반신불수를 말하는데 갑자기 일어나는 것이 하나의 특징이다. 대부분 후유증을 남기며, 그 후유증은 偏枯, 風痱, 風懿의 세 가지로 나누어진다.

지(遲) 脈이 뛰는 횟수가 적은 것을 말한다. "의사의 한 호흡당 세 번 이하의 것. 대체로 1분에 60회 이하의 것"(西山)이라고 한다.

지음(至陰) (본문 61쪽) 『素問』의 「金櫃眞言論篇」에는 다음과 같이 쓰여 있다. "陰 중에서도 陰인 부위가 있으며, 陽 중에서도 陽인 부위가 있다. (중략) 인체의 음양을 말하는 경우에는 신체의 외부를 양이라 하고, 내부를 음이라 한다. 또한 사람의 모양에서 음양을 말할 때는 背部를 양이라고 하고 腹部를 음이라고 한다. 또한 인체의 臟腑를 음양으로 나누면 臟은 음이며 腑는 양이다. 즉 肝, 心, 脾, 肺, 腎의 五臟은 음이며 이에 대하여 膽, 小腸, 胃, 大腸, 膀胱, 三焦의 六腑는 양이다. 다음으로 陰 중의 陰과 陽 중의 陽이 있는데 겨울의 병은 음 중의 음, 여름의 병은 양 중의 양, 봄의 병은 음 중의 양, 가을의 병은 양 중의 음이기 때문에 침으로 치료할 때는 이것을 잘 생각하여 침을 놓아야 한다. 즉 五臟의 음양을 말하자면 背는 양이다. 고로 양 중의 양은 心이며 양 중의 음은 肺이다. 또한 腹은 음이다. 고로 음 중의 음은 腎이며 음 중의 양은 肝이고 가장 가운데에 깊이 있는 것이 음 중의 至陰인 脾이다."

지탈(止脫) 脫은 '出'과 같은 의미를 가진다. 脫汗은 땀이 심하게 나오는 것, 脫血은 출혈이 심한 것, 脫水는 체내의 수분 소모가 심하여 수분이 결핍된 것을 각각 나타낸다. 止脫이란 이러한 증상을 그치게 하는 작용을 말한다.

직중(直中) 病邪가 陽經으로부터 전입되지 않고, 병이 발생하면 바로 三陰의 증상이 나타나는 것을 直中이라고 부른다. 예를 들면 발병의 시기에 구토, 下痢, 수족이 따뜻하지 않는 등의 증상이 나타난다. 배가 땡땡하고 입이 마르지 않는 계열의 증상이 보이면 그것은 大陰直中의 증후이다. 이러한 종류의 病變은 대다수가 선천적인 체질허약, 양기부족, 정기쇠퇴 등에 의해서 일어나며, 外邪의 침범을 받으면 外邪가 바로 三陰經에 들어와 虛證, 寒證이 되는 것이다. 三陰의 증후에는 모두 直中의 病變이 있다. 그 중에는 太陰, 少陰이 비교적 많이 발견된다.

진열(眞熱) 假熱에 대한 상대적인 개념. 假熱 참조.

진전(震顫) 手足이 떨리는 것.

진한(振寒) 떨림을 수반하는 추위.

진한(眞寒) 假寒에 대한 상대적인 개념. 假寒 참조.

(ㅊ)

창름(倉廩)의 관(官) 름이란 원래 미곡 창고를 가리키는 말이다. 脾, 胃가 음식물 공급의 역할을 담당하기 때문에 '脾胃는 倉廩의 官'(『素問』)이라고 한다.

창양(瘡瘍) 瘡은 튀어나온 것, 부스럼을 말하며, 瘍은 부어오른 것을 말하는데 일반적으로 화농균의 감염으로 생기는 염증을 총칭하여 瘡瘍이라고 한다. 瘍疽(악창), 疥癬(옴), 종양, 궤양 등을 말한다.

천(喘) 숨이 차는 것을 의미하는데, 『漢方槪論』에는 "외부에서 風寒, 風熱을 받아 水氣의 소통이 방해를 받는 것을 實喘이라고 하고, 腎氣가 허약하여 여러 가지 氣가 위로 떠오르는 것을 虛喘이라고 한다"라고 쓰여 있다. 또한 만성적인 喘을 천식이라고 한다.

천계(天癸) 天을 둘러싸는 것. 여자의 월경. 이 天癸에 의해서 精이 생산되며 天癸가 수명을 다하면 精도 수명을 다하며 생식능력이 없어진다.

천명(喘鳴) 호흡이 급박하여, 그 급박한 호흡으로 咽喉에서 소리가 나는 것.

첨규(尖叫) 날카롭게 부르짖는 것. 금속성의 소리로 부르짖는 것을 말한다.

청곡(淸穀) 소화가 되지 않고 나오는 下痢. 소화되지 않아서 악취가 없는 것이 특징이다.

청열(淸熱) '內熱 증상을 완화하여 해소한다'는 의미로서(西山) 解熱과는 구별한다.

청탁(淸濁) 희박한 물질을 淸이라고 하고, 찰기가 있고 탁한 것을 濁이라고 한다.

청혈(淸血) 淸은 '厠'과 같은 의미라고 생각되므로(西山), 淸은 대변을 말한다. 따라서 淸血은 대변에 혈액이 섞여 있는 것을 말한다.

체비만(體肥滿)의 증(證) 한방에서는 비만이 氣血의 유통이 순조롭지 못하기 때문에 생기는 것으로 생각한다. 몸이 부어오른 것과는 구별된다.

추축(抽搐) 抽搐이라고도 쓴다. 근육의 경련을 말한다. 抽筋과 같은 뜻. 근육이 실룩실룩 경련을 일으키는 것을 말한다.

추태(墜胎) 流産, 早産을 말한다.

충기(充氣) 脾를 주관하는 氣. 음식물로부터 획득된 精의 대사작용을 주관한다. 영양물질은 이러한 脾의 氣의 작용을 받아 몸에 채워지기 때문에 充氣라고 한다. 宗氣보다 充氣라고 하는 경우가 많다.

침중(沈重) 가라앉는 것처럼 무겁게 느껴지는 것.

(ㅌ)

탄산(呑酸) 가슴앓이, 위산과다 등에 의한 트림. 입에서는 나오지 않는 위의 신맛을 말한다.

통경(痛經) 월경곤란을 말한다.

통풍(痛風) 근육이나 관절부의 동통, 나른함, 마비되어 감각이 없게 되는 등의 증상이 나타나는 것을 痛風이라 한다. 류마티즘을 말한다. 낮에는 통증이 완만하고 밤에는 극심하게 되며, 수족이 마비되어 마음대로 굴신할 수 없는 경우도 있다. 갑자기 졸도한 후 지체가 움직여지지 않게 되는 것을 中風이라 하여 痛風과 구별한다.

(ㅍ)

파열(怕熱) 怕는 '畏'와 같은 뜻이다. 따라서 열이 있는 것을 싫어하는 것을 怕熱이라고 한다.

폐기불선(肺氣不宣) 宣은 '통한다'는 것을 의미하며, 不宣이란 '통하지 않는 모양'을 말한다. 外邪가 체류하여 肺氣가 잘 통하지 않는 것을 肺氣不宣이라 한다. (202쪽 참조)

폐허증(肺虛證) 肺를 기능하게 하는 肺氣가 허한 것이 원인이 되어 나타나는 증상. 숨막힘, 少氣 등.

포제(炮製) 자연에서 채집한 생약을, 그 작용이 보다 안전하고 유효하며 보존성이 있게 하기 위하여 가공처리하는 것을 말한다.

포중(胞中) 내생식기. 여자의 경우는 자궁.

표병(表病) 表에 나타나는 병. 일반적으로 表病은 발병의 前期에 또는 급성일 때 나타나고, 대부분 熱(陽)을 수반하며, 발열, 두통, 項强, 요통 등의 증상을 호소한다(본문 233쪽 참조).

풍수(風水) 『素問』에는 "힘을 휘둘러 勞가 심할 때는 腎에서 땀이 나온다. 이 腎汗이 나올 때 風邪가 침입하여 거기에 정체하면 風 때문에 毛穴이 막혀 이 風邪와 흘러나온 땀이 모여 浮腫을 만든다. 이것을 風水라고 한다"라고 쓰여 있다.

피모(皮毛) 가장 바깥쪽의 피부 및 모발을 말한다. 肌肉과 구별된다.

피수(皮水) 浮腫. 피하조직에 水液이 있기 때문에 피부가 부어오르는 것을 말한다.

(ㅎ)

학(瘧) 말라리아 등과 같이 열이 간헐적인 발작하는 것을 말한다.

한(汗) 땀을 말한다. '邪氣가 실하기 때문에 나오는 것을 陽位의 汗이라고 한다. 精氣가 허하여 피부에서 약하게 나오는 것을 陰位의 汗'이라고 한다.

한열왕래(寒熱往來) 惡寒과 發熱이 교차하는 상태를 말한다.

합병(合病) 두 곳 이상의 病位에서 동시에 병이 일어나는 것을 合病이라고 한다. 하나의 병이 낫지 않았는데 또 다른 병이 일어나는 것을 倂病이라고 하여 合病과 구별한다. 『한방개론』에는 "合病은 두 經 혹은 세 經이 동시에 邪의 침범을 받는 것을 말하며, 倂病은 하나의 經의 증상이 아직 해소되지 않았는데 또 다른 하나의 經에 전해지는 것을 말한다" 라고 쓰여 있다.

해(咳) 기침소리가 나지만 痰이 나오지 않는 것을 말한다. 痰이 나오는 嗽와는 구별한다.

해혈(咳血) 喀血. 肺로부터의 출혈을 말한다. 痰이 섞여있는 嗽血과 구별한다. 또한 喀血이라는 것은 선명한 紅色으로 물에 뜨며, 물에 가라앉는 吐血과 구별한다.

허리(虛里)의 박동 心尖 박동을 말한다.

허반(虛胖) 병적인 비만증을 胖病이라고 한다. 虛胖이란 뒤룩뒤룩 살이 찌거나 살이 무르고 뚱뚱한 것을 가리킨다.

허천(虛喘) 腎氣의 손상이 원인이 되어 일으키며 서서히 발병한다. 목소리가 낮고 숨이 짧으며 호흡이 단속적으로 끊어지는 등의 특징이 있다.

허화(虛火) 陰虛證이면서도 발열이 있는 것을 말한다. 대부분 裏熱, 虛火炎上이란 虛火가 상승하는 것, 입이 마르고 혀가 타는 등의 증상을 보인다.

현계(眩悸) 현기증과 心悸亢進이 있는 상태를 말한다.

현훈(眩暈) 현기증. 瘀血이 원인이 되어 일으키는 것을 血暈, 水分이 원인이 되어 일으키는 것을 水暈이라 하여 구별한다.

혈(血) 부위의 열 氣 부위의 열을 참조. 증상은 번민하며 괴로워하고, 헛소리를 하며, 吐血이나 鼻血 등이 있다.

혈(血)의 도(道) 瘀血이 원인이 되어 일으키기 때문에 이러한 명칭으로 부른다. 婦人들에게서 나타나는 일종의 신경증에 대한 총칭.

혈실증(血實證) 實邪가 혈액 중에 침입하여 病症을 나타내는 것을 말한다.

혈증(血症) 吐血, 喀血, 鼻血, 血便, 血尿, 發斑의 출혈성 질환에 대한 총칭.

혈허증(血虛證) 빈혈을 중심으로 한 증상을 말한다. 乏血證과 같은 의미. 氣虛證에 대한 상대적인 개념으로 쓰일 때는 肉이 긴장하여 활동력이 있는 것을 말한다.

혼(魂) '魄'을 참조.

혼호구갈(昏糊口渴) 昏은 현기증, 昏糊는 눈이 아찔하여 인사불성이거나 정신적인 혼란을 일으키는 것을 말한다. 口渴은 목이 마른 것(232쪽 참조)

화(火) 충혈 또는 염증이 있는 것을 의미한다. 정신 혹은 육체의 기능이 亢進되어 있는 경우를 의미하는 수도 있다.

화담(化痰)의 방법 痰을 化하는 방법, 즉 痰을 消化하는 방법을 말한다. 대체로 痰을 녹이거나 씻거나 배출시키는 방법을 化痰의 방법이라고 하는 경우도 있다. 除痰과 같은 의미.

화왕(火旺) 충혈 혹은 炎症이 아주 심한 상태.

화해공격(和解攻擊) 和法과, 邪氣에 대한 적극적인 공격을 조합한 치료법을 말한다.

화해발표(和解發表) 和法과, 表邪를 발산시키는 汗法 등을 조합한 치료법을 말한다.

황반병(黃胖病) 빈혈을 일으키고 가슴이 두근거리며 숨이 차는 것을 호소하는 병.

효천(哮喘) 호흡의 숨이 절박한 것을 喘이라고 하고, 喉 중에 울림소리가 있는 것을 哮吼라고 한다.

훈(暈) 현기증을 말한다. 瘀血에서 오는 것을 血暈, 水毒에서 오는 것을 水暈이라고 한다.

흉민(胸悶) 胸脇苦悶이라고도 하며 胸部에 苦悶感이 있는 것.

흉협고만(胸脇苦滿) 胸에서부터 季肋 사이가 꽉 차 있는 상태로서 누르면 壓痛을 호소한다.

희(噫) 트림을 말한다. 잘 삭지 않은 음식이 내는 악취로서 噯氣라고도 한다. 특히 酸氣가 있는 트림은 噫醋이라고 한다. 噯氣를 참조할 것.

참고문헌

『漢方醫語辭典』(西山英雄)
『廣辭苑』
『漢方診療醫典』(大塚敬節)
『現代中日辭典』(香坂順一)
『漢方醫學 概論』(南京中醫學院)
『中醫學 基礎』(上海中醫學院)

색인(가나다 순)

● 용어해설(275쪽~286쪽)과 함께 이용하기 바란다. 동일한 표제어라도 분야가 다른 경우는( )로 묶어 각각의 분야를 표시했다.
● 공통의 표제어에 계속되는 어구는 파생어로 간주하여 공통의 표제어 다음에"——"을 사용하여 併記했다.

(ㅇ)

(ㅈ)

(ㅌ)

(ㅍ)

◎ 약력

山田光胤(본명 照胤)

1924년 동경에서 태어났다. 1951년 동경의과대학을 졸업하고 1958년에는 電擊療法의 생화학적 연구로 의학박사 학위를 취득했다. 大塚敬節 선생에게 한방의학을 師事받고 연구했다. 한방진료 전문의로서 의료법인 中將湯 빌딩의 진료소 및 北里 연구소 부속 동양의학연구소에 근무했다. 재단법인 일본한방의학연구소 상무이사이며 일본동양의학회 평의원이다. 주요 저서로는 《한방처방 — 응용의 실제》(南山堂), 《한방의 과학》(일간 공업신문사), 《한방요법의 本》(大塚敬節 공저, 독서신문사), 《약초소사전》(長鹽容伸 공저) 등이 있다.

代田文彦

1939년 長野縣에서 태어났다. 1965년 信州대학 의학부 의학과를 졸업하고 1966년 동경대학 의학부 진료내과에 입국했다(현 의국원). 1969년 재단법인 日産厚生會 玉川병원에 출장했으며, 일본동양의학회 평의원이자 일본침구치료학회 이사이다.

하야시 浩司

1947년 岐阜縣에서 태어났다. 金澤대학 법학부 법학과를 졸업한 뒤 멜본대학 법학대학원에 입학했다.

吳淡

1957년 전남 신안에서 태어났다. 서울대학교 인문대학 국사학과를 졸업했고, 자유기고가이자 대중교육 활동가이다. 《알기 쉬운 남파수의 기공》 외 다수의 번역서가 있다.

동양학술총서 4

도설 동양의학

1992년 1월 30일 초판 1쇄 펴냄
2010년 9월 15일 2판 1쇄 펴냄
山田光胤 · 代田文彦 著/하야시 浩司 기획/吳淡 譯

펴낸이 박강희/펴낸곳 도서출판 논장/등록 제10-172호 · 1987년 12월 18일
주소 121-886 서울시 마포구 합정동 413-16/전화 335-0506 팩스 332-2507
ISBN 978-89-8414-127-8 03510

東洋學術叢書 2

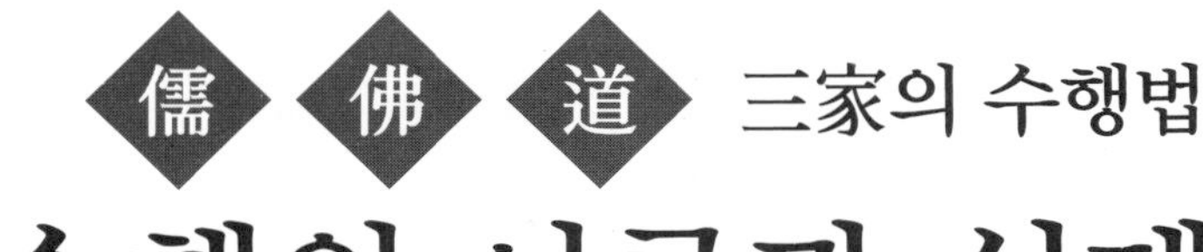

정좌수행의 이론과 실제

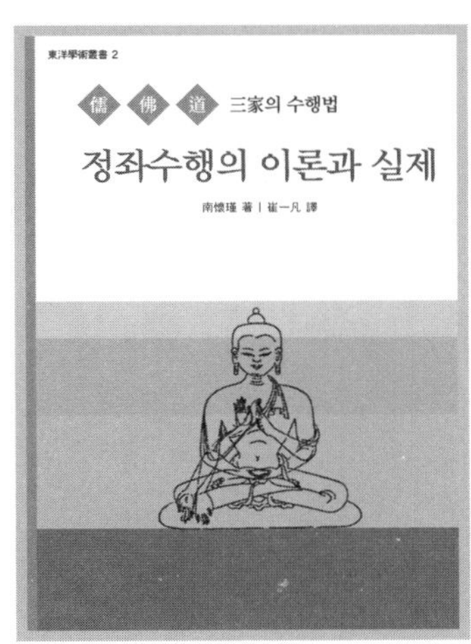

남회근 글
최일범 역
244쪽 | 12,000원

심신의 단련, 우주와 생명의 근원을 찾는 사람들을 위한
정좌수행 입문서!
유 · 불 · 도 삼가(三家) 수행법의 핵심 질문을 모아
정좌수행에 대한 일반인들의 궁금증을 속 시원히 해결해 주는 책

■ 정좌를 하는 목적은 무엇일까? 옛사람들은 어떻게 정좌수행을 해왔으며, 구체적으로 어떻게 정좌수행을 해야 하며 주의해야 할 점은 무엇인가?

이 책은 처음 정좌수행에 입문하거나 관심을 갖는 일반 독자들이 가장 궁금해 하는 질문들에 대해 일반 독자들이 쉽게 이해할 수 있도록 서술된 개설서이다. 이미 영문판으로도 출간되어 널리 알려진 책으로 동양학에 관심 있는 학자, 수행인들에게 많은 도움을 주고 있다.

이 책을 쓴 남회근 선생은 유가, 불가, 도가 경전을 두루 통달한 중국의 학자이자 수행가로, 정좌수행의 기초와 수행과정에 대해 선, 단학, 밀종, 내경 등 불가와 도가의 이론과 실제를 일반인들이 쉽게 이해할 수 있도록 설명한다. 독자들은 이 책을 통해 정좌의 자세, 정신과 육체의 관계, 임맥, 독맥, 기경팔맥의 변화와 수행상의 주의점, 도가수련과 불가수련의 차이점과 공통점 등을 생생하게 알 수 있다.